科学出版社“十四五”普通高等教育本科规划教材

临床药学专业案例版系列教材

供临床药学、药学、临床医学、口腔医学、护理学等相关专业使用

案例版

药物临床试验概论

总 主 编　张　玉

主　　编　阳国平　许重远

副 主 编　李　宁　黄志军　翟学佳

编　　委（按姓氏笔画排序）

丁雪鹰　上海交通大学医学院附属第一人民医院

王美霞　首都医科大学附属北京积水潭医院

元唯安　上海中医药大学附属曙光医院

江　波　浙江大学医学院附属第二医院

阳国平　中南大学湘雅三医院

李　宁　中国医学科学院肿瘤医院

李　苏　中山大学肿瘤防治中心

李劲彤　中日友好医院

杨建华　新疆医科大学第一附属医院

余　勤　四川大学华西第二医院

张　红　江西省肿瘤医院

张　黎　海军军医大学第一附属医院

周　淦　中南大学湘雅医院

夏结来　中国人民解放军空军军医大学

黄建英　武汉大学中南医院

梁　雁　北京大学第一医院

王永生　四川大学华西医院

王洪允　中国医学科学院北京协和医院

江　旻　北京大学肿瘤医院

许重远　南方医科大学南方医院

杜艾桦　华中科技大学同济医学院附属同济医院

李　卓　中南大学湘雅二医院

李雪宁　复旦大学附属中山医院

吴建才　华中科技大学同济医学院附属协和医院

张　菁　复旦大学附属华山医院

陈勇川　陆军军医大学第一附属医院

钟国平　中山大学药学院

黄志军　中南大学湘雅三医院

崔　诚　北京大学第三医院

翟学佳　华中科技大学同济医学院附属协和医院

秘　　书　项玉霞　中南大学湘雅三医院

　　　　　曹　鹏　华中科技大学同济医学院附属协和医院

科学出版社

北　京

郑 重 声 明

为顺应教学改革潮流和改进现有的教学模式，适应目前高等医学院校的教育现状，提高医学教育质量，培养具有创新精神和创新能力的医学人才，科学出版社在充分调研的基础上，首创案例与教学内容相结合的编写形式，组织编写了案例版系列教材。案例教学在医学教育中，是培养高素质、创新型和实用型医学人才的有效途径。

图书在版编目（CIP）数据

药物临床试验概论 / 阳国平，许重远主编. -- 北京 : 科学出版社，2025. 5. --（科学出版社“十四五”普通高等教育本科规划教材）（临床药学专业案例版系列教材 / 张玉总主编）. -- ISBN 978-7-03-080421-1

Ⅰ. R969. 4

中国国家版本馆 CIP 数据核字第 2024YP5699 号

责任编辑：朱　华 / 责任校对：周思梦
责任印制：张　伟 / 封面设计：陈　敬

科 学 出 版 社 出版
北京东黄城根北街 16 号
邮政编码: 100717
http://www.sciencep.com
北京天宇星印刷厂印刷
科学出版社发行　各地新华书店经销
*
2025 年 5 月第 一 版　开本：787×1092　1/16
2025 年 8 月第二次印刷　印张：21 1/2
字数：628 000

定价：118.00 元

（如有印装质量问题，我社负责调换）

科学出版社“十四五”普通高等教育本科规划教材
临床药学专业案例版系列教材编审委员会

序

随着社会的飞速发展以及我国医疗卫生体制改革的持续深入，公众的健康意识不断提升，合理用药需求日益增长，临床药学学科的重要性越来越凸显，其学科内涵、教育理念和人才培养模式也随之发生着深刻变化。本科临床药学专业旨在培养兼备临床及药学基础知识和技能、为临床提供以合理用药为核心的药学服务并具有良好沟通能力和人文素质的高素质人才。为适应新时代、新要求，使教材建设跟上学科发展的步伐、更好地满足当前临床药学人才培养的要求，我们组织来自高校及临床一线的专家学者共同编写了这套临床药学专业案例版系列教材，旨在通过融合实际案例与课堂专业知识，帮助学生更形象、更深入地理解和掌握临床药学知识，提升解决实际问题的能力。

本套教材围绕临床药学专业核心课程，融合理论基础与案例实践，融入国内外前沿视角，形成了系列案例版教材，包括《临床药理学》《临床药物治疗学》《药物不良反应与药物警戒》《药物毒理学》《药物经济学》《药物临床试验概论》《药学服务与沟通技能》《精准药学理论与实践》等。教材编写遵循以下原则：

以案例为载体，贴近临床实践　编者精选出一系列有代表性的临床药学案例，结合现实场景中的问题和挑战，引导学生运用所学知识进行分析，在解决临床问题的过程中掌握知识和技能。

以问题为导向，激发学生思考　本套教材通过问题引导和启发式教学，引导学生在分析和解决问题的过程中主动思考，不断激发学生探索欲望和创新思维能力。

以学生为中心，促进潜能发挥　本套教材编写基于学生认知与发展规律，难易程度逐步递进，有利于学生在学习中稳步提升。教材借助二维码技术提供电子拓展资源，包含进阶学习资料与个性化辅导内容，以便学生自主选择深入研习与探索，充分发挥个人潜能。

以信息化为支撑，提升教学实效　本套教材还利用先进的网络和数字技术，为教学和考试提供丰富的资源和支持，力求实现医学教育数字化和网络化。

值此系列教材出版之际，我衷心感谢所有参与编写教材的专家学者和热心协助的同仁们，正是因为你们的辛勤工作和无私奉献，才让本套教材得以顺利完成。同时，我也要感谢所有使用本套教材的师生们，你们的支持和反馈将推动我们不断改进和完善本套教材，以满足临床药学教育的需求。我衷心希望临床药学专业案例版系列教材能够为广大医药教育工作者和学生们提供丰富的学习资源和指导，为临床药学专业的人才培养提供有力支持，为医药学教育的创新和发展贡献力量。

张　玉

2024 年 3 月于武汉

前言

药物临床试验是药物研发的重要内容之一，是药物上市前安全性和有效性评价的最重要、最关键步骤，其研究结果是决定药物能否上市的最重要证据。药物临床试验一般周期长、参与方多、投入大，是药物研发决策的重要考量依据。科学、规范、专业的药物临床试验能加快药物研发进度，提高药物研发效率，降低药物研发成本。随着我国医药行业迅猛发展，药物临床试验的数量快速增长，药学、临床药学、中药学、医学等相关专业毕业生中，从事药物临床试验相关工作的人较多。了解药物临床试验的基本理论、基本知识，对从事非药物临床试验相关工作的医药人员更好开展自身工作具有重要的帮助。例如，了解药物临床试验相关知识，有助于临床药学专业人员更好了解药品说明书的来源，了解药品上市前研究的局限性，理解药品上市后进行药物应用评价的必要性，理解药物个体化治疗的重要性，还可为其开展临床药学相关临床研究提供研究思路和研究方法。药物临床试验特别强调研究的规范性，强调研究数据的真实、完整、准确和可靠，对于严谨开展科学研究至关重要。因此，为适应新时代发展要求，在药学相关专业的本科阶段开展药物临床试验的相关教学十分必要。然而，目前国内还未有适合本科教学的药物临床试验教材，为填补国内该领域空白，编写了本教材。

本书一共 23 章，分为三大部分。第一部分为总论，包括第一～八章，进行了药物临床试验概述，并系统阐述了药物临床试验的法规要求、伦理及设计原则、各方职责及实施过程、质量管理体系、数据分析和报告、政府技术审评与监管，这一部分为开展药物临床试验前需要了解的基本理论和基础知识。第二部分属于临床药理学研究，包括第九～十四章，重点介绍了临床药理学研究的内容、常见的临床药理学研究类型及模型引导的药物研发，这一部分为药物临床试验的开展，特别是药物早期临床试验奠定了专业理论基础。这两部分内容为本书的重点教学内容。第三部分内容包括第十五～二十三章，介绍了目标人群安全、有效性临床试验，分别介绍了抗肿瘤药物、心血管疾病药物、抗感染药物、内分泌与代谢性疾病药物、神经与精神类疾病药物、其他系统药物、中药、细胞治疗产品及疫苗的临床试验。此部分内容将理论知识与案例分析相结合，书写形式各具特色，为本书的了解内容。此外，附录中还介绍了药物临床试验中常用的工具软件，以期给读者拓展学习。本书的编写不仅考虑了教学需求，也为专业人员工作提供了参考价值。

本书的编委都是在药物临床试验领域深耕多年的专家，他们为此书的编写付出了不懈的努力，在此深表感谢。同时，也感谢在书籍编写过程中付出辛勤工作的研究生们，没有他们的帮助，此书的出版也无法如此顺利。在全体人员的共同努力下，此书终于成稿出版。但本书为相关领域的新教材，同类参考教材有限，教学实践经验也很有限，加上药物临床试验领域的迅猛发展，书中难免存在不足之处，敬请读者批评指正，以期再版改正完善，共同推进我国药物临床试验事业高质量发展。

编　者

2025 年 2 月

目　录

第一部分：总　论

第二部分：临床药理学研究

第一部分：总　论

第一章　药物临床试验概述

教学目标

1. 基本概念

（1）掌握以下概念：新药（改良型药物/仿制药物）注册申请，药物临床研究申请，药物上市申请，药物临床试验，Ⅰ期临床试验，Ⅱ期临床试验，Ⅲ期临床试验，Ⅳ期临床试验。

（2）熟悉以下概念：循证医学，早期临床试验，非临床研究，新化学实体，多中心临床试验，国际多中心临床试验。

（3）了解以下概念：桥接试验，概念验证，机制验证，药物警戒。

2. 基本理论和基本知识

（1）掌握新药上市的安全性和有效性，必须通过临床试验论证的原因，熟悉药物研发的一般流程。

（2）熟悉新药临床试验是系统性的临床研究的原因，熟悉药物临床试验一般包括的研究内容。

（3）熟悉不同创新程度、不同类型药物的临床研究内容不一样的原因。

（4）了解需要对药物临床试验的承担机构、研究人员、研究过程等有严格要求的原因，以及政府要进行严格监管的原因。

（5）了解药物临床试验的局限性。

（6）了解药物临床试验技术和监管手段存在时代性的特点。

第一节　现代药物研发一般进程

案例 1-1

2018 年我国上映一部电影《我不是药神》，该电影中虚构的“神药”是有原型的，是一家国际大制药公司研发的原创性新药“甲磺酸伊马替尼”，该药物的发明始于费城染色体的发现，并进一步揭示第 9 和 22 号染色体易位形成的 *Bcr-Abl* 致癌基因导致慢性粒细胞白血病（chronic granulocytic leukemia，CGL）的发生，基于该机制发明了治疗慢性粒细胞白血病的新药，临床试验结果显示，与传统的抗肿瘤药物相比，其副作用明显减少，大大提高了患者的 10 年生存率，该药物的研发基于全新的靶点和机制，药物活性成分（active pharmaceutical ingredient，API）甲磺酸伊马替尼是全新的化合物，属于突破性创新药物，在肿瘤治疗药物研发领域中具有里程碑意义。

案例 1-2

临床试验有效性未达到预期而研发失败案例：某公司在 2020 年 1 月放弃了一个治疗混合型血脂异常新药的研发，公司在全球 22 个国家、675 个研究中心开展了该药物的一项大型Ⅲ期临床试验，共纳入了 13 086 例混合型血脂异常且心血管风险较高的患者，该试验花费了大量的时间和经费，在此之前也投入了大量的时间和经费进行研发。但十分遗憾的是，独立数据监查委员会对Ⅲ期临床试验结果讨论后认为，该药物不太可能降低混合型血脂异常患者的心血管风险，达不到预期的临床疗效。

案例 1-3

上市后因安全性问题而撤出市场案例：罗非考昔是一种环氧合酶（COX）-2 抑制剂，该药用于骨关节炎止痛、缓解其他疼痛及治疗原发性痛经，1999 年获美国食品药品监督管理局（FDA）批准上市，上市后研究发现该药存在心脏毒性，2004 年被研发单位撤出市场。罗非考昔曾被誉为“超级阿司匹林”，在全球 82 个国家获批上市，在召回前为公司带来每年 25 亿美元的销售收入，位于美国畅销药排行榜第 20 位。

一、药物研发的一般进程

新药研发过程是漫长的，本节以化学药物为例来阐述现代药物研发的一般进程。发挥药物作用的活性物质称为“药物活性成分”，如药物活性成分是新的物质，称其为新化学实体（new chemical entity，NCE），新化学实体指以前没有用于人体治疗并可用作处方药的产品，可以治疗、缓解或预防疾病或用于体内疾病的诊断，不包括现存化合物的新型盐类、前体药物、活性代谢物和酯类，以及一些生物化合物，也不包括组合产品。药物活性成分不可直接在临床应用，必须做成适宜的药物制剂。从新化学实体的发现到药物上市是一项艰巨的工程，周期长，投资大，成功率低。新化学实体药物在研发的过程中往往需要经历靶点的选择、先导化合物的确定、活性化合物的筛选、候选药物的选定、制备路线的选择、药物制剂的开发、药物质量标准研究、非临床研究和评价以及临床试验等漫长的过程。新化学实体药物研发与注册的一般流程见图 1-1。

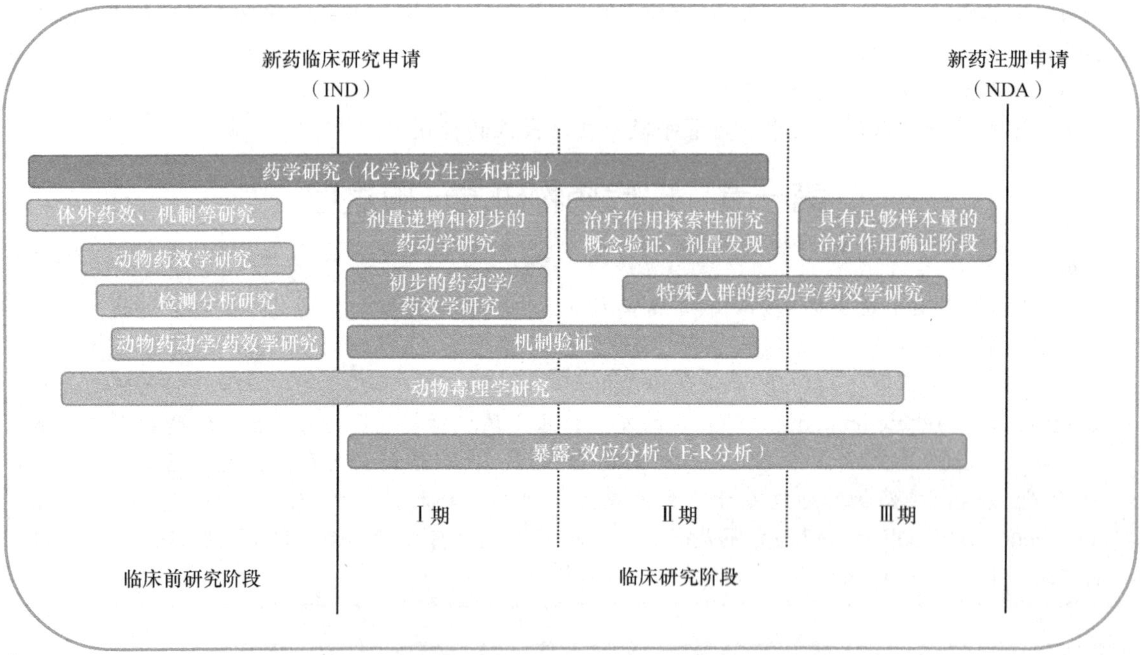

图 1-1　药物研发与注册一般流程及各阶段研究内容

1. 药物研发在注册上市前一般分为临床前研究阶段和临床研究阶段。

2. 临床前研究包括化学成分生产和控制（chemical manufacturing and control，CMC），体外药效、机制等研究，动物药效学研究，药物体内检测分析方法等研究，动物药动学/药效学（PK/PD）研究，动物毒理学研究等。根据药物的特点，一些毒理学研究可以持续至临床研究阶段。

3. 化学成分生产和控制，包括生产工艺、杂质研究、质量研究及稳定性研究等，即药学研究部分，药学可能会根据Ⅰ、Ⅱ期临床研究结果进行补充、完善和优化，如制剂的改进，所以化学成分生产和控制会延伸至Ⅰ、Ⅱ期临床研究阶段。

4. 临床研究阶段按时间轴一般分为Ⅰ、Ⅱ、Ⅲ期临床试验，Ⅰ期临床试验内容包括剂量递增和初步的药动学（pharmacokinetics，PK）研究，因为人群的代表性，还需要后期研究以丰富和完善药动学数据，所以Ⅰ期临床试验内容一般为初步的药动学研究。

5. Ⅰ、Ⅱ期阶段的机制研究和概念验证有利于提高研发效率，在后面的章节会详细介绍。

6. 药动学/药效学研究和分析、暴露-效应（E-R）分析一般贯穿药物研发整个过程，药动学/药效学是E-R分析的重要组成部分，其内容会在本书第九章详细介绍。

但药物研发过程充满不确定性，充满失败风险，并不是每一个药物都像案例1-1中甲磺酸伊马替尼那么相对顺利，一个化合物在体外、在动物体内，甚至在早期临床试验（具体概念见本章第二节）阶段呈现良好的安全性和有效性，但不能代表该药物一定能成功上市，本节案例1-2就是很好的证明。

二、药品注册上市的基本要求

药物只有证明安全、有效和质量可控才能被政府许可注册上市，成为"药品"。我国《药品注册管理办法》规定：申请药品注册，应当提供真实、充分、可靠的数据、资料和样品，证明药品的安全性、有效性和质量可控性。因此，证明药物是安全、有效和质量可控的必须经过系统、专业的研究与评价，并被政府药品监管部门认可。新药注册上市申请一般分新药临床研究申请和新药注册申请两个阶段。首先，药品注册申请人根据药物特点，按相关技术指导原则要求完成了原料药制备、理化性质、原料药质量标准、制剂处方、制剂工艺、制剂质量标准、药理、药效、毒理、药动学等临床前研究，安全、有效和质量可控性评价达到开展人体试验的条件后，将相关研究资料和拟开展临床试验的方案上报药品监管部门，药品监管部门在规定的时限内允许或默许其开展药物临床试验，或不允许其开展临床试验，该过程为新药临床研究申请（investigational new drug，IND）。申请人在完成不同类型、不同阶段的系统临床试验研究和评价及一些非临床研究后，经评估符合药品安全、有效和质量可控要求，可向药品监管部门提出药物上市申请，该过程为新药注册申请（new drug application，NDA）。

三、药物研发的非临床研究和评价

新药在临床试验前应首先开展非临床研究（non-clinical study）以评价药物的安全性和有效性，非临床研究是临床研究（clinical study）的反向概念。非临床研究主要是以实验动物为对象开展药理、药效、毒理、药动学等研究和评价，这些研究一般在首次人体临床研究之前开展，常被称为临床前研究。但一些非临床研究可以与早期临床研究同步开展，某些时候，在临床研究发现一些新现象或新问题，还需要重新设计非临床研究以回答新问题。我国《药品注册管理办法》规定："药物非临床安全性评价研究应当在经过药物非临床研究质量管理规范认证的机构开展，并遵守药物非临床研究质量管理规范。"国家食品药品监督管理总局2017年发布的《药物非临床研究质量管理规范》（Good Laboratory Practice，GLP）中规定："本规范适用于为申请药品注册而进行的药物非临床安全性评价研究。药物非临床安全性评价研究的相关活动应当遵守本规范。以注册为目的的其他药物临床前相关研究活动参照本规范执行。"非临床安全性评价十分重要，除了为开展临床试验提供必要的非临床安全性数据外，一些安全性数据如毒代动力学、致畸、致癌等无法在人体研究中获得，则动物实验数据对药物安全性评价必不可少。尽管非临床研究内容丰富，对研究条件和过程均有严格的要求，但其局限性也是显而易见的。最主要是种属之间的差异，对一些动物安全、有效不能完全外推至对人也是安全和有效的，特别是一些药物不良反应，在动物上很难观察和评价，如对精神系统的影响；一些特殊的制剂或给药方法，动物无法很好模拟，如吸入制剂药物，需要人主动吸入，而在动物身上无法模拟实现；在动物实验中无法实现与人的一致，如透皮贴剂，动物的皮肤与人的皮肤差别很大。因此，非临床研究和评价是必需的，但证据是不充分的，对其安全、有效证据应谨慎判断。

四、循证医学和临床试验的证据理论与药物临床试验的定义

（一）循证医学和临床试验的证据理论

如何能更好地证明药物的安全和有效呢？现代医学系统对临床诊断、干预及预后的决策是基于证据的，并逐步形成了新的交叉学科——循证医学，循证医学（evidence-based medicine，EBM）是以最佳证据为基础进行临床诊疗的医学，其核心思想：医疗决策的确定均基于客观的临床科学研究结果，即慎重、准确地对待和应用科学研究证据，结合临床医生个人临床经验和技能，为患者制订最佳诊疗方案，强调以人为本，注重科学依据。虽然循证医学概念是 20 世纪 90 年代才提出来的，但临床决策基于科学证据的思想已有很长的历史，对药物临床研究内容和方法的要求与循证医学的理念与逻辑是一致的。然而，什么样的证据是最佳证据呢？不同类型研究的证据级别如何区分呢？很多研究机构提出了证据体系，2001 年，美国纽约州立大学州南部医学中心推出了新的证据等级金字塔，又被称为“新九级标准”，该证据体系形象直观，见图 1-2。从图中可知体外研究、动物研究对临床决策的证据级别是最低的，但对于新药来说，其是进入临床研究的基础性研究，是必不可少的，同样，由于人们对新药认知有限，被准入上市前，应要获得级别很高的证据，对于独立的研究，随机对照试验（randomized controlled trial，RCT）是证据级别最高的，所以，对于绝大部分新药，均需要开展严格的随机对照试验以证明其安全性和有效性，随机对照试验概念在后续章节会详细讲解。由于随机对照试验规模大，费用高，新药进入临床研究后一般不会马上开展，而是分步骤、分阶段进行临床研究评价，在本章第二节对此会详细介绍。此外，为了更好了解药物特性，我们还需尽量明确药物与人体相互作用的特点和机制，该内容会在第九章详细介绍。因此，对于新药需要分阶段地开展系列的临床研究，所有这些临床研究被称为“药物临床试验”（clinical trial），该概念的英文省略了“drug”（药物），是因为该概念一般在特定的语境中使用，大家会很容易明白“clinical trial”指的是药物。

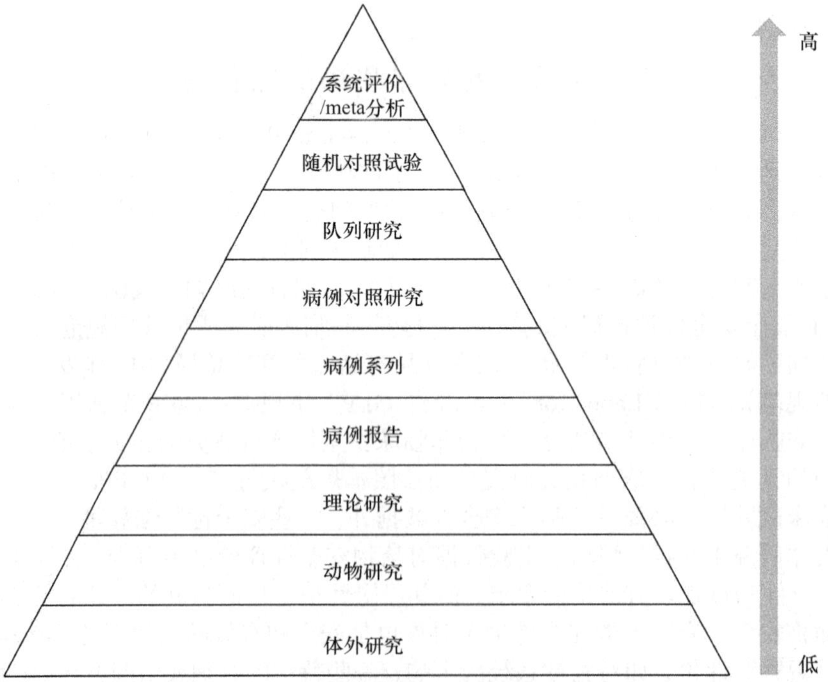

图 1-2 循证医学证据等级金字塔（新九级）

（二）药物临床试验的定义

药物临床试验的概念有广义和狭义之分。广义的药物临床试验是指任何在人体进行的，以药物作为研究对象，揭示人体与药物相互作用规律的科研活动，包括以注册为目的而开展的药物（包括新药和仿制药）临床评价研究和上市后药物再评价研究。狭义的药物临床试验是指以药物注册上市为目的的临床试验，一般简称为“注册类药物临床试验”，国家药品监督管理局和国家卫生健康委员会（简称国家卫生健康委）联合发布的《药物临床试验质量管理规范》（Good Clinical Practice，GCP）（该法规在后续的章节中会详细介绍）中对药物临床试验给出了明确的定义：指以人体（患者或健康受试者）为对象的试验，意在发现或验证某种试验药物的临床医学、药理学及其他药效学（pharmacodynamics，PK）作用、不良反应，或者试验药物的吸收、分布、代谢和排泄，以确定药物的疗效与安全性的系统性试验。常见的药物临床试验类型有首次人体试验、前瞻性随机对照临床研究、药物相互作用研究、人体遗传药理学研究、上市后药物的前瞻性循证医学研究、联合用药干预疾病的探索与验证研究等。本书介绍狭义的药物临床试验，但本书介绍的理论、方法等知识对于非药物注册上市的临床试验有参考价值。

五、药物全生命周期评价必要性

本节案例 1-3 介绍的药物，通过了系统的非临床研究和评价、临床试验和评价，但上市后撤出市场，这是为什么呢？虽然药物上市前经过系列的临床试验，但这些研究还是存在一定的局限性，主要如下。①受试者安全性数据不全面：为了更高效获得药物的安全、有效性证据，避免一些干扰因素的影响，临床试验受试人群选择相对单一，如将一些合并多种疾病的患者和符合疾病严重程度分级的患者排除在试验之外。②药物临床试验一般对合并治疗有严格规定，如合并用药的禁止规定。③样本量相对有限：虽然治疗确证性临床试验（概念在后续章节介绍）对样本量有要求，但对一些罕见的药物不良反应的发现存在局限性。④对受试人群的年龄有严格限制：儿童一般被排除在外，某些试验也将老年人排除在外。⑤临床试验中的药物使用持续时间与上市后使用时间不完全一致，一些需要长期使用的药物，在临床试验中使用的时间相对较短。

药物临床试验本质上是抽样研究，而由于以上种种原因，药物临床试验人群不能完全外推至整体人群，因此，对药物上市后进行持续评价十分必要。2021 年 12 月 30 日国家药品监督管理局发布的《“十四五”国家药品安全及促进高质量发展规划》中明确提出：坚持科学监管。正确把握保障药品安全与促进产业发展的关系，营造有利于高质量发展的监管环境，突出源头严防、过程严管、风险严控的药品全生命周期监管，牢牢守住药品安全底线。如何实现对药品安全的全生命周期监管呢？药物警戒体系的建立是重要措施，药物警戒（pharmacovigilance，PV）是有关不良反应或任何其他可能与药物相关问题的发现、评估、理解与防范的科学与活动。药物警戒不仅是药物临床试验阶段中的重要内容，也是药品上市后的重要工作，药物上市后药物警戒的主要内容为药品不良反应报告和监测，该内容在其他课程中会详细介绍。

六、小　　结

综上可知，药物从研发到注册上市要经过漫长的研究过程，需要进行多种类型和系统的研究来评估其安全性、有效性及质量可控性。非临床研究作为基础评价环节，虽然证据级别较低，但是不可或缺。临床试验则是评价药物安全、有效的关键途径，是新药研发的重要阶段，也是最耗时、经费花费最高的阶段。然而，即便如此，上市前药物临床试验仍然有其局限性。因此，对药物进行全生命周期持续评价变得至关重要。

（编委：阳国平　黄志军，参编者：项玉霞　唐　翠）

第二节 药物临床试验分类和研究内容

案例 1-4（创新药 1）

罗沙司他胶囊是全球首个开发的小分子低氧诱导因子脯氨酰羟化酶抑制剂（HIF-PHI）类治疗肾性贫血的药物，已在中国、日本、韩国、智利、欧盟等国家和地区上市，用于治疗慢性肾病相关的贫血症。罗沙司他在全球范围内开展了 29 项Ⅰ期临床试验，8 项Ⅱ期临床试验，16 项Ⅲ期临床试验，以及 1 项Ⅳ期临床试验。

案例 1-5（创新药 2）

甲苯磺酸瑞马唑仑为苯二氮䓬类药物，是作用于经典的γ-氨基丁酸 A 型受体（$GABA_A$受体）的新化学实体。某公司研发的甲苯磺酸瑞马唑仑注射液针对常规胃镜检查镇静的适应证，在上市前开展了 3 项Ⅰ期临床试验、1 项Ⅱ期临床试验、1 项Ⅲ期临床试验和 1 项上市后评价的临床试验。

案例 1-6（改良型新药 1）

阿扎胞苷用于多种血液肿瘤的治疗，由于经肠道给药容易被降解，此前一直局限于注射给药，但注射给药有其局限性，因此某公司通过优化制剂研发了口服的阿扎胞苷片，开展了多项口服制剂的药动学和药效学研究，最终通过 1 项多中心、随机、双盲、安慰剂对照的关键Ⅲ期临床试验数据，经美国和欧盟批准上市，用于急性髓系白血病患者的维持治疗。

案例 1-7（改良型新药 2）

某公司通过将奥氮平口崩片改良成奥氮平口溶膜，为精神疾病患者提供一种新的、更加便捷的用药选择。该产品通过 1 项生物等效性试验获批上市。

案例 1-8（仿制药）

吉非替尼片是治疗非小细胞肺癌的靶向药物，某公司仿制了已上市的原研药，开展了空腹和餐后吉非替尼片的人体生物等效性研究，研究结论：仿制药与原研药质量一致，批准上市。

一、药物临床试验分期、分类及研究内容

（一）药物临床试验研发分期

按照传统的时间阶段划分，药物临床试验分为Ⅰ、Ⅱ、Ⅲ、Ⅳ期。2007 年版《药品注册管理办法》给出了相应的定义。Ⅰ期临床试验：初步的临床药理学及人体安全性评价试验，观察人体对于新药的耐受程度和药动学，为制订给药方案提供依据。Ⅱ期临床试验：治疗作用初步评价阶段。其目的是初步评价药物对目标适应证患者的治疗作用和安全性，也包括为Ⅲ期临床试验研究设计和给药剂量方案的确定提供依据。此阶段的研究设计可以根据具体的研究目的，采用多种形式，包括随机盲法对照临床试验。Ⅲ期临床试验：治疗作用确证阶段。其目的是进一步验证药物对目标适应证患者的治疗作用和安全性，评价利益与风险关系，最终为药物注册申请的审查提供充分的依据。试验一般应为具有足够样本量的随机盲法对照试验。Ⅳ期临床试验：新药上市后应用研究阶段。其目的是考察在广泛使用条件下的药物的疗效和不良反应，评价在普通或者特殊人群中使用的利益与风险关系及改进给药剂量等。

按时间阶段分类可以方便划分和识别药物研发状态，但这种分类方式有其局限性。药物实际研发过程可能并不是严格按照Ⅰ～Ⅳ期的阶段顺序开展。2020 年版《药品注册管理办法》未再对Ⅰ～

Ⅳ期作具体的定义解释。此外，Ⅰ、Ⅱ、Ⅲ、Ⅳ期临床试验主要是创新药物的临床研发时间路径，对改良型药物和仿制药物，其研究内容往往要简单些，绝大部分不需要进行完整的Ⅰ、Ⅱ、Ⅲ、Ⅳ期临床试验，临床研发时间、路径也不同。

（二）药物临床试验研究类型

药物临床试验按研究目的可以分为四大类型：临床药理学研究（human pharmacology research/study，或 clinical pharmacology research/study），治疗探索性临床试验（therapeutic exploratory clinical trial），治疗确证性临床试验（therapeutic confirmatory clinical trial）和上市后研究（post-marketing research/study）。临床药理学研究是研究药物与人体相互作用特点、规律及机制的一门学科，对于新药来说，需要开展系列临床药理学研究来了解人体是如何处置药物的，相对应的药物对人体会产生什么样的作用，包括药物疗效和不良反应，临床药理学有关内容会在本书的第二部分进行详细讲解。治疗探索性临床试验是以目标治疗人群为研究对象，纳入相对少的样本量，可能采用不同的试验药物干预方案，探索其治疗的安全性和有效性，探索的内容包括给药剂量、给药方案、适宜人群、评价终点等，为后续临床研究是否开展、如何开展等决策、试验设计提供信息和证据。治疗确证性临床试验是以相对明确的目标治疗人群为研究对象，纳入足够的样本量，采用相对明确的试验药物干预方案，评价药物干预的获益与风险，为药物上市注册提供可靠的临床试验证据。上市后研究是新药上市后应用临床研究，该研究不以药物注册为目的，不包含因其他科研兴趣而开展的临床研究，其目的与Ⅳ期临床试验一致，是考察在广泛使用条件下的药物的疗效和不良反应，评价在普通或者特殊人群中使用的利益与风险关系及改进给药剂量等。

（三）药物临床试验研发分期与研究类型之间的关系

上述两种药物临床试验分类方法是从不同角度对临床试验进行区分，他们之间存在密切的联系，为了简要说明这种关系，国际人用药品注册技术协调会（International Council on Harmonisation of Technical Requirements for Registration of Pharmaceuticals for Human Use，ICH）发布的《E8（R1）：临床研究的一般考虑》（General Considerations for Clinical Trials）给出了一张示意图（图 1-3），很好展示了他们的关系。

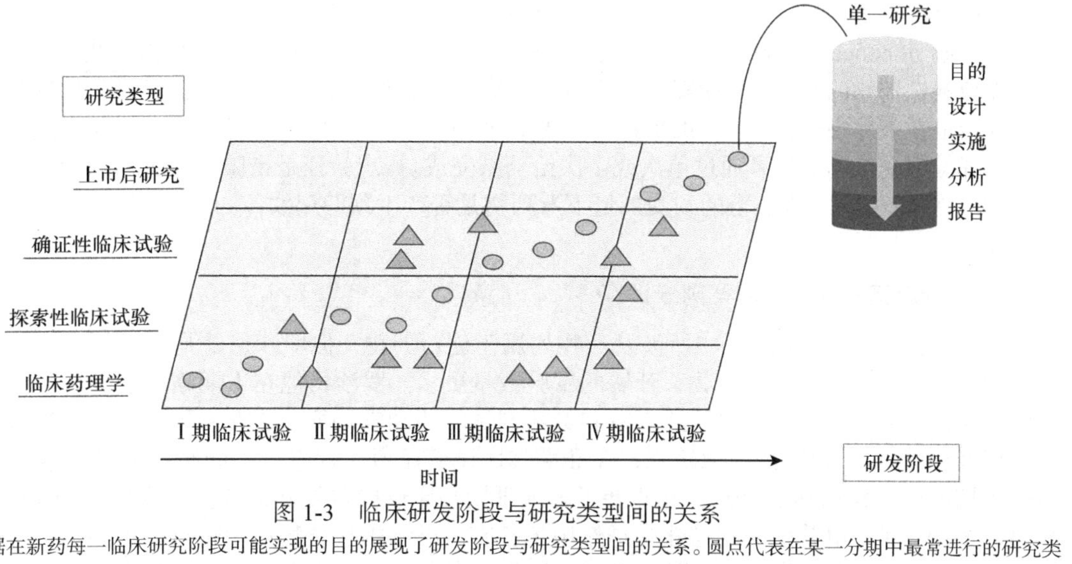

图 1-3　临床研发阶段与研究类型间的关系

该图根据在新药每一临床研究阶段可能实现的目的展现了研发阶段与研究类型间的关系。圆点代表在某一分期中最常进行的研究类型，三角形代表某些可能但较少进行的研究类型。为了表明单一研究的研发过程，本图右上角的圆柱形描述的是单项研究（每一个圆点）的组成要素及顺序

研究的新药首次用于人体即表明Ⅰ期临床试验的开始，Ⅰ期临床试验主要开展临床药理学研

究，所以人们常常将临床药理学研究归属于Ⅰ期临床试验，但在药物研发的其他阶段，包括Ⅱ期临床试验、Ⅲ期临床试验和Ⅳ期临床试验，仍可能有必要开展临床药理学研究，所以临床药理学往往是贯穿药物临床研发始终的。Ⅰ期临床试验研究通常不以治疗为目的，可能在健康志愿者或某类患者中进行。药物活性及潜在治疗益处可以作为次要目标在Ⅰ期临床试验阶段进行初步研究，通常会在以后各期进行治疗性研究。但某些药物在患者体内短期暴露即可较容易测定其活性和评价其效应，在Ⅰ期临床试验阶段进行治疗探索性研究也是适宜的。

当把在治疗目标患者人群中探索药物治疗有效性作为首要目的而开始临床研究时，可认为Ⅱ期临床试验开始。Ⅱ期临床试验的一个重要目标是为 Ⅲ 期临床试验确定给药剂量和给药方案。剂量-效应关系的确证研究可在Ⅱ期临床试验进行，也可推迟到Ⅲ期临床试验阶段。Ⅱ期临床试验用药剂量通常低于Ⅰ期临床试验的最高剂量，但也有例外。Ⅱ期临床试验的其他目的包括对潜在研究终点、治疗方案（包括合并给药）和目标人群（如轻度、重度疾病比较）的评价，研究结果可用于进一步的Ⅱ期临床试验或Ⅲ期临床试验。

当把证实或确定治疗益处作为研究的主要目的时，可认为Ⅲ期临床试验开始。Ⅲ期临床试验的设计是为了确证Ⅱ期临床试验积累的原始证据，这些证据证明药物对预期适应证和用药人群是安全有效的。Ⅲ期临床试验的目的在于为获得上市许可提供足够的证据。

Ⅳ期临床试验始于药物获准上市后。临床应用研究不局限于以往对药物安全性、有效性和剂量界定的论证。Ⅳ期临床试验（除常规监测之外）通常在药物获准上市后进行，并只涉及批准的适应证。这类研究对药物获准上市并不是必需的，但往往对药物的优化使用是重要的。研究可能采取任何一种形式，但都应有科学的目的。通常包括附加的药物相互作用、剂量-效应关系或安全性研究和支持药物用于获批适应证的研究，如死亡率/发病率的研究、流行病学研究。

从示意图（图 1-3）中还可以看出，一些三角形是跨越两个阶段的，如跨Ⅰ期临床试验和Ⅱ期临床试验，跨Ⅱ期临床试验和Ⅲ期临床试验，其可能是需要进行明确分期，也可能是两期试验融合设计。

（四）早期临床试验

从首次人体试验到开始关键的治疗确证性临床试验之前所开展的一系列试验统称为早期临床试验。在创新药物早期临床试验阶段可以对药物进行机制验证（proof of mechanism，PoM）和概念验证（proof of concept，PoC），尽早确定候选药物能否在人体产生药理作用和临床获益，尽早中止一些无效候选药物的研发，从而降低药物研发风险，提高研发成功率。机制验证是药物的药理效应可以安全地在人体中表达。进行机制验证需要找到敏感的药理学生物标志物，一般在Ⅰ期临床试验阶段选择健康受试者或患者通过单次或多次给药来完成。概念验证是指验证候选药物的药理效应可以转化成临床获益，是在安全的耐受剂量下看药物是否产生预期疗效，一般会选择在Ⅰ期或Ⅱ期阶段来完成。

（五）创新药物临床试验案例分析

本节案例 1-4 和案例 1-5 中所涉及药物均属于创新药物，但罗沙司他是针对其作用靶点的首个治疗药物，是突破性创新药物，开展的试验数量更多。罗沙司他在Ⅰ期临床试验阶段，考察了不同剂型的生物利用度、不同给药方案和给药剂量的药动学特征、健康人和特殊人群的药动学差异，以及患者的药动学/药效学研究；在Ⅱ期临床试验阶段，探索了不同给药剂量、给药频率、给药周期的治疗作用和安全性，并开展了多项Ⅲ期临床试验重复确证其治疗作用和安全性风险。相对于罗沙司他，甲苯磺酸瑞马唑仑是作用于已有同类结构化合物作用靶点的创新药，药理作用已有部分基础，因此，公司在Ⅰ期临床试验阶段考察了甲苯磺酸瑞马唑仑注射液单次和连续给药的药动学特征，以及 1 项剂量探索性试验确定Ⅲ期临床试验的给药剂量，最终以 1 项关键Ⅲ期临床试验数据支持上市。

二、不同注册类别药物研究内容的区别

（一）创新药物、改良型药物和仿制药物的定义

以上介绍的研究阶段、研究类型均是针对创新药物的，对于创新程度相对较低的改良型药物和仿制药物，其研究内容、研究阶段和研究类型均可能不同。

创新药物、改良型药物和仿制药物的临床研究内容不同，临床研发时间、路径也不同，主要是基于其创新程度不同，人们对其认知的程度也不同，通过临床研究来回答的问题也不同。2020 年修订颁布的《药品注册管理办法》中规定：中药注册按照中药创新药、中药改良型新药、古代经典名方中药复方制剂、同名同方药等进行分类；化学药注册按照化学药创新药、化学药改良型新药、仿制药等进行分类；生物制品注册按照生物制品创新药、生物制品改良型新药、已上市生物制品（含生物类似药）等进行分类。该分类主要基于创新程度及各类药物的特点。下面以化学药为例讲解创新药、改良型新药和仿制药之间的区别。

国家食品药品监督管理总局 2016 年发布的《化学药品注册分类改革工作方案》中规定如下。

1 类：境内外均未上市的创新药。指含有新的结构明确的、具有药理作用的化合物，且具有临床价值的药品。

2 类：境内外均未上市的改良型新药。指在已知活性成分的基础上，对其结构、剂型、处方工艺、给药途径、适应证等进行优化，且具有明显临床优势的药品。

3 类：境内申请人仿制境外上市但境内未上市原研药品的药品。该类药品应与原研药品的质量和疗效一致。

原研药品指境内外首个获准上市，且具有完整和充分的安全性、有效性数据作为上市依据的药品。

4 类：境内申请人仿制已在境内上市原研药品的药品。该类药品应与原研药品的质量和疗效一致。

5 类：境外上市的药品申请在境内上市。

该公告虽然将化学药物注册分为五类，但从创新程度上讲：本质上是三大类，1 类为创新药物，2 类为改良型药物，3 类和 4 类均为仿制药物，只是仿制对象的上市国家或区域不同而已，5 类其实不存在药物的重新研发，进口注册主要考虑我国临床是否有需求，该药物是否适合中国人群，如进入我国还需要开展哪些研究等。

下面以化学药物为例讲解创新药物、改良型药物和仿制药物的区别。创新药物指含有新的结构明确的、具有药理作用的化合物，且具有临床价值的药品。例如，研发药物的药物活性成分属于新化学实体（但不包括对上市药物的药物活性成分结构中的“酸根”“碱基”“旋光性”等非本质性的改造）的属于创新药物，如本章案例 1-1 中的甲磺酸伊马替尼，案例 1-4 中的罗沙司他均属于创新药物。改良型新药是在已知活性成分的基础上，对其结构、剂型、处方工艺、给药途径、适应证等进行优化，具有明显临床优势的药品。仿制药是指原研药有相同的活性成分、剂型、规格、适应证、给药途径和用法用量的原料药及其制剂，即应与原研药的质量和疗效一致。

（二）创新药物、改良型药物和仿制药物临床研究内容的区别

由于创新药物是一个具有全新分子结构的化学物，其在体内的作用过程和作用机制，以及是否能够通过作用靶点产生预期药理效应，或非治疗目的的不良反应是不清楚的。因此，创新药物需要通过系统性的临床试验来回答其在体内的药动学过程、药理学效应、不良反应等。本节“一、药物临床试验分期、分类及研究内容”介绍的主要针对创新药物，创新药物的临床研究按照上市阶段可分为Ⅰ～Ⅳ期临床试验，还可以按照研究内容分为临床药理学研究、治疗探索性临床试验、治疗确证性临床试验，以及上市后研究。但即使是创新药物，每个药物的临床研究内容和临床研究路径也不尽相同。首先是创新程度不同，虽然都是新的药物活性成分，但研发时间先后不同，如基于某一机制、某一靶点首个研发的药物，与后续基于同一机制、同一靶点研发的药物，两者创新程度就有区别，前者人们认知的盲区要多于后者；此外，后者研发可能与前者进行对照，因此，两者研究内容

可能会有差异。其次，临床研究内容还会因药物的理化性质、制剂特点、药动学特点、治疗疾病等的差异性而不同。ICH《E8（R1）：临床研究的一般考虑》对以上研究内容的目的进行了阐述，本节引用作简单介绍，具体研究内容和设计考虑将在本书后面章节详细讲解。

改良型新药和仿制药物由于对其结合靶点、作用机制、药效学数据、人体药动学数据、有效性证据和安全性特征均较为明确。因此，可以借鉴已上市药品的临床开发经验和结果，开展必要的临床试验，原则是完成的临床试验能够说明改良的新药存在临床优势或仿制药与原研药的质量和疗效一致。对于仿制缺乏种族敏感性数据或已有的数据提示存在种族差异的药物，还需要开展桥接试验将其他种族人群数据外推至目标人群中，若能证明药物对不同种族人群具有相似性，即可将该药物已有药动学/药效学、疗效、安全性等临床试验数据外推至新区域的目标种族，在新区域仅进行小规模附加试验，说明药物在该新区域人群中的安全性、有效性，以节约医疗资源、缩短研发时间。本节案例1-6阿扎胞苷从注射剂改为口服片剂，在给药依从性、便利性和副作用方面有其优势，但改变剂型后生物利用度降低，需要考察改变给药途径后药物可达到的生物利用度，以及能否在目标患者中达到预期疗效，因此开展药动学/药效学研究及关键Ⅲ期临床试验。案例1-7奥氮平是改良型新药，但只是剂型进行了改良，给药途径相同，案例1-8吉非替尼是仿制已经上市的药品，因此案例1-7和案例1-8均是通过生物等效性研究说明体内药动学参数一致间接证明疗效一致，即可获批上市。

三、不同类别药物临床试验研究内容小结

临床试验是为确定药物的疗效与安全性而开展的有计划的系统性研究，是新药能否成功注册上市的最重要的依据。如上所述，药物临床试验的研究内容包括临床药理学研究、治疗探索性临床试验、治疗确证性临床试验、上市后研究。通过本节对创新药物、改良型新药和仿制药物的定义，以及它们的临床试验研究内容进行了阐述，并结合案例分析，可以看出，不同创新级别的药物需要开展的研究内容是不同的，因为需要回答的问题不同。创新药物由于是新化合物实体，甚至是作用于新靶点的首个药物，无人体作用方面的数据，或可借鉴的数据有限，往往需要针对以上4个研究内容开展全面、系统的临床试验。而对于改良型新药和仿制药物，化学结构认知及作用机制比较明确，可利用已经上市的药品数据，根据具体的药物，来设计必要的临床试验，证明其优势，或疗效和质量的一致性。

（编委：阳国平　黄志军，参编者：项玉霞　唐　翠）

第三节　药物临床试验的设计与实施

案例1-9（虚拟案例）

某公司研发了一个新的治疗糖尿病的药物（新化学实体），已完成了单中心的Ⅰ期临床试验，即将开展多中心的Ⅱ期临床试验，需要选择6家左右的医院来完成，其中一家为牵头单位，其他为参与研究单位，在牵头单位还需确定一位整个项目的主要研究者（principal investigator，PI），在其他各个单位也需要选择一位主要研究者（分中心主要研究者），该公司如何选择研究中心、研究专业、主要研究者呢？按我国颁布的《药物临床试验机构管理规定》、GCP等规定，研究中心、研究专业、主要研究者不能随意选择，必须是在国家药品监督管理局注册备案的才能被选取。登录国家药品监督管理局（NMPA）药物临床试验机构备案管理信息平台可以查询备案机构、备案专业和主要研究者，并且选择的专业和主要研究者的专业背景应与研究药物相符合。

一、药物临床试验的特殊性

相对其他类型的科学研究，药物临床试验具有十分明显的特殊性，主要有四个方面。首先，其研究对象是人，属于临床研究的范围，临床研究在伦理保护、受试者隐私、安全防护等方面均有不

同于其他非临床研究的要求。其次，其还不同于一般的临床研究，由于干预药物，特别是创新药物，存在一些未知的风险，虽然经过一系列的临床前研究，但依然不能排除非预期的风险。再次，药物临床试验的结果是决定药物能否上市的最重要的证据，其结果的可靠性和可信度直接影响公众的健康。最后，药物临床试验的结果还是药物上市后合理使用的重要依据和理论参考，药物取得满意的临床治疗效果基于四个质量，药物的设计质量、药物的制造质量、药物的流通管理质量，以及医生和临床药师的使用质量，药品使用质量基于临床合理用药，药品使用说明书是合理使用药物的重要文件，药品说明书中的很多结果和数据均来自药物临床试验。

二、药物临床试验的伦理性

基于药物临床试验的特殊性，其首要考虑为伦理性，保护受试者的安全和权益是临床试验的首要考量。临床试验的伦理关注和要求主要始于 20 世纪中叶对第二次世界大战中法西斯的一系列非人道的人体试验的揭露、审判与反思，形成一系列的伦理原则和伦理规范，包括《纽伦堡法典》、《赫尔辛基宣言》、ICH 指导原则等国际准则。诸多国家制定国内的法律、法规、指导原则等来规范药物临床试验行为，以符合伦理原则，其主要措施是伦理委员会和知情同意。在各临床研究领域，药物临床试验的伦理规范已经比较系统和成熟，具体于本书第三章“药物临床试验的伦理原则”详细讲解。

三、药物临床试验的科学性

药物临床试验必须关注科学性。不科学的临床试验也是违背伦理的研究，因为，非科学的研究得出的结论可能不可靠，不能外推至其他人群广泛使用，还浪费了资源，让受试者暴露在可能无意义的研究中；此外，不科学的临床试验有可能给受试者带来更高的风险。临床试验的科学性主要体现在以下几个方面。第一，立项的科学性，即发起一项药物临床试验应有科学的研究背景和研究基础，以支持开展临床试验，对于一个新的药物活性成分药物，必须进行足够的非临床研究作为临床试验开展的前提，同时，其研究也为临床试验的科学设计提供依据。第二，设计是科学的，包括临床试验的总体设计、剂量选择、人群选择、干预方法、对照选择、评价指标、评价方法、样本量、统计方法等，这些内容会在本书的第四章“药物临床试验的设计原则”和第二、三部分有关章节中详细介绍。第三，对试验结果的科学分析，药物临床试验会产生大量的研究数据，对数据进行科学、严谨的统计分析可以得出客观的评价结果和结论，这些内容将会在本书第七章“药物临床试验的数据分析和报告”中详细介绍。

四、药物临床试验数据的可靠性

药物临床试验的结果和结论的可信基于临床试验数据的可靠性。药物临床试验实施过程中会产生大量的研究数据，有些数据是直接用来评价药物安全、有效性结果的，有的数据是反映入选的人群是否符合方案要求的，有些数据是反映试验操作过程是否规范的，有些数据是反映伦理规范是否符合要求的等等。临床试验数据必须真实、完整、准确和可靠。真实性表示试验数据一定是真实发生的，不能无中生有，不能张冠李戴；完整性表示试验过程产生的数据必须完整记录，不能随意销毁、隐匿数据，不能随意选择性记录数据、选择性保留数据和选择性使用数据，如选择性使用数据，必须在数据完整记录的基础上说明选取某些数据的理由；准确性表示试验数据的测量、记录、转录等均是准确的、一致的；可靠性表示产出数据的体系、方法及工具是可靠的。国家药品监督管理局对临床试验数据有相关要求并进行严格的监管。本书的第五章“药物临床试验各方职责及实施过程”，第六章“药物临床试验的质量管理体系”，第八章“药物临床试验的政府技术审评与监管”，以及第二部分和第三部分的有关章节会详细介绍这部分内容。

五、药物临床试验质量管理规范

为保证药物临床试验过程规范，数据和所报告结果的科学、真实、可靠，保护受试者的权益和安全，一些国家药品管理部门或国际组织依照相关法律、法规或国际条约，制定了专门的法规（或指南，或指导原则）——GCP，其是药物临床试验必须遵循的最重要、最基本、最具体的法规。本书的第二章“药物临床试验的法规要求”会详细介绍该内容。

六、药物临床试验的实施机构和人员

为了保证药物临床试验的伦理性、科学性、数据可靠性的落地，基于我国的国情，我国实行药物临床试验机构准入制，即由政府认定的医疗机构才能承接以药物注册为目的的临床试验。2020年国家药品监督管理局颁布《药物临床试验机构管理规定》，临床试验机构资格改为备案制，但备案之前应按要求通过第三方评估，在此之前实行的机构资格认定制度，由国家药品监督管理局组织专家进行检查认定。药物临床试验机构资格认定或备案内容不仅仅是医疗机构，还包括专业和主要研究者，如一家医疗机构备案通过5个临床试验专业，7个主要研究者，那除此之外的其他专业、其他主要研究者不能承担注册类药物临床试验。药物临床试验机构需建立与药物临床试验相适应的组织机构、管理系统和研究硬件设施条件，研究人员应经过GCP相关法规、药物临床试验技术及本院临床试验管理规定和有关标准操作规程（standard operating procedure，SOP）的培训，本节开始的虚拟案例就是为了说明这项规定。本书第二章“药物临床试验的法规要求”，第五章“药物临床试验各方职责及实施过程”会详细介绍该部分内容。

七、多中心临床试验

由于药物临床试验往往需要较多样本量，在一家中心进行会需要很长的时间，不利于药物高效研发，此外，一家中心开展的临床试验代表性差，容易出现偏倚和系统性误差，不利于试验结果的外推。所以，对于以目标适应证人群为研究对象，以评价安全和有效性为目的的临床试验，往往是多家中心（机构）同时进行，称为多中心临床试验（multicenter clinical trial）。有时为了临床试验的代表性更好，或为了在多个国家注册上市，临床试验也会在多个国家多家中心进行，称为国际多中心临床试验（global trail 或 global multicenter trail）。多中心临床试验要求使用统一的临床试验方案，统一的质量体系。

八、小　　结

综上，相对于一般的科学研究，药物临床试验具有研究对象是人，存在未知风险，结果为药物注册重要依据，是药物合理使用的重要参考等特殊性，所以，对药物临床试验的伦理、科学、数据、合规，以及承担临床试验的机构、人员等方面均有特殊要求，并以法律、法规的形式予以规定，强制实施。

（编委：阳国平　黄志军，参编者：项玉霞　唐　翠）

第四节　药物临床试验的历史沿革与发展趋势

案例 1-10

1747年5月20日，苏格兰海军军医詹姆斯·林德（James Lind）在索尔兹伯里（Salisbury）船上对12名船员进行分组疗法研究，结果提示柠檬汁预防坏血病（维生素C缺乏病）的有效性，但在当时并不被认可，因为，在当时要认可一种治疗方案，知名专家推荐是十分关键的。人们一般认为，这些权威医生推荐的治疗方案总是有理由的，这种专家意见高于试验结果的状况直到20世纪中叶才有所改变。以现在的认知和标准看，James Lind的试验设计有诸多局限性，也注定不能得出十分可靠的结论，但该试验设计多种干预方案的对照，被视为第一个众所周知的对照设计的临床试验。为纪念这一历史性事件，欧洲临床研究基础网络联合美国和加拿大，提议将每年的5月20日定为国际临床试验日。

案例 1-11

信息技术助力远程监查的实现。为了保障药物临床试验质量和研究进度，药物临床试验的发起者（申办者）需要派遣专业人员（监查员）到临床试验机构现场查看，查阅临床试验有关文件、记录等，与研究者进行沟通交流，这种活动为监查（具体概念解释见本书第五章“药物临床试验各方职责及实施过程”），这种传统的现场监查方式成本高、效率低，监查质量受监查员的人员水平影响很大，此外，受不可控因素影响，如疫情导致监查员无法现场监查。某医院开发了“临床试验记录与交互信息系统”（clinical trial record and interactive information system，CTRI 系统）。该系统与医院信息系统（hospital information system，HIS）等系统实现了互通，临床试验的流程和记录绝大部分实现了无纸化，临床试验有关的数据绝大部分在线上可以查阅，在保障数据安全和伦理的前提下，该系统给监查员开放了端口，这样监查员无须来试验现场，在授权的时间范围内可随时、随地查阅，此外，由于信息系统可以对数据进行统计分析，便于监查员更全面了解试验进度和质量，系统还可以进行智能化质量控制。

一、药物临床试验的萌芽时期

在我国，神农尝百草是药物临床试验的最初萌芽。大约在公元前 600 年，在古巴比伦王国，尼布甲尼撒二世（Nebuchadnezzar Ⅱ）进行了一项试验。该试验分为 2 组：一组吃蔬菜；另一组进行宫廷营养饮食。仅仅 10 天以后，前者比后者更显得光彩照人。这一试验被认为是人类有记录的最早的临床试验。真正对药物临床试验进行理论阐述始于 20 世纪 30 年代，美国的哈里·戈尔德（Harry Gold）和沃尔特·莫德尔（Walter Modell）为建立现代临床药理学学科奠定了基础，他们的成就主要为药物临床试验创立了双盲设计法。1932 年保罗·马蒂尼（Paul Martini）出版了一本关于治疗研究的权威方法学专论，该书概述了科学评价药物的经验，他因此被认为是“第一个临床药理学家”，Martini 描述了安慰剂、对照组、分层、评价方法等概念，并强调足够样本量和基线条件的必要性。

1933 年，埃文斯（Evans）和霍伊尔（Hoyle）第一次使用安慰剂进行药物临床试验。应用这种方法，他们评价了治疗心绞痛药物的疗效。虽然 70 多年过去了，但他们的评论仍适用：缓解心绞痛只有在采用了合理的对照方法之后，其治疗价值才能正确判断；评价药物反应时安慰剂作用十分重要。1948 年，药物临床试验领域发生了一件里程碑性的事件：Hill 等在《英国医学杂志》（*BMJ*）上发表了“链霉素治疗肺结核的随机对照试验”结果——第一项随机对照试验，这个试验确定了链霉素治疗结核病的疗效。20 世纪 50 年代，Hill 及其他学者先后发表了有关临床试验的论文。1962 年，Hill 出版了专著《临床与预防医学统计方法》（*Statistical ethods in linical and Preventive Medicine*），该著作被视为临床试验发展史上的又一重要里程碑。

二、药物临床试验监管变革和现状

对药物临床试验影响最大的当属几次药害事件。这些事件发生后，社会和政府对药物安全性高度关注，并制定法律、法规来规范药物研究与开发行为。1906 年，厄普顿·辛克莱（Upton Sinclair）出版了一本名为《丛林》的书。这本书与药物没有什么关系，它揭露了芝加哥加工肉类时的恶劣环境。当这本书面市时，公众到国会抗议示威。由此导致国会在当年通过了《联邦食品和药品法》，并成立了 FDA。1937 年，发生在美国的“磺胺酊剂”事件，导致 107 人死亡。1938 年美国因此制定了《食品、药品和化妆品法》，该法案要求药品上市销售之前，必须证明其产品的安全性。20 世纪 60 年代，“沙利度胺事件”让世界震惊。1962 年美国通过了《食品药品法修正案》。该法律规定：不能在人身上随意进行药物试验。药物临床试验前必须通知 FDA，并征得受试者的同意，医生和制药企业必须保留完整的药物临床试验记录。第二次世界大战结束后，德国纳粹医生和日本医生在“二战”期间进行的惨无人道、骇人听闻的人体试验让世界震惊。1946 年颁布了《纽伦堡法典》。《纽伦堡法典》制定十项基本原则，其中有五条规则：受试者参加试验必须出于自愿；在参加试验前，必须知情同意；开始试验前必须具备有力的科学依据；不允许对受试者造成身体或精神上的伤害；受试者在试验过程中的任何时间均有权退出试验。1964 年，第 18 届世界医学大会通过并发布了著名的《赫尔辛基宣言》，提出了进行人体生物医学研究的伦理道德原则。该宣言还提出了一些新的概念。第一，它规定应有一个独立的伦理委员会审查并批准试验方案。第二，研究者有对受试者医疗照顾的责任。第三，知情同意必须是书面形式而非口头形式。后来，《赫尔辛基宣言》经过多次修订，最近的一次是在 2024 年于芬兰赫尔辛基召开的第 75 届世界医学会全体大会上。

1977 年，美国 FDA 颁布了《联邦管理法典》，它适用于在美国进行的所有的药物临床研究。该法规开创性地提出了“药物临床试验管理规范”的概念。该规范不仅包括了研究的伦理和科学方面的原则，同时还提出了高质量试验数据的概念，以保证研究结果可靠。此后，许多国家先后颁发和完善了药物临床研究相关法规，包括 GCP。1995 年，世界卫生组织（WHO）发布了《药物临床试验管理规范指南》[WHO Guidelines for Good Clinical Practice (GCP) for Trials on Pharmaceutical Products，WHOGCP]。随着药物临床试验学科的不断发展，其规范化、国际化趋势越来越明显，国际多中心药物临床试验越来越多。政府和国际组织制定的指导原则对药物临床试验的设计与实施影响越来越大，其中影响最大的当属美国 FDA 和 ICH 制定的指导原则。我国药物临床试验的法律监管体系起步相对较晚，但发展迅速，2017 年我国加入 ICH，加速与国际接轨，国际和我国监管体系具体见本书第二章“药物临床试验的法规要求”。

三、药物临床试验技术的进步和应用

管理科学、生物统计学、数据科学和信息技术等在临床试验领域的应用，显著推动了临床试验的进展。同时，这些领域的融合也不断加强了临床试验的学科属性，使其更具交叉学科的特点。临床试验也丰富了这些学科和技术的应用范围与场景，反过来可以促进他们的发展。传统的统计学在临床试验中应用很早，促进了临床试验的飞速发展，奠定了其高级别证据地位，影响深远，本书的第七章“药物临床试验的数据分析和报告”会详细介绍该部分内容。20 世纪末，数据建模与仿真（或模拟）技术在药物临床试验中开始受到重视，其对药物研发决策，提高药物评价效率，减少不必要的临床试验具有重要作用，技术不断进步，应用面不断扩大，目前在临床药理学研究领域日臻成熟，详见本书的第十四章“模型引导的药物研发”。

四、信息和数字等技术的应用作用和挑战

信息技术的发展，极大促进了临床试验的发展，特别是临床试验效率的提高和质量的提升，本节的第二个案例就是一个很好的例证。近年来，大数据、人工智能等新一代信息技术在诸多领域得到快速发展和应用，数字技术将引发一次新的产业变革，国家不断出台政策引导数字技术的应用和发展，一些领域已走到世界的前列。数字技术也将深刻影响药物临床试验，在不远的将来，将出现集成各种技术的临床试验数字化平台，智能化临床试验将成为现实，极大地提高临床试验效率，各种操作流程将极大优化，各种数据统计分析将快捷实现，参与临床试验的工作人员将大幅减少。新一代数字技术的应用同样会带来新的挑战，如受试者的隐私保护，临床试验数据安全，数据可靠性等问题，但不能因为对这些问题的担忧而阻碍临床试验的发展，各方应顺应新技术，改革求变，如政府监管模式的改变，临床试验数据核查由现在的现场改为线上、线下核查相结合的方式进行，在临床试验过程中随机进行线上抽查等，形成更加高效、更具威慑作用的监管模式。

从药物临床试验的历史、现状和未来发展趋势分析可知，药物临床试验具有时代性，临床试验技术因时代进步、其他技术的应用而不断革新、不断发展，政府监管的措施和手段也将随之调整改

变，并且监管指导思想和监管模式的改变有助于引导新技术在临床试验中应用，从而推动临床试验向高质量发展。

（编委：阳国平　黄志军，参编者：项玉霞　唐　翠）

思　考　题

1. 新药上市的安全性和有效性为什么必须通过临床试验论证？

2. 药物研发的一般流程是怎样的？

3. 为什么新药临床试验是系统性的临床研究？药物临床试验一般包括哪些研究内容？

4. 为什么不同创新程度、不同类型药物的临床研究内容不一样？

5. 为什么药物安全有效性评价是全生命周期的？为什么药物上市前的临床试验存在局限性，上市后应继续进行监测和评价？

6. 为什么对药物临床试验的承担机构、研究人员、研究过程等有严格要求，政府要进行严格监管？

第二章　药物临床试验的法规要求

教学目标

1. 基本概念

熟悉以下概念：FDA、EMA、ICH。

2. 基本理论和基本知识

（1）掌握通过不同注册平台查询临床试验注册法规要求的方法。

（2）掌握GCP的具体实施。

（3）熟悉药物临床试验监管发展史。

（4）熟悉早期药物临床试验及临床试验相关指导原则。

（5）了解各国临床试验的法规监管现状。

（6）了解我国药物临床试验监管法律法规的产生与发展。

第一节　国际药物临床试验的法规监管

一、药物临床试验相关法规发展历程

历史长河中GCP的起源和发展与人类造成的严重违反人权的事件有关，在20世纪初至60年代药物处于基本无管理状态，人们从影响人类安全的临床事件教训中逐步总结出相关的GCP法规、法律和指南，形成药物临床试验管理体系。GCP的宗旨是要保护临床试验受试者的权益和确保临床试验数据的真实可靠性。违背GCP会影响受试者权益或临床试验数据的真实可靠性，严重的甚至会影响受试者生命安全，延缓公众早日获得应得的医学成果。国际上违背GCP的事件时有发生，这些事件对公众的健康利益危害极大。

1932年，美国政府对“对男性黑色人种的未治疗梅毒的Tuskegee研究”进行了调查。该项研究用400位男性黑色人种研究未经治疗的梅毒的恶化情况。这些患者被告知他们将获得梅毒的免费治疗，而实际上他们根本没有被给予任何治疗，导致100人死于梅毒并发症，40位患者的妻子感染梅毒，19例新生儿染病，这些人在未知情的情况下被观察了40年。

1937年，在服用了磺胺酏剂后358人肾衰竭，107人中毒死亡。该产品的标签标明磺胺原药粉与乙醇混合，而实际上该药被溶解于一种有毒的抗凝剂1，2-亚乙基二醇中。美国食品药品监督管理局（FDA）认为磺胺酏剂生产商标签不实，因而从市场撤销了该产品。如果该产品被称为“磺胺溶液”的话，生产商则可继续合法销售该有害药物制剂，那么将会造成更多的人死亡。磺胺酏剂事件使世界各国充分意识到应通过法律来规定药物上市前须进行临床试验安全性和有效性的评价。由此，美国国会审议通过了《食品、药品和化妆品法案》（Food，Drug，and Cosmetic Act，FD&C Act），由FDA强制实施。新法案规定新药上市前药品申办者必须进行毒性试验，且须把试验收集到的安全性资料报告给FDA审批，只有通过审批的药品才能上市。该法案开创了药品上市前须经过审批的先河。

1939～1945年纳粹医生利用关押在集中营中的被囚者进行种种惨无人道的人体试验。例如，纳粹医生为使德国飞行员在高空弹射后仍能存活而进行了高空试验，参与试验的被囚者被送进特制的模拟2万米高空的低气压室，被送进去的200名受试者，有80名当即身亡，剩下的也被枪杀；纳粹医生为了研究海水是否能直接饮用，让90名试验对象不进食，也不能饮用淡水，只能饮用海

水，高盐度的海水致使他们器官严重损伤。又如，纳粹医生在研究治疗疟疾的疫苗试验中，通过蚊子叮咬或注射雌蚊的黏液腺提取物的方式强迫健康的被囚者染上疟疾。受试者在染病后使用不同的药物进行治疗，测试它们的相对有效率，参与试验的1000多被囚者中，超过半数死于这个试验。

1946年德国纽伦堡国际军事法庭对纳粹医生用集中营中关押的人做人体试验的罪行进行审判，法官判处23位被告中的16位医生绞刑或终身监禁。这次审判推动了保护人体研究受试者的《纽伦堡法典》的出台。1946年推出的《纽伦堡法典》第一次提出研究者应向受试者提供知情同意书文件，应详细地告知研究的内容，并使他们有充分的机会和时间考虑是否参加该研究。《纽伦堡法典》的主要精神如下。

（1）临床试验的受试者自愿参加是绝对必需的前提条件。所有参与研究的受试者应当被详细地告知研究的内容，应当了解研究的性质、周期、危害、风险和目的。受试者有机会和充足的时间考虑是否参加该研究，且有权利在试验中的任何时候退出试验。

（2）试验期间研究者需采取适当的保护措施，预防和保护受试者避免受到可能的伤害。

（3）试验应当以有利于社会福祉为目的，而不是随意或不必要的研究，试验须避免不必要的生理或心理伤害。

（4）试验前应当对疾病的性质有一定的了解，并在动物实验的基础上进行。

（5）在预先评估试验会造成死亡或致残的情况下不允许进行试验。

（6）试验的风险不能超过所要解决的医学问题。

（7）试验应由具备科学资质的人员来进行。

（8）试验负责的研究者如果通过其专业知识判断进行试验有可能会伤害受试者的健康、福祉或生命，必须立刻终结试验。

1953年美国国立卫生研究院（National Institutes of Health，NIH）颁布了第一部美国联邦政策，要求临床试验项目在开始临床研究前必须进行独立审查。这一政策奠定了伦理委员会审查临床试验的基础。

20世纪60年代早期，欧洲和加拿大批准沙利度胺用于治疗孕妇的晨吐症状，美国认为该药的人体安全性数据不足没有批准。后来发现该药有严重的致畸胎不良反应，很快被禁止在世界各地销售。据估计，该药造成全球1万多名先天性无胳膊或无腿的畸形儿。1963年犹太慢性病医院为研究人体器官移植排斥过程，给身体衰弱的慢性病患者注射肝癌细胞，但却告知患者他们是在接受皮试，且有关试验的情况也只是口头告知患者，知情同意书没有被存档或者签名。主要研究者因此被判刑，并被指控欺诈和非专业行为罪。

1964年出席第18届医学世界大会的医生们起草了规范临床试验伦理和行为的《赫尔辛基宣言》，全称《世界医学大会赫尔辛基宣言》。该宣言制定了以人体为对象的医学研究的道德原则，这一文件修正但仍然保留了《纽伦堡法典》的基本原则，即在临床试验中医生的第一职责是保护患者的生命和健康，此文件也是关于人体试验的第二个国际文件，比《纽伦堡法典》更加全面、具体和完善。《赫尔辛基宣言》构成了当今药物临床试验质量管理规范核心内容的基础，即受试者利益首位，2024年10月芬兰赫尔辛基第75届世界医学大会通过2024版《赫尔辛基宣言》，将“受试者”修改为“研究参与者”；该宣言的一般原则如下。

（1）世界医学大会的《日内瓦宣言》用以下誓言约束医生：“我的患者的健康和福祉是我的首要考虑。”《国际医学伦理准则》主张：“医生必须把患者的健康和福祉放在第一位，必须以患者的最佳利益为出发点提供医疗护理。”

（2）医生有责任促进和保护患者——包括那些参与医学研究的患者的健康、福祉和权利。医生的知识和良心应致力于履行这一责任。

（3）医学的进步以研究为基础，而这些研究最终必须纳入参与者。即使是已被充分证明的干预措施，也应通过研究对其安全性、有效性、效率、可及性和质量进行持续评估。

（4）涉及人类参与者的医学研究应遵循伦理标准，促进并确保对所有参与者的尊重，保护他们的健康和权利。鉴于医学研究是在各种结构性不平等的背景下开展的，研究者应仔细考虑如何分配获益、风险和负担。应在医学研究开展之前、期间和结束后，与潜在和已入组的参与者及其社群进行有意义的互动。研究者应确保潜在和已入组的参与者及其社群能够分享他们的优先事项和价值观，参与研究的设计、实施和其他相关活动，并参与理解和传播研究结果。

（5）涉及人类参与者的医学研究的首要目的是产出知识，以了解疾病的起因、发展和影响；改进预防、诊断和治疗的干预措施；并最终增进个人和公众的健康。这些目的绝不能凌驾于研究参与者个人的权利和利益之上。

（6）突发公共卫生事件期间，可能迫切需要新的知识和干预措施，但在此类突发事件期间坚持《赫尔辛基宣言》的伦理原则仍然是至关重要的。

（7）参与医学研究的医生有责任保护研究参与者的生命、健康、尊严、完整性、自主性、隐私和个人信息的保密。保护研究参与者的责任必须始终由医生或其他研究者承担，绝不能由研究参与者承担，即使他们已经同意了。

（8）医生和其他研究者在开展涉及人类参与者的研究时，必须考虑研究发起和实施所在国或多国的伦理、法律与监管规范及标准，以及适用的国际规范和标准。任何国家或国际的伦理、法律或监管要求均不得削弱或取消本宣言所述的对研究参与者的任何保护。

（9）医学研究的设计与实施应避免或尽量减少对环境的危害，力求环境可持续性。

（10）涉及人类参与者的医学研究必须由受过适当的伦理和科学教育、培训，且具备资质的人员开展。此类研究要求由一名称职且具有适当资质的医生或其他研究者进行监督。科学诚信对于开展涉及人类参与者的医学研究至关重要。相关个人、团队和机构必须严格杜绝科研不端行为。

（11）应为在医学研究中代表性不足的群体提供适当的参与研究的机会。

（12）将医学研究与医疗照护相结合的医生，只有在研究具有潜在的预防、诊断或治疗价值，并且有充分理由相信，参与研究不会对作为研究参与者的患者健康产生不利影响时，方可让患者参与研究。

（13）必须确保因参与研究受到损害的参与者得到合理的补偿和治疗。

1979 年 4 月 18 日由美国卫生教育和福利部签署了一份医学伦理领域中的重要历史性文件《贝尔蒙特报告》。这份文件确立了所有人体研究中应遵循的三个基本伦理原则，即对人的尊重、有利和公正。这些原则是后来颁布的《美国联邦法规》第 45 章第 46 部分有关保护人体受试者条例的基础，也是当今机构审查委员会/独立伦理委员会（Institutional Review Board/Independent Ethics Committee，IRB/IEC）审批临床人体试验时必须参考的基本标准。

1980 年美国 FDA 颁布了保护人体受试者在临床试验中的权益的联邦法律文件，以确保在美国进行的临床试验符合 GCP 的要求，所收集的数据可靠、准确，受试者的权利、安全和隐私都能得到保障。1982 年美国国际医学科学组织理事会颁布了以人体为试验对象参加生物医学研究有关的国际伦理指南，它规定了在发展中国家进行这类研究和涉及文化差异时所应考虑的伦理标准。

此后，各个国家和地区陆续颁布适用于本国家/地区情况的 GCP。1988 年英国药物工业协会公布了欧洲 GCP 指南，它是第一部被欧洲自觉接受的政策性指南。它要求在进行临床试验时必须遵从良好临床实践原则。1989 年北欧颁发了第一个国际区域性的 GCP，即《北欧 GCP 指导原则》。1989 年日本和加拿大分别颁布本国的《临床试验法规》。

1990 年国际协调会（The International Conference on Harmonisation，ICH）成立，由欧盟、美国和日本三方的药品注册部门及生产部门组成，WHO、欧洲自由贸易区和加拿大卫生保健局作为观察员。2015 年 10 月 23 日，国际协调会更名为国际人用药品注册技术协调会（International Council on Harmonisation of Technical Requirements for Registration of Pharmaceuticals for Human Use，ICH）。ICH 成立的使命：①在世界范围维护药品注册指导原则和要求，对指导原则和要求的解释及应用提供建议；②搭建就科学问题进行建设性对话的论坛，以便监管当局和制药行业就药品技术要求进行协调；③从国际角度为保护患者的利益作出贡献；④监测和更新协调技术要求，使研发数据得到更大程度地相互接受，通过协调治疗发展和药品新技术的发展所需选定主题，避免未来的不同要求；⑤促进采用新的或改进的技术研究和开发方法；⑤通过传播、交流信息，协调统一准则及其培训内容，鼓励通用标准的充分实施和整合；⑥制定国际医学用语词典（MedDRA），同时确保MedDRA作为标准化词典的科学和技术维护、开发和传播，以促进人类使用的医药产品的国际监管信息共享。

1991年美国联邦政府颁布适用于所有美国政府承办的保护人体受试者政策的通用原则。同年，欧共体颁布了《欧共体国家药品临床试验规范》，由欧共体的成员国一起制定，于1992年1月生效。

1995年WHO针对规范药物产品临床试验所颁布的临床实践指南，是全球性的有关人类受试者参与生物医学科学研究的行为标准。对于那些还未建立或未完善这类相关法规或要求的国家而言，他们的政府可以部分或全部在指导临床研究时采用这一标准或作为他们法规的补充标准。在许多国家和组织如中国、澳大利亚、加拿大、欧盟、日本和美国，这些指南已被普遍实施。这些指南不仅规范研究者行为，还对伦理委员会、医药企业、其他研究申办者及药政管理部门提出了相应要求。这一指南要求在进行临床试验时，科学和伦理学应结合在一起并贯穿于整个研究中，研究中的有效观察和发现都应合理地记录在案。这样不仅可以满足研究各方的利益，还可以保护受试者的权益和安全，确保临床研究有利于促进公共健康的发展。这一指南适用于药品上市前和上市后的各个药物发展阶段，也可以作为生物医学研究的总体规范。

1996年ICH发布会议指南ICH-GCP，这是国际普遍遵循的指导原则，它对临床研究中的伦理行为和数据质量管理都有指导意义。这一指南的目的如下。

（1）通过签署知情同意书的方式保护临床试验受试者的权益、安全和福利，受试者在同意参加临床研究前，必须被充分和准确地告知可能的风险及益处。

（2）不能以奖励、威胁或惩罚的方式强制患者参加某项临床研究。

（3）不能以虚假或欺诈的方式宣传药品的安全性和有效性。

（4）临床试验数据的质量和科学性都应当同时得到保障，这些数据的准确性应当有充足的原文件得以查证。

1995年美国国家生物伦理顾问委员会成立，它的任务就是促进保护参与研究的人体受试者的权利和福祉，鉴别人体生物学和行为学研究中出现的生物伦理问题，并给政府机构提出相关的建议。由于这个委员会的工作，人体研究受试者的保护日益受到重视。此外，在这个委员会的建议下，美国政府将美国国立卫生研究院的研究风险办公室改为由美国卫生与公众服务部下属的人类研究保护办公室。

国际临床数据交换标准协会从1997年开始一直致力于发展和建设全球化的独立数据标准平台，目的是使得全球电子信息系统能相互兼容，以改善医药研究和卫生保健相关领域的药政监管和交流。现在国际临床数据交换标准协会已经在国际临床研究数据标准化方面起着主导作用，它已经成为ICH指南下的全球临床研究模式的标准，目前，涉及医药工业、学术研究领域、医疗器械行业、生物制药领域和信息技术产业等。欧美和日本已明确表示，所有药政申请数据都必须符合国际临床数据交换标准协会标准方可受理。

2001年欧盟为简化和协调监督医药临床试验的管理规定及批准程序制定了临床试验指导原则，这些指导原则规定了GCP人体临床试验的法律性框架性文件，并使受试者的需求和权利在临床研究中得到充分的保护。ICH为让世界各国新药申请的药监审批程序和文件形成标准化而制定《ICH通用技术文件》。欧洲、日本、美国和加拿大药政当局要求从2003年7月起，必须采用这个通用技术文件作为新药申请审批的文件模式。目前，《ICH通用技术文件》已成为全球临床试验新药申请内容格式的标准模板。

二、国际药物临床试验法规监管的现状

（一）国际临床试验法规监管概况

美国FDA通过“指南”的形式传达临床试验的监管要求以便管理，而规范食品与药品的法规

被收录在主题 21 里，这便是 CFR 21（Code of Federal Regulations 21，CFR21）。

除了法规指南的监管，FDA 以发警告信的方式对存在显著违规行为的检查对象发出劝告，同时在 FDA 网站上对外公布该警告信，告知其应避免相同或类似违规行为再次发生。FDA 通过警告信这种广而告之的方式，在一定范围内公布被处罚人的违法事实，利用社会对不利信息的传播与评价达到制裁的效果。因此，警告信是具有制裁性质的行政活动方式，是 FDA 督促违规者迅速自愿遵守 CFR 21 和 FD&C Act 等法规的主要手段，是一种非正式的劝导性执法行为。

欧盟医药法律依据欧盟法律条约中的相关公告、成员国相似法规参考和公民健康保障制度制定。条约下包含一系列二级法即约束性法律和软性法律。二级法下面为三级法，包含了条例、指令、决定、决议、通信、指南和注意事项。

2014 年 4 月，欧洲议会和欧盟理事会发布了关于人用药品临床试验的法规 Reg.（EU）No 536/2014（EU-CTR），同时废除 2001 年颁布的系列临床试验指导原则。这项新法规加强了参与试验受试者安全、尊严和福祉的保护，同时也加强了临床试验数据的保护。该法规旨在促进药品评估的协调，并使用集中的临床试验信息系统监督在整个欧盟进行临床试验的过程。并要求欧盟的所有临床试验必须在 2025 年 1 月之前按 Reg.（EU）No 536/2014 执行。欧盟现行的药物临床试验法规体系包括 Reg. (EU) No 536 /2014 及系列指南，基于保护受试者权益和人用药品注册技术要求的 ICH 指导原则，指南分类有申请和申请表、安全报告、试验用药品的质量、检查、附加信息等 5 方面 39 个文件，统一收录“EudraLex-Volume 10 Clinical trials guidelines”。欧盟的法规、指导原则、指南均具有强制约束力，法律地位均高于成员国国内法，当成员国国内法与欧盟法规和指令发生冲突，成员国以欧盟法为准。Reg.（EU）No 536/2014 法规对成员国自然人个体具备完全约束力和直接适用性。在欧盟委员会没有发布其他专门指南情况下，ICH 的指南又和 Reg.（EC）No 536/2014 相一致，那么在适用 Reg.（EC）No 536/2014 中设定的规则时，应对 ICH 的指南予以合理考虑。

（二）网络公开透明化助力监管

随着临床试验的发展，各国药政管理部门颁发的 GCP 相关信息可以在各国政府相关网站中找到。与 20 多年前发布 GCP 规范相比，计算机技术已经极为深刻地影响了人们的生活，其中计算机系统和电子数据管理在临床研究领域中的运用和发展尤为迅猛。这种运用直接关系到患者安全性有关的临床数据的质量、完整性和可靠性。为此，在药物信息协会的协助下，全球 100 多位专业人士参加，包括北美、南美、欧盟和亚太地区的工业界、药政机构及学术机构从事临床研究的专业人员共同起草与商议，并于 2011 年发布了临床研究中的计算机系统的应用标准和规范。这个文件的起草和颁布规范了计算机系统在临床研究中运用的要求和标准。它涵盖了临床研究中运用的计算机系统的设计、测试、运行和结束等 GCP 标准。

2000 年，《赫尔辛基宣言》第 6 版第 16 条和第 27 条提出：所有临床研究设计都应公开可获得，同时提出不论阳性或阴性的所有研究结果均应公开发表，这是需要研究者和医学期刊编辑者们共同遵守的道德责任和人文义务。因此，同年美国国立卫生研究院委托美国国家医学图书馆建立的“美国临床试验网站”（clinicaltrials. gov）正式发布，该网站用于临床试验注册登记和相关信息公示。2004 年 9 月，国际医学期刊编辑委员会（ICMJE）成立，并发表宣言：“从 2005 年 7 月 1 日起，其成员期刊只发表在临床试验公示网站上经过注册的临床试验及其结果。”这个要求避免了选择性地发表有利于试验的结果，维护了受试者的知情权。

墨西哥在 2004 年 11 月举行的关于临床试验各国卫生部长峰会上发表的《墨西哥宣言》呼吁由 WHO 牵头建立国际临床试验注册平台（International Clinical Trials Registry Platform，ICTRP），并于 2005 年 1 月提交给 WHO 第 115 届执行局会议审核，且于同年 5 月提交给第 58 届世界卫生决策会议讨论。2006 年 5 月，WHO 正式启动建立 ICTRP，于 2007 年 5 月建成。从此，采用全球统一规范进行注册并颁发统一识别号的临床试验注册制度正式在全球建立并运行。

欧盟在颁布 2014 年临床试验法规后由欧洲药品管理局（European Medicines Agency，EMA）

引入一个欧盟门户网站对临床试验的注册登记进行统一管理。此网站是临床试验报告成员国许可申请的唯一门户和用于存储申请程序等相关数据的欧盟数据库。欧盟要求从 2025 年 1 月 31 日起，所有正在进行的临床试验都必须通过此网站注册登记。

目前美国临床试验网站（Clinical Trials. Gov）、WHO 国际临床试验注册平台（ICTRP）和欧盟临床试验网站（EU-CTR）是国际上有代表性的 3 个主要的临床试验公示平台。

（编委：余　勤）

第二节　我国药物临床试验监管法规体系

药品（medicine）是特殊商品，《中华人民共和国药品管理法》将其定义为“用于预防、治疗、诊断人的疾病，有目的地调节人的生理功能并规定有适应证或者主治、用法和用量的物质”。药物是人类用来预防、治疗、诊断疾病，或为了调节人体功能，提高生活质量，保持身体健康的特殊化学品。广义的药物临床试验是指在人体（包括患者或健康志愿者）中开展的药物的系统性研究，以了解、证实或发现药物在人体中的药理和其他药效学方面的作用、不良反应，以及吸收、分布、转化与代谢等情况，最终确定试验药物在临床上的有效性和安全性，分为Ⅰ、Ⅱ、Ⅲ、Ⅳ期。为了达到对药品质量和药物临床试验安全性的全面监控，保证百姓用药安全有效，国家相关监督管理部门秉持全面质量管理的理念，总结国内外药品管理和药物临床试验中的经验与不足，借鉴国际上通行的药品监管手段和方法，一切以质量为中心，在《中华人民共和国药品管理法》及《中华人民共和国药品管理法实施条例》大框架下，建立了符合中国国情的从新药研发到药品生产和销售全过程的法律法规体系。

一、我国药物临床试验监管发展史

（一）形成前期

我国最早的医疗卫生体系以传统的中医中药为主，直到晚清时期商队和传教士大量来华才开始使用西医西药的现代治疗方法及体系。根据史料记载，我国最早关于药物临床试验的文字记载见于《史记·三皇本纪》中的神农氏“以赭鞭鞭草木，始尝百草，始有医药”，神农氏被认为是中国药物试验的第一人。在数千年的中国封建社会发展史中也出现了不同形式的以人为试验对象的药物临床试验。例如，在追求长生不老的观念盛行期间，为检验所炼制丹药的有效性而进行人体试验；古代官吏制度中专设的“尝药监”一职，专职为皇帝和士大夫尝药，以确定药物有效性和安全性，但大多是为上位者服务的，具有一定的局限性。

（二）形成期

中华人民共和国成立之初尚未出台有关药物临床试验的相关规定，一批具有无私奉献精神的专家学者带头开展了自体试验。例如，病毒学专家汤飞凡和眼科学专家张晓楼在自己身上进行的沙眼衣原体感染人体试验。

20 世纪 60 年代以来，随着国内外制药工业的迅速发展和新药开发研制水平的不断提高，管理部门通过不断总结多年药政管理工作的实践经验，结合我国国情和借鉴国外先进的管理方式，逐步建立和发展了我国的药政管理体系。中国最早关于药物临床试验的规定是 1963 年由卫生部、化工部、商业部联合下达的《关于药政管理的若干规定》。1978 年由国务院批准颁发的《药政管理条例》，就新药的临床验证和审批作了专门的规定。1979 年，卫生部根据该条例中有关新药的规定，组织制定了《新药管理办法》。1984 年 9 月 20 日第六届全国人民代表大会常务委员会第七次会议通过我国医药行业最大的一部法规《中华人民共和国药品管理法》，对新药的管理做出了法制性的规定。1985 年，卫生部根据该法制定颁布了《新药审批办法》，从此我国新药的管理审批进入了法治化时期。

（三）发展期

20世纪90年代，随着经济全球化的到来，为顺应全球化制药工业的发展趋势，加强与世界先进企业药物临床试验的合作，快速提升我国药物临床试验的水平，我国自1986年开始了解国际上药物临床试验管理发展的信息，并于1992年参加了WHO的《药物临床试验管理规范》指南定稿会议。1997年我国参加了在布鲁塞尔召开的ICH第四次大会。卫生部根据我国国情并参照ICH关于药物临床试验的有关规定，于1998年3月颁布了《药品临床试验管理规范（试行）》，于1999年正式颁布并实施《药品临床试验管理规范》《新药审批办法》《新生物制品审批办法》《进口药品管理办法》《仿制药品审批办法》《新药保护和技术转让的规定》等法规。

随着2002年《药品注册管理办法（试行）》的颁布实施，2003年8月6日，国家食品药品监督管理局颁布了《药物临床试验质量管理规范》（GCP）。2004年2月，国家食品药品监督管理局会同卫生部发布《药物临床试验机构资格认定办法》（国食药监安〔2004〕44号），按照新认定办法对新申请的医疗机构或者原国家药品临床研究基地拟增补新的药物临床试验专业进行资格认定。2010年11月2日国家食品药品监督管理局颁布并实施了《药物临床试验伦理审查工作指导原则》，来解决临床试验中出现的伦理审查工作水平参差不齐的问题。2017年6月我国加入ICH后，药物临床试验监管体系与国际接轨的呼声越来越高。2018年7月10日，国家药品监督管理局（National Medical Products Administration，NMPA）发布《接受药品境外临床试验数据的技术指导原则》，以减少不必要的重复研究来加快药品上市。2019年8月26日，第十三届全国人民代表大会常务委员会修订并通过《中华人民共和国药品管理法》，于2019年12月1日起开始实施。2020年4月23日，国家药品监督管理局联合国家卫生健康委员会发布新版GCP，并于2020年7月1日起施行。随着相关法规的完善，我国药物临床试验法律政策越加符合中国国情，越加向国际靠拢（表2-1）。

表2-1 我国药物临床试验监管法规大事记

时间	内容	颁布部门
1963年	《关于药政管理的若干规定》	卫生部、化工部、商业部
1978年	《药政管理条例》	国务院
1979年	《新药管理办法》	卫生部
1984年	《中华人民共和国药品管理法》	全国人民代表大会常务委员会
1985年	《新药审批办法》	卫生部
1988年	《关于新药审批管理若干补充规定》	卫生部
1992年	《关于药品审批管理若干问题的通知》	卫生部
1998年	《药品临床试验管理规范（试行）》	卫生部
1999年	《药品临床试验管理规范》	国家药品监督管理局
2001年	《中华人民共和国药品管理法（修订）》	全国人民代表大会常务委员会
2002年	《中华人民共和国药品管理法实施条例》	国务院
2003年	《药物临床试验质量管理规范》	国家食品药品监督管理局
2004年	《药物临床试验机构资格认定办法》	国家食品药品监督管理局
2007年	《药品注册管理办法》	国家食品药品监督管理局
2010年	《药物临床试验伦理审查工作指导原则》	国家食品药品监督管理局
2016年	《药物临床试验质量管理规范（修订稿）》	国家食品药品监督管理总局
2016年	《医疗器械临床试验质量管理规范》	国家食品药品监督管理总局、国家卫生和计划生育委员会
2018年	《医疗器械临床试验机构条件和备案管理办法》	国家食品药品监督管理总局、国家卫生和计划生育委员会
2018年	《接受药品境外临床试验数据的技术指导原则》	国家药品监督管理局
2018年	《关于调整药物临床试验审评审批程序的公告》	国家药品监督管理局
2019年	《中华人民共和国药品管理法》	全国人民代表大会常务委员会

续表

时间	内容	颁布部门
2019 年	《药物临床试验机构管理规定》	国家药品监督管理局、国家卫生健康委员会
2019 年	《人类遗传资源管理条例》	国务院
2020 年	《药物临床试验质量管理规范》	国家药品监督管理局
2021 年	《药物警戒质量管理规范》	国家药品监督管理局
2022 年	《罕见疾病药物临床研发技术指导原则》	国家药品监督管理局
2022 年	《医疗机构管理条例》	国务院
2023 年	《涉及人的生命科学和医学研究伦理审查办法》	国家卫生健康委员会、教育部、科技部、国家中医药管理局
2023 年	《人类遗传资源管理条例实施细则》	科技部
2024 年	《药物Ⅰ期临床试验管理指导原则（修订版征求意见稿）》	国家药品监督管理局核查中心

二、我国药物临床试验监管法律法规

我国药物临床试验监管法律法规经历了从无到有，从借鉴到符合国情的发展过程。随着我国新版 GCP 的实施，我国药物临床试验与发达国家的差距正在逐步缩小。半个多世纪以来，我国一直致力于探索和研究适用于我国国情和社会发展的药物临床试验相关法律法规。目前，我国已经形成了制度化、体系化、国际化的药物临床试验监管法规并日臻完善。

（一）《中华人民共和国药品管理法》及《中华人民共和国药品管理法实施条例》

1.《中华人民共和国药品管理法》及《中华人民共和国药品管理法实施条例》的产生和发展　为了加强药品管理，保证药品质量，保障公众用药安全和合法权益，保护和促进公众健康。我国制定《中华人民共和国药品管理法》，在我国境内从事药品研制、生产、经营、使用和监督管理活动，须遵循本法。1984 年 9 月 20 日第六届全国人民代表大会常务委员会第七次会议通过《中华人民共和国药品管理法》，于 1985 年 7 月 1 日起施行。历经 2 次修订、2 次修正，现行版本为 2019 年 8 月 27 日颁布的《中华人民共和国药品管理法》。根据《中华人民共和国药品管理法》，2002 年 8 月 4 日颁布《中华人民共和国药品管理法实施条例》，2002 年 9 月 15 日起施行，2019 年进行了修订。

2.《中华人民共和国药品管理法》及《中华人民共和国药品管理法实施条例》关于药物临床试验的规定　《中华人民共和国药品管理法》对药物临床试验做出了重要规定。例如，《中华人民共和国药品管理法》第十七条规定从事药品研制活动，应当遵守药物非临床研究质量管理规范、药物临床试验质量管理规范，保证药品研制全过程持续符合法定要求；第十九条规定开展药物临床试验，应当在具备相应条件的临床试验机构进行，药物临床试验机构实行备案管理；第二十条规定开展药物临床试验，应当符合伦理原则，制定临床试验方案，经伦理委员会审查同意；第二十一条规定实施药物临床试验，应当向受试者或者其监护人如实说明和解释临床试验的目的和风险等详细情况，取得受试者或者其监护人自愿签署的知情同意书，并采取有效措施保护受试者合法权益；第一百二十五条规定未经批准开展药物临床试验，需承担相应的法律责任。《中华人民共和国药品管理法实施条例》第三十条规定药物临床试验申请经国务院药品监督管理部门批准后，申报人应当在经依法认定的具有药物临床试验资格的机构中选择承担药物临床试验的机构，并将该临床试验机构报国务院药品监督管理部门和国务院卫生行政部门备案。药物临床试验机构进行药物临床试验，应当事先告知受试者或者其监护人真实情况，并取得其书面同意。

（二）《中华人民共和国疫苗管理法》

疫苗（vaccine），是指为预防、控制疾病的发生、流行，用于人体免疫接种的预防性生物制品，包括免疫规划疫苗和非免疫规划疫苗。

1.《中华人民共和国疫苗管理法》的产生和发展　《中华人民共和国疫苗管理法》是中华人

民共和国针对疫苗管理的专门立法，是为了加强疫苗管理、保证疫苗质量和供应、规范预防接种、促进疫苗行业发展、保障公众健康、维护公共卫生安全而制定的法律。2005 年 3 月 24 日国务院首次颁布了《疫苗流通和预防接种管理条例》，并在 2016 年 4 月 23 日做出了修订其的规定。2019 年 6 月 29 日第十三届全国人民代表大会常务委员会第十一次会议表决通过了《中华人民共和国疫苗管理法》，于 2019 年 12 月 1 日开始施行。现行《中华人民共和国疫苗管理法》对疫苗临床试验的组织实施、评价检测、知情同意、注册申请等方面作了规定。

2. 《中华人民共和国疫苗管理法》关于疫苗临床试验的规定 该管理法对疫苗临床试验做出了重要规定。例如，第十六条规定开展疫苗临床试验，应当经国务院药品监督管理部门依法批准。疫苗临床试验应当由符合国务院药品监督管理部门和国务院卫生健康主管部门规定条件的三级医疗机构或者省级以上疾病预防控制机构实施或者组织实施。国家鼓励符合条件的医疗机构、疾病预防控制机构等依法开展疫苗临床试验。第十七条规定：疫苗临床试验申办者应当制定临床试验方案，建立临床试验安全监测与评价制度，审慎选择受试者，合理设置受试者群体和年龄组，并根据风险程度采取有效措施，保护受试者合法权益。第五十九条规定：疫苗上市许可持有人应当根据疫苗上市后研究、预防接种异常反应等情况持续更新说明书、标签，并按照规定申请核准或者备案。国务院药品监督管理部门应当在其网站上及时公布更新后的疫苗说明书、标签内容。

（三）《药品注册管理办法》

药品注册（drug registration）是指药品注册申请人依照法定程序和相关要求提出药物临床试验、药品上市许可、再注册等申请及补充申请，药品监督管理部门基于法律法规和现有科学认知进行安全性、有效性和质量可控性等审查，决定是否同意其申请的活动。

1. 《药品注册管理办法》的产生和发展 《药品注册管理办法》是为规范药品注册行为，保证药品的安全、有效和质量可控所制定的部门规章，在规范药品注册行为、引导药物研发、促进医药产业发展等方面发挥了重要的作用。2002 年，国家药品监督管理局对药品注册的相关法规进行了统一，整合形成《药品注册管理办法（试行）》并于 2005 年和 2007 年进行了两次修订。为明确药品注册管理工作的基本制度、基本原则和各方责任义务，在借鉴国际监管机构的先进管理理念，广泛听取行业意见后，2020 年 1 月 22 日发布了最新修订的《药品注册管理办法》并于 2020 年 7 月 1 日起实施。

2. 《药品注册管理办法》关于药物临床试验的规定 该管理法对药物临床试验做出了重要规定。例如，第一章第四条规定：药品注册按照中药、化学药和生物制品等进行分类注册管理；中药注册按照中药创新药、中药改良型新药、古代经典名方中药复方制剂、同名同方药等进行分类；化学药注册按照化学药创新药、化学药改良型新药、仿制药等进行分类；生物制品注册按照生物制品创新药、生物制品改良型新药、已上市生物制品（含生物类似药）等进行分类。第二十一条规定药物临床试验分为Ⅰ期临床试验、Ⅱ期临床试验、Ⅲ期临床试验、Ⅳ期临床试验及生物等效性试验。根据药物特点和研究目的，研究内容包括临床药理学研究、探索性临床试验、确证性临床试验和上市后研究。第二十三条规定申请人完成支持药物临床试验的药学、药理毒理学等研究后，提出药物临床试验申请的，应当按照申报资料要求提交相关研究资料。经形式审查，申报资料符合要求的，予以受理。药品审评中心应当组织药学、医学和其他技术人员对已受理的药物临床试验申请进行审评。对药物临床试验申请应当自受理之日起六十日内决定是否同意开展，并通过药品审评中心网站通知申请人审批结果；逾期未通知的，视为同意，申请人可以按照提交的方案开展药物临床试验。

三、我国药物临床试验监管行政规章和指导原则

案例导读：“722”事件

根据《国务院关于改革药品医疗器械审评审批制度的意见》（国发〔2015〕44 号）的有关要求，为落实党中央、国务院用“最严谨的标准、最严格的监管、最严厉的处罚、最严肃的

问责，确保广大人民群众饮食用药安全”的要求，从源头上保障药品安全、有效，针对部分药品注册申请中的临床试验数据不真实甚至弄虚作假问题，2015 年 7 月 22 日国家食品药品监督管理总局发布《关于开展药物临床试验数据自查核查工作的公告》（2015 年第 117 号），组织对已申报生产或进口的待审药品开展临床试验数据核查工作，医药界俗称“722 事件”。此次依据《中华人民共和国药品管理法》、《药品注册管理办法》、GCP 等进行核查。经过核查，国家食品药品监督管理总局先后发布《关于 8 家企业 11 个药品注册申请不予批准的公告》（2015 年第 229 号）、《关于 14 家企业 13 个药品注册申请不予批准的公告》（2015 年第 260 号）、《关于 7 家企业 6 个药品注册申请不予批准的公告》（2016 年第 92 号）。上述公告中所述药物临床试验活动中存在的数据不真实、不完整和不规范等问题，违反了《中华人民共和国药品管理法》及其实施条例和 GCP 的有关规定，给药品安全性、有效性带来隐患，严重影响公共安全。根据此次核查结果，2019 年我国修订了《中华人民共和国药品管理法》和《药物临床试验机构管理规定》，2020 年修订了《药品注册管理办法》和 GCP。我国的药物临床试验法律法规监管体系越来越完善。

（一）药物临床试验质量管理规范

1. 我国 GCP 的产生和发展　我国 GCP 从引入、产生到发展实施已经历经近三十年时间。为深化药品审评审批制度改革，鼓励创新，进一步推动中国药物临床试验规范研究和提升质量，国家药品监督管理局会同国家卫生健康委员会组织修订，发布现行的 GCP，并于 2020 年 7 月 1 日起实施。新版 GCP，更加科学、合理，对于药物临床试验具有更加实际的指导作用，新版 GCP 的施行标志着我国药物临床试验发展进入了一个新的纪元。

2. 我国新版 GCP 的重点　第一是降低了审批认证门槛，临床试验的开放度发生了巨大变化。临床试验机构实行备案管理，鼓励更多的研究机构参与我国药品创新研发行业，可有效缓解目前临床试验机构紧缺的局面。第二是强化了伦理委员会职责，新版 GCP 明确：伦理委员会的职责是保护受试者的权益和安全，特别应当关注弱势受试者，增加了审查受试者是否存在被胁迫、利诱、欺骗等不正当影响的情况。第三是对申办者提出了更高要求，与 2003 年版 GCP 相比，新版 GCP 中原来受试者权益保障的部分内容，监查员的职责、质量保证和数据管理与统计分析的绝大部分内容全部并入了“申办者”章节。这一改革明确了申办者的责任，极大增强了申办者对药物临床试验的参与度，完善了申办者对药物临床试验的监查和稽查制度。第四是加大了违法惩处力度，对违法行为视情节轻重制定一系列处罚措施，提高罚款额度，新增 5 年禁业限制，同时追责相关责任人，情节严重者甚至终身禁业。

（二）临床试验伦理审查与管理要求

1. 临床试验的伦理总则　《赫尔辛基宣言》制定了以人作为受试对象的生物医学研究的伦理原则，根据此原则，我国建立了人体试验伦理审查机制。《中华人民共和国药品管理法》《中华人民共和国基本医疗卫生与健康促进法》《涉及人的生物医学研究伦理审查办法》和 GCP 等文件对药物临床试验伦理审查均有相应规定要求。临床试验伦理审查一方面可以推进临床试验开展的法治化进程；另一方面也推动着新药研究和开发的快速发展，更是直接保障了药物临床试验的伦理要求，是整个药物临床试验过程中不可或缺的重要程序和内容。

2. 临床试验伦理指导的作用和地位　《赫尔辛基宣言》作为重要的国际伦理准则，是保护受试者利益的重要依据。2013 版《赫尔辛基宣言》对受试者保护和获益提出了安全研究、风险管理、知情同意、隐私保护等方面的具体要求，尤其关注弱势群体的保护。2010 年，国家食品药品监督管理局发布的《药物临床试验伦理审查工作指导原则》从伦理委员会的组织管理、职责要求、伦理审查的程序及内容等多方面对药物临床试验伦理审查工作做了详细规定。《药物临床试验伦理审查工作指导原则》中要求批准临床试验项目必须至少符合以下标准：对预期的试验风险采取了相应的风险控制管理措施；受试者的风险相对于预期受益来说是合理的；受试者的选择是公平和公正的；知情同意书告知信息充分，获取知情同意过程符合规定；如有需要，试验方案应有充分的数据与安全监查计划，以保证受试者的安全；保护受试者的隐私和保证数据的保密性；涉及弱势群体的研究，具有相应的特殊保护措施。2007 年，为了引导和规范我国涉及人的生物医学研究伦理审查工作，卫生部发布了《涉及人的生物医学研究伦理审查办法（试行）》。2016 年，国家卫生和计划生育委员会发布《涉及人的生物医学研究伦理审查办法》，将伦理审查范围扩展到所有涉及人的生物医学研究，进一步明确了医疗卫生机构伦理委员会的职责和任务，对伦理委员会的人员组成、工作程序、审查内容等也作了细致规定，并新增了违背伦理的法律责任。其中规定了生物医学研究应当符合知情同意原则、控制风险原则、免费和补偿原则、保护隐私原则、依法赔偿原则和特殊保护原则。2023 年国家卫生健康委员会联合教育部、科技部和国家中医药局发布《涉及人的生命科学和医学研究伦理审查办法》，其内容在《涉及人的生物医学研究伦理审查办法（试行）》的基础上进行了丰富和细化，明确卫生健康委员会是伦理委员会的主要监管部门。

（三）人类遗传资源管理政策

1. 我国人类遗传资源管理政策的产生背景 人类遗传资源指含有人体基因组、基因等遗传物质的器官、组织、细胞等遗传材料及其产生的数据等信息资料，就如同人类的“生命说明书”。为了更好地、更合理地利用人类遗传资源开展相应的科学研究，更好地促进科技创新在我国土地上生根发芽，国家制定并及时发布供我国人类遗传资源采集、保藏、利用的审批指南和示范文本，加强对申请人办理有关审批、备案等事项的指导。我国于 2019 年 7 月 1 日起正式施行《中华人民共和国人类遗传资源管理条例》。

2. 《中华人民共和国人类遗传资源管理条例》中对药物临床试验的要求 《中华人民共和国人类遗传资源管理条例》的制定是为了有效保护和合理利用我国人类遗传资源，维护公众健康、国家安全和社会公共利益，其中对药物临床试验中人类遗传资源的利用、对外提供、合作研究、评审时限和监管均做出了相关要求。在《中华人民共和国人类遗传资源管理条例》的总体要求下，医疗机构应建立相应的管理部门，有效保护和合理利用我国人类遗传资源，确保药物临床试验中人类遗传资源管理规范化、标准化和系统化，使我国遗传资源管理的各项要求得到贯彻实施。通过在具体工作中不断细化对人类遗传资源的管理，健全人类遗传资源管理制度，认真做好事前审批、事中监管、事后跟踪，从源头上加强对人类遗传资源的管理和保护。杜绝资源流失对我国生物安全的威胁，真正做到对我国人类遗传资源的有效保护和监管。

（四）《药物临床试验机构管理规定》

1. 《药物临床试验机构管理规定》产生背景 我国对承接药物临床试验的医院准入开始于 20 世纪 80 年代。1983 年，为满足改革开放后新药研制工作需要，卫生部在一些具备较好临床医疗实力和科研条件的医院中指定了第一批新药临床药理基地。1998 年，国家药品监督管理局成立后，对卫生部临床药理基地予以确认，并将其更名为国家药品临床研究基地。2001 年《中华人民共和国药品管理法》颁布实施，将国家药品临床研究基地正式称为药物临床试验机构。为加强药物临床试验的监督管理，保证药物临床试验过程规范，根据《中华人民共和国药品管理法》《中华人民共和国药品管理法实施条例》，2004 年 3 月，国家食品药品监督管理局和卫生部共同制定并颁布《药物临床试验机构资格认定办法（试行）》，实施药物临床试验机构的资格认定。为加强对药物临床试验机构的日常监督检查，有效保障药物临床试验的质量，保护受试者权益和安全，2019 年 11 月 29 日国家药品监督管理局和国家卫生健康委员会发布了《药物临床试验机构管理规定》。

2. 《药物临床试验机构管理规定》的主要内容 《药物临床试验机构管理规定》对药物临床试验机构的资质、管理、运行和监督等做出了详细规定。首先是备案工作，由国家药品监督管理局负责建立“药物临床试验机构备案管理信息平台”（简称机构备案平台），用于药物临床试验机构登记备案和运行管理，机构按照备案平台要求注册机构用户信息，经备案平台审核通过后激活，药品监督管理部门和卫生健康主管部门监督检查的信息也在此进行录入、共享和公开。其次是运行过程，药物临床试验机构备案后，应当按照相关法律法规和 GCP 要求，在备案地址和相应专业内开展药物临床试验，确保研究的科学性，符合伦理，确保研究资料的真实性、准确性、完整性，确保研究过程可追溯性，并承担相应法律责任。最后是监督检查，国家药品监督管理局会同国家卫生健康委员会建立药物临床试验机构国家检查员库，根据监管和审评需要，依据职责对药物临床试验机构进行监督检查。省级药品监督管理部门、省级卫生健康主管部门根据药物临床试验机构自我评估情况、开展药物临床试验情况、既往监督检查情况等，依据职责组织对本行政区域内药物临床试验机构开展日常监督检查。

（五）药物临床试验的指导原则

开展药物临床试验首先需遵循国际通用准则及国内相应法律法规。其次，为更好地实施药物临床试验，国家药品监督管理局针对不同类别药物临床试验制订相应的指导原则，提供相关考虑要点和一般的科学性指导，以帮助试验相关方合理开展临床试验研究。指导原则仅代表药品监管部门当前的观点和认识，随着科学技术的发展，各指导原则中的相关内容将不断更新与完善。

Ⅰ期临床试验（phase Ⅰ clinical trial）是指在新药开发过程中，将新药第一次用于人体以研究新药的性质的试验，包括Ⅰ期耐受性试验、药动学试验、药物相互作用研究等。生物等效性（bioequivalence，BE）（以药动学为终点）是指在相似的试验条件下单次或多次给予相同剂量的试验药物后，变更后制剂中药物的吸收速度和吸收程度与变更前制剂的差异在可接受范围内。

为适应我国社会的发展和科技创新的要求，我国对药物临床试验做出了相符合的指导原则，如《药物Ⅰ期临床试验管理指导原则（试行）》（2011）、《药物相互作用研究指导原则》（2012）、《抗肿瘤药物临床试验技术指导原则》（2012）、《抗菌药物临床试验技术指导原则》（2015）、《以药动学参数为终点评价指标的化学药物仿制药人体生物等效性研究技术指导原则》（2016）、《仿制药质量和疗效一致性评价临床试验数据核查指导原则》（2017）、《抗结核药物临床试验技术指导原则》（2017）、《细胞治疗产品研究与评价技术指导原则（试行）》（2017）、《抗抑郁药的药物临床试验技术指导原则》（2018）、《急性心力衰竭治疗药物临床试验技术指导原则》（2018）、《症候类中药新药临床研究技术指导原则》（2018）和《局部给药局部起效药物临床试验技术指导原则》（2022）等，相信在不久的将来，我国的药物临床试验指导原则会更加丰富，更加趋近世界一流水平。

四、药物临床试验相关方的法律责任

（一）申办者/合同研究组织的法律责任

申办者在我国必须具有法人资格，国外的公司、机构或组织要委托我国的药物临床试验机构实施试验，必须在中国有一个具有法人资格的代表处或委托在中国注册的合同研究组织（contract research organization，CRO）。在药物临床试验中，药物临床试验机构接受申办者的合法委托，通过签订试验合同或协议，具体实施并完成药物临床试验研究。申办者在药物临床试验准备过程、实施过程和试验完成后均需承担相应的主体责任。

《中华人民共和国药品管理法》中规定提供虚假的证明、数据、资料、样品或者采取其他手段骗取临床试验许可的，撤销相关许可，十年内不受理其相应申请，并处五十万元以上五百万元以下的罚款；情节严重的，对法定代表人、主要负责人、直接负责的主管人员和其他责任人员，处二万元以上二十万元以下的罚款，十年内禁止从事药品生产经营活动，并可以由公安机关处五日以上十五日以下的拘留。开展生物等效性试验未备案，或者药物临床试验期间，发现存在安全性问题或者其他风险，临床试验申办者未及时调整临床试验方案、暂停或者终止临床试验，或者未向国务院药品监督管理部门报告，责令限期改正，给予警告；逾期不改正的，处十万元以上五十万元以下的罚款。《中华人民共和国疫苗管理法》中规定申办者申请疫苗临床试验、资料、样品存有欺骗行为时，由省级以上人民政府药品监督管理部门没收违法所得和违法生产、十年内直至终身禁止从事药品生产经营活动。《药品注册管理办法》中规定申办者在开展药物临床试验前未按规定在药物临床试验登记与信息公示平台进行登记、未按规定提交研发期间安全性更新报告或药物临床试验结束后未登记临床试验结果等信息的责令限期改正；逾期不改正的，处一万元以上三万元以下罚款。

（二）药物临床试验机构及研究者的法律责任

我国GCP规定药物临床试验必须由有资格进行临床研究的机构及专业开展，同时受到法律的监督。研究者是药物临床试验的具体施行者，是在机构所辖的专业科室中执行临床试验职责的人，是临床试验的现场负责人。《中华人民共和国药品管理法》规定药物临床试验机构实行备案管理，具体办法由国务院药品监督管理部门、国务院卫生健康主管部门共同制定。药品监督管理部门对药物临床试验机构进行日常监督检查，依法向社会公布并及时更新；对有不良信用记录的，增加监督检查频次，并可以按照国家规定实施联合惩戒。药品注册管理办法中规定省、自治区、直辖市药品监督管理部门负责本行政区域内药物临床试验机构的日常监管及违法行为的查处，药物临床试验应当在具备相应条件并按规定备案的药物临床试验机构开展。同时研究者作为试验现场的负责人，在临床试验过程中应关注相关新要求和新规定，从而更好地实施临床试验，保护受试者安全。

临床试验是新药上市前所必须经历的一个重要环节，通过严格把控临床试验将新药的有效性和安全性原原本本地体现出来，为患者的用药安全保驾护航，是机构和研究者应尽的职责。通过参与严格的临床试验，可以规范临床诊疗操作和科研水平。同时临床上发现问题可以通过临床研究来验证，从而形成新的临床用药经验和指南，对于个人、科室、医院及整个学科领域的发展都有很大的推动作用。

五、备案制下我国药物临床试验的新挑战

近年来，国家药品监督管理局逐渐认识到宽松的临床试验监管政策对创新药物的激励作用，逐步探索在我国现有管理体系下优化药品审评制度的新途径，而备案制的推行，则意味着临床试验注册流程的变革、临床试验申报材料的变革及监管部门沟通交流指导方式的变革。备案制以后，药物临床试验的监管将面临更多的挑战。

（一）新药审评审批的监管

1. 新药注册申请监管总要求 《药品注册管理办法》中对药物临床试验的注册申请监管提出了基本制度和方法的要求。国家药品监督管理局主管全国药品注册管理工作；国家药品监督管理局药品审评中心（Center for Drug Evaluation，CDE）负责药物临床试验申请、药品上市许可申请、补充申请和境外生产药品再注册申请等的审评。申办者应当在开展药物临床试验前在药物临床试验登记与信息公示平台（http://www.chinadrugtrials.org.cn/）进行试验登记或在备案平台进行生物等效性试验备案。国家药品监督管理局发布了化学药品、生物制品注册受理审查指南，建立药品加快上市注册制度，支持以临床价值为导向的药物创新。

2. 新药审评审批的改革 2015年，国务院发布《关于改革药品医疗器械审评审批制度的意见》，提出了12项改革任务；2017年，中共中央办公厅、国务院办公厅发布《关于深化审评审批制度改革鼓励药品医疗器械创新的意见》，提出鼓励药品创新36条意见。药品审评审批改革深入推进，改革从最初的解决审评积压，转向鼓励创新，提高质量，逐步过渡到满足患者尚未满足的治疗需求，提高药品可及性。药品注册过程中，申请人依照《药品注册管理办法》《国家药品监督管理局关于调整药品注册受理工作的公告》等相关要求向CDE提出药品注册申请，通过CDE网站“申请人之窗”“进度查询”栏目及时查看进度。若有问题咨询，可前往CDE网站首页“信息公开”内查看已发布的共性问题。对于药物研发过程中的关键技术问题，通过CDE网站“申请人之窗”提出沟通

交流申请。对申请人提交的优先审评审批申请，CDE 按要求组织审核论证，并在 CDE 网站“优先审评公示”栏目中公示。因此，经过一系列的改革举措，药品审评审批时间缩短，药品申请积压现象得到解决；药品审评审批技术支撑体系更加完善；药物临床研究质量提高，药物研发生态得到净化；一批国产自主研发的创新药通过优先审评程序得以加快、优先批准上市。尽管药审改革有突破，药审流程还可继续优化，企业创新主动性仍待提高。在药审改革中，新药研发还需得到更多激励和保障。药审改革是一项系统工程，需要多部门协同行动才能推动新药及时上市，解决公众用药问题。

（二）药物临床试验机构备案的监管

1. 药物临床试验机构备案的确立　由于药物临床试验的监管涉及群众的生命健康、社会治安的稳定、公共卫生安全和商业利益等多元价值，我国历史上曾多次出现药物临床试验造假事件。2015 年 7 月 22 日，国家食品药品监督管理总局发布《关于开展药物临床试验数据自查核查工作的公告》，在全国开展了被称为“史上最严”药物临床试验数据自查核查工作，申请人主动撤回药品注册申请合计 727 个（截至 2015 年 12 月 14 日）。因此为进一步推动药品医疗器械产业结构调整和技术创新，提高产业竞争力，满足公众临床需要，坚守安全底线，中共中央办公厅、国务院办公厅于 2017 年 10 月印发了《关于深化审评审批制度改革鼓励药品医疗器械创新的意见》（以下简称《意见》），明确要求临床试验机构资格认定实行备案管理。目前，我国药物临床试验机构发展极不均衡，截至 2024 年 12 月 9 日，药物临床试验机构备案管理信息平台显示我国共有 1672 家药物临床试验机构，其中数量排名前 3 位的分别是广东、江苏、河南；数量排名在后 3 位的分别是香港、宁夏、西藏，其中大部分备案机场集中在东部地区，地域差异明显（图 2-1）。

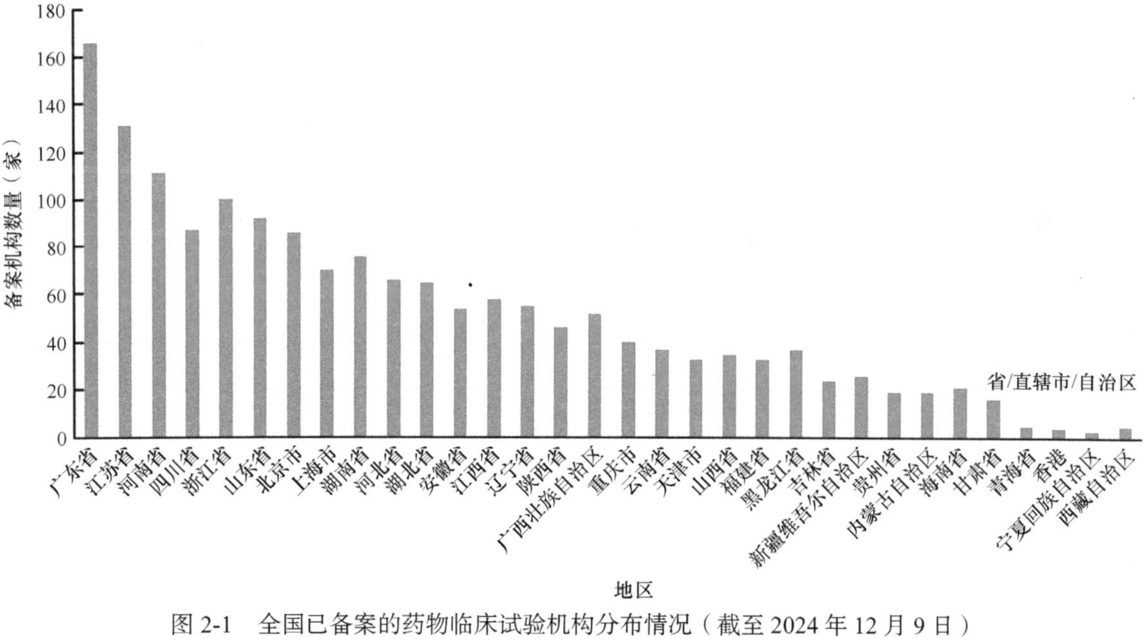

图 2-1　全国已备案的药物临床试验机构分布情况（截至 2024 年 12 月 9 日）

2. 药物临床试验机构备案的讨论　备案制有简化申请备案流程、提高机构要求、加大处罚力度、强化伦理等特点。机构备案信息对公众主动公开，方便业内相关方查询。机构备案实行“宽进严出”的模式，监管部门在备案前不对机构的备案资料进行审核，但在日常监督检查和药品注册核查时会检查机构的相应资质。备案资料弄虚作假或不完整不可靠的，机构将承担相应的责任。备案的机构信息如有变更，应及时在平台中更新。申办者在寻找临床试验承担单位时应当选择已在平台中备案的机构和专业，还应注意相应的主要研究者是否备案，不应选择未备案的专业和主要研究者。省级药品监管部门负责组织对本行政区域内备案的机构开展日常监督检查，加强对机构的监督和引导，促进机构规范地开展试验，从而保障临床试验事业的健康发展。

（三）临床试验伦理审查的监管与挑战

新药研发阶段，在获得国家行政审批机构的批文或凭证前，可伦理审查前置。开展药物临床试验前需获得伦理委员会的批件；在实施药物临床试验过程中，伦理委员会应对批准的项目进行跟踪审查。2022 年 3 月 20 日发布的《关于加强科技伦理治理的意见》从国家层面对科技伦理治理工作作出系统部署，对我国科学研究的伦理治理工作具有重要意义。药物研发日益全球化，伦理审查质量和审查效率是加快临床试验，推动医药研发进程的现实需求。目前我国开展的多中心临床试验的伦理审查，由于各机构审查能力和水平存在差异、未制定相关制度及标准操作规程等原因进而进行重复审查的情况较多。虽然现阶段我国部分地区建立了区域伦理委员会，但对区域伦理委员会的职责和义务无明确规定，缺乏指导性和可操作性强的细则。针对这种情况，应推进伦理协作审查模式探索，建立多中心临床研究协作审查指导原则，进一步提高伦理审查效率，促进多中心临床试验的开展，提高我国临床试验的整体质量。

在国家政策及经费的支持下，我国的药物创新厚积薄发，一步步迎来了崭新的发展阶段。目前我国的制药水平已经大幅提高，创新研发能力极大程度增强，但是与欧美发达国家相比，我国的药物临床试验和新药研发还存在着原始创新能力不强、企业总体实力不足、顶层设计有待完善等问题，且制药产业集中分布在东部和中部地区，这些都是在我国药物临床试验发展上的难题。但是我们也应该看到国家对于药品的审批制度和监管制度改革的决心，以及对医药产业创新发展的支持力度和不断完善的药品监管体系，发展带来机遇，我国的生物医药产业未来可期！

（编委：杜艾桦，参编者：王 玥）

思考题

1. 简述新版 GCP 的重点要求。
2. 简述临床试验伦理指导原则。
3. 论述我国药物临床试验监管法律法规的产生背景。

第三章　药物临床试验的伦理原则

教学目标

1. 基本概念

（1）掌握以下概念：研究者，申办者，受试者/参与者，知情同意，知情同意书，伦理委员会，涉及人的生物医学研究，利益冲突，弱势群体，不良事件，严重不良事件，可疑且非预期的严重不良反应，方案偏离。

（2）熟悉以下概念：会议审查，初始审查，跟踪审查，修正案审查。

（3）了解以下概念：伦理审查前置，公正见证人。

2. 基本理论和基本知识

（1）掌握药物临床试验伦理相关概念。

（2）掌握药物临床试验的伦理原则。

（3）掌握药物临床试验伦理审查法规及指导原则。

（4）熟悉人体研究伦理审查的起源及发展、国内外伦理审查管理体系。

3. 基本技能

（1）掌握伦理委员会项目审查要求与流程。

（2）查询国内外伦理指南和法规。

第一节　药物临床试验的伦理原则与法规

一、人体研究伦理审查的起源及发展

人体研究伦理审查（ethical review of human body research）是指由专门机构遵循一定的伦理原则与规范，从外部对涉及人的生物医学研究进行的科学与伦理方面的审查。

医学研究史上的丑闻，特别是二战期间惨无人道的人体试验，引发了人们对医学研究伦理原则的思考，推动了人体研究伦理审查的形成。二战结束后，盟军在纽伦堡对23名负主要责任的纳粹医生进行了审判，当时作为顾问的医生撰写了界定医学研究合法性的6项条款，法庭在此基础上添加了4项条款，这10项条款是历史上第一部医学研究伦理的法典——《纽伦堡法典》。它奠定了人体试验必须遵循的基本原则，明确唯有如此才能使人体试验合乎道德、伦理及法律的要求。自20世纪50年代以来，许多职业准则及政府相关法规在制定过程中均参照了此法典内容。《纽伦堡法典》的颁布标志着医学研究伦理的诞生。

《纽伦堡法典》是人类医学伦理发展史上的一个重要文件，第一次提出受试者参加研究必须是完全知情和自愿的。法典的颁布使国际社会密切重视了人体研究，为之后法规文件的颁布奠定了基础。

1964年第18届世界医学大会第一次通过了《赫尔辛基宣言》，该宣言详细地阐述了“人体研究的道德准则”和“操作规范”，也是人体试验国际历史上的第二个文件，它和《纽伦堡法典》相比，更加具体和完整。《赫尔辛基宣言》强调医生的神圣职责，把患者的身体健康放在首位；阐明即使研究干预属于临床治疗的一部分，伦理指南同样适用；明确书面知情同意的要求；当受试者无意识或无能力自己做出知情同意，需要有一个法定代理人签署；受试者有权随时退出。目前，《赫尔辛基宣言》已经成为国际人体研究伦理审查中的纲领性文件，不仅强调了保护研究参与者权益的

重要性，还提出了伦理审查和独立委员会的要求，规范了研究设计和方法的伦理要求，成为国际医学伦理标准的重要基石。世界医学会于 2024 年 10 月 19 日批准了最新修订版《赫尔辛基宣言》，此次修订主要内容包括将“受试者”（subject）调整为“参与者”（participant），作为合作伙伴；实施主体增加了其他研究者，要求个人、团队和组织遵守；要求自由和充分的知情同意，维护研究参与者自主性；公平分配、鼓励社群参与；负责任地纳入脆弱的个人、群体和社群；支持以维护独立审查和权威，明确国际合作研究双重伦理审查等。

人体研究伦理审查制度起源于 20 世纪美国，1974 年美国国会授权成立了生物医学和行为研究中的人类受试者保护国家委员会（The National Commission for the Protection of Human Subjects of Biomedical and Behavioral Research），为回应 20 世纪 60 年代和 20 世纪 70 年代早期发生的一系列伦理丑闻，包括斯坦福监狱实验和 Tuskegee 梅毒试验等，该委员会在 1979 年发表了《贝尔蒙报告》，它强调了保护研究参与者权益和福祉的重要性，并为研究伦理提供了指导和框架（图 3-1）。

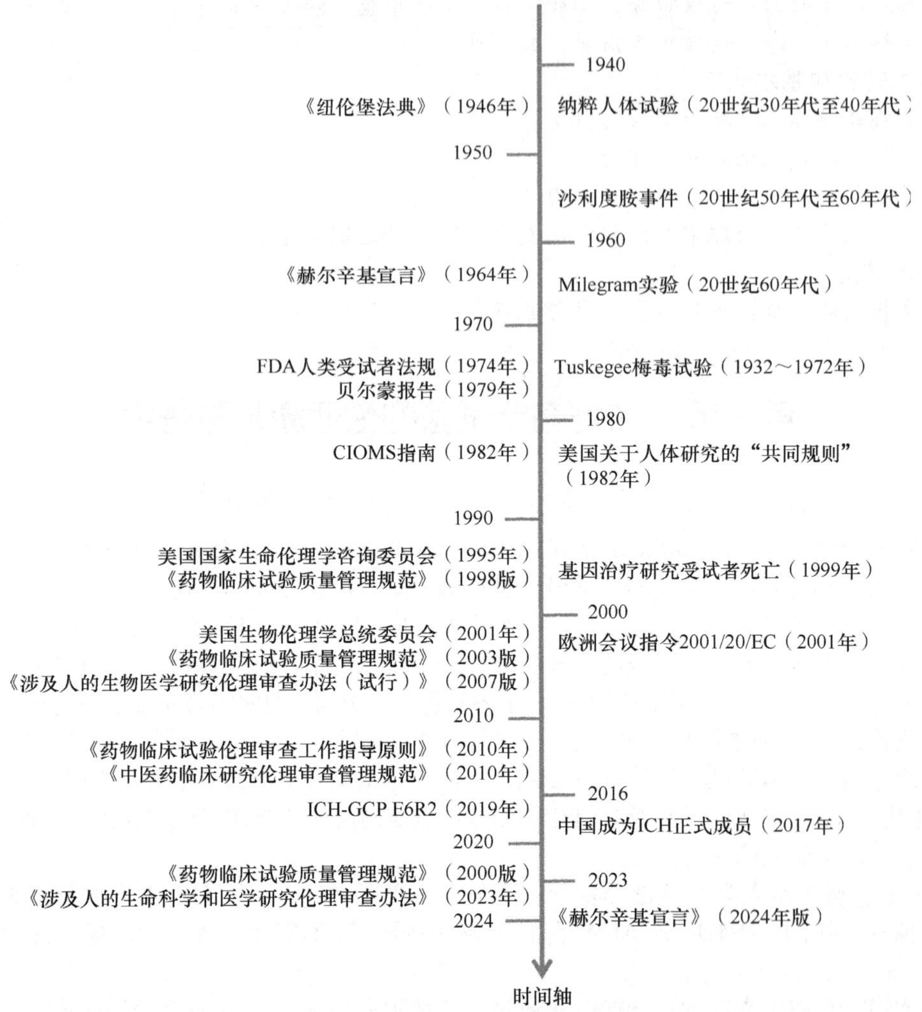

图 3-1　国内外伦理审查历史回顾及重要文件的产生

我国伦理审查委员会自 2000 年以来迅速发展，诸如三级甲等医院、高等医学院校附属医院、疾控中心和涉及人体试验的医疗机构等相继成立了伦理委员会，对涉及人体的生物医学研究、药物临床试验、医疗器械临床试验、人类辅助生殖技术、人胚胎干细胞研究、人体器官移植技术、医疗新技术的临床应用等活动进行伦理审查。

二、药物临床试验的伦理原则

（一）受试者获益优先原则

2024 年第 75 届世界医学大会通过《赫尔辛基宣言》修正版第三条：世界医学会的《日内瓦宣言》用以下誓言约束医生："我的患者的健康和福祉是我的首要考虑。"《国际医学伦理准则》主张："医生必须把患者的健康和福祉放在第一位，必须以患者的最佳利益为出发点提供医疗护理。"《赫尔辛基宣言》修正版第七条：涉及人类参与者的医学研究的首要目的是产出知识，以了解疾病的起因、发展和影响；改进预防、诊断和治疗的干预措施；并最终增进个人和公众的健康。这些目的绝不能凌驾于研究参与者个人的权利和利益之上。

我国在 2020 版的 GCP 第三条明确规定：药物临床试验应当符合《世界医学大会赫尔辛基宣言》原则及相关伦理要求，受试者的权益和安全是考虑的首要因素，优先于对科学和社会的获益。伦理审查与知情同意是保障受试者权益的重要措施。药物临床试验研究涉及各方利益，除受试者利益之外，还包括申办者、研究机构、社会及医学发展进步等科学利益，以及研究者的个人利益。国际上许多准则和我国相关法规与指导原则都将受试者的个人利益置于首要地位，受试者个人受益优先于对其他利益的考虑。

因此，在整个药物临床试验过程中必须严格执行这一最基本的原则。

（二）知情同意原则

"知情同意"是为了尊重受试者的人格权，我国 GCP 中明确指出伦理审查与知情同意是保障受试者权益的重要措施。知情同意是一切涉及人体研究活动和行为的伦理学基础，目的是确保受试者能够在无任何外界压力下了解研究主要过程，真正愿意配合完成研究流程。需要强调的是，受试者参加试验是完全自愿的，有权拒绝参加或者在试验任何阶段随时退出试验而不会遭到歧视与报复，其医疗待遇与权益不会受到影响。对中途退出研究的受试者应该一如既往地给予关心和治疗。

受试者签订了知情同意书是受试者同意参加研究的主要依据，由于研究者与受试者存在临床试验信息获取不对称，在药物背景、药物有效性和安全性、试验目的、试验风险等信息的获取与理解层面，受试者处于相对弱势地位，因此知情同意过程也是一个沟通和教育的过程，而非单纯签字仪式。

知情同意更是一个连续的过程，签署了首版知情同意书并不代表研究者的告知义务结束。当受试者确定参加试验后，研究者还要继续向受试者提供更多的相关信息：研究方案发生改变，应及时告知受试者，重新获取知情同意；长期研究项目，即使该研究没有变化，也要按事先约定的时间间隔进行随访和告知研究进展。

（三）独立审查原则

《赫尔辛基宣言》及其他国际与国内法规文件均要求在研究开始以前进行伦理审查，并且对已批准的研究进行定期跟踪审查，独立的伦理审查原则要求各类具有专业技能且在研究中无个人或商业利益冲突的人员对研究项目进行独立、公正、公平和及时的审查，严格的、科学的伦理审查是知情同意原则和受试者权利得到尊重与保护的最重要环节。

我国 GCP 规定新药临床试验受试者的相关伦理保护职责由机构的独立伦理委员会负责审查，其中包括对申办者新药临床试验方案进行科学性评估，对临床申请作出批准，以及试验中受试者权利的保护，最终作出对申请综合评价的决定。这里应该特别强调伦理委员会应具备独立的伦理审评能力，能够真正地对试验方案、研究者资格和能力、知情同意书内容和知情同意的方式方法，通过审阅、批准或提出建议的方式，确认临床试验所涉及的人类受试者的权益、安全性和健康受到保护，同时对此保护提供公众保证。伦理委员会有权暂停、终止未按照相关要求实施，或者受试者出现非预期严重损害的临床试验。

三、药物临床试验伦理审查法规及指导原则

（一）国内法规与指南

参照ICH-GCP的内容，结合国情和具体实际操作情况，我国于1998年出台了GCP（于2003年和2020年更新），2004年颁布了《医疗器械临床试验规定》（2016年颁布了《医疗器械临床试验质量管理规范》并于2022年更新），2007年颁布了《体外诊断试剂临床研究技术指导原则》（于2021年更新），均明确开展临床试验必须符合《赫尔辛基宣言》的伦理准则，研究对象的权益、安全高于科学和社会获益。

2007年，国家卫生和计划生育委员会出台了《涉及人的生物医学研究伦理审查办法（试行）》，2016年修订颁布。该办法对涉及人的生物医学研究伦理审查工作做了规范要求。2010年，国家中医药管理局颁发了《中医药临床研究伦理审查管理规范》，要求国家和省级中医药管理部门负责建立本行政区域内的伦理专家委员会，开展中医药临床研究的医疗卫生机构、科研院所、高等院校等，负责设立本机构的伦理委员会，为伦理委员会工作提供必要的保障条件，明确国家和省级中医药管理部门负责对伦理委员会的审查工作进行监督管理。同年11月，国家食品药品监督管理局出台了《药物临床试验伦理审查指导原则》。该指导原则以GCP为基本框架，以《赫尔辛基宣言》、国际伦理指导原则等国际公认的伦理指南原则作为理论依据，对伦理委员会的质量管理提出了初步设想（包含委员会成员的资格和培训要求、冲突利益的管理、审查程序和决策的透明性等方面），明确伦理委员会的职责，对伦理委员会的制度建设，审查工作流程及审查要素作了细致的规定。

2016年，国家食品药品监督管理总局（China Food and Drug Administration，CFDA）修订并发布《医疗器械临床试验质量管理规范》，与2003版GCP伦理审查要求在行文上保持了一致，器械伦理审查应与药物伦理审查保持同样的标准。随着生物医学研究伦理审查工作的逐步深入，同年国家卫生和计划生育委员会对《涉及人的生物医学研究伦理审查办法》进行了修订，从规范性工作文件升级为强制性行政法规，补充了伦理审查的原则、规程、标准和跟踪审查的相关内容，进一步阐述了知情同意的基本内容和操作规程。2017年，中国成为ICH的正式成员，意味着我国人体研究伦理审查将逐步以国际最高技术标准和指南为实施标准。

2020年，国家药品监督管理局与国家卫生健康委员会共同发布新版GCP，强调了伦理委员会的职责，对伦理审查来说更为详细，如提到受试者补偿时要求说明“补偿方式、数额和计划”，提到受试者招募要求审查“招募方式和信息”，审查时要重点关注“非治疗性临床试验时的伦理问题”，对伦理审查的要求更高更细，更加与国际接轨。

为保护人的生命和健康，维护人格尊严，尊重和保护研究参与者的合法权益，促进生命科学和医学研究健康发展，规范涉及人的生命科学和医学研究伦理审查工作，2023年2月18日，国家卫生健康委员会、教育部、科学技术部、国家中医药管理局4部委联合印发《涉及人的生命科学和医学研究伦理审查办法》，首次将“受试者”称为“研究参与者”，办法中较为精准地界定了研究参与者的定义，研究参与者包括人体研究的受试者，以及提供个人生物样本、信息数据、健康记录、行为等用于涉及人的生命科学和医学研究的个体。2023年版伦理审查办法的制定可以说是一个新的起点，伦理工作不再局限于医疗机构和医学研究，实现了全面覆盖。

（二）国际法规与指南

1974年颁布的美国《联邦法规汇编》（Code of Federal Regulations，CFR）标题45《公众福利》第46部分《受试者保护条例》（45CFR46））及1981年颁布的21CFR56，在实践中经过多次修改，成为了美国监管机构审查委员会/独立伦理委员会（Institutional Review Board/Independent Ethics Committee，IRB/IEC）工作的最主要依据，另外还有知情同意法规（21CFR50）。美国联邦法律45CFR46和21CFR56，奠定了伦理审查的法治基础，也赋予了伦理委员会相对独立的监管地位。

英国建立了以欧盟人体试验立法及本国颁布的《人体临床试验法》为主体的临床试验法律体系。

英国药物临床试验伦理审查中受试者权益保护的立法主要有欧洲会议指令 2001/20EC 和欧共体指令 2005/28/EC。指令 2001/20EC 规定了伦理审查制度。英国通过采取分类管理模式和设立专业委员会等方式使伦理委员会能够自主地处理伦理审查问题，并于 2007 年由卫生和社会保健部（Department of Health and Social Care）成立了伦理研究服务委员会，该委员会负责编制立法规划、制定相关法规及管理伦理委员会，此外还成立了伦理委员会监管局负责伦理委员会的成立、组成人员和经费支出等事务。

瑞典于 21 世纪初颁布了《涉及人的伦理审查法案》，确立成立瑞典伦理审查委员会。委员会的组成人员由政府任命，人员组成的学科背景涵盖不同知识领域，同时吸纳普通公众进入委员会。委员会主席都是在职或者离职法院法官，具有专业的水平。国际指南与规范方面，主要有以下几种。

自 20 世纪 60 年代以来，涉及人的生命科学与医学研究活动稳步增长，并呈全球化和工业化的趋势。与健康有关的研究变得越来越高度复杂，在全球各地、区域和国际各级有广泛的利益攸关方活跃。为了平衡这一进程，制定和采用了许多伦理道德、专业领域和工业界的指导文件，并构成了一个密集的规范框架。《纽伦堡法典》是历史上第一部规范人体试验的国际法典。法典中最值得重视的两点内容：一是对获取受试者知情同意的要求；二是强调了无论研究的意义与价值如何重大，都不得伤害和牺牲受试者的权益。

世界医学会（World Medical Association）组织制定的《赫尔辛基宣言》，强调了在医学研究中个体受试者的权益高于一切，要求研究人员必须遵循伦理原则，以负责的科学态度实施人体医学研究，强调保护并尊重受试者是研究者的职责。

国际医学科学理事会（CIOMS）于 1982 年制定了《国际人体生物医学研究伦理指南》，最新版于 2023 年更新，共八章，内容主要包括有良好治理实践的研究机构管理，伦理、法律和科学诚信，科学标准，在研究中收集、存储及使用数据和（或）生物样本等，还涉及财务、沟通、协作及教育与学习方面。在伦理方面主要强调，首先做到有责任地保护研究参与者，包括尊重参与者的自主权和他们的尊严，公平纳入研究，保护弱势群体，尊重隐私和保密，风险和利益之间的有利平衡及研究相关的赔偿等。其次，必须尊重研究人员的权利和科学自由。再次，必须保证研究活动的科学诚信。最后，研究机构都要对研究参与人群负责，他们的信任对于确保参与和支持研究是不可或缺的。

1996 年 ICH 出台了“药物临床试验规范”。该规范以临床研究中各责任方为主体，分别阐述了伦理委员会、研究者和申办者的职责。说明了在临床研究方案设计、实施、质量控制、数据收集、分析、报告等一系列流程中应遵循的标准。2016 年 11 月 9 日，发布最新修订稿 ICH-E6（R2），也是现行的 ICH-GCP 指南，2019 年 6 月 1 日至 6 月 6 日，国际人用药品注册技术协调会在荷兰召开会议，ICH-GCP 已经进入了新的修订周期 R3。

世界卫生组织 2000 年制定的《生物医学研究伦理审查委员会操作指南》旨在建立伦理审查委员会的标准操作规程，提高伦理审查质量和确保审查工作的一致性。

这些伦理规范旨在确保涉及人的生物医学研究中受试者的利益优先于社会和科学利益，开展研究必须尊重和保护受试者。

四、国内外伦理审查管理体系简介

（一）监管体系

我国目前由国家卫生健康委员会负责组织全国涉及人的生物医学研究伦理审查工作的检查、督导；国家中医药管理局负责组织全国中医药研究伦理审查工作的检查、督导，县级以上地方卫生行政部门应当加强对本行政区域涉及人的生物医学研究伦理审查工作的日常监督管理。成立国家医学伦理专家委员会、国家中医药伦理专家委员会，负责对涉及人的生物医学研究中的重大伦理问题进行研究，提供政策咨询意见，对省级医学伦理专家委员会的工作进行指导、检查和评估。省级医学伦理专家委员会应当对本行政区域内医疗卫生机构的伦理委员会进行检查和评估，重点对伦理委员会的组成、规章制度及审查程序的规范性、审查过程的独立性、审查结果的可靠性、项目管理的有效性等内容进行评估，并对发现的问题提出改进意见或者建议。

虽然《赫尔辛基宣言》的影响广泛而深远，但在人体研究的伦理审查作为国家法律法规并真正确立实施方面，各国家及地区发展情况存在各自特色。

为了确保法规在实施过程中的有效性及合理性，美国设有专门的顾问委员会，包括国家生命伦理顾问委员会、受试者保护顾问委员会，定期对政策的执行情况递交调研报告，同时就发现的问题进行分析并提出建议。此外，美国联邦政府还设立了人体研究受试者保护办公室（Office of Human Research Protection，OHRP），对美国卫生公共事业部负责开展或资助的生物医学研究和行为学研究在受试者保护方面的工作情况进行培训、指导及监管。美国 FDA 则对药物临床试验的科学性和伦理性进行全面的监管。

以瑞典等国家为代表的西方国家，在建立伦理审查制度的同时，即明确了对伦理审查委员会承担法律监督职能的主体，并对其监督标准予以了明确规定。瑞典于 2004 年颁布了《涉及人的研究伦理审查法案》，按照地理位置分布，设置了一个独立的中央伦理审查委员会和六个地方伦理审查委员会。对是否遵守法律法规，则由中央伦理审查委员会负责对地方伦理审查委员会进行必要的监督管理。若发生对研究机构不利的审查结果，申请人有权向中央伦理审查委员会提起上诉。按照瑞典的法律，必须先向政府监管部门提交申请，才可向伦理审查机构申请伦理审查。政府监管部门与伦理委员会之间审查的内容基本相同，但二者并不是领导与被领导的关系，因此，更有利于保护受试者的合法权益。

2004 年，英国也颁布了《人体医学临床试验法规》，该法规明确规定了英国伦理委员会的申请与评审，以及认可或废止的程序。2007 年英国成立了伦理研究服务委员会，负责编制立法规划、制定相关法规及管理伦理委员会，此外还成立了伦理委员会监管局，负责伦理委员会的成立、组成人员和经费支出等事务，并制定了以中心伦理委员会为主体的伦理审查法律监督制度。

目前亚洲国家伦理审查体系有“中央集权”和“权力分散”两种模式。“中央集权”模式是由国家伦理委员会制定有关法规指南，并负责解释，国家伦理委员会对机构或地方伦理委员会负有指导和监管的责任。国家伦理委员会与国家权力机构直接联系，主要负责审查国际合作项目。人口少的国家，如老挝和柬埔寨，“中央集权”模式比较典型。“权力分散”模式则由卫生权威管理部门构建伦理委员会并制定有关指南，一些综合性的教学医院或院校自己设立伦理委员会，负责对在本院或本院研究者进行的研究进行伦理审查，如泰国、菲律宾、马来西亚、印度尼西亚等。

（二）审查体系

在不同的国家，伦理委员会的法律地位、组成、职责、操作和适用的管理要求虽然不同，但审查原则相近，基本与 ICH-GCP 中指导原则保持一致。

伦理委员会从人员的资质背景、人数、性别比例、专业背景的多样性上考虑，基本满足至少 5 名成员；至少一名成员是非科学领域；至少一名成员独立于研究机构/试验单位；只有那些独立于试验研究者和申办者的机构审查委员会/独立伦理委员会成员才能对一个试验的相关事项投票/提出建议；应当提供一份 IRB/IEC 成员的名单和资格表，以展示委员会的专业多样性和专业能力。我国 2020 年版 GCP 中在组成上还专门规定了须有法律专家和不同性别的委员；2023 版《涉及人的生命科学和医学研究伦理审查办法》还提到生命伦理学专家和少数民族代表；2024 版《赫尔辛基宣言》提到熟悉当地的普通公众代表。

在伦理委员会工作职责及具体审查内容上：通过对试验方案及其修订本，获得受试对象知情同意所用的方法和资料进行审查、批准和跟踪审查，确保一项试验的受试对象的权利、安全和健康得到保护。审查内容主要包括试验方案/修改，研究人员申请用于试验的书面知情同意书及其更新件，对象招募程序（如广告），提供给对象的书面材料，研究者手册（IB），可得到的安全性材料，对象可获得的付款和补偿，研究人员的最新简历或其他证明其资格的文件，以及 IRB/IEC 履行其职责所需要的任何其他文件。此外，应当对正在实施的临床试验定期跟踪审查，审查的频率应当根据受试者的风险程度而定，但至少一年审查一次。

（编委：许重远，参编者：古安城）

第二节　药物临床试验受试者保护体系

一、医疗卫生机构的职责与受试者保护机制

1. 医疗卫生机构开展临床研究应建立一套系统的、易于理解的临床研究保护体系，为所有参加研究的受试者提供保护，机构内所有成员熟知并遵照该临床研究保护体系的制度和标准操作规程。

机构应为相关研究人员提供制度和标准操作规程并进行相关培训与考核。机构应明确与临床研究保护有关的所有部门职责与分工（机构内部的和机构外部的），确保不同组成部门之间有效沟通，作为一个整体行使受试者保护功能和职责。

2. 机构确保有充足的资源。综合性资源是否充足没有绝对的标准或规定，须根据医疗卫生机构的具体状况和实际成果来确定。在评估过程中，如果机构能够满足所有相关的要素，即可被认为是资源充足的；如果机构无法满足某一要素，那么，综合性资源欠缺也许会被视为其中一个不能为受试者权益与安全提供保护的原因。

3. 机构的跨国研究必须与临床研究保护的伦理原则保持一致。开展跨国研究应同时兼顾本国与所在国法律与文化，研究者和伦理委员会有责任确保在其他国家开展的医学研究符合发起机构同等的人体受试者保护要求，并顾及地方法律和当地文化背景。

4. 机构对受试者所关心的问题做出及时回应。机构应该向当前、过去及预期的受试者提供研究项目的联系人员信息，以便他们表达对研究项目的关心、怀疑或抱怨，获取必要的进一步信息，或提供更全面的信息。机构还应当制订一个可以从预期受试者那里征求关注、疑问或信息的机制，有相应的制度和标准操作规程，来描述机构用来回应受试者或其他人员联系时所遵循的步骤。

5. 机构评估并促进其制度和标准操作规程与法律、法规、规范及指南的一致性，并且评估和提高临床研究保护体系的质量、有效性和效率。

机构的质量完善计划应考核机构的制度与标准操作规程是否符合适用的国家和监管部门的相关政策及法规，评估临床研究保护体系是否能够满足该要求。机构应该通过审核、调查，或其他方式收集客观的研究数据，参考数据，使机构的制度与标准操作规程更加符合国家和监管部门的政策及法规并加以监督。

6. 机构制订并遵循书面制度和标准操作规程，确保研究项目顺利开展，找出并最大限度地减少或消除利益冲突。

机构审批或开展临床研究项目时，有责任保护受试者的权益、安全，确保研究的完整性并维护临床研究保护体系的可靠性，但是有时候机构或其主要研究者会存在经济利益冲突，不能切实地履行这一义务。

7. 机构制订并遵循书面制度和标准操作规程，确保对任何研究性质的或未经许可上市的试验用药品/器械的使用均符合所有适用法律法规的要求。

所有药物（除已上市外）临床研究项目必须要有新药临床研究申请批准。在医疗实践过程中，当研究项目涉及药物临床试验（除已上市外），机构应当确认该药物是否有新药临床试验的申报和获得监管部门临床试验通知书。

如果开展的临床试验是为了确定医疗器械设备的安全性或有效性，该临床试验项目必须符合器械 GCP 要求。

8. 机构与公众、企业和申办者一起努力将临床研究保护体系的要求贯彻应用到每位受试者。

对因参与研究项目而受到伤害的受试者给予必要的医疗服务支持和经济补偿，应在研究项目开

始前给予详细说明，机构可以在知情同意书、项目合同或其他补充协议中将此类事宜表示清楚。

9. 机构提供并加强同等的受试者保护。某些情况下，机构可通过使制度和标准操作规程适用于不同类型的研究（如生物医药学研究、社会科学研究和行为科学研究），从而提高其保护研究受试者的能力，而不是把同一套监管要求应用到所有临床研究活动中。在监管法规不适用的情况下，采取同等的临床研究保护可增加研究的灵活性，也可减轻临床研究保护体系不必要的行政负担。

二、伦理委员会的职责与保护机制

伦理委员会是根据当地法律法规的要求致力于保护临床研究受试者权益与安全的机构。临床研究保护体系必须要有适当的机制来确保机构内部伦理审查和监督职能的独立性，特别是涉及临床研究受试者的研究项目伦理方面的决策。在相关法律法规中，规定了伦理委员会的结构、组成、运作方式和项目审查标准。

1. 伦理委员会的组织架构和成员组成与所审查的研究项目数量和专业领域应当匹配，且符合适用法律、法规、规范和指南的要求。

国家和监管部门法规对伦理委员会的成员背景信息和资质提出了明确的规定与要求，符合要求的成员背景和资质信息可以提高伦理委员会审查工作的有效性。例如，国家和监管部门法规规定至少有一名非科学背景或非隶属单位的成员出席伦理审查会议。

2. 伦理委员会评估每一项研究计划以保护受试者。伦理委员会应制订制度和标准操作规程，描述伦理委员会召开的审查会议。制度和标准操作规程应规定伦理委员会按照相关适用的法律法规与机构的制度及标准操作规程，高效地落实审议研究的职能。

3. 伦理委员会根据相关适用的法律法规和规范指南制订标准来审查同意研究方案和计划。

研究项目批准的监管标准是给受试者带来的风险相对于给受试者带来的预期利益（如果有的话）及从期望的研究成果获得知识的重要性来说是合理的。伦理委员会应评价所提交审查的研究项目是否符合此项标准。伦理委员会应当能够识别潜在危害与利益的可能性和等级，并懂得从期望的研究成果获得知识的重要性。

4. 伦理委员会为易受强迫或不当影响而参加研究的受试者提供额外保护。伦理委员会应当评价研究，以便判定是否涉及易受胁迫或不正当影响的受试者。如果部分或全部受试者属于弱势群体，伦理委员会应当确保在研究项目方案中提供额外的保护措施，以保护这些弱势群体的权益。如果伦理委员会审查涉及儿童或没有知情同意能力的成年人的研究项目时，或者定期审查涉及其他类型的弱势人群（如学生、雇员、无家可归人员）的研究项目时，伦理委员会应当设立关于这些特殊类型受试者的额外保护措施的制度和标准操作规程。

5. 伦理委员会保存其开展活动的记录。伦理委员会记录应该遵守法律法规、组织制度和标准操作规程的要求。审查方案或研究计划的记录也应该能够重现伦理审查和同意方案有关行动的整个过程。伦理委员会应该保留要求遵守法律法规、组织制度和标准操作规程的制度与标准操作规程管理文件，记录保留的地方应该只准许授权人员进入，并确保文件安全保密。

三、研究者的职责与保护机制

1. 遵循适用法律法规且在设计和执行临床研究时把保护受试者权益与安全的意识放在第一位。

研究者遵照学科标准设计科学合理的研究方案，并最大限度减少研究受试者所受的风险。在受试者入组前，需要评判研究设计是否足够安全，是否能够达到研究的目的。研究者有义务保护受试者，同时也要清晰认识降低研究风险的理念。在设计过程中，研究者要考虑降低研究的风险，并且要在方案中描述选择该设计的基本考虑和理由，提供研究的潜在风险分析。在方案的基础上根据试验药物风险和试验风险制订应急预案。

2. 遵循制度和标准操作规程，研究者要满足涉及受试者参与研究适用的法律法规、规范指南的要求。

研究者和研究人员经历的培训及所掌握的技能使之具有从事临床研究的资格，包括适用法律法规和规范指南的知识、相关专业标准，以及机构的规章制度和标准操作规程中与临床研究保护相关的内容。研究者与研究人员要具有专业资质和经验，并接受与研究相关的训练。同时，在开展临床研究时，研究者与研究人员要遵守方案和机构的制度及标准操作规程。研究者与研究人员应具备相关的知识背景，遵守适用的相关政策和法规，如与伦理委员会相关的审核、同意书要求、报告要求、监管研究过程的要求等。

四、申办者的职责与保护机制

1. 申办者的职责 申办者应与机构管理部门、伦理委员会和研究者建立有效沟通机制，同时遵循机构内部立项审查和伦理审查等审查流程。申办者应当建立临床试验的质量管理体系，开展基于风险的质量管理。申办者的质量保证和质量控制应当确保临床试验的实施、数据的产生、记录和报告均遵守试验方案、适用的 GCP 和相关法律法规的要求。

2. 其他要求、基础与保障 申办者对研究实施负有责任，如临床试验开始前，申办者应当向监督管理部门提交相关的临床试验资料，并获得临床试验的许可或者完成备案，如与 CDE 充分沟通并获得新药临床研究申请/默示许可；同步获得研究机构项目管理部门的立项许可。申办者对安全事件的分析处理负有责任，如申办者应当将临床试验中发现的可能影响受试者安全、临床试验实施和可能改变伦理委员会同意意见的问题，及时通知研究者和临床试验机构、药品监督管理部门。申办者应当按照要求和时限报告药物不良反应。

五、行政管理部门的职责与保护机制

国家医学伦理专家委员会负责对涉及人的生物医学研究中的重大伦理问题进行研究，提供政策咨询意见，指导省级医学伦理专家委员会的伦理审查相关工作。

省级医学伦理专家委员会协助推动本行政区域涉及人的生物医学研究伦理审查工作的制度化、规范化，指导、检查、评估本行政区域从事涉及人的生物医学研究的医疗卫生伦理委员会的工作，开展相关培训、咨询等工作。

在监管工作中，国家医学伦理专家委员会对省级医学伦理专家委员会工作进行指导、检查和评估。省级医学伦理专家委员会应当对医疗卫生机构的伦理委员会进行检查和评估，重点对伦理委员会的组成、规章制度及审查程序的规范性、审查过程的独立性、审查结果的可靠性、项目管理的有效性等内容进行评估，并对发现的问题提出改进意见或者建议。

（编委：许重远，参编者：古安城）

第三节 药物临床试验的伦理委员会组建、审查与管理

一、伦理委员会的组成及职责

伦理委员会的组成在 GCP 中的要求与卫生监督管理部门的要求一致，即伦理委员会的委员应当从生物医学领域及伦理学、法学、生命伦理学等领域的专家和非本机构的社会人士中遴选产生，人数不得少于 7 人，并且应当有不同性别的委员，少数民族地区应当考虑少数民族委员。在现有委员专业背景不能满足审查项目需求时伦理委员会可以聘请独立顾问。独立顾问对所审查项目的特定问题提供咨询意见，不参与表决。

伦理委员会的职责是保护受试者的权益和安全，应当特别关注弱势受试者。其对临床试验项目的科学性、伦理性和研究者资格做出独立、公正、客观的审查，有权利同意、不同意一项试验或要求其作出修改。

二、药物临床试验伦理审查的方式及条件

按照我国现有部门法规和规范性文件要求，伦理委员会对项目的审查方式包括会议审查、紧急会议审查、简易程序审查等方式。

对于初始审查项目一般采用会议审查的方式，但多中心临床试验参与单位可以对初始审查项目采取简易程序审查认可组长单位伦理审查意见。一般认为简易程序审查的条件如下：①对伦理委员会已批准的临床试验方案的较小修正，不影响试验的风险受益比；②尚未纳入受试者，或已完成干预措施的试验项目的年度/定期跟踪审查；③预期的严重不良事件审查；④多机构开展的研究中，参与机构的伦理委员会对牵头机构出具伦理审查意见的确认等。医疗卫生机构还可以根据实际工作需求进行其他条件规定。有下列情形之一的，建议程序审查项目应转入会议审查：①审查为否定性意见；②两名委员的意见不一致；③委员提出需要会议审查。紧急会议审查一般用于试验过程中出现重大或严重问题，危及受试者安全时，伦理委员会应召开紧急会议进行审查，保护受试者的安全与权益。各伦理委员会将按照实际工作需求制订相应的审查条件。

三、药物临床试验伦理审查意见决定与传达

伦理委员会的审查意见有同意、必要的修改后同意、不同意、终止或者暂停已同意的研究。伦理委员会“同意”的项目会以批件的形式传达，表示研究团队可以按照审查同意的方案、知情同意书等文件内容开展临床试验；以下三种情况伦理审查意见以“通知函”或“意见函”的形式传达给申请人：“必要的修改后同意”的试验项目应当说明要求修改的内容，项目作出相应的修改或者不修改的原因说明后再次提交伦理审查；“不同意”及“终止或者暂停已同意的研究”应当告知否定的理由。会议审查意见/批件与委员签到表一起作为传达文件的必要组成部分。

伦理审查会议以投票表决的方式作出决定，伦理委员会作出决定应当得到伦理委员会一半以上委员的一半以上同意。会议审查时要求委员充分讨论达成一致意见。简易程序审查时当两名主审委员均同意时，给予“同意”的审查结论；当两名主审委员均不同意时，给予“不同意”的审查结论；当两名主审委员意见不一致或结论为“提交会议审查”时应按照会议审查的程序进行审查。不论何种伦理审查意见均须及时传达给申请人及研究团队。伦理委员会在标准操作规程中均会规定传达的时间，在规定的时间内传达审查意见是对伦理委员会运行管理能力的一种基本要求。2023 年版《涉及人的生命科学和医学研究伦理审查办法》第十六条要求：伦理委员会应当要求研究者提供审查所需材料，并在受理后 30 天内开展伦理审查并出具审查意见。

四、会议审查的组织管理

伦理办公室负责组织会议审查相关事务性工作。一般而言，目前我国机构伦理委员会在年底会生成下一年的伦理审查会议时间表。根据审查项目的数量不同，伦理委员会的审查会议频率从每周一次到每月一次不等。

伦理办公室负责向公众告知会议审查计划、提交文件清单等；受理项目审查申请并对提交审查的项目进行形式审查；组织会议、征询委员参会意向并将统计结果告知主任委员；准备会议审查资料、推荐主审委员并征得主任委员同意；向主审委员派送审查资料；准备会议议程、确定审查报告顺序并通知研究者；会议中协助主任委员/主任委员指定的会议主持人维持会场次序、做好会议记录、统计委员投票意见等；会后整理会议记录并请会议主持人签字确认、整理审查意见并及时传达等。

伦理委员负责对审查项目逐项进行审查、讨论、投票。与审查项目存在利益冲突时有责任事先声明并采取适当的回避措施。

五、利益冲突声明与管理

利益冲突是指临床试验的实施应当遵守利益冲突回避原则。医疗卫生机构及其伦理委员会应当建立利益冲突管理制度和标准操作规程，对临床试验中可能存在利益冲突的医疗卫生机构及其主要

负责人、伦理委员和主要研究者及其授权的研究人员等提出明确的管理要求。建立利益冲突主动声明机制，规定不同性质和程度利益冲突问题的分层管理规定，对相关人员进行教育；建立利益冲突揭露机制和处罚等管理措施，从机制上保障利益冲突得到妥善处理。

一般而言，医疗卫生机构或其主要负责人与临床试验项目存在利益关系时，如作为药物研发上市的共同持有人、知识产权或持有股份等，应避免该试验在本中心实施。

伦理委员的利益冲突是指当伦理委员会委员因与所审查的试验项目之间存在相关利益，因而影响他从保护受试者的角度出发，对试验作出公正独立的审查。利益冲突的产生常见于伦理委员会委员与审查项目之间存在经济上、物质上、机构及社会关系方面的利益关系。所以在伦理审查时要求委员主动声明利益关系，避免作为主审委员审查该项目，在讨论阶段主动回避，且不应对该项目进行投票。

研究者的利益冲突是指当主要研究者及实施该试验的关键研究人员因与所审查的试验项目存在相关利益，因而在招募、知情同意和安全事件处理等试验过程中对影响受试者决定和安全权益事件不能从保护受试者最佳受益角度出发。这体现在本人或其直系亲属与试验项目间存在经济利益关系和非经济利益关系如股份、知识产权、专家顾问、发表文章等。研究者存在上述利益关系时，应主动声明；医疗卫生机构应建立利益冲突声明制度、明确利益冲突管理部门和流程，根据利益冲突的性质和程度做出分层管理规定。

六、药物临床试验伦理审查关注的要素

伦理委员会应当对临床试验的科学性、伦理性和研究者资格进行审查。

伦理委员会应当审查的文件如下：试验方案和试验方案修订版；知情同意书及其更新件；招募受试者的方式和信息；提供给受试者的其他书面资料；研究者手册；现有的安全性资料；包含受试者补偿信息的文件；研究者资格的证明文件；伦理委员会履行其职责所需要的其他文件。

对试验项目的科学性审查包含以下要素：方案的科学性、先进性、完整性、可行性等，以上特征主要体现在如下方面。①试验方案的设计与实施，包括试验符合公认的科学原理，基于文献及充分的实验室研究和动物实验；与试验目的有关的试验设计和对照组设置的合理性；受试者提前退出试验的标准，暂停或终止试验的标准；试验实施过程中的监查和稽查计划，包括必要时成立独立的数据与安全监查委员会等。②试验的风险与受益考量。例如，试验风险的性质、程度与发生概率的评估。风险在可能的范围内最小化。预期受益的评估、受试者的受益和社会的受益。试验风险与受益的合理性：对受试者有直接受益前景的试验，预期受益与风险应至少与目前可获得的替代治疗的受益与风险相当。试验风险相对于受试者预期的受益而言必须是合理的。非治疗性临床试验，风险相对于社会预期受益而言，必须是合理的。③受试者的招募，包括受试者的人群特征（包括性别、年龄、种族等）；试验的受益和风险在目标疾病人群中公平与公正分配；拟采取的招募方式和方法；向受试者或其代表告知有关试验信息的方式；受试者的纳入与排除标准等。

对试验项目的伦理性审查基于科学合理性基础。试验项目的伦理合理性体现在知情同意书内容是否符合要求、风险/受益内容是否客观、是否规定了风险最小化措施和应急预案、试验相关费用及受试者补偿和赔偿由谁来支付，以及弱势群体额外保护措施等。

对研究者的资格审核包括主要研究者和研究人员经验、时间、人员配备及设备条件等是否满足试验要求等。

七、药物临床试验知情同意

伦理审查和知情同意是受试者安全与和权益保护的主要措施。知情同意，指受试者被告知可影响其做出参加临床试验决定的各方面情况后，确认同意自愿参加临床试验的过程。知情同意包含知情告知和同意签署两部分工作，应秉持必要信息、完全告知、充分理解和书面签署的原则。应以伦理委员会审查同意的内容作为具体告知内容；应由主要研究者授权的研究者（研究医生）进行告知，同时回答受试者和（或）监护人的问题；知情同意不应对受试者采取诱导或胁迫等不当行为；该过程应当以

书面的、签署姓名和日期的知情同意书作为文件证明，同时在临床试验的源文件中记录知情同意过程。受试者或者其监护人应当得到已签署姓名和日期的知情同意书原件或者副本及其他提供给受试者的书面资料，包括更新版知情同意书原件或者副本，以及其他提供给受试者的书面资料的修订文本。

在知情同意过程中应关注受试者民事行为能力。受试者为无民事行为能力人的，应当取得其监护人的书面知情同意；受试者为限制民事行为能力人的，应当取得本人及其监护人的书面知情同意。当监护人代表受试者知情同意时，应当在受试者可理解的范围内告知受试者临床试验的相关信息，并尽量让受试者亲自签署知情同意书和注明日期。若受试者或者其监护人缺乏阅读能力，应当有一位公正的见证人见证整个知情同意过程。

八、重要安全事件的报告与伦理审查

药物临床试验期间出现的重要安全信息须及时上报。“重要安全信息”包括但不限于严重不良事件（serious adverse event，SAE）、可疑且非预期的严重不良反应（suspected and unexpected serious adverse reaction，SUSAR），以及方案中规定的需要上报的其他事件。按照 GCP 的要求，出现上述重要安全事件时研究者应及时向申办者报告，一般要求在获知后的 24h 内。按照 2023 版《涉及人的生命科学和医学研究伦理审查办法》要求及所在医疗卫生机构伦理委员会的规定同时上报伦理委员会。申办者对事件的严重程度和是否为预期做出判定，确属 SUSAR 应按照国家药品审评中心规定的要求上报机构伦理委员会和监管部门：对于致死或危及生命的 SUSAR，申办者应在首次获知后 7 天内进行报告，并在随后的 8 天内进行完善信息后的随访报告。对于非致死或危及生命的 SUSAR，申办者应在首次获知后 15 天内进行报告。申办者在首次报告后，应继续跟踪严重不良反应相关信息，以随访报告的形式及时报送新的信息或对之前报告的更正信息等，报告时限为获得新的信息起 15 天内。

医疗卫生机构伦理委员会应规定程序对重要安全事件展开及时有效的审查，包括是否所有严重不良事件均需上报伦理委员会、SUSAR 审查的方式和程序、审查结论等。

九、试验期间特殊事件的记录与报告

除重要安全信息外，试验期间发生的方案偏离/违背、可能给受试者本人和其他人员带来风险的非预期事件、主要研究者及研究团队重要成员的更换、申办者决定的暂停和终止等均需要按照伦理委员会要求进行上报并获得伦理委员会审查同意。

（编委：王美霞）

第四节 药物临床试验伦理审查的新模式

药物临床试验伦理审查新模式的探索源于 2017 年 10 月 8 日中共中央办公厅、国务院办公厅联合发布的《关于深化审评审批制度改革鼓励药品医疗器械创新的意见》（厅字〔2017〕42 号）。在该文件中，对医疗卫生机构提出了提高伦理审查质量和效率的明确要求，具体包括按需成立区域伦理委员会、伦理审查前置、伦理审查互认、委托伦理审查等。自此医疗卫生机构、行业学会等在以上各方面做了很多有益探索，取得了一些进展。

一、伦理审查前置

伦理审查前置是指注册申请人提出临床试验申请前，先将临床试验方案提交临床试验机构伦理委员会审查批准。在申请人类遗传资源管理办公室批准前也需要先获得伦理同意。目前前置伦理审查已经成为越来越多医疗卫生机构的共识。

二、伦理审查互认

伦理审查互认是提高伦理审查效率的有效手段。国内最早是在重大新药创制平台单位之间要求

伦理互认，但仅仅 69 家平台单位的互认远不能满足全行业内提高伦理审查效率的需求。逐渐地有些疾病领域、有些医疗卫生机构在互认方面做了一些有益探索，如 2019 年 1 月 28 日首都医科大学附属北京友谊医院、地坛医院、佑安医院基于北京市科委的北京市肝病创新药临床试验联盟课题“肝病创新药物早期临床试验与关键技术研究”及“北京市医管局消化内科学科协同发展中心的多中心临床研究”，在特定专业领域和联合课题下互认迈进了一小步；2019 年底北京市卫生健康委员会发起北京市医疗卫生机构伦理审查互认联盟，至 2022 年 5 月已经有 63 家医疗卫生机构成为互认联盟成员单位。同时江苏省、山东省等多个省份也开展了审查互认工作。将来预计会超越行政区域的局限，实现以临床试验项目为整体的、所有参与单位之间的伦理互认，从而真正达到效率提升的目的。

三、委托伦理审查

《关于深化审评审批制度改革鼓励药品医疗器械创新的意见》中，在“完善伦理委员会机制”要求中提出各地可根据需要设立区域伦理委员会，接受委托审查，这是第一次提出“委托审查”的概念，目的是提高审查质量。实际上，除了区域伦理委员会之外，有些医疗卫生机构也接受过委托审查工作，如北京协和医院，被委托审查的项目通常为创新医药项目，或风险较高，或申办者与立项机构伦理委员会之间意见不能达成一致的项目。随着区域伦理委员会建设逐渐成熟或者中心化伦理审查机制逐渐完善，委托审查将来也会是对机构伦理委员会在某些领域审查能力不足的一个有益补充。

四、区域伦理委员会

迄今全国约有多家区域伦理委员会宣布成立，其中有 5 家是在 2017 年 10 月 8 日《关于深化审评审批制度改革鼓励药品医疗器械创新的意见》鼓励下成立的，包括山东、上海、广东、北京中医药及中国医药城临床研究基地（江苏）等地，基本挂靠单位为当地省药学会、卫生健康委员会或中医药管理局等，功能定位为审查、裁决、评估和培训等。然而，据了解各区域伦理委员会迄今并未开展有规模的实质性工作，尤其是在“审查”相关工作中缺乏实践探索。究其原因在于尚没有明确的政策规定，尽管《关于深化审评审批制度改革鼓励药品医疗器械创新的意见》要求“卫生计生、中医药管理、食品药品监管等部门要加强对伦理委员会工作的管理指导和业务监督”，但目前仍没有落地的管理办法出台，导致区域伦理委员会的工作师出无名、停滞不前。2023 年出台的《涉及人的生命科学和医学研究伦理审查办法》提及省级卫生健康主管部门会同有关部门制定区域伦理审查委员会的建设和管理办法，预计会给区域伦理审查委员会带来一定发展空间。

五、中心化伦理审查

随着临床研究的国际化、全球化，多中心临床研究增多，单一伦理审查是伦理审查的必然趋势；现阶段各种单一审查的方式如委托审查、审查互认及区域伦理委员会的审查是机构伦理审查的有益补充，而且随着政策的正向引导、研发市场需求的倒推力量及伦理审查行业发展的内在驱动力合力作用下，实现包括委托审查在内的单一伦理审查应该比目前预想的更加迅速。

（编委：王美霞）

思 考 题

1. 请列举出药物临床试验伦理审查的新模式。
2. 请简述程序审查的条件，并说明在何种情况下程序审查应转入会议审查。
3. 在药物临床试验过程中，伦理委员会对试验参与者的保护机制有哪些？（怎样保护受试者）
4. 伦理委员会应当审查的文件包含哪些？

第四章 药物临床试验的设计原则

教学目标

1. 基本概念

（1）掌握以下概念：技术指导原则、随机、对照、盲法、开放、交叉设计、平行设计、析因设计、单臂设计、双模拟、样本量。

（2）熟悉以下概念：区组、分层、探索性试验、确证性试验、生物等效性试验。

2. 基本理论和基本知识

初步了解药物临床试验设计和实施过程中的不同设计类型及其使用原则。

3. 基本技能

掌握常规药物临床试验设计的方法并熟悉其在新药研发临床试验工作中的应用。

第一节 药物临床试验技术指导原则概述

新药上市前用于疾病治疗的最后一个环节是经过“药物临床试验”的验证，为了符合药品注册管理部门的新药上市许可的要求，药物临床试验的方案设计及实施过程应当遵守药物临床试验的相关法律法规和技术指导原则，即提供技术指导、明确某类临床试验开展的基本原则、考虑的关键因素、技术要求等，并在符合相关规定的药物临床试验机构开展。国内外药品监督管理部门根据不同需求均制订了各自的药物临床试验技术指导原则，其中使用范围较广的是 ICH、FDA、EMA 及 WHO 等发布的指导原则，在我国进行新药注册类临床试验还须遵守中国的相关法律法规和技术指导原则。所有技术指导原则文件，不会设立法律强制性职责，仅描述了管理部门对一个议题的最新见解和作为一种推荐，除非引用了特定的监管或法令要求。

一、背景与意义

药物临床试验的主要目的在于确定或验证药物的疗效及安全性，以支持药品监管机构决策药物批准上市，此外，这些研究也可能影响健康部门相关政策决策、临床诊疗指南或其他重点关注监管决策，为卫生政策、临床诊疗指南或其他行为提供信息。

开展任何临床试验之前，其非临床研究或以往临床研究的结果必须足以证明药物在所推荐的人体研究中有可接受的安全性基础。在整个药物研发过程中，应当由药理毒理专家和临床专家等动态地对新药药理毒理数据和临床数据进行评价，以评估开展临床试验可能给受试者带来的安全性风险，或者对于正在或将要进行的临床试验方案进行必要的调整，目的是保证临床试验过程中受试者的安全性。

根据新药的分类不同，在上市注册前为确定药物安全性与有效性需要在人体开展的药物研究，根据药物特点和研究目的，研究内容包括临床药理学研究（Ⅰ期）、治疗探索性临床试验（Ⅱ期）、治疗确证性临床试验（Ⅲ期）和上市后研究（Ⅳ期），验证新药的安全性和有效性后才能到药品监督管理部门递交上市注册的申请。不同类型的新药和不同期的临床试验需要遵循的技术指导原则也有所差别。

为了进一步推动我国创新药的引进和出境，加快创新药在全球范围的临床应用，提高患者对创新药的可及性，从而推动公共健康的发展，需要在开展创新药临床试验时遵循国际公认的技术指导原则，使临床试验的数据和结果得到国际范围的认可和使用，从而减少对创新药开展的临床试验的重复开展，避免对临床试验公共资源的浪费，而且同时缩短创新药的研发时间，节省研发成本，保证安全、疗效确切的创新药尽早地造福于患者。

二、药物临床试验技术指导原则制订的组织或机构

根据药物研发的不同需求，不同国家和地区的药品监督管理机构颁布了一系列药物临床试验技术指导原则，如美国 FDA、日本药品与医疗器械管理局（Pharmaceuticals and Medical Devices Agency，PMDA）和 EMA，根据相关的法律法规和制药企业的需求，制订和颁布了各自国家和地区的一系列药物临床试验技术指导原则，以便满足新药在该国和地区注册上市的需求。为了协调各国的药物注册技术要求（包括统一标准、监督要求、数据收集及报告格式），使申请人能够应用统一的注册资料规范，由欧盟委员会、欧洲制药工业协会联合会（European Federation of Pharmaceutical Industries and Associations，EFPIA）、日本药品与医疗器械管理局、日本制药工业协会（Japan Pharmaceutical Manufacturers Association，JPMA）、美国 FDA、美国药品研究和生产商协会（The Pharmaceutical Research and Manufacturers of America，PhRMA）等 3 个监管机构和 3 个业界协会成员发起的 ICH，将药物临床试验技术指导原则分为有效性、质量、安全性及综合学科四类。如果遵循 ICH 技术指导原则，申请人可以在全球 ICH 成员范围内同时上市其产品，从而加快创新药上市销售的步伐。同样目的，WHO 为了规范药物临床试验的注册技术要求，也制订和颁布了一系列药物临床研究相关的技术指导原则。我国的国家药品监督管理局 CDE 也在网站公布了国内临床试验技术指导原则的制定流程，详见图 4-1。

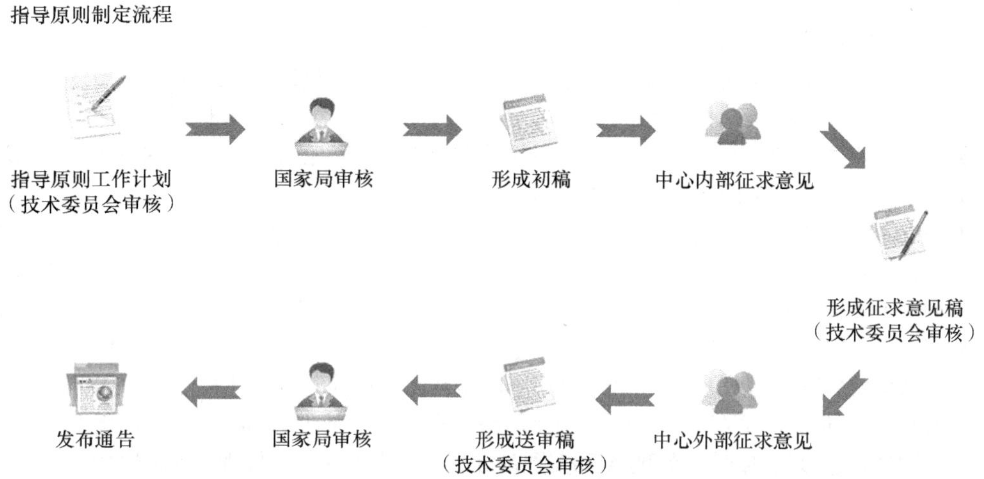

图 4-1 我国临床试验技术指导原则制定流程

三、指导原则的参考价值

实施药物临床试验是为了获得新药的人体使用信息，这些信息最终可使患者获得安全有效的药品，对患者产生有意义的影响，同时保护研究受试者的安全。为了保证药物临床研究的规范性，制订药物临床试验技术指导原则，并为申请人和研究者制订药物整体研发策略及单个临床试验提供建议，同时也为药品技术评价提供参考。药物临床试验技术指导原则的制定与发布进一步完善了药品审评体系，为科学公正决策提供了有力的技术支撑。

在临床研究设计和实施中采用国际公认的技术指导原则和惯例，有利于保护受试者权益和促进监管机构接受临床试验的数据和结果。在药物研发周期中的临床研究设计和实施方面的质量要求可参考相关的技术指导原则，包括在研究计划期间确定研究关键质量因素，以及在研究实施过程中对这些因素的风险管理。参考技术指导原则在药物研发周期中开展临床研究类型的概述，并阐述用于支持关键质量因素识别的研究设计要素，以确保对研究受试者的保护、数据的完整性、结果的可靠性及研究能够实现其目的的能力。

四、药物临床试验设计的要素

药物临床研究设计的要素，包括研究人群、治疗描述、对照组的选择、反应变量、减少偏倚的方法、统计分析和研究数据来源等，需要终点明确、可测量、具有临床意义且与患者相关的终点。药物临床试验的设计根据试验预先确定的以解决主要科学问题的研究目的和研究类型不同而异，并可能会涉及不同数据来源，设计类型包括平行设计、交叉设计、析因设计、单臂设计等；对照类型包括安慰剂对照、阳性对照（一般选择已上市的原研药品）、剂量组对照、目标值对照等；临床试验的比较类型包括优效性检验、非劣效性检验和等效性检验等；盲法包括单盲、双盲，设盲措施包括双盲单模拟、双盲双模拟。

安慰剂对照是指与试验治疗药物外表完全相同的不含试验药物的对照组，通过采用盲法、随机化来设立一个无治疗组，控制了除试验药物药理作用之外的所有对疾病实质和表现的潜在影响。与之相反的是一般选择已上市的原研药品作为对照组的阳性对照，用于比较两种治疗的有效性和（或）安全性。

剂量组对照研究是指受试者被随机分配到两个或多个剂量组中的一组，可以设或不设安慰剂对照组，用于确定剂量和有效性与不良反应之间的关系，和（或）证明药物的有效性。可以基于配对比较研究中各剂量组之间或各剂量组与安慰剂之间的显著性差异，或者即使两组间无显著差异，但有效性有随剂量增加而显著增加的趋势。目标值对照是指选择已公认的疾病治疗金标准作为观察终点指标，来考察试验药物的疗效的研究。

临床试验的比较类型包括优效性试验、非劣效性试验和等效性试验等。优效性试验是指主要目的为显示研究产品反应优于对照（阳性药或安慰剂）；非劣效性试验是以阳性药作为对照，目的是确证虽然试验药的疗效低于阳性对照药，但差异在可接受范围之内；等效性试验是指主要目的为确认两种或多种处理的差别大小在临床上并无重要意义的试验，通常以真实的处理之间的差异落在临床上可接受的等效性界值下限之间来表明等效性。

使用最多的是“随机、双盲试验设计”：随机是为了减少偏倚，采用机会因素决定将临床试验受试者分配至治疗组或对照组的过程；对照即在临床试验中用作对照的试验用药物或已被批准上市的药品（即活性对照）或安慰剂；盲法是使临床试验的一方或多方不知道治疗分配的程序。单盲通常指受试者不知道治疗分配；双盲通常指受试者、研究者、监查员及在某些情况下数据分析人员均不知治疗分配。双模拟是指在临床试验中当两种处理（如治疗）不能做到完全相同时，使试验处理（或治疗）仍能保持盲态的一种技术。先准备处理A（阳性药和不能区分的安慰剂）和处理B（阳性药和不能区分的安慰剂），然后受试者接受两套处理：阳性药处理A和安慰剂处理B，或者安慰剂处理A和阳性药处理B。

随机方法包括简单随机、区组分层随机及适应性随机等。不同的分配方法具有不同的特点，方案设计者应根据各方面因素综合考虑选择适合的随机分配方法。简单随机即完全随机，是以既定概率（如1∶1或2∶1）将受试者分配到每个治疗组（试验组或对照组），受试者分配到各个治疗组的概率与受试者的基线特征或预期结局等因素无关。区组随机是将受试者在每个区组内进行随机分配，区组长度（每个区组计划入组受试者数）可以相等，也可以不等。区组长度不应在方案中进行描述，以便保持区组长度的盲态，设定随机参数配置文件的人员除外。按照影响药效评价的基线特征对受试者进行分层，然后在每层内独立地进行随机分配，即为分层随机，这些基线特征成为随机分层因素。在各层内采取区组随机分配，即为分层区组随机。适应性随机是根据已入组的受试者信息来调整当前受试者被分配到不同治疗组概率的随机分配过程，包括协变量适应性随机分配和应答适应性随机分配等。协变量适应性随机分配是指受试者的分配部分或者完全取决于其自身的基线特征及之前所纳入的受试者的基线特征；应答适应性随机分配是指新纳入的受试者的随机分配概率根据已随机受试者的治疗结局而改变，适合能较快确定临床而改变结局的试验。

分层随机是指在分层因素不同层面进行随机。区组随机是指在区组内进行随机。临床试验中分层区组随机，分析时不考虑区组对结果的影响，仅考虑分层因素对结果的影响，此时的区组可以看成是伪区组，区组的作用是为了保证在研究的各个时点治疗分组间的分配比例是既定的。

平行设计最常见用于确证性试验，受试者被随机分配到两个或多个试验组中的一组，每组接受不同的治疗，后者可以是试验药物的不同剂量或不同的治疗如安慰剂和（或）阳性对照。交叉试验设计是每个受试者被随机分配到一个包括两种或多种治疗的序列中，对比受试者接受两种或多种治疗后的自身不同处理后的效应差异。例如，生物等效性试验中最常用的 2×2 交叉设计，每个受试者接受两周期的两种治疗，周期之间是清洗期。析因设计中可以同时评价两种或多种治疗的组合，最简单的是 2×2 析因设计，即受试者被随机分配到两种治疗 A 和 B 的四种可能组合（单独 A、单独 B、A+B、无 A+无 B）的其中之一。单臂设计（或称为单组设计），即没有为试验组设计相对应的对照组的试验设计。成组序贯设计是把整个试验分成若干个连贯的分析段，每个分析段病例数可以相等也可以不等，但试验组与对照组的病例数比例与总样本中的比例相同。每完成一个分析段，即对主要指标[包括有效性和（或）安全性]进行分析，一旦可以做出结论即停止试验，否则继续进行。如果到最后一个分析段仍不拒绝无效假设，则认为差异无统计学意义而结束试验。成组序贯设计的盲底要求一次产生，分批揭盲。更多详细的临床试验设计内容见第十五章。

第二节 国外药物临床试验技术指导原则

国外的药物临床试验技术指导原则根据颁布的机构不同，影响力较大的有 ICH、FDA、EMA 和 WHO 等，其适用范围相对也比较广，得到多数国家的注册管理部门的认可和参考。

一、国外技术指导原则获取的途径

ICH、FDA、EMA 和 WHO 等颁布的技术指导原则获取的途径主要是通过他们的官方网站，主要指导原则获取具体网址见表 4-1。

表 4-1 国外主要技术指导原则获取网址

编号	技术指导原则名称	获取网址	编号	技术指导原则名称	获取网址
1	ICH	https://www.ich.org/	3	EMA	https://www.ema.europa.eu/
2	FDA	https://www.fda.gov/	4	WHO	https://www.who.int/

二、国外主要技术指导原则的简介

（一）ICH 指导原则的分类

ICH 的指导原则为制药企业提供了新药临床试验技术的指导原则的建议，临床研究通常遵守该技术指导原则的建议，但不具有强制性。ICH 技术指导原则根据适用领域共分四类，见表 4-2。

表 4-2 ICH 技术指导原则分类

类别	主要内容	ICH 指导原则数量	已有翻译稿的数量
Quality Guidelines 质量指导原则	化工、医药、质量保证相关指导原则	46	43
Safety Guidelines 安全性指导原则	实验室动物实验等临床前研究相关指导原则	20	20
Efficacy Guidelines 有效性指导原则	人类临床研究相关指导原则	33	32
Multidisciplinary Guidelines 多学科指导原则	内容交叉涉及以上三个分类，不可单独划入任何一类的指导原则	59	37
	总数	158	132

资料来源：国家药品监督管理局药品审评中心 ICH 指导原则

注：数据获取时间截至 2024 年 1 月 23 日

国外使用范围较广的药物临床试验技术指导原则由 ICH、FDA、EMA 和 PMDA 等药品监督管理部门制订，后三者都是 ICH 成员监管机构，均遵守 ICH 的一级指导原则，在国际多中心临床试验中遵循相同的技术指导原则对于临床试验数据在不同国家之间的认可奠定了基础。

（二）ICH 技术指导原则

ICH 的技术指导原则中，跟临床试验相关的主要包括质量（Q）、安全性（S）、有效性（E）和多学科（M）四个部分。其中临床试验相关的见表 4-3。

表 4-3 跟临床试验相关的 ICH 技术指导原则

系列	题目
Q	Q5A（R1）：来源于人或动物细胞系的生物技术产品的病毒安全性评价
S	S2（R1）：人用药物遗传毒性试验和结果分析指导原则
	S5（R3）：人用药物生殖与发育毒性检测
	S7A：人用药品安全药理学试验指导原则
	S8：人用药物免疫毒性研究
E	E1：人群暴露程度：评估非危及生命性疾病长期治疗药物的临床安全性
	E2A-E2F 药物警戒性
	E3：临床研究报告的结构与内容
	E4：药品注册所需的量效关系信息
	E5（R1）：接受国外临床试验数据的种族因素
	E6（R1）：药物临床试验管理规范指导原则
	E7：特殊人群的研究：老年医学
	E8（R1）：临床试验的一般考虑
	E9（R1）：临床试验的统计原则
	E10：临床试验中对照组的选择和相关问题
	E11（R1）：用于儿科人群的医学产品的药物临床研究
	E12A：抗高血压新药临床评价原则
	E14：非抗心律失常药物 QT/QTc 间期延长及致心律失常潜力的临床评价
	E17：多区域临床试验计划与设计的一般原则
M	M1：MedDRA ® 数据检索和展示：考虑要点
	M4（R4）：人用药物注册通用技术文档的组织
	M8：电子通用技术文件
	M9：基于生物药剂学分类系统的生物等效性豁免
	M10：生物分析方法验证及样品分析

（三）FDA 技术指导原则

根据不同类别药物注册上市申请的需求，药物临床试验分为主要三大类：临床药理学研究、探索性研究和确证性研究，均有相关技术指导原则。临床药理学研究部分，详细内容见第九章。

1. 早期药动学试验 包括单次给药剂量递增（single ascending dose，SAD）与多次给药剂量递增（multiple ascending dose，MAD）后的药动学和药效学研究技术指导原则，如《基于生理学的药代动力学分析——工业格式和内容指南（2018）》[*Physiologically Based Pharmacokinetic Analyses—Format and Content Guidance for Industry*（2018）]，主要内容涉及剂量的设置和药动学及药效学生物样本采集的相关要求。详细内容见第十一章。

案例 4-1

在健康受试者中评估递增剂量的 5-甲氧基-*N*, *N*-二甲基色胺气化剂（5-MeO-DMT，GH001）

的安全性和有效性的I期研究[A randomized pharmacokinetic/pharmacodynamic study comparing the bioequivalence of potential biosimilar candidate P044 with reference medicine in healthy volunteers. Taylor & Francis, 2022,22(2):235-243]。5-MeO-DMT 是一种起效超快的色胺，具有短暂的迷幻作用。对其他色胺的前瞻性研究证明其对心理健康结局的有益效果。为在抑郁症患者中开展试验，GH001-HV-101 研究的目的是通过单剂量吸入给药评价四种不同剂量水平 2mg（N=4）、6mg（N=6）、12mg（N=4）和 18mg（N=4）的新型气化剂 5-MeO-DMT（GH001）和一个个体化剂量递增方案（N=4），健康受试者中的安全性、耐受性和剂量相关的精神活性效应（N = 22）。

请思考以下问题：

两种治疗方案的疗效是否有差异？

案例 4-1 解析

采用全新的峰值体验量表（PES）、神秘的体验问卷（MEQ）、自我消解量表（EDI），自我消解问卷挑战体验问卷（CEQ）和五维改变状态意识问卷（5D-ASC）对迷幻的体验进行评估。进一步的目的是评价 5-MeO-DMT 对认知功能、情绪和幸福感的作用。高剂量的 5-MeO-DMT 与最低剂量的 2mg 相比，除 CEQ 外在其他所有问卷中的迷幻体验强度显著增加。在单剂量给予 6mg、12mg 和 18mg 后，观察到 PES 和 MEQ 的等级明显增加，而对 PES、MEQ、EDI 和 5D-ASC 等级的最大效应是在随后的个体化 5-MeO-DMT 剂量递增中观察到的。5-MeO-DMT 对认知、情绪和幸福指数的测定结果没有影响。给药后 1h、3h 的生命体征未受影响和不良事件一般轻微，并自行恢复。为了达到临床应用中的强治疗作用，5-MeO-DMT 的个体化递增剂量方案可能优于单剂量给药。

2. 药物相互作用技术指导原则　考虑到临床治疗过程中越来越多地采用联合用药以达到治疗目的，因此药物相互作用（drug-drug interaction, DDI）研究是新药研发阶段必不可少的一项主要研究内容。药物间相互作用的试验设计和判断标准参考的指导原则，如《行业指南：临床药物相互作用研究-细胞色素 P450 酶和转运蛋白介导的药物相互作用》（2020）[*Guidance for Industry: Clinical Drug Interaction Studies-Cytochrome P450 Enzyme and Transporter-Mediated Drug Interactions*（2020）]、《治疗性蛋白质的药物相互反应评估》（2020）[*Drug-Drug Interaction Assessment for Therapeutic Proteins*（2020）]、《联合口服避孕药的临床药物相互反应研究》（2020）[*Clinical Drug Interaction Studies with Combined Oral Contraceptives*（2020）]；《胃 pH 依赖性药物与酸还原剂相互作用的评估：研究设计、数据分析和临床意义》（2020）[*Evaluation of Gastric pH-Dependent Drug Interactions with Acid-Reducing Agents: Study Design, Data Analysis, and Clinical Implications*（2020）]。详细内容见第十三章第四节。

3. 特殊人群的药动学研究技术指导原则　关于特殊群体中受试者人群和剂量选择的明确给药建议的指导原则，如《妊娠期行业药代动力学指南——研究设计、数据分析及其对剂量和标签的影响》（2004）[*Guidance for Industry Pharmacokinetics in Pregnancy—Study Design,Data Analysis,and Impact on Dosing and Labeling*（2004）]、《药物和生物制品儿科研究的一般临床药理学考虑》（2019）[*General Clinical Pharmacology Considerations for Pediatric Studies for Drugs and Biological Products*（2019）]、《新生儿临床试验设计》（2019）[*Clinical Trial Design for Newborns*（2019）]及《药物一期研究的研究新药（INDs）申请的内容和格式，包括特征良好、治疗性、生物技术衍生产品》（1995）[*Content and Format of Investigational New Drug Applications (INDs) for Phase 1 Studies of Drugs, Including Well-Characterized, Therapeutic, Biotechnology-derived Products*（1995）]。

4. 食物影响和生物等效性试验　食物与药物同时口服可能影响药物的吸收和暴露量，从而影响药物的安全性和疗效，因此在新药研发过程中同时需要进行不同食物对口服药物影响的临床药理学研究。生物等效性试验是比较受试制剂（test product，T）与参比制剂（reference product，R）的吸收速度和吸收程度差异是否在可接受范围内的研究，可用于化学药物仿制药的上市申请，也可用于已上市药物的变更（如新增规格、新增剂型、新的给药途径）申请。其研究设计、实施、数据分析和判定的标准参考的指导原则，如《评估食品对 IND 和 NDA 中药物的影响——临床药理学考虑》（2019）[*Assessing the Effects of Food on Drugs in INDs and NDAs—Clinical Pharmacology Considerations*（2019）]、《根据 ANDA 提交的药物的药代动力学终点生物等效性研究》（2021）[*Bioequivalence Studies with Pharmacokinetic Endpoints for Drugs Submitted Under an ANDA*（2021）]、《根据〈美国联邦法规〉第 21 篇第 320.38（c）条保留的生物利用度和生物等效性样品数量的合规政策》（2020）[*Compliance Policy for the Quantity of Bioavailability and Bioequivalence Samples Retained Under 21 CFR 320.38(c)*（2020）]、《食品效应生物利用度与联邦生物等效性的研究》（2002）[*Food-Effect Bioavailability and Fed Bioequivalence Studies*（2002）]。详细内容见第十三章第三节、第十二章。

5. Ⅱ～Ⅲ期临床试验技术指导原则 Ⅱ期即探索性试验，是确证性试验的理论基础和设计几乎总是依赖于一系列早期探索性临床研究工作，具有清晰和明确的目的。与确证性试验相比，它们的目的并不总是对预先定义的假设进行简单的检验。此外，探索性试验可能有时需要采用更灵活的方法进行设计，以便根据积累的结果对设计进行修改。它们的分析可能仅限于数据探索；可能进行假设检验，但假设的选择可能依赖于数据。尽管这类试验可能对整体有效性证据有贡献，但不能作为证明有效性的正式依据。Ⅲ期即确证性试验是一种预先提出假设并进行评价的具有充分对照的试验。通常，需要通过确证性试验提供有效性或安全性的确凿证据。在这类试验中，关键假设直接来源于试验的主要目的，通常被预先定义，且在试验完成后检验该假设；并以适当的精度估计其效应大小，与把这些效应和临床意义联系起来是同等重要的。在探索性和确证性药物临床试验设计中的受试人群选择、样本量计算及主要疗效指标的要求等分别有不同的技术指导原则，如《药物和生物制品适应性设计临床试验行业指南》（2019）[*Adaptive Design Clinical Trials for Drugs and Biologics Guidance f or Industry*（2019）]、《行业、研究人员和审查人员探索性 IND 研究指南》（2006）[*Guidance for Industry,Investigators, and Reviewers Exploratory IND Studies*（2006）]、《在早期临床试验中研究细胞或基因治疗产品的多个版本》（2021）[*Studying Multiple Versions of a Cellular or Gene Therapy Product in an Early-Phase Clinical Trial*（2021）]、《2 期和 3 期研究的 NDs 化学、制造和控制信息》（2003）[*NDs for Phase 2 and Phase 3 Studies Chemistry, Manufacturing, and Controls Information*（2003）]、《贝叶斯统计在医疗器械临床试验中的使用指南》（2010）[*Guidance for the Use of Bayesian Statistics in Medical Device Clinical Trials*（2010）]。详细内容见第一章。

6. 上市后药物临床试验（Ⅳ期） 扩展药物在普通人群、特殊人群和（或）环境中的获益/风险关系的认识，以便识别较少见的不良反应，并优化药物上市后的给药建议，参考的指导原则如《行业上市后研究和临床试验指南——《联邦食品、药品和化妆品法案》（2011 年）第 505（o）（3）条的实施》[*Guidance for Industry Postmarketing Studies and Clinical Trials—Implementation of Section* 505(o)(3) *of the Federal Food, Drug, and Cosmetic Act*（2011）]。详细内容见第一章。

案例 4-2

皮下注射索马鲁肽在非酒精性脂肪性肝炎（non-alcoholic steatohepatitis，NASH）中的安慰剂对照试验（A Placebo-Controlled Trial of Subcutaneous Semaglutide in Nonalcoholic Steatohepatitis. N. ENGL. J. MED 384；12, March 25，2021）。在病理确诊的 NASH 和 F1、F2 或 F3 期的肝纤维化患者中，观察 72 周的双盲Ⅱ期试验。患者按照 3：3：3：1：1：1 比例随机分别接受剂量 0.1mg、0.2mg 或 0.4mg 的皮下注射索马鲁肽或相应的安慰剂，主要目的是 NASH 缓解且肝纤维化未恶化，次要目的是 NASH 没有进展且至少一个纤维化阶段的改善，只在纤维化 F2 或 F3 期的患者中进行这些终点指标的分析，在全部患者中进行其他数据分析。

样本量的计算是假设安慰剂组病例数占 14%和按主要目的入组索马鲁肽 0.4mg 剂量组的患者占 38%，估计脱落率是 15%，按照主要目的入组的索马鲁肽 0.4mg 剂量组的把握度是 90%的病例数需要入组 288 例（包括各期纤维化患者）。本试验入组的 320 例患者随机分别接受索马鲁肽剂量 0.1mg、0.2mg、0.4mg 及安慰剂每组各 80 例。结果表明，跟安慰剂相比索马鲁肽明显改善 NASH，但对于纤维化各期之间的作用不明显。

（四）EMA 技术指导原则

EMA 根据欧盟成员国的新药研发注册需求，制订了欧盟的一系列注册临床试验的技术指导原则，如下所示。

1. 首次人体试验技术指导原则 根据临床前动物实验的安全性和药动学数据，计算人体首次起始剂量、最大给药剂量和剂量递增方法及试验终止标准，同时尽量多地设计耐受性和安全性观察指标，在保证受试者安全性前提下收集尽量多的临床数据，参考的技术指导原则如 EMA《识别和降低试验药物首次人体试验和早期临床试验风险的策略》（2017）[Guideline on *strategies to identify and mitigate risks for first-in-human and early clinical trials with investigational medicinal products*（2017）]。详细内容见第十章。

2. 药物相互作用技术指导原则 药物相互作用试验设计和判定标准的技术指导原则如 EMA《药物相互作用调查指南》（2013）[*Guideline on the Investigation of Drug Interactions*（2013）]。

3. 生物等效性试验技术指导原则 对于比较受试制剂与参比制剂的吸收速度和吸收程度差异是否在可接受范围内的研究，可用于化学药物仿制药的上市申请，也可用于已上市药物的变更（如新增规格、新增剂型、新的给药途径）申请的技术指导原则，如 EMA《关于生物等效性证明的个别产品特定指南汇编》（2016）[*Compilation of Individual Product-Specific Guidance on Demonstration of Bioequivalence*（2016）]。

4. Ⅱ～Ⅳ期临床试验技术指导原则 在新药研发过程患者中的治疗探索性和治疗确证性临床试验，根据清晰和明确的目的进行样本量计算、受试者人群的选择及主要疗效指标的确定等参考技术指导原则，如 EMA《治疗慢性心力衰竭药品临床研究指南》（2018）[*Guideline on Clinical Investigation of Medicinal Products for the Treatment of Chronic Heart Failure*（2018）]。

（五）WHO 技术指导原则

WHO 为了规范世界范围内仿制药生物等效性试验的设计和实施，制订了一系列技术指导原则，如《体内生物等效性研究组织指南》（2016）[*Guidance for Organizations Performing in Vivo Bioequivalence Studies*（2016）]。

案例 4-3

在健康受试者中的随机、药动学/药效学研究，比较参比制剂与其生物类似物 P044 的生物等效性试验[Taylor & Francis, 2022, 22(2):235-243]。试验设计是随机、开放、单次给药、交叉设计，66 名健康女性受试者根据随机结果在两个周期中分别接受 P044 和 Forsteo®，试验结果表明两者的药动学/药效学参数血药浓度峰值（C_{max}）、从零点时间外推至无穷时间的血药浓度-时间曲线下面积（$AUC_{0-\infty}$）、从零点时间到 t 的血药浓度-时间曲线下面积（AUC_{0-t}）和药效学参数的 90%置信区间（CI）位于生物等效性范围，符合指导原则要求的 80.00%～125.00%内。该研究结果证明生物类似物 P044 与参比制剂 Forsteo®生物等效。根据两周期交叉设计双单侧检验的 80%把握度的显著性标准是 5%，根据文献报道的变异系数（coefficient of variation，CV）为 25%的样本量是 56 例，考虑到受试者脱落 66 例。试验的流程图如图 4-2 所示。

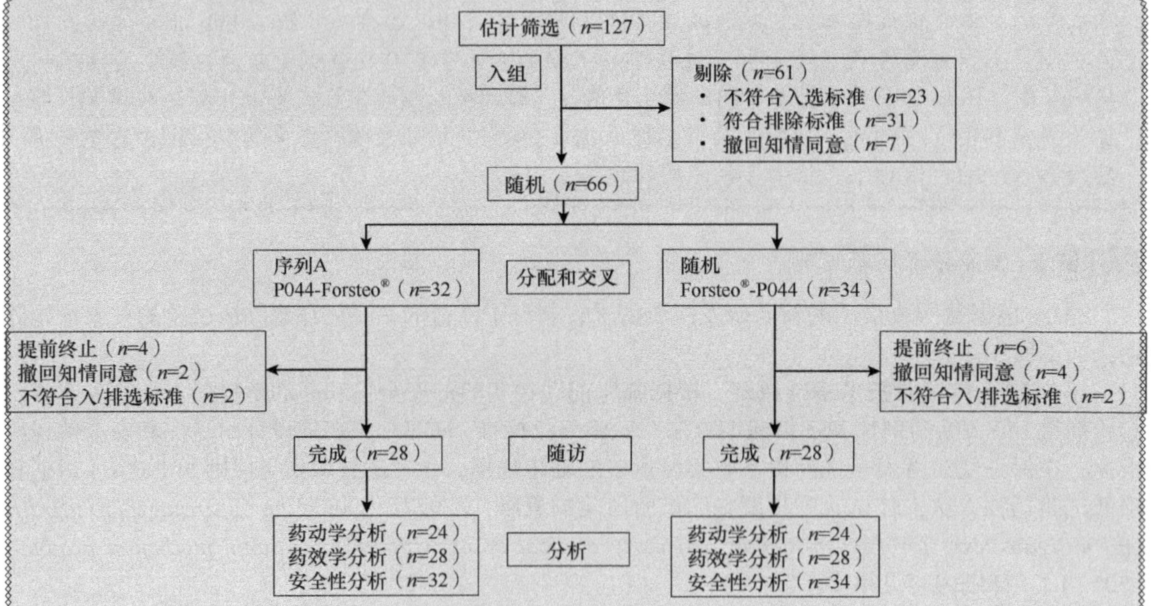

图 4-2 试验流程图

案例 4-4

如果没有很好地遵守相关技术指导原则，新药临床试验数据可能不被有关药品监督管理部门认可，新药就会被拒绝上市申请。例如，2022 年 2 月 10 日某企业的 PD-1 抗体信迪利单抗（sintilimab）在美国的新药上市申请被 FDA 拒绝就是一个典型例子，因为在没有 FDA 咨询或监督的情况下，使用不符合美国监管标准或不符合美国医疗实践的对照组和终点。ORIENT-11 存在的问题：①不是一个国际多中心临床研究，与 ICH-E17 指导原则描述不相符；②临床设计对照不是已获批的 PD-1 单抗；③临床终点是无进展生存期（progression free survival，PFS）不是总生存期（overall survival，OS），详见 Sintilimab for Locally Advanced or Metastatic Nonsquamous Non-Small Cell Lung Cancer (NSCLC)。

第三节 中国药物临床试验技术指导原则

中国药品监督管理部门根据国内新药注册需求制订的药物临床试验技术指导原则适用于所有在中国进行新药注册的药物。

一、中国药物临床试验技术指导原则概述

国内的技术指导原则根据适用范围和颁布的部门不同分为一般性技术指导原则、特定领域的技术指导原则和个药的技术指导原则。一般性技术指导原则主要是由国家药品监督管理局和更高一级管理部门颁布的，主要涉及规范性文件和通用的技术指导原则如 GCP（2020 年第 57 号）、《药物临床试验必备文件保存指导原则》（2020 年第 37 号）、《化学药品注册分类及申报资料要求》（2020 年第 44 号）、《生物制品注册分类及申报资料要求》（2020 年第 43 号）、《真实世界证据支持药物研发与审评的指导原则（试行）》(2020 年第 1 号)、《以药动学参数为终点评价指标的化学药物仿制药人体生物等效性研究技术指导原则》（2016 年第 61 号）等。国家药品监督管理局的下属部门药品审评中心颁布的技术指导原则主要是不同类型药物如窄治疗指数和生物类似药、干细胞和免疫细胞治疗产品等，以及药物相互作用、群体药动学、儿科用药和模型引导的药物研发技术指导原则等。

二、特定领域的药物临床试验技术指导原则

根据国家药品监督管理局对新药的注册分类，需要开展不同的临床试验才能满足注册法规的要求，按照不同分类的新药和适用的治疗领域的临床试验需要遵循的技术指导原则分别叙述如下。

（一）创新药的技术指导原则

创新药和改良型创新药的早期临床试验设计方面涉及的技术指导原则比较广泛。例如，人体首次起始剂量的计算、药动学试验的样本采集设计和检测，如 CDE《化学药创新药临床单次和多次给药剂量递增药代动力学研究技术指导原则》（2021）、CDE《创新药临床药理学研究技术指导原则》（2021）、CDE《改良型新药调释制剂临床药代动力学研究技术指导原则》（2022）；对于药物相互作用试验设计和判定标准的技术指导原则如 CDE《药物相互作用研究技术指导原则（试行）》（2021）；在新药研发早期考察同时进食对药物代谢影响的试验设计技术指导原则如 CDE《新药研发过程中食物影响研究技术指导原则》（2022）；对于新药研发过程中工艺或生产场地变更等对药物生物利用度影响试验设计的技术指导原则参考 CDE《创新药人体生物利用度和生物等效性研究技术指导原则》（2022），以及临床试验设计中的随机分配技术指导原则如 CDE《药物临床试验随机分配指导原则（试行）》（2022）。

案例 4-5

健康受试者中单次递增剂量和连续多次给予苯磷硫胺后的安全性、耐受性和药动学研究（Safety, Tolerability and Pharmacokinetics of Single and Multiple Ascending Doses of Benfotiamine in Healthy Subjects. Drug Design, Development and Therapy 2021:15 1101-1110），单次递增剂量分别是 150mg、300mg、600mg、900mg、1200mg 共 5 个剂量组，每组按 5∶1 比例分别随机给予苯磷硫胺或安慰剂各 10 例。结果表明苯磷硫胺片 150～1200mg 剂量内的耐受安全性良好，其代谢产物硫胺素（TM）、单磷酸硫胺素（TMP）和二磷酸硫胺素（TDP）的药动学参数 $AUC_{0\text{-}t}$ 呈剂量非线性药动学特征。在 150mg、300mg 和 600mg 三个剂量组分别每天两次给药共 7 天后，TM 和 TDP 蓄积系数（accumulation coefficient，AC）范围分别是 1.96～2.11 和 1.88～2.03，说明该药在人体内有一定蓄积。

（二）抗肿瘤药物的技术指导原则

抗肿瘤药物的研发是目前世界新药研发的热点和难点，早期的小分子抗肿瘤药物因为不良反应应用受到限制，不良反应相对比较少的抗肿瘤的生物药和细胞及基因治疗新产品也不断上市。为了加快安全且有效的抗肿瘤药物的尽快上市造福于更多肿瘤患者，其临床试验设计及病例数要求更加科学和符合其特有的技术指导原则要求，如 CDE《抗肿瘤药首次人体试验扩展队列研究技术指导原则（试行）》（2021）、《抗肿瘤创新药上市申请安全性总结资料准备技术指导原则》（2020）、《单臂试验支持上市的抗肿瘤药进入关键试验前临床方面沟通交流技术指导原则》（2020）和《药物临床试验适应性设计指导原则（试行）》（2021）。

案例 4-6

在铂作为一线基础化疗药治疗进展的肺癌患者中联合替雷利珠单抗治疗的Ⅱ期临床试验（A Phase 2 Study of Tislelizumab in Combination With Platinum-Based Chemotherapy as First-line Treatment for Advanced Lung Cancer in Chinese Patients）。入组的患者包括组织/细胞学上确诊进展的恶性非鳞状非小细胞肺癌（nonsquamous non-small cell lung cancer，NSQ-NSCLC）、鳞状非小细胞肺癌（squamous-cell non-small cell lung cancer，SQ-NSCLC）或广泛期小细胞肺癌（small cell lung cancer，SCLC），所有患者接受替雷利珠单抗 200mg 联合 4～6 周期的铂治疗，NSQ 组患者给予培美曲塞+3 周一次铂治疗 4 周期后培美曲塞维持治疗；SQ 组患者给予紫杉醇

（A）或吉西他滨（B）+3 周一次铂治疗；SCLC 组患者给予依托泊苷+3 周一次铂治疗。主要目的是观察根据 RECIST v1.1 标准的客观缓解率（objective response rate，ORR），次要目的包括无进展生存期和耐受性，探索性目的包括总生存期和生物标志物的预测。共入组 45 例患者：其中 NSQ 组 16 例；SQ 组 21 例（SQ-A=15；SQ-B=6）；SCLC 组 17 例。客观缓解率分别是 44%（NSQ）、80%（SQ-A）、67%（SQ-B）和 77%（SCLC）；无进展生存期中位数分别是 9.0 个月（NSQ），7.0 个月（SQ-A）和 6.9 个月（SCLC），SQ-B 组未测到；总生存期除 SCLC 组 15.6 个月外，其他组均未测到。贫血不良事件发生率是 79.6%（n=43）和血细胞计数降低 74.1%（n=40）。替雷利珠单抗加化疗显示出明显的抗肿瘤效果，而且总体耐受性良好。

（三）治疗性蛋白药物的技术指导原则

源自人类血液或血浆的治疗性蛋白药物的临床试验设计和药动学样本采集及药动学参数计算等可以参考 CDE《治疗性蛋白药物临床药代动力学研究技术指导原则》（2021）。

（四）特殊人群的药动学研究

对于儿童、老年人及肝肾功能不全等特殊人群的临床试验设计，由于受试人群跟普通健康受试者差别比较大，来自普通受试者的临床试验数据不再适用于特殊群体的治疗方案设计，需要获得这些人群的临床试验数据以便制订更加合理的治疗方案。这些特殊群体临床试验涉及的国内技术指导原则包括 CDE《治疗儿科动脉性肺动脉高压药物临床试验技术指导原则》（2022）、CDE《儿童用化学药品改良型新药临床试验技术指导原则（试行）》（2021）、CDE《化学药品和治疗用生物制品说明书中儿童用药相关信息撰写的技术指导原则（试行）》（2021）、CDE《儿科用药临床药理学研究技术指导原则》（2020）、CDE《真实世界研究支持儿童药物研发与审评的技术指导原则（试行）》（2020）、CDE《肾功能不全患者药代动力学研究技术指导原则（试行）》（2022）、CDE《肝功能损害患者的药代动力学研究技术指导原则》（2012）。

（五）特殊剂型的生物等效性试验的技术指导原则

临床上除了口服和静脉药物常规剂型外，还有一类特殊剂型，其给药方式与口服或静脉给药差别比较大，对其生物等效性试验设计与常规剂型不同。①吸入制剂的生物等效性试验的设计和给药的技术指导原则，见 CDE《经口吸入制剂仿制药生物等效性研究指导原则》（2020）。②皮肤给药制剂：透皮贴剂（transdermal patch）系指用于完整皮肤表面能将药物输送透过皮肤进入血液循环系统起全身作用的贴剂。透皮贴剂通过扩散而起作用，其释放速度受到药物浓度影响，其指导原则见 CDE《化学仿制药透皮贴剂药学研究技术指导原则（试行）》（2020）。个体间药动学差异比较大的高变异药物的生物等效性试验设计的病例数要求和等效性判定标准的指导原则，如 CDE《高变异药物生物等效性研究技术指导原则》（2018）。窄治疗指数药物的生物等效性技术指导原则见 CDE《窄治疗指数药物生物等效性研究技术指导原则》（2020）。

三、特别类别产品的技术指导原则案例

CDE 为了协调国内各制药企业的药物注册技术要求（包括标准、数据及报告格式等），使药物生产企业能够应用统一的注册资料规范，除制订了一系列通用的技术指导原则外，还对通用技术指导原则不适用的特别品种的新药注册制订了针对某个药物的技术指导原则，以便提高不同企业申报同一注册品种的资料质量，同时可以缩短研发时间，进而提高某品种新药研发、注册、上市的效率，举例如下。

（一）基因治疗药物

基因治疗产品是指通过修饰或操纵基因的表达或改变活细胞的生物学特性，从而达到治疗目的的产品，主要作用机制包括正常基因替换致病基因、使不能工作的基因失活或者引入新的或修饰的

基因等方式。例如，2023 年 11 月和 12 月 EMA 和 FDA 分别批准了基于 CRISPR 技术的基因编辑疗法的 Casgevy 上市，用于治疗 12 岁及以上伴有复发性血管闭塞危象的镰状细胞病（sickle cell disease，SCD）患者，即血红蛋白基因错误引发的遗传性血液病。参考指导原则：《罕见病基因治疗产品临床试验技术指导原则》的通告（2024 年第 7 号）（2024）。

（二）细胞治疗制剂

其安全性说明包括药物重要的已确认风险、重要的潜在风险和重要的缺失信息。嵌合抗原受体 T 细胞（chimeric antigen receptor T cell，CAR-T 细胞）治疗产品安全性风险较高，应在产品整个研发过程中持续进行风险识别以预防和降低风险。除常规药物警戒活动外，要关注特殊药物警戒活动；同时设有常规风险最小化措施和额外风险最小化措施，其技术指导原则见 CDE《嵌合抗原受体 T 细胞（CAR-T）治疗产品申报上市临床风险管理计划技术指导原则》（2022）。

（三）双特异性抗体抗肿瘤药物

由于具有双功能的重组抗体在结构和生产工艺方面较单抗药物更为复杂，在临床试验设计时更需要首次人体临床试验的风险控制。研究设计可参考对肿瘤药物研发的一般原则。在采用对照研究设计时，原则上应选择最优的标准治疗为对照，其参考指导原则如 CDE《双特异性抗体抗肿瘤药物临床研发技术指导原则》（2022）。

（四）抗人类免疫缺陷病毒感染药物

抗人类免疫缺陷病毒（human immunodeficiency virus，HIV）感染的新药，根据其分类不同，分别需要开展临床药理学研究、治疗探索性和治疗确证性临床试验。在治疗确证性临床试验中，根据研究目的和入组的人群不同，分为治疗性研究和预防性研究，两者试验设计的病例数和终点的疗效指标差别比较大，详见 CDE《抗 HIV 感染药物临床试验技术指导原则》（2021）。

（五）西妥昔单抗注射液

西妥昔单抗注射液适应证包括转移性结直肠癌及头颈部鳞状细胞癌。试验设计的要点包括药动学比对研究、药效学比对研究、其他需要重点关注的问题和适应证外推。因其具有半衰期较长，平均为 70～100h，且具有免疫原性等特征，药动学试验选择健康受试者采用单次给药的随机、双盲、平行对照的试验设计。$AUC_{0\text{-}\infty}$作为主要研究终点指标，等效性界值预设为 80%～125%。药效学试验选择最敏感的适应证均质患者人群。疾病严重程度和既往治疗采用等效性设计，以进口原研药为参照进行随机、双盲、平行对照试验，以独立影像评估客观缓解率为主要终点，其技术指导原则参考 CDE《西妥昔单抗注射液生物类似药临床试验设计指导原则（试行）》（2022）。

（六）他达拉非片

他达拉非的吸收速率和程度不受食物的影响，在男性健康受试者中采用两序列、两周期、交叉试验设计，开展单次给药的空腹及餐后人体生物等效性研究。采用最高规格单片口服给药，生物等效性接受标准为受试制剂与参比制剂的 C_{max}、$AUC_{0\text{-}t}$ 和 $AUC_{0\text{-}\infty}$几何均值比值的 90%置信区间应在 80.00%～125.00%内，其技术指导原则见 CDE《他达拉非片生物等效性研究技术指导原则》（2022）。

（编委：李雪宁　夏结来，参编者：李　晨）

思　考　题

1. 药物临床试验技术指导原则制定的意义是什么？
2. 药物临床试验设计的要素和设计类型有哪些？
3. ICH 指导原则分几类？
4. 国内技术指导原则制定的流程有哪些？
5. 中国的特定领域的药物临床试验技术指导原则有哪些？举例说明。

第五章　药物临床试验各方职责及实施过程

教学目标

1. 基本概念

（1）熟悉研究者、申办者和监查员。

（2）熟悉知情同意、质控、监查、稽查、检查、严重不良事件、SUSAR。

2. 基本理论和基本知识

（1）掌握如何进行严重不良事件报告。

（2）掌握药物临床试验实施的一般流程及环节。

（3）熟悉研究者、申办者和监查员应具备的资格与条件。

（4）了解药物临床试验过程中各方职责及实施各个阶段需要重点关注的内容和要点。

第一节　药物临床试验的实施各方及职责

药物临床试验需要多方人员参与，包括研究者、申办者、CRO、伦理委员会、药物临床试验机构和药品监督管理部门。各方人员在临床试验中的分工不同，但共同职责是保证临床试验过程规范，数据和结果科学、真实、可靠，保护受试者权益和安全。各方人员均需严格遵守相应的法律、法规和规范。

本节以我国颁布的 GCP 和 ICH-E6 为基础，对研究者、申办者和监查员的职责进行描述。

一、研究者及研究者职责

（一）研究者定义

研究者是实施临床试验并对临床试验质量及受试者权益和安全负责的试验现场的负责人，也称为主要研究者（principal investigator，PI）。

临床试验需要研究团队共同完成，通常包括主要研究者、助理研究者（sub-investigator，Sub-I）、研究护士、设备管理员、资料管理员、药物管理员、质量控制员等。研究团队中一人可以承担多个角色，如研究护士可以同时是资料管理员。需要注意承担该项临床试验质控的质量控制员不能参与该项试验的其他工作。

（二）研究者应具备的资格和条件

研究者是临床试验顺利且高质量完成的关键因素，因此研究者必须具备一定的资格和条件。

（1）研究者应有临床试验机构执业资格，具有高级职称，具备开展临床试验所需专业知识和能力，接受过相关培训（如 GCP 培训），参加过 3 个及以上以注册为目的的药物临床试验。

（2）研究者应熟悉并遵守 GCP 和与临床试验相关的法律法规。

（3）研究者应有权支配参与临床试验的研究人员和各项医疗设备。

（4）研究者应在临床试验方案或合同约定的时间内招募到足够数量、合格的受试者。

（5）研究者应当具备足够的时间和精力开展临床试验。

研究者需要根据临床试验具体要求组建研究团队，对研究人员进行分工授权。如果需要授权本单位以外人员承担临床试验某项工作，要先征得申办者同意。

研究者需要在试验开始前熟悉试验方案、研究者手册、试验药物及相关资料，并且应当保证所有参与临床试验的研究人员熟悉试验方案、试验药物、分工与职责。

研究者需要在试验过程中监督临床试验实施及所有研究人员对试验方案、标准操作规程、工作职责的执行，并进行临床试验的质量管理，从而确保临床试验数据的真实、完整和准确。

研究者需要在临床试验各阶段接受申办者的监查和稽查，以及各级药品监督管理部门的检查。

（三）研究者职责

1. 与伦理委员会沟通　临床试验须在获得伦理委员会书面同意后实施，在临床试验全过程，研究者要与伦理委员会良好、有效沟通。

在临床试验实施前，研究者应递交伦理审查需要的所有文件。在获得伦理委员会书面同意，签署合同后，筛选受试者。在临床试验实施过程中，如果临床试验文件（包括研究者手册、试验方案、知情同意书等）进行了修订，应向伦理委员会提交修订版文件。在获得伦理委员会书面同意后，才可使用修订版文件。

2. 签署临床试验协议　在临床试验开始前，研究者和药物临床试验机构应当与申办者签订协议。在协议中明确各方职责、权利和利益，以及各方应当避免的、可能的利益冲突；还应商定试验经费，使其合理，符合市场规律。

3. 遵守试验方案　研究者应遵循由申办者提供并且经伦理委员会同意的试验方案进行临床试验。

未经申办者和伦理委员会同意，研究者不能修改或者偏离试验方案。但有两种情况例外：一是方案的变更仅涉及更换监查员、电话号码等临床试验管理方面的改动；二是研究者为了避免对受试者造成紧急危害，在未获得伦理委员会同意的情况下修改或者偏离试验方案，研究者或其授权的研究人员应进行记录和解释，并应及时向伦理委员会、申办者报告，必要时报告药品监督管理部门。

如果是随机试验，研究者应遵循随机化程序，依据方案打开随机信封或者使用中心化随机系统获得随机号码。如果研究采用盲法，应依据方案要求进行揭盲。如果意外破盲、因严重不良事件需要紧急揭盲时，研究者应向申办者书面说明原因。

4. 保证试验设施、设备和人员符合要求　研究者需要在医疗设施良好、实验室设备完备、人员齐备的状况下开展临床试验。应具有急危重症原地抢救及迅速转诊的设施设备和能力，配有抢救药品，以确保受试者安全。仪器设备管理应由专人负责，定期校准、验证、维护，保证结果准确可靠。

5. 管理试验用药品　试验用药品包括用于临床试验的试验药物、对照药品。对照药品指临床试验中用于与试验药物参比对照的其他研究药物、已上市药品或者安慰剂。

研究者需授权有资格的药师或者其他人员管理试验用药品。试验用药品的管理包括接收、储存、发放、回收、退回等。研究者要保证所有试验用药品仅用于该临床试验的受试者。

研究者应按照试验方案使用试验用药品，应当向受试者说明试验用药品的正确使用方法且保存受试者用药记录。试验用药品的使用数量与剩余数量总和应当与申办者提供的数量一致，如有不一致情况需要询问并记录。

6. 实施知情同意并入选受试者　知情同意是指受试者被告知可影响其做出参加临床试验决定的各方面情况后，确认同意自愿参加临床试验的过程。该过程应当以书面、签署姓名和日期的知情同意书作为文件证明。

研究者在实施知情同意时应当遵守《赫尔辛基宣言》的伦理原则，遵守有关法律法规和 GCP。在筛选前研究者或其授权研究人员应向受试者提供知情同意书，使用通俗易懂的语言充分告知受试者临床试验的所有相关事宜。研究者或研究人员应给予受试者或其监护人充足的时间了解临床试验情况，并耐心且详细地回答他们的问题，不能采用强迫、利诱等方式影响受试者参与临床试验。受试者或者其监护人，以及进行知情同意的研究者或研究人员在知情同意书上签名并注明日期后，才可以筛选受试者。

在试验过程中，当研究者获知可能影响受试者继续参加临床试验的信息后，应及时告知受试者或其监护人，并记录。在试验过程中，如果知情同意书更新内容涉及受试者权益，临床试验过程中的受试者应当重新签署新版知情同意书。

知情同意书为一式两份，研究者和受试者各留存一份。

7. 保护受试者安全 在临床试验中，医学判断或临床决策应由临床医生做出。如果研究者为临床医生，需要承担与临床试验有关的医学决策责任。如果研究者不是临床医生，应授权临床医生承担医学决策责任。

在临床试验期间，如果受试者出现不良反应，研究者应首先对受试者采取适当医疗措施，并如实告知受试者。如果研究者发现受试者存在合并疾病需要治疗时，也应如实告知受试者，并且从受试者安全性和临床试验科学性角度评估受试者能否继续进行临床试验。

如果受试者同意，研究者可以将受试者参加临床试验的情况告知相关临床医师。

受试者可以在临床试验任何阶段无理由退出临床试验。研究者在充分尊重受试者权利基础上，应当尽量了解其退出原因并且要保证其不会遭到歧视或者报复、医疗待遇与权益不会受到影响。

8. 安全性报告 严重不良事件指受试者接受试验用药品后出现死亡、危及生命、永久或者严重的残疾或功能丧失、需要住院治疗或者延长住院时间，以及先天异常或者出生缺陷等不良医学事件。

SUSAR 指临床表现的性质和严重程度超出了试验药物研究者手册、已上市药品的说明书或者产品特性摘要等已有资料信息的可疑的并且为非预期的严重不良反应。

在临床试验过程中受试者出现严重不良事件，研究者在获知后应立即书面报告申办者。随后及时提供详尽的书面随访报告。如果是涉及死亡事件的报告，研究者应当向申办者和伦理委员会提供如尸检报告和最终医学报告等其他所需要的资料。为了保护受试者隐私，严重不良事件报告和随访报告中受试者的身份应以鉴认代码表示，不能使用受试者的真实姓名、公民身份证号码和住址等身份信息。

当研究者收到申办者提供的临床试验的相关安全性信息后，一方面需要考虑是否调整在研受试者治疗；另一方面如果相关安全性信息是 SUSAR，应当向伦理委员会报告。

9. 试验记录和报告 源数据指临床试验中的原始记录或者核证副本上记载的所有信息，包括临床发现、观测结果及用于重建和评价临床试验所需要的其他相关活动记录。源文件指临床试验中产生的原始记录、文件和数据，如医院病历、医学图像、实验室记录等。源文件包括源数据，可以以纸质或者电子等形式的载体存在。核证副本指经过审核验证，确认与原件的内容和结构等均相同的复制件，该复制件是经审核人签署姓名和日期，或者是由已验证过的系统直接生成，可以以纸质或者电子等形式的载体存在。

试验记录真实、准确和完整是试验报告中对试验药物的安全性及有效性评价的保障。研究者应对试验现场的数据采集进行监督，确保数据来源于临床试验的源文件和记录，源数据应当具有可归因性、易读性、同时性、原始性、准确性、完整性、一致性和持久性。对于源数据的修改应当留痕，不能掩盖初始数据，修改者须签名、注明修改日期并记录修改的理由。

当患者作为受试者参加临床试验，相关的医疗记录应记录在门诊或者住院病历系统。

病例报告表中的数据来源于源文件。研究者应确保病例报告表中的数据和记录准确、完整、清晰和及时。如需修改病例报告表中数据，应保证初始记录清晰可辨，保留修改轨迹，必要时解释修改的理由，修改者须签名并注明修改日期。

在记录、处理和保存临床试验数据及受试者信息过程中，要注意保护受试者隐私，避免数据和信息的非法或者未经授权地查阅、公开、散播、修改、损毁、丢失。

10. 试验进展报告 研究者应按照伦理委员会要求提供临床试验进展报告，如果发现可能显著影响临床试验的实施或者增加受试者风险的情况，应尽快向申办者、伦理委员会和临床试验机构书面报告。

在临床试验结束后，研究者应当向临床试验机构报告，向伦理委员会提供临床试验结果摘要，向申办者提供临床试验报告。

11. 提前终止或暂停临床试验　研究者、申办者和伦理委员会都有终止或者暂停临床试验的权利。无论哪方终止或者暂停临床试验，研究者均应及时通知受试者，并对受试者进行适当的治疗和随访。

研究者、申办者、伦理委员会和临床试验机构均需要获知临床试验终止或者暂停情况。无论是研究者、申办者或伦理委员会哪方终止或暂停临床试验，均须由研究者立即向上述各方报告，并提供详细的书面说明。

12. 保存临床试验资料　在临床试验准备阶段、进行阶段和完成后，研究者应当按《药物临床试验必备文件保存指导原则》，妥善保存试验文件，并根据法规和临床试验协议确定临床试验文件保存时间、保存地点、费用及到期后的处理。

用于申请药品注册的临床试验，必备文件应当至少保存至试验药物被批准上市后 5 年；未用于申请药品注册的临床试验，必备文件应当至少保存至临床试验终止后 5 年。

13. 接受监查、稽查和检查　研究者应当配合监查员、稽查员、伦理委员会和药品监督管理部门工作，提供其所需的与试验有关的记录，确保临床试验质量。

二、申办者及申办者职责

（一）申办者定义

申办者是负责临床试验的发起、管理和提供临床试验经费的个人、组织或者机构。申办者是临床试验数据质量和可靠性的最终责任人，应当把保护受试者的权益和安全及临床试验结果的真实、可靠作为临床试验的基本考虑。

（二）申办者应具备的资格和条件

申办者应为能够承担相应法律责任的企业或者药品研制机构等。境外申办者应当指定中国境内的企业法人办理相关药品注册事项。

申办者在药物临床试验申请前、药物临床试验过程中及药品上市许可申请前等关键阶段，可以就重大问题与药品审评中心等专业技术机构进行沟通交流。

（三）申办者职责

1. 获得监督管理部门和伦理委员会批准　申办者应向药品监督管理部门提交相关资料并获得临床试验许可或完成备案，并且取得伦理委员会书面同意后才可以开展临床试验。

2. 选择研究者和相关人员　申办者要从已在国家药品监督管理局备案的药物临床试验机构中选择承接临床试验的机构和研究者。如果开展多中心临床试验，申办者需要确定组长单位和协调研究者。

申办者应选择有资质的生物统计学家、临床药理学家和临床医生等参与设计试验方案与病例报告表、制订统计分析计划（statistical analysis plan，SAP）、分析数据、撰写总结报告，并组织医学专家对各方人员提出的临床试验相关医学问题进行咨询。

3. 签署临床试验协议　临床试验开始前，申办者应与参加临床试验各方单位签订合同，在合同中明确职责、权利和义务等，以及各方应避免的可能的利益冲突。

合同内容中应当包括如下内容：临床试验的实施过程中遵守本规范及相关的临床试验的法律法规；执行经过申办者和研究者协商确定的、伦理委员会同意的试验方案；遵守数据记录和报告程序；同意监查、稽查和检查；临床试验相关必备文件的保存及其期限；发表文章、知识产权等约定。合同或临床试验方案中应明确研究者和临床试验机构应当配合监查员、稽查员、伦理委员会和药品监督管理部门工作，提供其所需的与试验有关的记录。试验经费应合理，符合市场规律。

4. 制订试验方案和研究者手册　试验方案是说明临床试验目的、设计、方法学、统计学考虑和组织实施的文件。临床试验开始前申办者需要制订临床试验方案，应选择有资质的生物统计学家、临床药理学家和临床医生共同参与试验方案设计。

研究者手册是指与开展临床试验相关的试验用药品的临床和非临床研究资料汇编。

申办者应向研究者和临床试验机构提供试验方案及研究者手册，当获得重要的新信息时，申办者应当及时更新试验方案和研究者手册。

5. 准备和提供试验用药品 试验用药品制备应当符合临床试验用药品生产质量管理相关要求。申办者应当明确规定试验用药品储存温度、运输条件、储存时限、配制方法等，并应确保药物在运输和储存期间不被污染或者变质。

试验用药品的包装标签上应标明仅用于临床试验、临床试验信息和试验用药品信息。如为盲法试验，试验用药品包装和标签应能够保持盲态，并制订紧急揭盲程序。

申办者要建立试验用药品供给和管理规程。申办者提供试验用药品，一方面在临床试验获得伦理委员会同意和药品监督管理部门许可或备案之后，才可向研究者和机构提供试验用药品。另一方面应当确保试验用药品及时送达研究者和临床试验机构，保证受试者能够免费且及时使用。申办者应有书面文件告知研究者和临床试验机构试验用药品的使用、储存和相关记录要求。未使用的试验用药品应返还申办者，或者经申办者授权后由机构销毁。

试验用药品的留样应当保存至临床试验数据分析结束或者相关法规要求的时限，以要求保存时间较长的为准。

6. 建立质量管理体系 申办者是临床试验数据质量和可靠性的最终责任人，应建立涵盖临床试验的全过程的质量管理体系，对试验全过程实施质量管理，重点关注与受试者保护和临床试验结果真实、可靠密切相关的各项操作。

申办者负责制订、实施和更新临床试验质量保证和质量控制系统的标准操作规程，确保临床试验各项操作遵守试验方案、GCP 和相关法律法规。为保证临床试验质量，申办者应选用有资质的人员监督临床试验实施、数据核对与处理、统计分析和试验总结报告撰写。

申办者可以建立独立的数据监查委员会，制订工作流程，定期评价临床试验安全性数据和有效性终点数据，并对临床试验是否可以继续实施、调整或停止提出建议。数据监查委员会应保存所有与临床试验相关的书面报告及会议记录。

7. 提供保险和经济补偿 申办者应向研究者和临床试验机构提供与临床试验相关的保险或者保证。受试者与临床试验相关损害或者死亡的诊疗费用及相应的补偿应由申办者承担。但不包括因研究者和临床试验机构自身过失所致的损害。补偿或赔偿应及时兑付，且方式方法要符合相关的法律法规。

8. 监查和稽查

（1）监查：监查的目的是保护受试者的权益，保证数据准确、完整，试验遵守方案、GCP 和相关法规。

申办者应制订符合相关法律法规的监查计划，监查计划应当描述监查策略、对试验各方监查职责、监查方法，应用不同监查策略、监查方法的原因及如何对关键数据和流程进行监查。申办者应当制订监查标准操作规程，供其委派的监查员执行。每次监查后，监查员应及时书面报告申办者。监查报告应当说明对监查中发现的问题已采取的或者拟采用的纠正措施，申办者应对报告中的问题审核和跟进，并形成文件保存。

（2）稽查：稽查是质量保证的环节之一，在监查之外开展稽查有助于提高临床试验质量。

申办者应制订临床试验稽查规程和计划。稽查规程和计划的制订应依据临床试验的类型、复杂程度、风险水平、受试者例数、向药品监督管理部门提交的资料等。稽查规程应包括稽查目的、稽查方法、稽查次数和稽查报告的格式内容。申办者选择独立于临床试验的人员担任稽查员，不能由监查员兼任。稽查员的观察与发现应有书面记录。

9. 保证临床试验依从性 申办者发现研究者、机构、申办者人员不遵守试验方案、标准操作规程、GCP 及相关法律法规时，应立即采取措施予以纠正，保证试验的依从性。如果研究者、机构存在严重的或劝阻不改的问题时，应终止该研究者和机构继续参加临床试验，并及时报告药品监督管理部门。与此同时，申办者和研究者应采取措施保护受试者安全和权益。

10. 不良事件评估与报告　申办者负责试验过程中试验用药品的安全性评估。当申办者收到安全性相关性信息后应立即评估，若评估为 SUSAR，须迅速报告给所有参与临床试验的研究者、临床试验机构、伦理委员会、药品监督管理部门和卫生健康主管部门。

申办者应向参与临床试验的研究者、临床试验机构和伦理委员会提交药物研发期间安全性更新报告。

11. 提前终止或暂停临床试验　见本章第一节药物临床试验的实施各方及职责一、研究者及研究者职责（三）研究者职责第 11 点。

12. 保存试验记录　申办者需要书面告知研究者和机构对试验记录保存的要求。申办者应当保存需要其保存的临床试验数据，从参加临床试验的相关单位获得的其他数据，应作为申办者的特定数据保留在临床试验必备文件内。试验数据所有权的转移，应符合相关法律法规的要求。

13. 提交总结报告　临床试验完成或者提前终止，申办者负责向药品监督管理部门提交临床试验报告。

14. 开展多中心临床试验　开展多中心临床试验时，申办者应确保各中心执行相同的临床试验方案和病例报告表。在试验开始前，应有书面文件明确各中心研究者的职责。在试验开展过程中，应确保各中心研究者之间的沟通交流，保证研究者执行统一的临床和实验室数据评价标准。

15. 保持盲法试验的盲态　盲法试验应始终保持盲态，包括数据录入和处理。申办者应使用受试者鉴认代码处理临床试验数据。揭盲后，申办者应当及时把受试者分组情况书面告知研究者，从而保护受试者试验后的用药安全。

16. 委托 CRO　申办者可将与临床试验相关的部分或者全部工作委托给 CRO，但申办者最终要对临床试验数据质量和可靠性负责。申办者要与 CRO 签订合同，并监督 CRO 承担的各项工作。

三、监查员及监查员职责

（一）监查员定义

监查是指监督临床试验的进展，并保证临床试验按照试验方案、标准操作规程和相关法律法规要求实施、记录和报告的行动。

监查员是由申办者/CRO 委派的具备医学、药学等监查所需的知识，受过相关培训且能够有效履职的人员，是申办者/CRO 和研究者之间的主要联系人。

（二）监查员应具备的资格和条件

监查员应具有医学、药学或相关专业学历，并接受 GCP 等与临床试验相关的法规培训；应熟悉申办者/CRO 制订的监查标准操作规程，熟悉试验方案、试验用药品的相关知识、知情同意书等。此外，监查员还应当具备良好的沟通能力、协作能力、认真负责等基本素养。

（三）监查员职责

监查员要在临床试验前、过程中和结束后对临床试验中心进行定期访视及监查，与研究人员进行沟通和讨论，确保临床试验按照试验方案正确地实施和记录。

1. 临床试验开始前　监查员要对即将开展临床试验的研究者和临床试验机构进行了解。监查员需要确认研究者是否具备相应资质，拥有相应资源；临床试验机构的人员和设备设施，如人员配备和培训，各项设施设备等符合试验要求。在筛选首例受试者前，监查员需要确认参与临床试验人员已经过相关培训并已被主要研究者授权、试验用药品已送至临床试验机构并且符合储存条件、临床试验必备文件已送至临床试验机构，以及各种与临床试验相关设备运转良好等。

2. 临床试验过程中　监查员需要核实如下内容。

（1）在临床试验筛选前，受试者或者其监护人签署了知情同意书。

（2）参与临床试验人员均经研究者授权，完成相关培训并且仅从事被授权的工作，在试验过程中遵守试验方案、标准操作规程和GCP等法律法规要求。

（3）试验用药品供应充足、在有效期内并符合储存条件；临床试验机构和研究者对试验用药品的接收、储存、发放、使用和回收均有记录；试验用药品仅供符合试验方案的受试者使用，未使用药品和受试者返回药品的处置符合相关法律法规与申办者的要求。

（4）研究者使用的是最新版与临床试验相关文件，如研究者手册、试验方案、知情同意书、病例报告表等，并按照GCP保存临床试验必备文件。

（5）确认入选的受试者合格。

（6）核对病例报告表中的数据，确保所有数据与原始数据一致，并确保所有原始记录准确、完整和可溯源。

（7）核对受试者在临床试验过程中治疗变更、剂量改变、合并用药情况等，确保均有记录。核对受试者在试验过程中撤回知情同意、退出研究或者失访的记录和说明。核实不良事件和方案偏离依法依规上报。

3. 试验结束后 当临床试验机构完成或终止临床试验后，监查员需要进行终期访视，核对试验用药品和试验相关材料，督促研究者和临床试验机构按照规定妥善保存试验文件。

每次监查后，监查员应就发现的问题及时与研究者沟通，如偏离试验方案和标准操作规程、病例报告表填写错误等。一方面要确保修正错误者是研究者或者被授权人，使用规范方式修改（杠改，修改人签名、注明日期，必要时说明修改理由）；另一方面要采取适当措施防止错误再次发生。

每次监查后，监查员应及时书面报告申办者/CRO，监查报告应当说明对监查中发现的问题已采取的或者拟采用的纠正措施。

案例 5-1

某项临床试验正在进行中，申办者委派的监查员每隔一段时间会到临床试验现场进行监查。工作繁忙时，研究人员要求监查员帮助填写病例报告表，记录试验用药品发放。监查员是否应该承担这些工作？

案例 5-1 解析

监查是指监督临床试验的进展，并保证临床试验按照试验方案、标准操作规程和相关法律法规要求实施、记录和报告的行动。监查员是由申办者或申办者委托的CRO委派的从事监查工作人员。因此，监查员是监查临床试验的人员，不是从事临床试验的研究人员。所以监查员不应帮助研究人员填写病例报告表，记录试验用药品发放。监查员的工作包括临床试验前确认研究者资质，研究人员培训与授权和设备设施运转情况等；在试验过程中监查文件、操作和记录及对受试者的保护等。监查员是申办者和研究者之间的主要联系人，每次监查后，监查员需及时就发现的问题与研究者沟通并书面报告申办者。

（编委：梁　雁）

第二节　药物临床试验的实施过程

案例 5-2

2019年11月14日，FDA批准BTK抑制剂泽布替尼上市，这是我国完全自主研发的抗癌新药首次获得FDA批准。2020年6月2日，泽布替尼在我国获批上市，成为我国第一个获批的国产BTK抑制剂创新药。全球视野下的新药研发，对创新药研发企业提出了更高要求。无论是仿制药一致性评价、上市许可持有人制度（MAH）、优先评审等医药审批制度的改革与完善，以及国家药品监督管理局积极引入国外药品，还是加大外商投资的开放力度和优化投资环境、出台税收和财政补贴政策，鼓励国内药企主动投身国际市场接受检验，都为中国创新药带来了政策大利好和重大机遇。泽布替尼是中国源头的创新药，也是创新药全球同步研发的典范，表现出了不凡的新药创制实力和潜力，用实际行动彰显了中国在创新药研发上取得突破性发展的决心。

请思考以下问题：

新药在我国获批上市前在临床试验机构开展临床试验的一般流程是什么？

开展药物临床试验基本流程如图 5-1 所示。

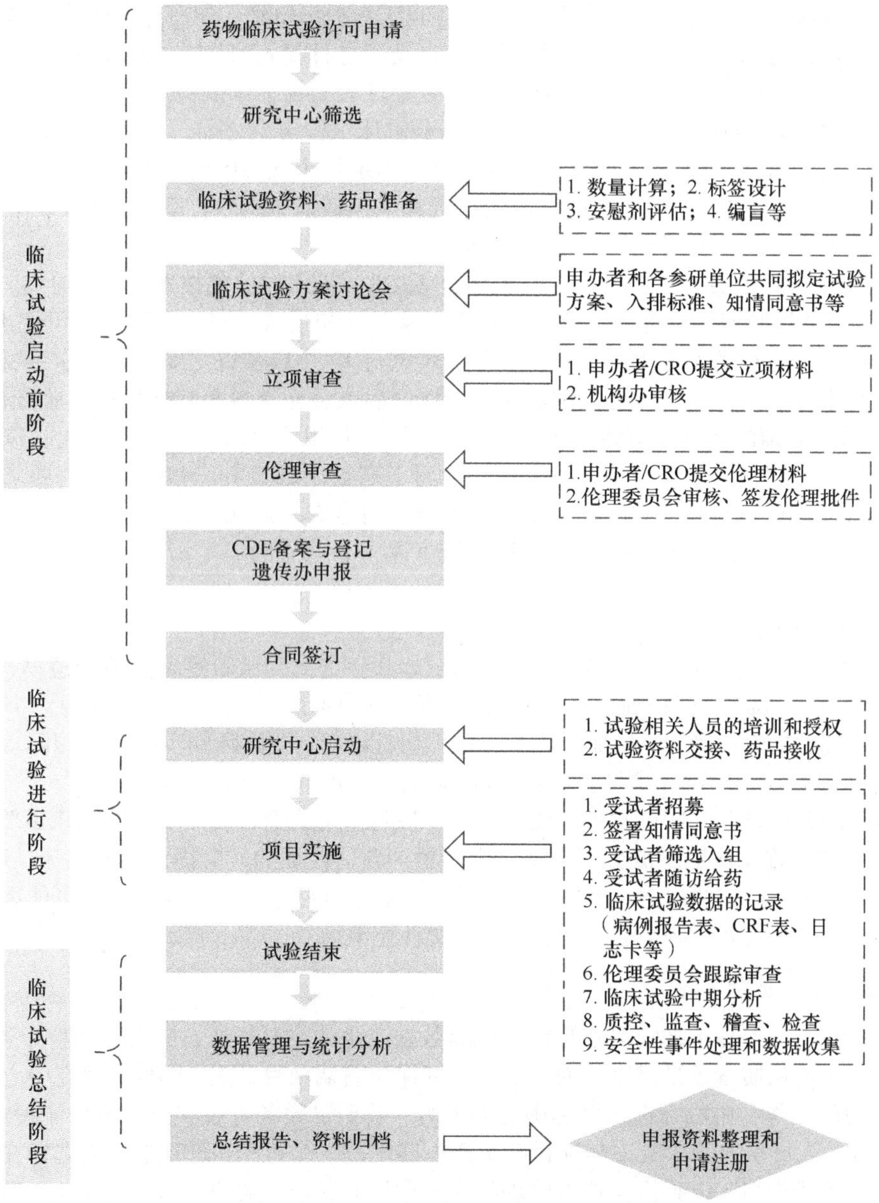

图 5-1　开展药物临床试验基本流程

上述流程不适用全部临床试验机构，可根据不同机构实际情况调整

一、药物临床试验启动前阶段

临床试验是药物上市前的必经阶段，只有经过严格的临床试验验证，新药才能够获得批准上市。药物临床试验有着严格的运行管理流程，一般包括项目的立项审查、伦理审查、备案登记、人类遗传资源管理、合同签订、启动会、项目实施、数据管理、统计分析、资料归档等。按照 GCP 的要求，我们对一项药物临床试验实施过程的管理一般分为三个阶段：启动前阶段、试验进行阶段和试验总结阶段。临床试验启动前的准备工作十分重要，是保证临床试验顺利启动和高质量完成的重要前提，主要包括试验许可申请、研究中心筛选、试验资料和药品准备、方案讨论会、分中心立项会、伦理审查、CDE 备案与登记、人类遗传资源备案/审批和合同签订等流程。

（一）药物临床试验许可申请

在我国申办者开展药物临床试验实施前，应向 CDE 提出申请。CDE 组织药学、医学和其他技术人员对已受理的药物临床试验申请进行审评，自受理之日起 60 日内决定是否同意开展，申请人逾期未收到药品审评中心意见的，可按照提交的方案开展药物临床试验。

1. 沟通交流会的准备与申请 在提出首次新药临床试验申请之前，申办者/CRO 应向 CDE 提出沟通交流会议申请，在确保受试者安全的基础上，确定临床试验申请资料的完整性和实施临床试验的可行性。申办者/CRO 准备的沟通交流会议资料应包括临床试验方案或草案，对已有的药学和非临床研究数据及其他研究资料的完整总结资料。

2. 沟通交流会议的召开 沟通交流会就申办者/CRO 提出的关键技术问题，围绕药物临床试验方案，以及已有数据和资料对是否支持实施临床试验开展和受试者安全风险是否可控进行讨论。会议按照《药物研发与技术审评沟通交流管理办法（试行）》形成会议纪要，作为审评文档存档，并作为审评和审批的参考。申请方可在沟通交流会议之后或补充资料和数据后提出临床试验申请。

3. 临床试验申请的受理与审评、审批 申请方应按照相关要求提交新药首次临床试验申请和申报资料。其中Ⅰ期临床试验申请，还应提交新药Ⅰ期临床试验申请和申报资料要求中载明的资料。CDE 在收到申报资料后 5 日内完成形式审查，符合要求或按照规定补正后符合要求的，发出受理通知书；自受理起 60 日内，未收到药品审评中心意见的，申请方可以按照提交的方案开展临床试验。

4. 其他有关事项

（1）药物临床试验应批准后 3 年内实施开展，如 3 年内无受试者签署知情同意书，药物临床试验许可自行失效。仍需实施药物临床试验的，应当重新申请。

（2）对于技术指南明确、药物临床试验有成熟研究经验，或国际同步研发的国际多中心临床试验申请，申办者/CRO 可不经沟通交流直接提出临床试验申请。

（3）已获准开展新药临床试验的，在完成Ⅰ、Ⅱ期临床试验后及开展Ⅲ期临床试验之前，申办者/CRO 应向 CDE 提出沟通交流会议申请。申请增加新适应证的，应提出新的临床试验申请。

（4）对于变更临床试验方案、重大药学变更、非临床研究重要安全性发现等可能增加受试者安全性风险的，申办者/CRO 应按相关规定及时递交补充申请。

（二）研究中心筛选

临床试验中心，是临床试验实施及临床试验数据产生的主要场所，是临床试验开展的基础。中心选择得当，无论从质量还是进度方面，都能更好保障后期项目开展。因此，研究中心筛选是临床研究不可忽视的工作。中心筛选，就是中心的人力、物资、设备等硬实力和机构流程、伦理流程、完成试验质量、人员素质等软实力与项目要求进行匹配的一个过程。研究中心应选择在国家药品监督管理部门的"药物临床试验机构备案管理信息平台"上登记备案的临床试验机构、专业和主要研究者。

1. 研究中心资质选择 开展药物临床试验的专业应当与医疗机构执业许可的诊疗科目相一

致；开展健康受试者的Ⅰ期临床试验、生物等效性试验应当为Ⅰ期临床试验研究室专业；具有与开展药物临床试验相适应的诊疗技术能力；具有与药物临床试验相适应的独立的工作场所、临床试验用药房和资料室，以及必要的设备设施。

2. 主要研究者资质选择 掌握药物临床试验技术与相关法规，具有高级职称并参加过 3 个及以上注册类药物临床试验；接受过 GCP 培训并具有开展此类项目经验；为该疾病领域的专家或全科医生，熟悉试验用药品的使用。

3. 必要的研究团队及时间 研究团队应至少包括完成项目所必需的研究者、药品管理员、资料管理员、研究护士、临床研究协调员等。研究团队应有充裕的时间去开展临床试验，主要研究者应保证所有成员充分理解并正确执行研究方案。

4. 良好的临床试验组织管理 具有承担药物临床试验组织管理的专门部门；具有负责药物临床试验伦理审查的伦理委员会；具有药物临床试验管理制度和标准操作规程；具有防范和处理药物临床试验中突发事件的管理机制与措施；具有临床试验质量管理体系，如开展试验项目的质量控制、数据溯源、源文件保存等。

（三）临床试验资料、药品准备

临床试验资料及试验用药品的管理不仅关系到临床试验的质量和结果，更关乎受试者的安全和权益。临床试验启动前，申办者/CRO 应将通过伦理审查的研究方案及相关资料送至中心，申办者负责提供试验用药品。试验用药品制备应当符合临床试验用药品生产质量管理规范等相关要求，在临床试验开始前申办者应对试验用药品进行质量检查，提供质量检测报告或药品说明书等文件，应当明确试验用药品的使用、储存和相关记录，药品标签应注明“仅供临床试验用”字样。

（四）临床试验方案讨论会

临床试验方案讨论会是临床试验的一个重要里程碑，对临床试验开展起着承上启下的作用。各研究中心研究者、申办者、CRO、统计方等相关人员就临床试验方案的设计、入排标准、试验流程等问题进行讨论。确保试验过程的可操作性及对可能出现的试验问题进行预估和防范。项目开展期间，可根据项目运行情况不定期召开方案讨论会，必要时可对方案及相关文件进行修订。

（五）立项审查

立项审查是临床试验质量控制的第一环节和基础保障，通过对临床试验项目的科学性、可行性等进行综合评估，为临床试验顺利开展把好第一道关。临床试验机构应建立完善的立项审查制度，通过采用形式审查、立项评审等模式，筛选优质的临床试验项目，提高医院研究水平，为项目后续顺利开展和实施打下坚实基础。立项评审人员应熟悉临床试验相关法规；主要研究者及团队核心成员应参加立项评审会议，就项目相关专业问题及方案要求进行讨论和答疑，必要时可邀请相关领域专家出席立项审评会议。

（六）伦理审查

所有药物临床试验开展之前必须通过伦理审查，伦理审查是指由医学专业人员、法律专家及非医务人员共同组成的独立组织，从医学伦理的角度对其所在中心承接或发起的临床试验的合理性、科学性和受试者风险受益进行评估的过程，目的为确保临床试验的设计和实施合乎道德和法律，同时保护受试者的安全、健康等权益，所以，开展伦理审查在临床试验中保护受试者方面发挥着至关重要的作用。提交伦理审查申请的项目包括研究项目的初始审查、简易程序审查、复审、修正案审查、跟踪审查、总结报告审查、项目终止审查等。伦理审查具体分为如下两个阶段。

1. 形式审查 也称受理，秘书或工作人员收到研究者递交的申请资料后进行形式审查。秘书或工作人员核对研究者所递交资料是否完整正式，确保所需文件和表格均没有遗漏并有相应的签字认可。如文件有遗漏，立即通知申请人根据要求补齐相关文件及遗漏资料。

2. 召开伦理审查会议 形式审查通过者，进行伦理委员会会议审查。

（1）初次审查或持续审查的项目，须经会议审查。

（2）复审项目、项目修正件、项目总结报告或终止试验的审查可对照快速审查标准，符合者可经快速审查，不符合者需经会议审查。伦理委员会的组成和一切活动不应受临床试验组织和实施者等干扰或影响，保持其独立性，确保受试者的权益、安全受到保护。伦理审查通过的申请项目即可获得伦理批件；对初次审查结论为修改后重审或修改后同意的项目，按要求进行修改，如参与试验各方同意此修改，申办者代表、各中心主要研究者，统计方在方案同意页上签字。获得伦理批件后，项目负责人和机构相关人员共同与申办者/CRO 商议试验合同条款。

（七）合同签订

临床试验合同作为临床试验中的法律文书，对确保临床试验按相关行业法律法规顺利开展起到了约定作用，也是对临床试验各方主体的责任、权利和义务进行清晰约定的重要文件。临床试验合同的签订是保障临床试验顺利开展并有效防范风险的重要环节，合同起草应遵循《中华人民共和国民法典》、GCP 等相关法规的条款，并依据研究机构所在伦理委员会审批通过的临床试验方案、知情同意书等关键性文件来制订。申办者/CRO 可根据研究中心提供的合同模板起草初步的临床试验合同，签订合同应做到基本条款完备。合同审查具体流程按照临床试验开展中心的具体要求进行审查和签署。

（八）药物临床试验登记与信息公示

《赫尔辛基宣言》是人体医学研究的国际伦理准则，其要求临床试验必须在受试者招募前在公众可及的数据库上注册登记。2018 年 7 月 27 日国家药品监督管理局《关于调整药物临床试验审评审批程序的公告》（2018 年第 50 号）中强调，临床试验开始前，申办者/CRO 应在“药物临床试验登记与信息公示平台”进行临床试验相关信息登记，含生物等效性试验，药动学试验，Ⅰ、Ⅱ、Ⅲ、Ⅳ期临床试验等。

1. 生物等效性试验登记 根据现行法规要求，生物等效性试验应完成“化学仿制药生物等效性与临床试验备案信息平台”与“药物临床试验登记与信息公示平台”这两个独立平台的登记，其涵盖范围与登记地信息不同。

2. 信息登记注意事项

（1）对于非法规、监管机构要求的，由申办者自行开展的Ⅳ期临床试验无须在平台备案。

（2）一个临床试验对应一个试验方案编号，只能登记一条记录，生成一个临床试验登记号（CTR×××××××）。如果生物等效性试验餐前和餐后试验分别有各自的试验方案编号，则应分开登记。

（3）如果试验药物包含多个规格，每个规格一个受理号，但试验方案编号相同。只需选择其中一个受理号进行预登记操作，并同时上传所有药物规格的临床试验批件或者通知书。

（4）并不是所有登记的信息均会通过平台向公众公示。基于商业机密等原因，系统设置为某些信息不公示，只用于监督和管理，如受试药物和对照药物的生产地/生产日期/批号、伦理委员会和知情同意书等相关信息、数据监查委员会成员姓名及为受试者购买试验伤害保险等。

（九）涉及我国人类遗传资源国际合作项目的审批备案管理

人类遗传资源是国家公众健康和生命安全的战略性、公益性、基础性资源，关乎国家生物安全和人民生命健康。人类遗传资源包括人类遗传资源材料和人类遗传资源信息。人类遗传资源材料是指含有人体基因组、基因等遗传物质的器官、组织、细胞等遗传材料；人类遗传资源信息是指利用人类遗传资源材料产生的数据等信息资料。

根据《中华人民共和国生物安全法》（中华人民共和国主席令第五十六号）和《人类遗传资源管理条例实施细则》（2023 年 5 月 26 日科学技术部令第 21 号）等有关法律法规，将人类遗传资源信息向境外组织、个人及其设立或者实际控制的机构提供或者开放使用，可能影响我国公众健康、国家安全和社会公共利益的，应当通过科技部组织的安全审查。将人类遗传资源信息向境外组织、个人及其设立或者实际控制的机构提供或者开放使用的，中方信息所有者应当向科技部事先报告并提交信息备份。对于已取得行政许可的国际科学研究合作或者已完成备案的国际合作临床试验实施过程中，中方单位向外方单位提供合作产生的人类遗传资源信息的，如国际合作协议中已约定由合作双方使用，不需要单独事先报告和提交信息备份。

1. 审批管理　随着基因技术的发展，为进一步加强我国人类遗传资源管理，保障我国人类遗传资源安全，2015 年科技部公布了《人类遗传资源采集、收集、买卖、出口、出境审批行政许可服务指南》，将涉及国际合作的临床试验纳入审批管理。国际合作包括与境外组织、港澳台组织及境外组织/港澳台组织、个人设立或者实际控制的机构开展的合作科学研究。另外，涉及将来源合法的人类遗传资源保存在适宜环境条件下，保证其质量和安全，用于未来科学研究的行为需作保藏审批；涉及重要遗传家系的人类遗传资源采集及特定地区人类遗传资源采集等也需要进行相应审批。

2. 备案管理　为获得相关药品在我国上市许可，在临床机构利用我国人类遗传资源开展国际合作临床试验、不涉及人类遗传资源材料出境的，不需要批准。但是，合作双方在开展临床试验前应当将拟使用的人类遗传资源种类、数量及其用途向国务院科学技术行政部门备案。临床试验涉及的探索性研究部分，应当申请人类遗传资源国际科学研究合作行政许可。在申请国际合作临床试验备案的，应当事先取得药品监督管理部门临床试验批件、通知书或者备案登记材料。

二、药物临床试验进行阶段

药物临床试验的质量是保护受试者权益和科学评估药物的重要前提，直接关系公众的用药安全与生命健康。临床试验的质量来源于试验过程的规范操作和严格执行，在临床试验实施过程中，需要严格遵照 GCP、相关法律法规、标准操作规程等要求管理和操作，保证临床试验数据的真实、完整和可溯源。

（一）临床试验启动会

启动会是药物临床试验顺利开展的关键第一步，其目的是让所有参与临床试验的人员熟悉临床试验方案及具体操作流程，同时加强 GCP 培训和学习，为项目顺利开展奠定基础，保证临床试验规范、高效实施。

启动会前应进行试验用药品及相关物资的准备工作，明确研究团队分工情况和做好辅助科室相关检查项目协调等，并确定启动会现场地点、时间及参会人员。启动会上，项目负责人或监查员应重点介绍临床试验方案中的实施过程要点，如受试者入排标准、知情同意书签署、病程记录等；项目负责人根据项目分工情况对研究团队成员进行授权，会同研究者、临床试验机构、临床监查员（clinical research associate，CRA）、申办者/CRO 等各方对试验实施中可能出现的问题进行沟通协调；药物临床试验机构应强调 GCP 等法规要求，明确各方职责及注意事项。启动会后，研究团队即可根据授权分工开展临床试验。

（二）受试者知情同意

知情同意是指受试者被告知可影响其做出参加临床试验决定的各方面情况后，确认同意自愿参加临床试验的过程。知情过程应当以书面的、签署姓名和日期的知情同意书（informed consent form，ICF）作为文件证明。知情同意书是充分保护受试者合法权益的重要文件，应秉承“全面告知、充分理解、自主选择”的签署原则，由研究者向受试者告知参加临床试验可能面临的风险和获益后自愿签署。受试者本人无法签署时（如文盲、无法阅读、未成年人、无独立行为责任能力等情况），则由受试者的监护人签署。当受试者或其监护人都不具备阅读能力或者阅读能力欠缺时，应当有一名公正的见证人见证知情同意的全过程。

知情同意前，应确保知情同意书是经过伦理委员会批准的最新版本，并由经过授权的研究者执行知情同意。知情同意过程中，研究者应当采用通俗易懂的语言和表达方式，向受试者（或其监护人、见证人）充分讲解知情同意书和临床试验相关信息，回答其提出的问题，并给予充分的时间考虑。研究者应当告知受试者可在试验任何阶段要求退出试验，无须赔偿任何费用、不会受到不公正待遇且任何涉及其身份信息的资料都会得到保密。研究者不得采用强迫、利诱等不正当的方式影响受试者参加临床试验。

（三）受试者筛选入组

受试者筛选入组工作须在签署知情同意书后开始，并应建立受试者筛选入组登记表和身份鉴认代码表。研究者应根据临床试验方案与法规要求严格执行受试者筛选入组操作。受试者筛选不应受到经济状况、种族、性别等因素的影响，研究者不得隐瞒参加临床试验可能带来的风险或夸大临床试验的获益情况，更不得通过强迫、利诱等不正当的方式招募受试者。

筛选前，研究团队应做好受试者筛选准备工作，包括文件和物资准备、联系受试者等。筛选时，研究者应为受试者分配唯一筛选编号，登记其筛选信息，再对受试者开展试验方案要求的人口学资料调查、病史询问、体格检查及各项实验室检查等，并按照试验方案及时进行评估和判断。受试者符合方案规定的入选标准且不符合排除标准，视为筛选成功，否则为筛选失败。筛选成功后，研究者应尽快安排受试者的随机（如适用）入组。如果受试者筛选失败，研究者应当告知受试者筛选失败原因，并提出受试者是否需要进行其他相关治疗的方法和建议。所有筛选入组或失败的原因均应记录在病历中。

（四）受试者随访给药

受试者成功入组后，研究者应按照临床试验方案的要求，在规定的访视周期对受试者进行随访，执行访视检查和受试者给药。随访方式包括现场随访和电话随访等。研究团队应当与受试者建立良好关系，给予足够的关心和鼓励，提高受试者依从性，维护其合法权益。

随访前，研究团队应做好随访时间、地点、文件、物资及设备等准备工作，并对受试者进行访视提醒，叮嘱其按时来院随访，应避免各项访视操作的缺项或漏项。随访时，研究者应收集受试者研究资料，包括日志卡、服药记录卡、合并用药和不良事件信息等。其次，按照方案要求对受试者进行各项访视检查，并根据检验、检查结果评估其是否适合继续接受试验药物治疗。若研究者评估受试者可继续使用试验药物，应开具临床试验处方、发放试验药物、嘱咐使用方法和特殊要求等，并回收上一访视发放的剩余药物和空包装。随访结束后，研究者应及时完成病历、病例报告表填写和相关过程性文件记录。

（五）临床试验数据记录

临床试验数据记录是评价新药有效性和安全性的关键，其产生、收集、记录及报告过程应真实、完整和准确。临床试验数据类别较多、载体多样且保存方式各异，其中源数据是作为溯源依据的数据，源文件是承载源数据的原始文件。临床试验数据链应能重塑临床试验全过程，并具有时间逻辑规律。采用电子源数据记录的计算机系统，应具有访问权限控制、稽查轨迹、数据备份等功能，保证数据的安全。

研究者应严格应遵守临床试验的记录要求，保证数据记录的原始性、准确性、完整性和真实性，规范数据修改并提供修改理由和依据，做好数据保存和保密工作。临床试验机构应当按照法规要求，提供数据保存条件，组织数据记录相关培训，并配合现场数据核查。申办者/CRO 应明确数据管理要求，严格数据监查，规范数据修改，确保隐私数据脱敏，并制订风险控制措施，保证数据安全。

（六）伦理委员会跟踪审查

伦理委员会应在发出伦理审查批件后，根据审查项目实施情况开展跟踪审查，并对审查中发现的问题及时采取措施予以处理。跟踪审查频率视项目风险程度和实施情况决定，但不得少于一年一次。对于发现重大问题、接到举报等情况的项目，伦理委员会应及时开展审查，加大检查频率和范围。申办者/CRO 应按照要求每年向伦理委员会递交临床试验进展报告，并在研究结束、暂停或中止时，书面通知伦理委员会。

跟踪审查是为了全面、多方位地了解项目实施进展，是伦理审查的固定程序，通过有效的跟踪审查可以真实全面地了解试验开展情况和受试者合法权益保护情况。跟踪审查内容包括修正方案审查、年度或定期跟踪审查、严重不良事件审查、不依从/违背方案审查、暂停/提前终止审查、结题审查等。跟踪审查形式包括现场督查、听取报告、快速审查和会议审查等。跟踪审查计划应覆盖试验开始到结束的整个周期，试验结束后应对试验过程和结果做出评估，撰写跟踪审查总结报告。

（七）临床试验中期分析

临床试验中期分析是指按照预先制订的相关任务和计划，对临床试验实施过程中开展的组间有效性和安全性进行分析，以达到及时监测试验的安全性、尽早确认治疗的有效性和开展样本量的重新估计的目的。中期分析是申办者/CRO 综合权衡临床试验效益和风险关系的手段，引导做出“继续试验”“调整方案后继续试验”“试验终止”等决策，常常在成组序贯设计的Ⅲ期临床试验中设计中期分析计划。

（八）临床试验项目质控、监查、稽查、检查

质量控制，指在临床试验质量保证系统中，为确证临床试验所有相关活动是否符合质量要求而实施的技术和活动。质量控制广义上包括临床试验机构质量管理员开展的机构质控、研究者主导的项目内部质控、申办者/CRO 主导的检查、自查或第三方稽查等，狭义上指临床试验机构主导的质量控制。临床试验机构作为医院临床试验质量管理者，需要确定机构的质量目标和质量方针，制订完善的质量控制标准操作规程，建立符合要求的质控员队伍，对临床试验项目开展质量控制。临床试验机构应在试验中制订有计划的质量保证措施，确保临床试验的实施、数据的生成、记录和报告严格按照试验方案与相关法律法规进行。

临床试验项目质量控制的行为主要包括申办者的监查和稽查、药品监管部门的检查等，监查、稽查、检查的定义与相关解释，详见本书第六章“药物临床试验的质量管理体系”。

（九）安全性事件处理和数据收集

申办者/CRO、研究者、伦理委员会和临床试验机构等应严格按照 GCP 法规管理要求开展临床试验过程中安全性事件记录、报告与管理工作，切实保护受试者安全和权益。

申办者/CRO 是药物临床试验安全性信息监测与 SUSAR 报告的责任主体，应当建立药物警戒（pharmacovigilance，PV）体系，负责药物试验期间试验用药品的安全性评估，按照要求和时限向药监、卫生主管部门、临床试验机构和伦理委员会等报告药物安全性事件，包括试验药物的 SUSAR 和研发期间安全性更新报告（development safety update report，DSUR）等。

研究者应当保证受试者在发生安全性事件时得到妥善的医疗处理，评估严重不良事件与试验药物的相关性及是否为预期事件。研究者负责向申办者/CRO、伦理委员会等上报试验过程中发生的严重不良事件和 SUSAR，审阅申办者/CRO 提供的安全性信息，并充分考虑受试者的治疗是否需要调整，必要时与受试者进行充分沟通。

伦理委员会应当关注并明确要求研究者及时报告试验过程中的安全性事件及可能对受试者的安全或者临床试验的实施产生不利影响的新信息等。当研究者未按照相关要求执行，或者受试者出现非预期严重损害时，伦理委员会有权暂停或终止该项临床试验。

临床试验机构应当从利益冲突、质量管理、人员培训、流程优化、科学性审查等方面建立完善的受试者保护体系，保障受试者安全。临床试验机构应当立即暂停出现大范围、非预期的严重不良反应，或者有证据证明临床试验用药品存在严重质量问题的药物临床试验。

三、药物临床试验总结阶段

临床试验的总结阶段是对整个临床试验中收集的资料及数据进行整理、归纳、统计分析、归档保存的过程，以对拟上市药物的安全性及有效性进行的一个系统评估总结的过程。

（一）药物临床试验数据整理及录入

临床试验数据质量是评价临床试验结果的“首层”基石，是确保临床研究数据真实、完整、一致、可靠的关键。伴随国际上越来越强调临床研究的优质、高效性，仅有纸质数据已不能满足此需求。电子数据采集（electronic data capture，EDC）是申办者/CRO为收集电子而非纸质临床试验数据开发的一项技术。使用EDC可使数据的录入更加及时、高效，试验过程更加简洁，同时减少错误的发生。

EDC可适用以下情况：临床研究数据电子化传输给申办者/CRO，而不是由申办者/CRO再录入；受试者数据由仪器设备采集，研究者再将信息录入电脑，即电子化源数据，替代先以书面形式记录数据；研究者或受试者先书面记录，然后在试验机构录入，再传输至申办者/CRO或申办者/CRO代理机构。

（二）药物临床试验数据统计分析

临床试验数据统计分析是必不可少的，一个新药的疗效不能由一两名患者的疗效来确定，这是因为任何患者的疗效除了受到所用新药的作用外，还受其他因素（如患者的体质、营养、环境及伴随疾病等）的影响，而这些因素在不同的患者是不同的。从统计学的角度来看，患者的治疗结果是一种随机事件，这种随机事件的规律性是要用研究随机事件的科学——概率论和统计来研究才能得出。

（三）药物临床试验总结报告撰写

药物临床试验总结报告是对药物临床研究过程、结果的一个总结，报告内容是评估拟上市药物安全性和有效性的重要依据，是药品注册不可或缺的重要文件。药物临床试验总结报告的主要内容（首篇、报告正文）应符合研究方案要求，保存期为5年。

（四）临床试验资料归档

临床试验中研究者的研究文件，支持试验项目启动、进行和结束的规范化操作的文件和实际试验过程中所有研究相关及受试者相关的记录与数据收集等文件，都是文档系统的组成部分。对临床试验过程中的各个方面进行妥善记录是非常重要的。因此，应当为临床记录、往来信件、监查记录等文件建立完善的文档管理系统。这一系统可保存与研究有关的全部文档，并为监查、稽查、视察和数据核查提供帮助。

根据我国GCP（2020年）相关要求，申办者/CRO、研究者和临床试验机构应确保有存放临床试验必备文件的场地与条件。保存文件的环境应满足防水、防直射、防火等条件，有利于文件的长期存放。同时制定文件管理标准操作规程，使存放的文件便于查找、调阅和归位。用于保存试验资料的载体应确保源数据或其核证副本在留存期内完整保存、可读取，避免被故意、无意地更改或者丢失。

用于申请药品注册的试验项目，必备文件应至少保存至试验药品被批准上市后的5年；未用于申请注册的药物临床试验，必备文件应至少保存至临床试验终止后5年。

申办者/CRO应确保研究者始终能查阅和在研究过程中可以录入、更正反馈给申办者/CRO的病例报告表（case report form，CRF）中的数据，该数据不应该只由申办者/CRO 控制。同时确保研究者能保留已递交给申办者/CRO 的病例报告表数据，作为源文件的复印件需满足核证副本的要求。

试验开始时，研究者及临床试验机构、申办者/CRO 两方均应建立必备文件的档案管理标准操作规程。试验结束时，机构工作人员应当审核确认研究者及机构、申办者的必备文件，这些文件应当被完整保存在各自的临床试验资料室。

（五）申报资料整理和申请注册

药物临床试验Ⅰ～Ⅲ期临床试验成功后，申办者/CRO 会提出新药注册申请（new drug application，NDA），申报注册上市。成功上市后，仍需要根据相应的法规要求开展上市后的安全性研究，或申办者/CRO 开展其他目的的上市后研究。

2020 年 1 月 22 日，国家市场监督管理总局发布了《药品注册管理办法》规定，自 2020 年 7 月 1 日起药品注册按照中药、化学药和生物制品等进行分类注册管理；中药、化学药和生物制品等药品的细化分类和相应的申报资料要求，由国家药品监督管理局根据注册药品的产品特性、创新程度和审评管理需要制定，并向社会公布；境外生产药品的注册申请，按照药品的细化分类和相应的申报资料要求执行。

案例 5-2 解析

新药上市前在药物临床试验机构开展临床试验的一般流程：项目立项前准备→立项审查→伦理审查→遗传办备案/审批→合同签订→中心启动→临床观察→试验结束→关中心。

（编委：黄建英，参编者：周晶晶）

思　考　题

1. 研究者应具备哪些资质？
2. 研究者由谁选定？
3. 试验用药品包括哪些？
4. 申办者可以将临床试验工作委托 CRO 吗？
5. 监查员应具备哪些资质？
6. 提前终止或暂停临床试验，由谁提出？需要向谁报告？
7. 开展药物临床试验实施前，申办者/CRO 按国家法律、法规等有关规定，向谁递交临床试验的申请？
8. 临床试验作为药物研究开发阶段的重要环节，数据和资料的收集、管理需遵循哪些原则？
9. 什么是人类遗传资源？
10. 申办者/CRO 在临床试验进行阶段必须保存的文件有哪些？
11. 什么是临床试验的源文件？包含哪些内容？
12. 伦理委员会应当审查的文件包括哪些？

第六章 药物临床试验的质量管理体系

教学目标

1. 基本概念

（1）掌握监查、稽查、检查的区别与联系。

（2）掌握以下概念：药物临床试验机构、标准操作规程、药效学 PDCA、不良事件、严重不良事件、质量控制。

（3）熟悉以下概念：机构管理要素、项目管理要素。

（4）了解以下概念：药物临床试验管理组织架构。

2. 基本理论和基本知识

（1）掌握药物临床试验机构质量管理要素。

（2）熟悉药物临床试验质量体系构成。

（3）熟悉药物临床试验运行流程。

（4）了解申办者的质量管理体系建设要素、基于风险的监查。

（5）了解我国药物临床试验机构起源及发展，掌握目前药物临床试验机构基本条件。

3. 基本技能

（1）掌握药效学 PDCA 持续质量改进方法。

（2）熟悉临床试验关键指标和流程。

（3）了解药物临床试验机构备案流程和内容。

质量是临床研究的设计、计划、实施和分析的主要考虑因素，也是临床研发的必要组成部分，临床试验质量管理贯穿整个临床试验过程。GCP 是药物临床试验全过程的质量标准，包括方案设计、组织实施、监查、稽查、记录、分析、总结和报告。临床试验的质量管理体系应当覆盖临床试验的全过程，重点是受试者保护、试验结果可靠，以及遵守相关法律法规。

作为药物临床试验中最重要的主体之一的申办者、直接负责临床试验实施的临床试验机构和监管机构，均需要建立一整套完整的体系对其开展的临床试验进行质量管理和监督。

第一节 药物临床试验申办者的质量管理体系

在我国药品审评审批制度改革的大背景下，各类新药研发企业也不断涌现。在药物临床试验中，申办者是指负责临床试验的发起、管理和提供临床试验经费的个人、组织或机构。基于投资、受益、风险和责任的原则，申办者是药物临床试验中最重要的主体之一，为临床试验质量管理的最终负责人。尽管申办者可委托 CRO 进行全部或部分与试验有关的工作，但试验的质量及数据完整性的最终责任始终在申办者。申办者有责任监督 CRO 履行各项工作，并确保其符合 GCP 的要求。因此，从申办者的角度建立完善的药物临床试验质量管理体系对保障受试者的安全与权益、提高药物临床试验的数据可靠性是非常必要的。

一、质量管理要素

1996 版的 ICH 指导原则即表明申办者负责实施和维护具有书面标准操作流程的质量保证与质量控制体系，以确保试验的进行和数据的生成、记录及报告符合方案、GCP 和适用的法规要求。

2016 年 ICH-GCP 中明确指出："申办者应当建立一个体系来管理临床试验过程中所有阶段的质量"。我国药物临床试验的质量管理标准与国际标准不断接轨。2020 年 GCP 也提出"申办者应当建立临床试验的质量管理体系"。GCP 第三十条指出："申办者的临床试验质量管理体系应当涵盖临床试验的全过程，包括临床试验的设计、实施、记录、评估、结果报告和文件归档。质量管理包括有效的试验方案设计、收集数据的方法及流程、对于临床试验中做出决策所必须的信息采集。"

2016年由全球10多家顶级制药企业组成的国际非营利性组织TransCelerate对临床试验的质量管理体系提出了一些要素和概念，目的是建立一个符合独特需求的临床试验质量管理体系（clinical quality management system，cQMS）。目前申办者一般采用此质量管理模式。其目的是全面地管理临床研发所有活动的质量；为组织提供有效地实现其临床质量和组织目标的方法；使组织领导层全面地了解组织目标的达成情况及掌握对患者和数据质量的管理是否合理而全面；支持组织合理地管理临床研发相关的风险；减少重复发生的与质量有关的问题；促进质量文化和知识管理；最终增强临床研究的信心。

二、全流程质量管理体系

申办者/CRO 的药物临床试验质量管理体系一般借鉴 ICH-GCP、国际通行的质量管理体系ISO9001、ICH 指南等质量管理理念，依循 ICH-E 模块和我国新修订 2020 年版 GCP 等对临床试验设计、实施、数据收集和结果报告的要求来建立，其主要反映在组织管理、流程管理、风险管理、问题管理、知识管理等方面。

（一）组织管理

申办者应积极地评估实现其临床研究所需的资源和技能，并确保提供适当的资源，对所有人员进行系统化的培训。这也是 ICH-GCP 的要求，即"参与实施临床试验的每个人都应当在受教育、培训和经验方面有与完成其预定任务相符的资格"。临床研究团队可包括药理学专家、临床研究医生、项目经理、监查员、数据管理员、统计人员、药物警戒人员、药物供应人员、质量保证团队、药品注册管理人员及其他合作伙伴等。

申办者前瞻性地考虑参与合作伙伴关系的所有各方的需要、期望和局限性，以及在这种伙伴关系中开展活动所带来的风险。合作各方预先记录他们就合作活动如何实施、监督和沟通（包括问题升级上报），如何管理及绩效如何评估方面所达成的协议，提前确定如何在合作活动的管理中桥接各自的质量体系，各方应定期监测和讨论合作伙伴关系各方面的绩效，标准操作规程、并确定和实施任何必要的改进。

（二）流程管理

标准操作规程是指为保证某项特定操作的一致性而制订的详细的书面要求，是流程体系的一个重要组成部分。除此之外，流程体系通常还包括政策、标准操作规程、指导性文件（working instruction）和工作辅助文件（job aids）等，详见表 6-1。

表 6-1　流程体系

文件名称	定义	举例
政策	是管理的根本，是指实现预定目标而制订的一系列规章制度	如"质量管理政策"
标准操作规程	将某一工作的要求和标准操作步骤以统一的格式描述出来，用于指导和规范该工作	如"项目管理"标准操作流程
指导性文件	指为完成某一工作所推荐的原则或步骤	如上市注册的文件，再如"知情同意书"模板等
工作辅助文件	为帮助完成工作任务而提供的参考	一个细化问题的详细指导

（三）风险管理

风险管理是质量管理体系中重要环节。风险管理使组织能够明确了解实现组织的质量目标中的不确定性，并就如何最好地管理这种不确定性做出适当的决定，从而同时实现组织和质量目标。我国2020年版GCP对申办者如何开展基于风险的质量管理有明确要求：①制订临床试验方案时应当明确受试者保护措施和保证临床试验结果可靠的关键环节及数据；②应当识别影响到临床试验关键环节和数据的风险；③风险评估应当考虑在现有风险控制下发生差错的可能性；④应当识别可减少或者可被接受的风险；⑤风险管理应当有记录；⑥定期评估风险控制措施；⑦应当在临床试验报告中说明所采用的质量管理方法。

（四）问题管理

问题管理含重大问题的识别、记录、报告、调查、纠正和预防的实施等。有效的问题管理框架将促进重要问题（如重大问题）的发现、调查/评估、升级和沟通。所谓重大的问题指的是会对以下所列情况产生影响的问题：影响患者安全、权利和健康；影响数据可靠性和（或）科学严谨性；未遵循法规要求等。申办者需建立起一个与问题的影响分析相匹配的有效的纠正和预防措施流程。一个有效的问题管理流程将通过发现问题、记录和调查问题、纠正预防措施、趋势分析等措施，推动持续改进。

（五）知识管理

知识管理框架能帮助临床质量管理体系有效和成功地实施。知识管理的目标是在适当的时间向正确的人提供正确的信息（如关键知识）来提高组织绩效。知识流失或未能应用知识将给组织，更重要的是给患者带来负面后果。知识分享和持续改进是组织使用知识管理框架的重要基础方面。

三、质量控制与质量保证

质量保证，指在临床试验中建立的有计划的系统性措施，以保证临床试验的实施和数据的生成，记录和报告均遵守试验方案和相关法律法规。

质量控制，指在临床试验质量保证系统中，为确证临床试验所有相关活动是否符合质量要求而实施的技术和活动。

申办者负责制订、实施和更新临床试验质量保证及质量控制系统的标准操作规程，确保临床试验的实施、数据的产生、记录和报告均遵守试验方案、GCP 规范和相关法律法规的要求。申办者的质量保证和质量控制行为主要包括监查和稽查等。

（一）监查

监查，指监督临床试验的进展，并保证临床试验按照试验方案、标准操作规程和相关法律法规要求实施、记录与报告的行动。我国GCP第四十九条规定申办者应当建立系统的、有优先顺序的、基于风险评估的方法，对临床试验实施监查。监查的范围和性质可具有灵活性，允许采用不同的监查方法以提高监查的效率和有效性，如现场监查、远程监查、中心化监查等。现场监查是在临床试验现场进行监查。中心化监查是及时汇总不同临床试验机构的数据进行远程评估。远程监查是指在非研究中心进行试验数据监查，可利用医疗大数据实时传输脱敏电子源文件，或将试验所有文档扫描形成扫描文件并人工脱敏后供远程查阅的方式。中心化监查和远程监查有助于提高临床试验的监查效果，是对现场监查的补充，能降低现场监查的范围和（或）频率，提高试验质量。

申办者应当制订监查计划。监查计划应当特别强调保护受试者的权益，保证数据的真实性，保证应对临床试验中的各类风险。监查计划应当强调对关键数据和流程的监查并遵守相关法律法规。申办者应当制订监查标准操作规程，监查员应当按照标准操作规程要求进行监查工作。

监查员是联系申办者与研究者之间的主要人员，监查员对开展临床试验研究中心的监查和管理将直接影响到临床试验的质量。一般监查员会根据药物临床试验项目经理制订的监查计划（site monitoring plan，SMP）去执行监查活动，监查计划对监查活动开展的频率、主要内容都有所规定，监查员需严格按照监查计划的要求开展监查活动，一般会对试验开展的各个方面进行监查，如研究者对受试者的知情同意过程是否充分，研究者对受试者的相关治疗和操作是否符合方案及 GCP 的要求，试验用药品分发及回收是否符合相关要求，原始文件和记录是否符合以下要求：可归因性、易读性、同时性、原始性、准确性、完整性、一致性和持久性，并确认相关的文件记录是否按要求保存归档等。

监查活动是质量控制的重要手段，监查员在每次监查后，应当进行监查后沟通，如书面报告申办者和研究者，报告包括监查工作的摘要，发现临床试验中问题和事实陈述、与试验方案违背与偏离，已采取的或者拟采用的纠正措施等。

（二）稽查

稽查，指对临床试验相关活动和文件进行系统的、独立的检查，以评估确定临床试验相关活动的实施、试验数据的记录、分析和报告是否符合试验方案、标准操作规程和相关法律法规的要求。申办者需制订临床试验和试验质量管理体系的稽查规章制度，包括拟定稽查目的、稽查方法、稽查涉及范围、具体稽查流程、稽查次数和稽查报告的格式内容以确保临床试验中稽查规程的实施。申办者若制订稽查计划，应当依据向药品监督管理部门提交的资料内容、临床试验的类型和复杂程度、临床试验中受试者的例数、已上报不良事件（adverse event，AE）的数量和种类、退出的受试者数量、方案偏离数量、研究者依从性、研究者临床试验经验及其他已知的相关问题。

申办者选定独立于临床试验的人员担任稽查员，稽查员应当经过相应的培训和具有稽查经验，能够有效履行稽查职责。每个中心稽查应有主要负责的稽查员，作为与项目经理或申办者沟通的主要负责人，负责主导制订稽查工作安排，分配稽查过程中稽查组内成员分工，主持现场稽查启动会议和现场稽查总结会议等。稽查员在稽查过程中观察和发现的问题均应当有书面记录。

稽查活动是药物临床试验质量保证的重要部分，稽查结果有助于发现不合格的数据，改进临床试验进程，明确是否需要培训或采取进一步的纠正和改进措施，有助于验证新药申请中包括的数据是否符合药品监督管理部门的要求。

（三）检查

检查，指药品监督管理部门对临床试验的有关文件、设施、记录和其他方面进行审核检查的行为，检查可以在试验现场、申办者或者 CRO 所在地，以及药品监督管理部门认为必要的其他场所进行。该活动用来判断申办者的临床试验的疗效和安全性等相关的数据是否真实，临床试验操作过程是否符合方案的要求和 GCP 相关的规定，以决定该临床试验药物是否能够被批准上市。

检查是桥接申报资料和原始记录的关键环节，属于药物临床试验质量保证的范畴。在我国通常由国家药品监督管理局食品药品审核查验中心（Center for Food and Drug Inspection of NMPA，CFDI）组织实施检查。检查员根据《药品注册核查要点与判定原则》结合现场情况客观分析可能影响临床试验结果判断的问题，如实记录发现，对一项临床试验的合规性和可靠性进行评价。在药品监督管理部门进行检查活动时，研究中心和管理团队均应当委派相关人员参加。

监查、稽查、检查三种质量管理活动的区别与联系详见表 6-2。

表 6-2　三种质量管理活动的区别与联系

	监查	稽查	检查
目的	及时发现和纠正临床试验的质量问题与潜在风险	发现和预防临床试验的质量问题与潜在风险	评判试验药物是否可上市
执行人员	申办者/CRO 的监查员	独立的质量保证部门	药品监督管理部门
开展形式	对研究中心定期进行现场或远程监查	抽取部分研究中心进行稽查	通常在研究有初步结果或结束后，抽取部分研究中心进行现场检查
内容	核查临床试验操作是否符合法律法规、试验方案及相关制度、标准操作规程的要求；试验数据及产生过程是否真实、完整、可靠；		
结果	发给研究人员、监查方内部及申办者	发给研究组、公司的高层及相关部门	现场核查报告
质量活动	质量控制范畴	质量保证范畴	质量保证范畴

（四）案例解析

案例 6-1

某项目方案规定：2 级血小板降低需暂停用药。CRA 监查发现 2021 年 9 月 11 日研究病历记录“2021 年 8 月 23 日外院查血常规示血小板降低 2 级，嘱暂停研究药物治疗”。受试者文件夹归档的 2021 年 8 月 23 日外院血常规报告单为微信截图，受试者姓名显示为“×*×”，请问是否可以接受？

案例 6-1 解析

不可以。鉴于微信截图中受试者姓名显示不完整，无法与受试者本人匹配，建议请受试者前往外院重新打印完整报告单，请研究者签名归档。

【法规依据】

GCP（2020 年第 57 号）

第二章第十一条（三十一）：源文件，指临床试验中产生的原始记录、文件和数据，如医院病历、医学图像、实验室记录、备忘录、受试者日记或者评估表、发药记录、仪器自动记录的数据、缩微胶片、照相底片、磁介质、X 光片（注：现用语“X 线片”）、受试者文件，药房、实验室和医技部门保存的临床试验相关的文件和记录，包括核证副本等。源文件包括了源数据，可以以纸质或者电子等形式的载体存在。

第四章第二十五条（二）：研究者应当确保所有临床试验数据是从临床试验的源文件和试验记录中获得的，是准确、完整、可读和及时的。源数据应当具有可归因性、易读性、同时性、原始性、准确性、完整性、一致性和持久性。

案例 6-2

某项目 CRA 监查发现，2021 年 11 月 10 日使用主要研究者账号解答医学质疑，但主要研究者于 2021 年 11 月 10 至 11 日因工作外地出差中，与中心人员核实，中心回复情况如下：

本中心仅在受试者随访当天可书写电子门诊病历，项目目前处于数据清理阶段，项目组要求质疑需当天解答完成，因研究医生 Sub I 无 EDC 账号，为尽快完成更正，故研究医生 Sub I 使用主要研究者账号完成医学质疑解答，请问是否可以接受？

案例 6-2 解析

不可以。因研究医生 Sub I 无 EDC 数据修改权限，不可使用他人账号完成数据更正。建议尽快给研究医生 Sub I 申请 EDC 账号，避免后续出现类似问题。

【法规依据】

GCP（2020 年第 57 号）第五章第三十六条（六）：保证电子数据管理系统的安全性，未经授权的人员不能访问；保存被授权修改数据人员的名单；电子数据应当及时备份；盲法设计的临床试验，应当始终保持盲法状态，包括数据录入和处理。

四、基于风险进行质量管理

基于风险的质量管理是在临床试验的生命周期中，确定、评估、控制、沟通和审查与临床试验相关的风险，以风险管理的方法达到质量管理的目的，它贯穿试验全流程各环节，落实 GCP 的两大宗旨：伦理性与科学性。

2013 年 8 月美国 FDA 发布了《基于风险的监查方法》，2013 年 11 月 EMA 发布了《临床试验中基于风险的质量管理的考虑》，强调风险管理是一个动态的系统性工程。虽然主要责任在申办者，但所有临床试验运行的参与者都有相应的职责。2016 年 11 月颁布的 ICH-GCP- E6（R2）中正式将质量风险管理（risk-based quality management，RBQM）写进 ICH 指南。此外，ISO9001 质量管理体系-要求的标准中也于 2015 年 9 月在更新版本中首次明确提出“基于风险的思维”在质量管理过程中的应用。

申办者在实施 RBQM 前，应按照质量管理体系的框架建立的所有关键要素，将质量源于设计构建到临床试验中，在临床试验设计中系统性地考虑质量相关因素，以确保临床试验过程专注于关键环节，最大限度保障受试者安全和数据可靠性。其中从质量管理模式转型为基于风险的质量管理模式的过程中，流程、人员、知识管理及供应商的管理尤为重要。申办者前期应建立 RBQM 清晰和准确的流程性文件（如政策，标准操作规程及工作指引等）。在采用 RBQM 前，需要了解团队的能力，在申办者组织内部所有相关层级开展 RBQM 培训。

基于风险进行质量管理的优点是根据试验药物的信息，持续识别评估、控制、交流和审查与临床试验相关的风险，根据风险级别动态分配质量资源，指导质量风险侧重点以达到最优。我国 GCP 也提倡申办者基于风险进行质量管理。

（1）试验方案制订时应当明确保护受试者权益和安全及保证临床试验结果可靠的关键环节与数据。

（2）应当识别影响临床试验关键环节和数据的风险。该风险应当从两个层面考虑：系统层面，如设施设备、标准操作规程、计算机化系统、人员、供应商；临床试验层面，如试验药物、试验设计、数据收集和记录、知情同意过程。

（3）风险评估应当考虑在现有风险控制下发生差错的可能性；该差错对保护受试者权益和安全，以及数据可靠性的影响；该差错被监测到的程度。

（4）应当识别可减少或者可被接受的风险。减少风险的控制措施应当体现在试验方案的设计和实施、监查计划、各方职责明确的合同、标准操作规程的依从性，以及各类培训中。

预先设定质量风险的容忍度时，应当考虑变量的医学和统计学特点及统计设计，以鉴别影响受试者安全和数据可靠的系统性问题。出现超出质量风险的容忍度的情况时，应当评估是否需要采取进一步的措施。

（5）临床试验期间，RBQM 应当有记录，并及时与相关各方沟通，促使风险评估和质量持续改进。

（6）申办者应当结合临床试验期间的新知识和经验，定期评估风险控制措施，以确保现行的质量管理的有效性和适用性。

（7）申办者应当在临床试验报告中说明所采用的质量管理方法，并概述严重偏离质量风险的容忍度的事件和补救措施。

基于风险的监查（risk-based monitoring，RBM）是指以中心化和非现场的方式，整体全面的监查关键指标和流程（这些关键的环节包括知情同意书的签署过程、方案的入选和排除标准、试验药物的管理、不良事件/严重不良事件的报告、试验终点数据的记录），识别影响临床试验质量和受试者权益的风险，对最可能出问题的重要环节进行风险评估，包括出现的可能性和影响程度，从而针对这些关键的风险因素进行有效监查，更有效地提高数据可靠性和受试者安全，避免资源浪费。在 ICH、FDA 的强力推动下，RBM 模式越来越被临床试验行业认识和应用，其提高数据可靠性和受试者安全的监查模式有助于提高临床试验整体的质量水平。

（编委：江　旻，参编者：傅志英）

第二节　药物临床试验机构的资质和质量管理体系

1983 年，为配合《中华人民共和国药品管理法》《新药审批办法》等法规实施，国家卫生部在临床和科研较强的医疗机构中指定了第一批临床药理基地，并于 1986 年和 1990 年分别指定第二批和第三批。1995 年，为进一步加强对临床药理基地的管理并促进我国新药临床研究发展，卫生部制订并颁发《卫生部临床药理基地管理指导原则》，依据指导原则对原来指定的临床药理基地进行验收并受理新的临床药理基地申请，1998 年公布确认和批准两批临床药理基地名单。至此，我国临床药理基地达到 113 个，专业种类数达到 70 个，医疗机构数达到 152 个。1998 年，国家药品监督管理局（SDA）成立，重新对原卫生部“临床药理基地”进行确认，并更名为“国家药品临床研究基地”。在此次确认过程中，部分以大学为单位的基地应要求变更为其所属的医疗机构。2004 年，国家食品药品监督管理局（State Food and Drug Administration，SFDA）联合卫生部共同颁布《药物临床试验机构资格认定办法（试行）》，并依据该《办法》对原“国家药品临床研究基地”进行复核，复核通过正式更名为“国家药物临床试验机构”。

2017 年 6 月，国家食品药品监督管理总局正式加入 ICH。中共中央办公厅、国务院办公厅于 2017 年 10 月 8 日发布《关于深化审评审批制度改革鼓励药品医疗器械创新的意见》，首次提出临床试验机构资格认定实行备案管理。2019 年 8 月 26 日，第十三届全国人民代表大会常务委员会表决通过新修订《中华人民共和国药品管理法》，同年 11 月 29 日，国家卫生健康委员会和国家药品监督管理局联合发布《药物临床试验机构管理规定》，药物临床试验机构正式由资质认定改为备案管理，药物临床试验机构数量有了大幅度提升。

一、药物临床试验机构资质和要求

（一）医疗机构开展药物临床试验的基本条件

2019 年 11 月 29 日国家卫生健康委员会和国家药品监督管理局联合发布的《药物临床试验机构管理规定》（以下简称《规定》），定义药物临床试验机构为具备相应条件，按照 GCP 和药物临床试验相关技术指导原则等要求，开展药物临床试验的单位。从事药品研制活动，在中华人民共和国境内开展经国家药品监督管理局批准的药物临床试验（包括备案后开展的生物等效性试验），应当在药物临床试验机构中进行。

根据《规定》要求，药物临床试验机构应当具备的基本条件如下。

1. 具有医疗机构执业许可证，具有二级甲等以上资质，试验场地应当符合所在区域卫生健康主管部门对院区（场地）管理规定。开展以患者为受试者的药物临床试验的专业应当与医疗机构执业许可的诊疗科目相一致。开展以健康受试者为研究对象的 I 期临床试验、生物等效性试验应当为 I 期临床试验研究室专业。

2. 具有与开展药物临床试验相适应的诊疗技术能力。

3. 具有与药物临床试验相适应的独立的工作场所、独立的临床试验用药房、独立的资料室，以及必要的设备设施。

4. 具有掌握药物临床试验技术与相关法规，能承担药物临床试验的研究人员；其中主要研究者应当具有高级职称并参加过 3 个以上药物临床试验。

5. 开展药物临床试验的专业具有与承担药物临床试验相适应的床位数、门急诊量。

6. 具有急危重病症抢救的设施设备、人员与处置能力。

7. 具有承担药物临床试验组织管理的专门部门。

8. 具有与开展药物临床试验相适应的医技科室，委托医学检测的承担机构应当具备相应资质。

9. 具有负责药物临床试验伦理审查的伦理委员会。

10. 具有药物临床试验管理制度和标准操作规程。

11. 具有防范和处理药物临床试验中突发事件的管理机制与措施。

12. 卫生健康主管部门规定的医务人员管理、财务管理等其他条件。

省级以上疾病预防控制机构方可备案药物临床试验机构，且对本条前款第 1 项、第 5 项、第 6 项条件不作要求。省级以上疾病预防控制机构可遴选和评估属地具备疫苗预防接种资质的机构作为试验现场单位，在备案平台上进行登记备案，试验现场单位参照临床试验专业管理。

（二）药物临床试验机构备案

自 2019 年 12 月起，国家药品监督管理部门对药物临床试验机构实行备案管理，开展药物临床试验的医疗机构必须在国家药品监督管理部门建立的药物临床试验机构备案管理信息平台（以下简称备案系统）登记备案，否则其开展临床试验获得的数据（结果）将不被接受用于药品行政许可。

在开展试验过程中，药物临床试验机构应当每年在备案平台填报药物临床试验年度工作总结；接到境外药品监督管理部门检查药物临床试验要求，应当在接受检查前将相关信息录入备案平台，并在收到检查结果后 5 个工作日内将检查结果录入备案平台。

（三）药物临床试验机构备案流程

药物临床试验机构按照国家药品监督管理局"药物临床试验机构备案管理信息平台"要求注册机构用户，完成基本信息表填写并提供医疗机构执业许可证等资质证明文件，经备案平台审核通过后激活账号，按要求填写备案信息后，备案平台将自动生成备案号。

出现以下情况的应及时在备案系统中新增或变更信息。

1. 药物临床试验机构名称、地址、级别、负责人员、伦理委员会和主要研究者等备案信息发生变化，应当于 5 个工作日内在备案平台中按要求填写并提交变更情况。

2. 已备案药物临床试验机构增加临床试验专业，应按照备案平台要求填录信息并上传新增专业评估报告。

省级药品监督管理部门、省级卫生健康主管部门根据药物临床试验机构自我评估情况、开展药物临床试验情况、既往监督检查情况等，依据职责组织对本行政区域内药物临床试验机构开展日常监督检查。

二、药物临床试验机构质量体系构成

药物临床试验机构需建立完善的质量保障体系保证临床试验实施过程规范，试验结果准确、可靠。质量保障体系通常包括①建立有效的管理组织架构；②制订可操作性强的管理制度和标准操作规程；③建立持续的检查反馈和改进机制。

（一）建立有效的管理组织架构

1. 机构负责人　机构负责人（机构主任）一般为医院领导或分管医院领导，负责药物临床试验机构的整体发展规划，通过协调资源、制订制度、设置人员等措施保障医院内临床试验工作的正常运行并保证试验质量。机构负责人应具有医学专业本科以上学历及医学专业高级职称，经过临床试验技术和 GCP 培训，熟悉临床试验法规要求，了解临床试验发展趋势，具备临床试验相关知识。必要时可设置机构副主任，协助机构主任工作。

2. 机构办公室　机构办公室是承担机构具体事务、统管机构各专业科室的职能部门。在机构负责人的领导下，机构办公室按照 GCP 相关法规和伦理学要求，组织、指导、协调、实施、监督全院的临床试验工作，确保临床试验规范有序开展，保障临床试验质量，具体工作内容如下。

（1）联系沟通临床试验各方，包括申办者与研究者之间项目接洽及临床试验实施过程中临床试验各部门之间的协调和联系等。

（2）制订临床试验管理制度和标准操作规程并保障各项制度运行。

（3）组织人员培训。

（4）临床试验项目管理：立项资料审核；合同审核；药物管理；财务管理；资料档案管理；结题管理；质量管理等。

机构办公室的人员组成通常包括机构办公室主任（副主任）、机构办公室秘书、质量管理人员、药物管理员及资料档案管理员等。其中，机构办公室主任应参加过药物临床试验，并经过临床试验技术和 GCP 培训；机构办公室秘书须具有医药学专业基本知识，经过临床试验技术和 GCP 培训，能够熟练使用计算机。

机构办公室需配备相应的场地、办公设备设施、专用档案室及临床试验用药储存室，保证其履行管理职责的需要。

3. 伦理委员会 伦理委员会指由医学、药学及其他背景人员组成的委员会，其职责是通过独立地审查、同意、跟踪审查试验方案及相关文件、获得和记录受试者知情同意所用的方法和材料等，确保受试者的权益、安全受到保护。

伦理委员会通过初始审查，持续进行跟踪审查（方案偏离、严重不良事件和非预期不良事件报告、年度报告）等方式保障临床试验过程中受试者权益和安全。

4. 专业组 专业组指具体承担临床试验的临床科室。专业科室建议设立专业组负责人和秘书，以便为科室开展临床试验提供人员、设备和制度的保障。在需要的情况下，一个科室可以有多个项目负责人带领的多个研究团队。专业组负责人负责批准科室制订的管理制度和标准操作规程并督促实施，必要时统筹协调科室项目的承接。专业组秘书负责日常临床试验相关事务、起草临床试验相关管理制度和标准操作规程、组织科室人员培训等，是机构办公室与科室之间的重要联络人。

5. 检验检查科室 临床检验中心、放射科、心电图（ECG）室、病理科等是临床试验数据产生的重要部门，为保障临床试验顺利运行，建议在上述部门设立对接负责人（临床试验联络人），配合试验相关工作，包括但不限于协助办理院内手续，预约和接待受试者检查，接受核查、稽查，永久保存并随时溯源临床试验及相关仪器设备电子数据等。

6. 其他辅助部门 计算机中心、设备科、静脉配制中心、病案室等均为临床试验相关的重要辅助支撑科室，也需要设立对接负责人（临床试验联络人），配合试验相关工作。

临床试验机构管理组织架构如图 6-1 所示。

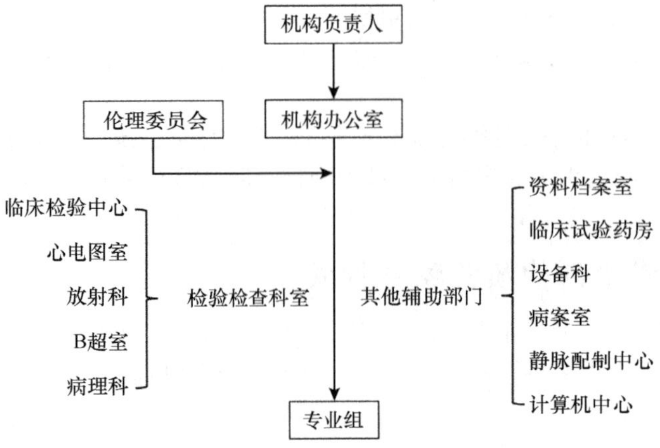

图 6-1 临床试验机构管理组织架构图

（二）制订可操作性强的管理制度和标准操作规程

药物临床试验机构及专业组均应制订一系列的管理制度和标准操作规程指导与保障临床试验在机构内的申请和实施。机构的管理制度和标准操作规程一般由机构办公室起草，机构主任批准，在机构层面实施；专业组的管理制度和标准操作规程一般由专业组秘书起草，专业组负责人批准，在专业组内实施。机构制订的管理制度和标准操作规程应注意在全院各个专业组间的通用性，专业组制订的管理制度和标准操作规程则应注意结合本科室或者本专业特色。

管理制度包括并不限于临床试验运行管理制度、人员管理制度、财务管理制度、合同管理制度、设备管理制度、文件管理制度、药物管理制度、质量保障制度等。

标准操作规程，指为保证某项特定操作的一致性而制订的详细的书面要求。标准操作规程通常分为流程程序类、设计规范类、仪器操作类。

管理制度和标准操作规程均应定期修订，以保证所使用的标准操作规程与新法规和指导原则一致，保障其适用性和有效性。

（三）建立持续的检查反馈和改进机制

机构应设立专职的质量控制人员（quality assurance，QA）对临床试验实施情况进行自查，及时总结自查发现的问题，分析问题原因，提出有效的解决方法。如果发现的问题归结为系统问题，应及时制订或修订管理制度或标准操作规程。如果发现的问题属于实施人员的执行问题，应向项目组反馈发现的问题，加强培训，并在下一次检查时回顾前一次发现的问题是否得到有效解决。

常用的质量改进方法有药效学 PDCA 法。药效学 PDCA 循环又称戴明环，是美国质量管理学家提出的一种全面质量管理遵循的科学程序。药效学 PDCA 循环将质量管理分为四个阶段，即计划（plan，P）、实施（do，D）、检查（check，C）和措施（action，A）。采取措施和持续改进是药效学 PDCA 循环中的关键环节。医院可通过将药效学 PDCA 循环理论运用于药物临床试验项目的质量管理控制，以不断提高医院药物临床试验项目质量，更好地保证药物临床试验数据的真实、科学和可靠。

此外，临床试验研究和过程管理电子化也是临床试验质量体系的进一步提升手段。

三、药物临床试验运行流程

在药物临床试验机构内，药物临床试验项目的运行流程一般包括项目立项、伦理审查、合同签署、项目启动、项目实施、项目结题等环节。

申办者和主要研究者达成初步的项目承接意向后，按照立项资料要求递交机构办公室；机构办公室初步审核申办者资质、项目临床研究批件获得情况、专业组/主要研究者资质、研究者手册、临床试验方案、知情同意书等，审核通过后研究者进一步递交伦理委员会审查；伦理委员会审查同意后，机构、主要研究者、申办者共同签署临床试验协议书（合同）；申办者组织召开项目启动会，对主要研究者及其团队进行培训，临床试验正式开始实施。其间机构办公室对药物/生物样本、经费、试验质量进行持续跟踪管理。全部受试者完成出组后，整理临床试验资料送机构档案室归档，项目结题。

伦理委员会负责对临床试验初始审查、持续跟踪审查和结题审查。机构办公室负责项目立项、合同签署、项目启动、实施和结题的管理。

四、药物临床试验机构质量管理要素

针对不同层面，管理要素略有区别。机构层面管理要素侧重于管理流程和管理体系，专业组管理侧重于专业组内管理体系，项目管理侧重于项目关键步骤或者节点。

（一）机构管理要素

药物临床试验机构管理要素包括人员管理、合同管理、经费管理、药物管理、文件资料管理、仪器设备管理等。

1. 人员管理　机构应保障院内开展临床试验的专业组具备临床试验资质，确保承接项目的项目负责人、研究者符合临床试验相关法规和机构规定的资质要求，并定期组织研究者参加临床试验相关法规和技术培训。

机构应制订提供服务的第三方公司和人员的资质和要求，并对上述公司派驻的第三方人员建档、并进行日常的管理和培训。

2. 合同管理　临床试验合同（协议书）是明确试验各方在临床试验中的责任、权利和利益的文件。合同内容包括协议双方的规范名称；研究目的、内容和过程；申办者和研究者双方责任、权利和利益；研究例数、试验进度、研究经费；违约责任；解决争议的方法；知识产权归属；药物引起损害的补偿原则、受试者保险说明；如果申办者委托 CRO 公司承担其责任，应在合同中注明其转移给 CRO 的职责与功能，与委托函内容相一致。

机构应指定专人审核合同，建立合同审核和签署流程，必要时可聘请法律顾问。

3. 经费管理　临床试验经费指由申办者/CRO 支付给医院的用于实施临床试验的费用。药物临床试验机构应建立临床试验经费管理制度，确保临床试验经费按照合同约定的经费组成和数量使用。

4. 药物管理　试验用药品，指用于临床试验的试验药物、对照药品。药物临床试验机构应提供场地、设施和设备保证药物的存放符合相应的储存条件，指派有资格的药师或者其他人员管理试验用药品，建立药物管理制度确保试验用药品在临床试验机构的接收、储存、分发、回收、退还及未使用的处置等管理遵守相应的规定并保存记录。

5. 文件资料管理 临床试验进行期间，资料存放在各个开展项目的临床科室，由研究者负责管理；试验结束后，所有试验资料需交机构办公室审核，交机构档案室管理。

机构应有专门的临床试验资料档案室，具备防火防水防虫设施，由专职人员负责归档资料管理，有资料借阅、归还记录。

各临床科室应具备资料存放的设施设备，专人管理，确保资料安全与保密。

6. 仪器设备管理 对所有仪器设备建档，设专人管理。为确保仪器设备运行正常、测定结果准确，应定期对仪器设备进行维护和校验。对仪器设备的使用和维护建立仪器操作的标准操作规程，有使用、维护和校验记录。对于申办者提供的仪器设备应进行备案管理。

（二）专业管理要素

专业组是实施药物临床试验的临床科室。专业组管理要素包括人员资质、管理制度和标准操作规程制订、临床试验设施设备、急救相关内容等。

1. 人员资质 专业组负责人应确保申请主要研究者资质的人员符合法规和医院相关要求。主要研究者应确保其授权的研究团队人员符合相应授权岗位的资质和要求。专业组应定期对本科室参加临床试验的人员开展临床试验培训，培训内容包括临床试验法律法规培训、临床试验相关技能培训、本专业管理制度和标准操作规程培训。

专业组应对本专业内开展工作的第三方服务人员建档，并进行培训和管理。

2. 管理制度和标准操作规程制订 专业组应根据临床试验法律法规，在机构管理制度和标准操作规程的基础上，建立本专业适用的管理制度和标准操作规程。内容可包括人员分工和职责，财务管理，人员培训，仪器设备管理，资料管理，专业组质量保障，不良事件和严重不良事件处理，以及药物领用、分发和回收管理等，还可以针对某类药物制订标准操作规程。

3. 临床试验设施设备 专业组需具备知情同意谈话室，确保知情同意过程能够保护受试者隐私且不被干扰。有存放临床试验资料所需的资料柜，资料柜应存放在安全的地方、上锁，并充分考虑保护项目和受试者信息。

如果需要在专业组存放试验药物，需要具备满足药物存放条件的储藏柜、冷藏柜或恒温柜，有温湿度监控设备且有超温预警设施。

4. 急救相关内容 专业组应配备相关急救设施及设备，包括但不限于除颤仪、心电监护仪、氧气、负压吸引器、急救药品、呼吸皮囊等，注意上述产品的使用效期。

建立急救流程和预案，并定期演练，确保紧急情况下，各种物资完备，急救及转诊的流程通畅，充分保障受试者安全。

（三）项目管理要素

机构对于项目质量管理过程通常称为质量控制，在临床试验质量保证系统中，为确证临床试验所有相关活动是否符合质量要求而实施的技术和活动，应重点关注以下因素。

1. 知情同意过程 知情同意书的内容应符合 GCP 相关规定，经伦理委员会审核同意后使用。所有参加筛选的受试者均应首先签署知情同意书。向受试者或其监护人解释试验内容并获得知情同意的研究者或指定研究人员应为经过授权的研究人员且具备医疗执业资质。受试者在充分了解试验情况并自愿参加的基础上签署知情同意书。

知情同意过程、知情同意书签署人、签署时间应在病历中记录。

知情同意书原则上应由受试者本人签署，由监护人签署的情况应符合 GCP 相关规定。应特别关注弱势受试者（研究者的学生和下级、申办者的员工、军人、犯人、无药可救疾病的患者、处于危急状况的患者、入住福利院的人、流浪者、未成年人、无能力知情同意的人）的知情同意书签署情况。

2. 受试者筛选入组　确认所有入选的受试者符合方案的入选标准，不符合排除标准。对于关键的入选标准，如目标适应证的诊断标准，应提供充分的诊断依据。对于重要的入选或排除标准，应在病史记录中有体现。

确认受试者符合入组要求，可进行受试者随机。随机的目的是保持各组之间的均衡。方案设计时应充分考虑受试者随机后脱落的情况（尚未用药），并规定是否进行受试者替补及替补规则。试验过程中则关注是否按方案执行，有无偏离。

3. 受试者随访　研究者按照临床试验方案规定的试验流程和评估方法对受试者进行观察（如各访视中的给药、采血、安全性评估和疗效评估等）。

应关注访视是否超窗，各项检查检验是否完整，研究者评估是否及时准确，不良事件、合并用药或合并治疗记录是否遗漏等。对于采用盲法的试验，关注试验过程中是否采取方法充分保障盲法的实施。如发生方案偏离应予以记录和解释。

4. 药物/样本管理　试验用药品应由申办者免费提供，具备药品的来源证明、检验报告和在符合《药品生产质量管理规范》（Good Manufacturing Practice of Medical Products，GMP）条件下生产的证明文件并有"临床试验用药品"标识的药品标签。

临床试验机构和研究者应指派有资格的药师或其他人员管理试验用药品。研究者应当确保试验用药品按照试验方案使用，应当向受试者说明试验用药品的正确使用方法。

试验用药品的接收、储存、分发、使用、回收、退还及未使用药品的处置（如授权销毁）等环节均应留有记录，且记录体现：①试验用药品的使用数量、剩余数量和其他情况（如丢失、授权销毁等）与申办者提供的数量一致；②药品运输和储存过程中的条件符合药品保存要求；③药品管理各项记录中的试验用药品批号与药检报告、总结报告等资料一致；④具有临床试验用药品管理各环节的异常情况及时评估、处理、记录（如有）。

生物样本按照方案要求进行采集、转运和保存。样本管理重点关注：①样本采集和保存是否符合我国人类遗传资源管理要求；②样品的采集是否符合方案要求；③样本的转运、处理和储存等过程记录是否完整。

5. 不良事件及严重不良事件　不良事件指受试者接受试验用药品后出现的所有不良医学事件，可以表现为症状体征、疾病或者实验室检查异常。研究者应及时发现临床试验过程中的不良事件，妥善处理不良事件，并完整记录不良事件。

严重不良事件指受试者接受试验用药品后出现死亡、危及生命、永久或者严重的残疾或者功能丧失、受试者需要住院治疗或者延长住院时间，以及先天异常或者出生缺陷等不良医学事件。发生严重不良事件时，除试验方案或者其他文件中规定不须立即报告的严重不良事件外，研究者立即向申办者书面报告所有严重不良事件，随后及时提供详尽、书面的随访报告。涉及死亡事件的报告，研究者应当向申办者和伦理委员会提供其他所需要的资料，如尸检报告和最终医学报告。申办者应当将 SUSAR 快速报告给所有参加临床试验的研究者及临床试验机构、伦理委员会。

应重点关注试验过程中不良事件和严重不良事件漏记的情况。

6. 数据记录　临床试验源文件的管理应符合医疗管理要求，源数据应满足临床试验数据质量通用标准。日常诊疗已使用电子病历系统的，临床试验也应使用电子病历。以患者为受试者的临床试验，相关医疗记录应载入门诊或住院病历。

原始记录和病例报告表填写过程中的修改应留痕，不掩盖初始数据，注明修改理由，修改者签名并注明日期。病例报告表及其他报告中的数据准确、完整，清晰、及时。

如果发生受试者筛选失败、脱落、中止、退出和剔除的情况，按照临床试验方案要求执行，记录实际情况并保存原始记录，证据链完整。

源数据、病例报告表、数据库及申报资料之间数据均应保持一致。

质控要素及质量持续改进案例（药效学 CA）解析

案例 6-3：临床试验病历记录——数据记录要素

临床试验病历是指参加临床试验患者的原始病历资料，是临床试验源数据的重要载体。临床试验病历不同于患者的普通病历，需要能够体现患者参加临床试验信息，同时又要注意患者信息的保护。病历检查发现患者参加临床试验信息不完整的情况较为普遍，无法体现参加临床试验的信息。请使用药效学 CA 法改进病历记录，保证病历记录规范性完整性的同时保护患者隐私。

案例 6-3 解析

1. 计划（P） 根据发现的问题分析产生的原因并制订相应对策，建立质量指标监控计划。数据来源：每月的临床试验病历评分表。样本量：全样本量（每月所有检查的临床试验病历）。监测频率：每月。目标值：90 分（满分 100 分）。

2. 措施（D）。

（1）制订临床研究病历记录标准操作规程：临床研究病历在常规医疗病历的基础上增加以下内容。

签署知情同意书当天的病程记录应包含知情同意过程和参加的临床试验项目名称。

根据试验方案中入选排除标准要求，记录患者既往病史，手术史，过敏史，献血史，有无烟酒嗜好等。

准确记录患者基本信息，血压、脉搏、体温、身高、体重等。

每次随访应记录上次就诊以来不良事件、合并用药情况。

（2）建立病案查阅流程：住院患者的纸质病历资料由病案室统一保管。研究者或者监查员需要查阅相关病历时，需要填写临床试验病案查阅申请表，由项目负责人和机构办公室签署同意查阅意见后，方可查阅，监查员需要在研究者陪同的情况下共同查阅。与项目无关的医生或其他人员在一般情况下不能查阅临床研究病历，除非出于该患者的医疗需要，并且征得患者本人同意的情况下。门诊病历仅接诊医生本人可查询。

（3）人员培训：由机构办公室定期对研究人员、监查员、病案室病案管理人员进行 GCP 和临床试验病历查阅标准操作规程培训，让所有人员知晓临床试验病历书写、保存和查阅的特殊要求，并要求严格参照标准操作规程进行。

3. 检查（C） 临床药理中心质控员每月抽查项目病历，并根据标准操作规程对病历记录情况进行评分。根据改进成效，进一步分析原因和制订对策。

4. 成效（A） 某院于 2005 年即制订了患者原始资料记录的标准操作规程，要求开展临床试验的过程中对于注意原始资料的记录和保存。2011 年对原始病历的记录要求在医嘱中体现临床试验药物的使用时间和方法，并且制订了临床试验病历查阅的操作规程。2012 年进一步明确不仅在医嘱中体现临床试验药物的使用，在病程中也必须详细记录知情同意过程，患者临床试验药物的使用过程及患者用药后观察指标的变化情况；增加了电子查阅的功能。2020 年根据新版 GCP 要求进一步对原始病历书写提出更高要求。原始病历的记录和查阅均在不断地完善和规范。

（编委：江　波，参编者：王　露）

思 考 题

1. 监查、稽查、检查的区别与联系有哪些？
2. 药物临床试验机构应当具备的基本条件主要包括哪些？
3. 药物临床试验机构的备案内容主要包括哪些？
4. 简要概述药物临床试验机构质量保障体系构成。
5. 药物临床试验项目的运行流程主要包括哪些环节？
6. 简要概述药物临床试验机构、专业和项目质量管理要素。

第七章　药物临床试验的数据分析和报告

教学目标

1. 基本概念

（1）掌握以下概念：数据管理，数据管理计划，数据核查，数据核查计划，数据管理报告，统计分析计划，统计分析报告，意向性分析，符合方案原则。

（2）熟悉以下概念：试验方案，病例报告表，数据质疑表，数据澄清表，估计目标，伴发事件，临床试验总结报告。

（3）了解以下概念：EDC 系统，注释病例报告表，原始数据一致性确认。

2. 基本理论和基本知识

（1）熟悉药物临床试验数据管理报告、统计分析报告和试验总结报告的结构与内容。

（2）了解数据管理、统计分析和总结报告的流程与解读；作为扩展知识了解国内外临床试验相关的统计学指导原则。

3. 基本技能　掌握药物临床试验数据管理和统计分析的基本概念。

第一节　药物临床试验的数据管理

临床试验数据管理是试验计划和实施过程中不可或缺的重要部分，贯穿临床试验的整个生命周期。规范的数据管理和严格的质量控制可确保临床试验中所获得数据的完整性、一致性、准确性和及时性，为统计分析提供真实可靠的数据，是获得可靠试验结论的前提和保证，这一过程需要数据管理人员在各个阶段与各部门密切配合。

一、数据管理的基本概念

广义上说，数据管理是指对数据进行采集、组织、编码、分类、存储、检索和维护的系列性工作，以及保证数据质量所采取的各种方法、措施的总和。临床试验的数据管理涉及数据库创建、数据输入、审查、编码、编辑、质量控制、数据库锁定等内容，根据其工作流程分为规划和启动阶段、运行阶段、结束阶段（图 7-1）。

（一）规划和启动阶段

在试验规划和启动阶段，即第一例受试者进入试验之前，需要按照试验方案（protocol）要求设计病例报告表、数据库，撰写数据管理计划（data management plan，DMP）和数据核查计划（data validation plan，DVP），确定外部数据管理方式及传输协议。

1. 病例报告表设计、病例报告表填写指南及注释病例报告表　病例报告表是临床试验中收集、记录和保存受试者数据的载体，应包括受试者基线资料、各次访视信息、反映试验药物疗效和安全性的信息等所有试验需要收集的信息，设计过程中需要申办者、研究者、数据管理人员、统计师多方参与。根据《临床试验数据管理工作技术指南》（国家药品监督管理局，2016 年）规定，研究方案应对病例报告表涉及的关键字段和容易引发歧义的条目进行特定的填写说明。对于纸质病例报告表（paper CRF，pCRF）而言，填写指南应作为 pCRF 的一部分或一个单独的文档；对电子病例报告表（electronic CRF，eCRF）或 EDC 系统（基于计算机网络的用于临床试验数据采集的系统，以电子化的形式直接采集和传递临床试验数据）而言，填写指南也可能是针对表格的说明，在线帮助

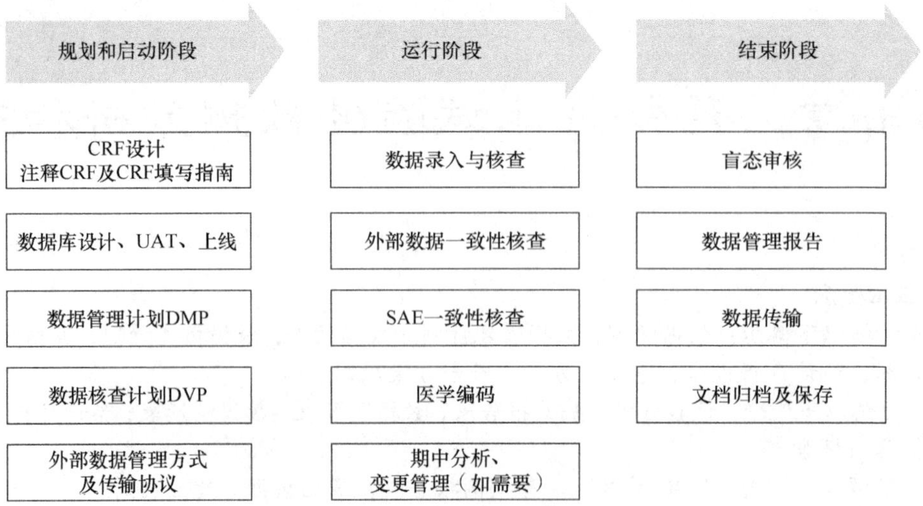

图 7-1　数据管理工作流程示意图

系统，或是系统提示及针对录入数据产生的对话框。基于病例报告表，完成注释病例报告表（annotated CRF，aCRF），即命名病例报告表变量，对空白病例报告表标注，记录病例报告表各数据项的位置及其在相应数据库中的数据集文件名、变量名、表格名、字段名及编码，作为数据库与病例报告表间的联系，以帮助应用人员了解数据库和数据集。

2. 数据库设计、测试和上线　基于病例报告表和 DVP，可设计搭建数据库系统并测试上线。首先，根据病例报告表和（或）数据库设计规范进行数据库设计，创建项目数据库，用于受试者数据的采集；其次，数据库界面设计完成后，基于 DVP 的要求，利用数据库系统内置功能或外置程序，进行逻辑核查程序的编写，以便于数据录入人员及时发现问题和解决问题，提高数据质量。数据库设计完成后，需要经过测试方可上线，测试包括程序员测试和用户接受测试（user acceptance testing，UAT），前者为数据库建库程序员负责的系统测试，主要是确保所编写的程序准确无误；后者为数据管理人员或数据库使用人员进行的测试，测试人员通过模拟数据，对正确和错误的数据均进行测试，以探测系统中存储数据的正确性。

3. 撰写 DMP 和 DVP　DMP 是数据管理人员依据试验方案撰写的动态文件，它详细、全面地规定并记录该临床试验的数据管理任务，包括人员角色、工作内容、操作规范等，为数据管理工作提供一个蓝图。DVP 则是为保证试验数据合理性，对数据质量更细节的检查文件，一般为 Excel 文件，以表格的形式体现，便于添加修改以及注释。

DVP 一般从数据完整性（complete）、准确性（correct）和一致性（consistency）三方面考虑。①完整性：某些变量要求不能缺失，如访视日期、性别、身高等。②准确性：检查数据记录的信息是否存在异常或错误，如大部分成年受试者的体重应该在 40～200kg，如果超过这个范围，可进一步核查是否录入错误。③一致性：判断数据记录的规范和数据是否符合逻辑的一致性，如不良事件的转归和严重程度的一致性。

数据核查从实现方式上可分为系统核查、自动核查和手工核查三大类。系统核查和自动核查通过 eCRF 与数据库系统实现，系统核查内嵌于系统中，不允许不符合要求的字符段录入系统，而自动核查则通过系统自定义的编程来实现，通过自动核查发出质疑，请求对数据质量进行核查，本质上也属于系统核查。手工核查用于检查系统核查难以实现的数据，如文字类的描述，纵向检查数据的趋势等。

DMP 和 DVP 均为临床数据质量保障体系的重要部分，应符合药效学 CA 循环要求：计划（P），即有 DVP；执行（D），即根据 DVP 进行数据核查的实施；检查（C），即 DVP 的草案需要数据管理人员、统计师和医学专员的审核，数据核查过程中可能发现之前考虑不周全的地方或编程错误；

调整（A），即根据检查结果进行程序修改，或根据数据核查后质疑进行数据更新。药效学 CA 过程需要周而复始地进行，持续解决存在的及新出现的问题，以保证数据核查或数据质量满足数据真实可靠性的要求，因此，DMP 和 DVP 均为动态文件。

4. 外部数据管理方式及传输协议　临床试验中除了能够直接获得并录入到临床数据库内的数据之外，还有一些数据是从外部获取的数据，这些数据通常被称为外部数据，如实验室检查的药动学/药效学数据、生物标志物数据、器械中存储的中心影像数据、中央随机数据和药品管理数据等。在试验启动前，需要制订外部数据管理规范以保证外部数据的质量，并确定外部数据传输协议（包括文件格式、传输是否有盲态要求、传输加密方式、传输频率等）。

（二）运行阶段

试验运行阶段，即第一例受试者第一次访视开始到最后一例受试者的最终访视结束，数据管理主要工作为对数据进行采集、核查、清理和医学编码。

1. 数据录入　数据采集通过病例报告表完成，根据数据采集方式的不同，分为 pCRF 和 eCRF。随着互联网技术的发展，EDC 系统得以快速发展，越来越多的临床研究开始使用 EDC 系统，即 eCRF。相比 pCRF，eCRF 有以下优势：①可减少数据多次转录产生的错误；②数据录入的同时，EDC 系统启动逻辑核查，数据的录入、核查和清理能同步进行；③有利于信息在申办者和研究中心间的共享；④存储介质小，节约空间。无论采用 pCRF 还是 eCRF，均应及时录入数据。

2. 数据核查　数据管理人员通过系统核查和手工核查方式对录入数据的完整性、准确性及一致性进行核查，对于核查出的问题采用数据质疑表（data query form，DQF，用来记录针对数据差异的问询表，分为系统数据质疑和人工数据质疑的形式）或数据澄清表（data clarification form，DCF，数据管理人员对数据质疑进行审核，尽可能将不必要发给研究机构的数据质疑去掉，以数据澄清表的形式将数据质疑发到机构）请求核对确认，根据研究者的回答更新数据。数据库系统应保留数据录入及核查过程中每一次更改、删除或增加的痕迹，即稽查轨迹（audit trail），包括更改的日期时间、更改人、更改原因、更改前后的数据值等。

除数据管理人员进行的数据核查外，还包括 CRA 执行的源文件核查，也称原始数据一致性确认（source data verification，SDV），即确认病例报告表记录数据和源数据（source data）的一致性；生物统计师执行的数据统计学核查，即通过汇总数据的核查以发现任何可能会影响数据真实性、可靠性的数据不一致或数据问题，如离群值、方案偏离（protocol deviation）等，以及外部数据和严重不良事件的一致性核查等。

3. 医学编码　从数据录入开始，便可采用自动编码程序按照标准字典对不良事件、合并用药、既往病史等进行初步编码。对于不良事件和既往病史，目前广泛采用的标准字典为《监管活动医学词典》（Medical Dictionary for Regulatory Activities，MedDRA），而合并用药的常用编码字典为《世界卫生组织药物词典》（World Health Organization Drug Dictionaries，WHODrug）。对于不能自动编码的内容，应根据项目规定的编码规则完成手工编码，必要时也可向研究者发出质疑以保证编码的准确性。

此外，部分临床试验项目有预先计划的期中分析，需要在期中分析点之前完成相关数据的清理工作。另外，项目运行过程中还可能遇到方案修正、新出现的数据分析等需求，从而需要对数据管理进行变更和修正，包括数据库的变更修正、DMP 的变更等。

（三）结束阶段

结束阶段为最后一个患者的最终访视完成到数据库最终锁定之间的时间，这个阶段工作重点是完成所有数据收集、核查、外部数据整合、医学编码、提供盲态审核会议所需数据、确认收到所有研究者签名后完成数据库锁定，锁定数据库后开始对数据传输及数据管理报告（data management report，DMR）的撰写，并确保所有文件存档及时完成。这个阶段需要检查项目所有数据，工作量大、工作集中、覆盖面广，需要在尽量短的时间内完成所有检查，保证全部数据的准确性和一致性，对数据管理人员的工作质量有着较高的要求。数据盲态审核会议是临床试验完成数据收集后，在数据库锁定前，由申办者、研究者、数据管理人员和统计分析师组成的项目团队在盲态下共同最终审核数据中未解决的问题，并对所有数据质疑、脱落和方案偏离的病例、合并用药和不良事件的发生情况及分析数据集的划分进行最终确认的过程。

所有问题得到解决和确认后，可进行数据库锁定，即对完成并最终确定的数据库文档取消编辑权限。对于采用盲法的临床试验，数据库锁定之后才可以进行揭盲。数据库锁定后，数据管理人员应将数据传输至统计分析师，启动统计分析过程，并完成 DMR，对数据管理过程形成的数据和文档进行归档保存。

二、数据管理计划

DMP 应在临床试验方案确定之后、第一例受试者筛选之前形成经申办者批准的版本且开始执行。在执行过程中，DMP 可能需要根据实际操作及时更新与修订，应记录修订版本历史。DMP 一般包括以下内容。

（一）试验概述

试验概述部分应简要描述本试验研究目的和总体设计要素，如随机化方法及盲法（如有必要）、受试者数量、评估指标、试验的关键时间节点、重要的数据分析节点及对应的数据要求等。举例如下。

研究题目：×治疗×的多中心、随机、双盲、平行对照临床研究。

研究目的：评价×治疗×的有效性和安全性。

研究设计：试验采用多中心、随机、双盲、阳性药平行对照设计，以×作为阳性对照，经筛选合格的×患者按照 1∶1 的比例随机分配至试验组和对照组。持续用药 4 周，每日早中晚三次服用。分别在试验前、第 2 周、第 4 周进行访视。每次访视进行×检查，研究期间全程记录不良事件和合并用药情况。

病例数：本试验预计纳入×例受试者。

（二）相关人员及职责

示例见表 7-1。

表 7-1 临床试验数据管理相关人员职责示例

人员	数量	职责	备注
研究者	2 人	（1）解决质疑 （2）签字……	主要和次要研究者各 1 人
研究者授权的临床协调员（clinical research coordinator，CRC）	1 人	按原始资料准确、及时、完整录入……	准确、及时、完整、规范地填写 eCRF
数据库程序员	2 人	EDC 或 CDMS 的数据库建立	数据录入界面的构建、逻辑核查程序的编写、电子数据传输程序的编写等
医学编码人员	2 人	对临床试验收集的不良事件、医学诊断、合并用药等的描述与标准词典（MedDRA、WHODrug 等）中的术语进行匹配	掌握医学编码词典、理解临床数据管理工作的各个流程
⋮			

（三）数据流程及数据管理流程

数据流程及数据管理流程分别见图 7-2 和图 7-3。

1. 数据流程　见图 7-2。

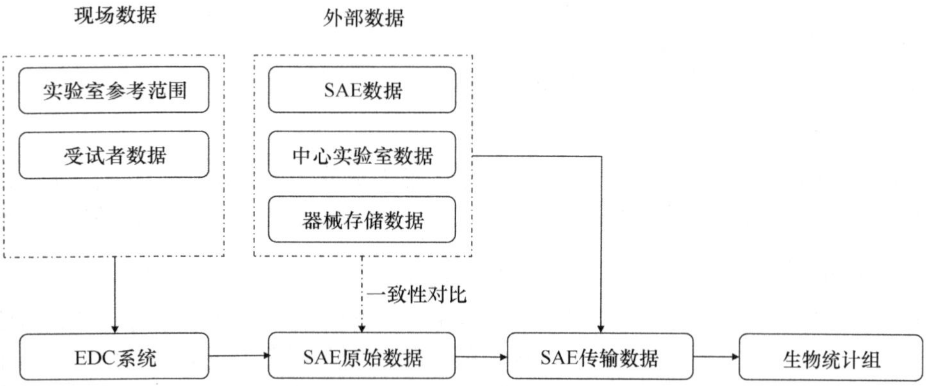

图 7-2　临床试验数据流程图

2. 数据管理流程　见图 7-3。

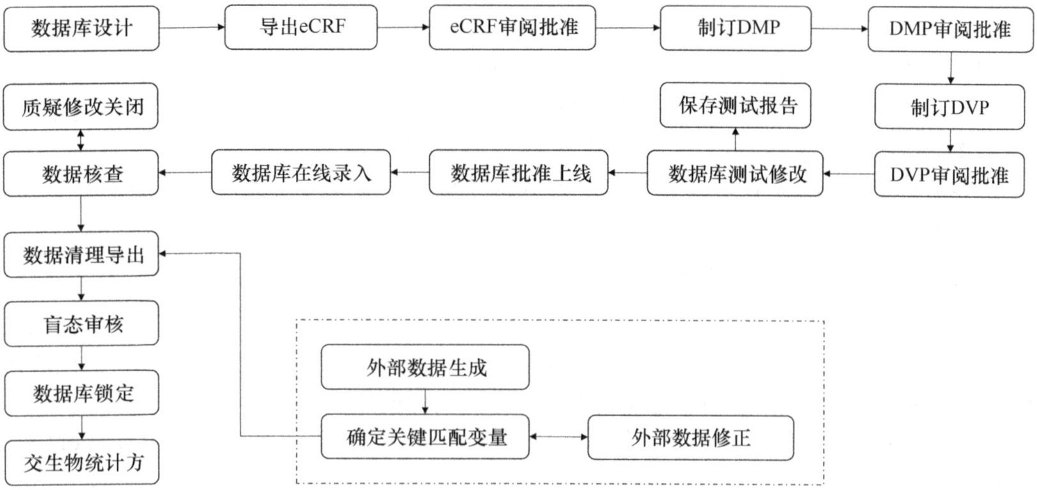

图 7-3　临床试验数据管理流程图

（四）数据采集/管理系统

应列出采集临床试验数据的方法，采用的数据采集/管理系统的名称及版本。描述系统用户的权限控制计划，或者以附件形式提供相应信息，包含权限定义、分配、监控及防止未经授权操作的措施或方法、权限撤销等。数据采集/管理系统应具备稽查轨迹、系统安全管理、权限控制及数据备份等功能，并通过完整的系统验证。举例如下。

本项目使用 eCRF，通过 EDC 系统（×临床试验电子管理系统 V. ×）（须注明版本号）收集数据。

（五）数据管理步骤与任务

1. 数据库的设计及测试　数据库说明文件由 Excel 格式编写，逻辑核查的建立根据批准后的 DVP 编写。数据库测试包括录入、导出、逻辑核查功能、权限的测试。

2. 数据录入　研究者或 CRC 在系统中登录授权的用户名，新增受试者后进行数据录入保存并提交。

3. 数据核查与质疑　数据核查内容包括逻辑核查、数据值范围核查、时间窗核查、临床数据及外部数据一致性核查等。质疑的发布和解决均在 EDC 系统中完成。

4. 医学编码 采用 MedDRA（须注明版本号）版本对不良事件等医学术语进行编码，采用 WHODrug 对合并用药等药物名称进行编码。

5. 严重不良事件一致性核查

6. 外部数据管理 外部数据为×，传输流程严格执行传输协议。

（六）数据审核

由申办者、主要研究者、统计分析人员、数据管理人员、监查员等，对所有数据质疑、脱落和方案偏离的病例、合并用药和不良事件的发生情况，以及分析数据集的划分等进行最终确认。

（七）数据库锁定

在数据收集过程完全结束，数据审核和清理结束，存在的错误和风险得到了解决和控制，每个环节都通过了质量控制，理论上不存在再次修改的可能。数据库锁定的目的是在锁定后将数据库设置为只读模式，避免统计分析开始后再次对数据进行修改，可以将发现问题记录在数据库勘误表中。如果影响主要疗效指标或安全性指标分析，需要申办者、主要研究者、数据管理方和统计方共同讨论确定是否解锁修改。

（八）数据导出及传输

数据库锁定后需要将原始数据导出并由数据管理人员发送给申办者和统计分析方，并获取数据接收方的接受确认。数据包括病例报告表数据，外部数据（如随机信息、影像学评价等），安全性数据和编码文档等。

数据传输要满足数据安全要求。除数据库外还需考虑是否需要传输变量词典、注释病例报告表、相关说明文件等信息。

（九）数据及数据管理文件的归档

数据库锁定后临床研究团队需要考虑如何对采集的数据进行维护、存储和归档。保存临床数据是为了确保药物研发申办者在若干年后仍然可以回答与数据相关的问题。数据保存和归档应遵从相关的法规和指南，如 FDA 颁布的《行业指南：临床研究中使用的计算机化系统（CSUCI）》（1999 年颁布，2007 年修订），我国国家药品监督管理局（National Medical Products Administration，NMPA）颁布的 GCP（2020 年）等。

三、数据管理报告

DMR 对数据管理执行过程、操作规范及管理质量相关的内容进行全面、详细的陈述，是对临床试验数据管理工作的总结，DMR 可以反映试验数据管理的质量。DMR 应包括以下内容。

1. 试验方案、病例报告表、数据库、DMP 的修订历史，详细记录修正内容、执行日期和版本号（以试验方案为例，其版本变更记录示例见表 7-2）。

表 7-2　DMR 版本变更记录示例

试验方案	版本号	主要修正内容及修正理由	执行日期
方案名称×	V1.0	修正入组条件	2020/12/11
方案名称×	V2.0	修正实验室检查录入格式	2021/02/01
⋮	⋮	⋮	⋮

2. 数据管理过程中各参与单位/部门及职责（格式类似 DMP）。

3. 数据管理的主要任务（如数据录入、清理、盲态审核、外部数据管理、锁库等）的时间节点。

4. 病例报告表及数据库设计相关的工作内容。

5. 数据核查和清理情况：包括各种疑问类型的数量、产生原因、疑问处理情况等。

6. 不良事件、合并用药、既往病史等数据集的医学编码条数。

7. 外部数据（如 ECG、实验室检查、不良事件）的传输记录、一致性核查情况等。

8. 数据质量控制情况：列出各次质控核查时受试者总例数、关键指标错误率、非关键指标抽样例数、抽样比例、抽样比例依据及错误率等，示例见表 7-3。

表 7-3　DMR 质量控制记录示例

核查次数	总例数	关键指标错误率	非关键指标			
			抽样例数	抽样比例	抽样比例依据	错误率
1	90	0.4%	10	11.11%	总病例数小于 100 例，则抽取例数为总病例数的平方根	0.2%
⋮	⋮	⋮	⋮	⋮	⋮	⋮

9. 提交的锁定数据集信息。

10. 与 DMP 的偏离情况。

（编委：夏结来，参编者：李　晨）

第二节　药物临床试验的统计分析

药物临床试验需要经过严格合理的统计设计和分析以获得科学可靠的结论。在试验设计阶段，需要申办者、研究者和统计分析人员等参与讨论，制订试验方案。基于试验方案，将对试验的统计学考虑及拟对数据进行的统计分析详细地撰写为 SAP。获得试验数据后，按照 SAP 的内容、统计方法和图表模板，开展统计分析，结果整理形成统计分析报告（statistical analysis report，SAR）。SAR 是撰写临床研究报告（clinical study report，CSR）的重要依据。

一、临床试验中的统计学指导原则

临床试验中，统计学指导原则和相关指南的建立是为协调临床试验的设计、实施、分析与报告提供指导，更重要的是能让临床试验的各方在科学性、规范性方面达成共识并共同遵循。

1998 年，ICH 专门制定了《临床试验统计学指导原则》（Statistical Principles for Clinical Trials），即 ICH-E9 指导原则。该指导原则内容涵盖了临床试验从设计、实施、分析、评价等各个环节可能遇到的统计学问题，包括设计方法、总体的定义、指标的选择、比较的类型、样本量的估计、偏倚的控制、质控与监查、数据集定义、依从性评价、有效性及安全性评价、分析方法选择、结果解释与总结报告等。2019 年，ICH 发布了 E9 原则的增补文件 ICH-E9（R1），对临床试验中的估计目标（estimand）和敏感性分析作以详细补充和规定，充分体现了 ICH 对临床试验生物统计学应用的高度重视，也展现了生物统计学在临床试验中的重要地位。

除 ICH 外，很多组织、学会、监督管理机构（如 FDA、EMA）也相继出台了临床试验相关的生物统计学技术指南。为指导我国药物临床试验数据的规范管理，强化药物临床研究的规范性，按照国际通用规范和技术要求、结合我国临床试验数据管理和统计工作的实际，国家食品药品监督管理总局于 2016 年 7 月 27 日颁布了《临床试验数据管理工作技术指南》和《药物临床试验数据管理与统计分析的计划和报告指导原则》。近年来国家药品监督管理局针对药物、医疗器械等临床试验的不同技术需求，已经发布了大量的技术指导原则，其中涉及了大量生物统计学的内容，也是临床试验生物统计学管理体系的一部分。这些指导原则的发布，从技术层面上为指导临床试验生物统计学的规范应用建立了标准原则和路径指导。

二、统计分析计划

SAP 是在试验方案的基础上，包括更多试验技术性和实际操作细节的独立文件，应全面陈述临床试验数据的分析方法和呈现方式，以及预设的统计推断标准。SAP 由熟悉临床试验的统计学专业人员起草，并与主要研究者商定后完成。SAP 初稿应形成于试验方案和病例报告表确定之后，在临床试验进行过程中及数据盲态审核时，可以进行修改、补充和完善，对于不同修订版本的 SAP 建议标注版本及日期，并于数据揭盲之前完成终稿。SAP 主要包括以下基本内容。

（一）试验概述

试验概述是临床试验方案中关于统计设计部分的描述，是对临床试验统计设计的凝练总结。根据《药物临床试验数据管理与统计分析计划指导原则》（国家药品监督管理局，2021 年），一般包括以下内容。

1. 研究目的 临床试验的主要目的和次要目的。

2. 设计类型 如平行组设计、交叉设计、析因设计、单臂设计等。

3. 对照类型 如安慰剂对照、阳性对照、剂量组对照、目标值对照等。

4. 比较类型 如优效性检验、非劣效性检验、等效性检验。

5. 随机化方法及其实施 如区组随机、分层随机及其分层因素等。

6. 盲法及设盲措施 说明是单盲、双盲，设盲措施是双盲单模拟、双盲双模拟，以及在盲态下执行统计分析的措施等。若采用开放设计，需说明是否采取了某种程度的设盲措施。

7. 样本量估计 阐述样本量的确定依据，包括样本量估计方法（包括所涉及的效应参数设置及其依据、Ⅰ类错误、检验效能、失访率等）、样本量估计所使用的软件模块。样本量应确保对主要估计目标的评价具有足够的把握度。

（二）估计目标

根据 ICH-E9（R1）对估计目标的框架定义和我国《药物临床试验数据管理与统计分析计划指导原则》，SAP 中应明确列出试验的估计目标，可包括一个主要估计目标和多个次要估计目标或探索性估计目标，每个估计目标应包括治疗（处理）、人群、变量（终点）、伴发事件及其处理策略、群体层面汇总等属性。下面以“评价某降糖药物治疗 2 型糖尿病有效性和安全性的随机、双盲、安慰剂对照的试验”为例介绍估计目标的描述。

1. 治疗（处理） 试验中受试者接受的治疗，可能是单独的治疗措施，也可能是同时进行的治疗措施的组合（如标准治疗加载试验/对照治疗药物），或者是一个复杂治疗序列组成的整体方案（如基于同一药物采用不同剂量和疗程组合的治疗方案）。该例中试验治疗为“某降糖药物”，对照治疗为“安慰剂”。

2. 人群 临床问题所针对的目标人群。可以是整个临床试验人群，也可以是按某种基线特征定义的亚组（如某分子标志物阳性的人群），或由特定伴发事件定义的主层（如不会采用补救用药的人群）。该例中人群为“纳入试验的所有 2 型糖尿病患者”。

3. 变量（终点） 为解决临床问题从每个受试者获得的变量（或终点）。该例中对降糖药物的疗效进行评价，终点指标可以为“糖化血红蛋白 HbA1c”，表示患者过去 5～12 周血糖平均水平。

4. 伴发事件及其处理策略 明确定义试验中考虑的伴发事件（如提前退出试验、合并某类治疗等）。对于拟考虑的伴发事件，通过治疗（处理）、人群和变量（终点）的精确说明来体现采用何种处理策略，包括疗法策略、假想策略、复合变量策略、在治策略或主层策略。无论采用何种策略，均应提供充分的临床依据。该例中，常见的伴发事件为“补救用药”，即受试者空腹血糖控制不佳时允许使用非试验药物以更好地控制血糖，可采用在治策略进行分析，将补救用药之后的数据作为缺失值处理。

5. 群体层面汇总 应规定变量的群体层面的汇总统计量，为不同治疗之间的比较提供基础：

对于生存资料变量，可采用中位生存时间；对于二分类变量，可采用率（如应答率）等。该例中可采用治疗结束（如 24 周末）组间 HbA1c 均值之差作为统计量。

（三）统计分析方法

1. 疗效分析的分析原则　对于临床试验拟回答的主要科学问题，基于收集到的试验数据，在疗效分析中一般遵循如下两种不同的统计分析原则以评估研究结果的稳健性。

意向性分析（intention to treat，ITT）原则指分析时纳入所有随机化的受试者。由于在实际中很难完整收集到所有受试者的研究结果，ITT 原则要求尽可能地包括所有随机化的受试者，如随机化后至少使用过一次药物，并有至少一次随访记录的受试者均纳入分析。基于 ITT 分析原则纳入分析的受试者集合称为 ITT 分析集。ITT 分析集中未完成所有访视的受试者其终点指标数据常采用一定的方法进行填补，如末次访视观测结转法（last observation carried forward，LOCF），重复测量混合效应模型法（mixed-effect model for repeated measures，MMRM）等。

符合方案（per-protocol，PP）原则指分析时纳入按照试验方案规定符合入排标准、完成所有随访、未违背方案的受试者。基于 PP 分析原则纳入分析的受试者集合称为 PP 分析集。一般来说，PP 分析集是 ITT 分析集的子集。

ITT 分析原则能尽可能地维持随机化获得的组间均衡性，消除协变量对分析结果的影响，以保证统计推断结果的可靠性，但若较多的受试者因失访、疗效较差或不耐受等各种原因没有完成所有试验随访时，采用 ITT 分析原则获得的结果与真实结果差距较大。PP 分析集由于未纳入所有经随机化的受试者，组间均衡性可能较差。另外，由于 PP 分析集中受试者均完全按照试验方案完成试验，无法反映临床实践中受试者可能对治疗和医嘱不完全依从的情况。通常，ITT 分析原则使得组间疗效不太可能被发现，估计结果较为保守；而 PP 分析原则容易夸大试验治疗在实际中的疗效，故需结合 ITT 分析原则和 PP 分析原则的结果谨慎得出结论。

2. 分析集　临床试验的分析集一般包括用于疗效分析的分析集（包括 ITT 分析集、PP 分析集）和安全性分析集。ITT 分析集和 PP 分析集一般适用于不同估计目标的疗效分析；如果用于评价估计目标的人群不是 ITT 分析集或 PP 分析集的全部人群，则应对这部分人群进行定义和标记，如标记 ITT 分析集中未发生某伴发事件的受试者亚组；也可根据估计目标分析的需要定义新的分析集。安全性分析集一般适用于安全性分析，一般包括至少接受过一次治疗的所有受试者。

3. 描述性统计分析　包括受试者分布情况、人口学资料和基线特征、依从性和合并用药、安全性分析等，应阐明根据数据资料类型采用的描述性统计分析方法。一般来说，对于分类变量，描述其百分比；对于连续变量，根据其是否服从正态分布描述其均值和标准差或中位数和四分位数间距、极大值、极小值。

4. 统计推断　应描述估计目标的主估计方法和敏感性分析方法。其中，主估计方法应阐明估计目标所涉及伴发事件的处理策略、估计目标统计检验的原假设、备择假设及其检验水准（包括单/双侧检验）、相应的数据处理和分析方法。另外，治疗效应的估计应包括点估计和区间估计并说明估计方法。

5. 缺失值处理　临床试验中的缺失值是效应估计偏倚的重要原因之一。应根据数据缺失机制给出相应的处理方法。例如，对于完全随机缺失（missing completely at random，MCAR）数据，可采用直接忽略缺失值的方法进行处理，但忽视缺失值仅基于完整数据分析又违背了 ITT 分析的原则，故处理措施不建议用于确证性试验的主要分析中，可作为敏感性分析或探索性研究中。对于随机缺失（missing at random，MAR）和非随机缺失（missing not at random，MNAR），则可采用简单/单一填补或多重填补的方法进行处理。

此外，若需要，SAP 中应说明多重性检验中控制总 I 类错误率的策略与方法，以及期中分析的设置与决策策略等。

（四）统计分析图表模板

通常以统计分析表或图的形式呈现统计分析结果，并以文字形式对其相关信息进行简要描述。在 SAP 中需设计相关统计表格的布局、格式和内容，利用统计分析图表的模板或示例描述结果的形式轮廓。统计图表的设计应符合基本的统计规范，设计合理，层次清晰，简明扼要，统一格式。

三、统计分析报告

试验数据经数据管理锁定后，根据 SAP 的内容和方法完成统计分析，整理 SAR。SAR 是对临床试验的统计设计、分析、结果的总结，是临床试验报告的基础和依据，其基本内容包括试验概述、统计分析方法、统计分析的结果与结论，一般采用统计表和统计图表示，其中，试验概述和统计分析方法的描述应与 SAP 一致。根据《药物临床试验数据管理与统计分析的计划和报告指导原则》（国家食品药品监督管理总局，2016 年），以下重点阐述 SAR 中的结果呈现和结论。

（一）统计分析结果

1. 受试者的分布及完成试验情况 SAR 中应写明所有入组的受试者的分布情况，包括筛选例数、筛选失败例数及原因、参与随机化的例数、各组脱落或剔除受试者的例数、原因、百分比等，以及方案偏离情况、各分析数据集的分布。除文字、表格描述外，应采用流程图的方式描述受试者的分布情况（模板如图 7-4 所示）。

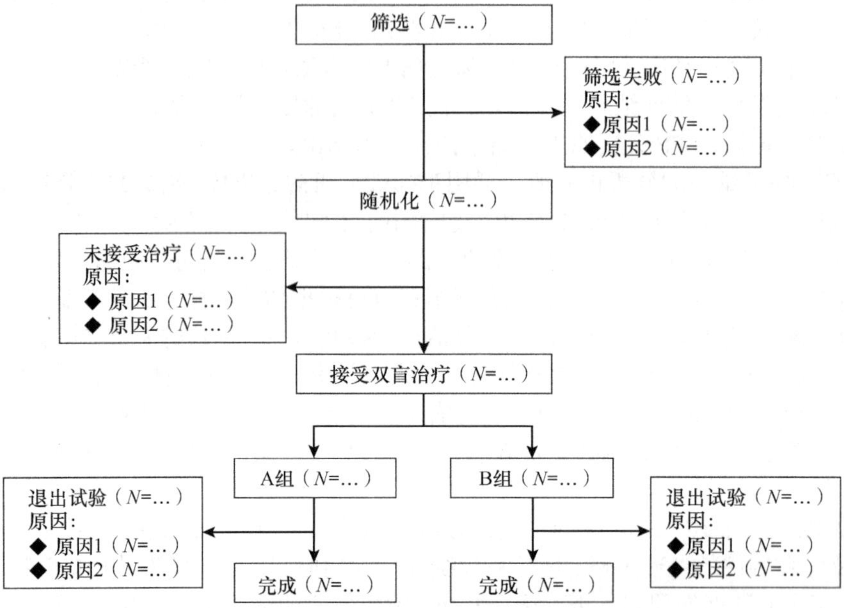

图 7-4 受试者分布流程图模板

2. 人口学资料和基线特征分析 对于人口学资料、既往病史、家族史、药物过敏史及疗效指标的基线值等数据常采用统计描述的方式进行可比性分析。计量资料一般用均数、中位数、标准差、四分位数、最大值和最小值等进行描述；计数及等级资料一般用频数和百分比描述。

3. 依从性和合并用药分析 根据依从性定义，报告各受试者完成试验的情况，包括研究总时间、研究干预措施的暴露时间和使用量等情况，列表描述依从性差的受试者、依从性差的具体原因及进入分析数据集情况。

对于合并用药分析，需列出合并药物的详细情况，如研究中心、受试者编号、组别、合并药物名称、使用原因、开始和结束时间等，进行组间合并用药的比较。

4. 估计目标分析 对于估计目标，需根据事先确定的主估计方法和敏感性分析方法进行统计描述和统计推断，可能包括研究指标的基线情况、治疗后各访视时间点的测量值及前后变化情况，以及变化值组间差异的描述统计量、区间估计和组间比较的检验统计量及 *P* 值等。根据治疗效应点估计和区间估计结果及事先确定的标准，从统计学角度判断主要估计目标的优效性/非劣效性/等效性的假设是否成立。对于次要估计目标和探索性估计目标也应分别按照方案制订的分析策略展开分析。

5. 安全性分析 安全性分析应按 SAP 给出统计分析结果。对实验室指标的比较和评价，主要关注治疗前正常而治疗后异常的发生情况，以及治疗前异常但在治疗后加重的受试者，需列清单描述上述两种情况。生命体征、ECG、体格检查及其他安全性相关指标的分析与实验室检查指标的分析类似。必要时，描述实验室指标前后变化及进行组间比较。

对于不良事件的分析，需要分类汇总各种不良事件/反应，包括一般的和严重不良事件/反应、重要不良事件、导致脱落的不良事件/反应的发生率、严重程度及可能进行的组间比较，并列清单描述每位受试者每项不良事件/不良反应发生的详细情况，包括不良事件/反应的类型、严重程度、发生和持续时间、结局以及与试验药物及药物剂量的关系等。

（二）统计学结论

SAR 中的所有结论应使用准确的统计学术语阐述。根据主要指标的统计分析结果，结合研究的设计类型、样本量、试验实施情况、次要指标及敏感性分析等阐述证据的充分性和试验结果的稳健性，并给出统计学结论，明确阐述针对主要指标的统计学假设是否成立，并简要描述安全性的主要统计结果。

（编委：夏结来，参编者：李　晨）

第三节 药物临床试验的总结报告

一、国内国际相关指南介绍

临床试验总结报告是对药物临床试验过程、结果的总结，是评价拟上市药物有效性和安全性的重要依据，是药品注册所需的重要文件。国家食品药品监督管理局于 2005 年 3 月 18 日颁布了《化学药物临床试验报告的结构与内容技术指导原则》，于 2005 年 10 月 12 日颁布了《疫苗临床研究报告基本内容书写指南》，于 2017 年 8 月 23 日颁布了《中药、天然药物临床试验报告的撰写原则》，分别对化学药、疫苗、中药和天然药物的临床试验研究报告撰写及提交的基本结构和内容提出了原则框架要求。

2017 年国家食品药品监督管理总局加入 ICH 并成为 ICH 正式成员后，逐年引入并应用 ICH 的系列技术指南，以应对制药行业日益全球化的发展。2019 年 11 月 12 日，国家药品监督管理局发布了《关于适用<E1：人群暴露程度：评估非危及生命性疾病长期治疗药物的临床安全性>等 15 个国际人用药品注册技术协调会指导原则的公告》（2019 年第 88 号，以下简称《公告》）。按照《公告》要求，自公告发布之日起 6 个月后受理的新药上市申请适用《E3：临床研究报告的结构与内容》及《E3 问答（R1）》。2020 年 9 月 8 日国家药品监督管理局发布了《关于临床研究报告受理要求的说明》的通知，进一步明确并说明如下：2020 年 7 月 3 日，经国家药品监督管理局审核同意，药品审评中心发布《化学药品注册受理审查指南（试行）》《生物制品注册受理审查指南（试行）》，国家食品药品监督管理总局 2017 年 11 月 30 日公布的《关于发布药品注册受理审查指南（试行）的通告》（2017 年第 194 号）同时废止。其中，为严格落实《公告》要求，对临床研究报告资料要求进行了修订，即临床研究报告应符合相关指导原则要求，临床研究报告标题页应提供药品注册申请人（签字及盖章），主要或协调研究者（签字）、负责或协调研究单位名称、统计学负责人（签字）

和统计单位名称及 ICH-E3 要求的其他信息；临床研究报告附录Ⅱ中应提供申办者负责医学专员签名。与之前受理审查指南相比，不再要求提交分中心报告。

本章节对药物临床试验的总结报告的内容以 ICH《E3：临床研究报告的结构与内容》及《E3 问答（R1）》指南的原则和要求进行介绍和阐述。

二、药物临床试验总结报告的基本要求

临床研究报告是任何治疗性、预防性或诊断制剂（此处指的是药物或治疗）在患者中进行的单个研究的“综合性”完整报告，其中临床和统计学描述、说明、分析都整合在一份报告中，图表嵌入报告正文或正文结尾处，附录包括研究方案、病例报告表样本、研究者的相关信息、试验药品/研究性产品相关信息包括阳性对照/对照品、技术统计资料、相关出版物、患者数据表和技术统计细节如推导、计算、分析和计算机输出等。一项研究的综合性完整报告不应是临床报告和统计报告的简单合并。

对于其他不主要针对疗效和安全性的临床试验研究，如临床药理学研究，基本原则和结构同样适用，并根据这些研究的性质和重要性，可能适合形成一份详细程度略低的报告。

临床研究报告应清晰地阐明研究中的关键设计特点的选择过程，以及关于研究计划、方法和实施过程的完整信息，避免对研究过程的描述不够明确。报告及附录还应提供充分的个体患者数据，包括人口统计学和基线数据、分析方法详情，从而保证必要时监管机构可以对关键分析进行重复。另外，所有数据分析、报表和示意图都应在正文或图表中明确说明对应患者的分析集。根据监管机构的审评政策，使用总结性数据或删除部分内容的简略报告可能适用于非对照研究或其他非疗效确证性研究（但对照安全性研究应完整报告）、严重缺陷或中止的研究、或与申报的研究病症明显无关的对照临床研究。

上述研究中的安全性信息应当完整描述。如果递交一份简略报告，应提供足够详细的研究设计和结果信息，以便于监管部门确定是否需要完整的报告。如果对是否需要报告有任何疑问，可咨询监管机构。在详细描述研究如何开展时，可能只需重述原始研究方案中的描述信息。但是，通常可在单独的文件中更简洁地介绍研究方法。尤为重要的是，在描述研究设计和研究过程的每一部分内容中，应阐明在研究方案中未充分描述的细节，明确未按照研究方案开展的研究过程，并探讨用于解释这些方案偏离的统计学方法和分析。

单个研究的完整综合报告应包括对个例不良事件或实验室检查异常的详细讨论，但在任何申请中，上述数据通常会作为所有可用数据的整体安全性分析的一部分，再次进行分析。 研究报告应描述研究人群的人口统计学（如年龄，性别，种族，体重）和其他潜在的可预见特征（如肾或肝功能），并且在研究规模足够大的情况下，提供其他亚组人群的人口统计学数据，以明确在不同人群中可能存在的疗效或安全性的差异。但是，通常利用整体分析时所使用的较大的数据库来考察亚组效应。研究报告中要求的数据列表（通常在附录中）是支持关键分析所需的数据。数据列表作为研究报告的一部分，应该易于被审评人员使用。因此，虽然在单个列表中可能需要包含多种变量以限制列表大小，但不应该牺牲报告的条理性。若数据过多，不能过度使用符号来代替文字或容易理解的术语，也不能用过小的列表来展示，在这种情况下，最好绘制若干个分列表。

研究报告中的数据应提供不同层面的细节信息：正文中应列出重要的人口统计学、疗效和安全性变量相关的整体汇总图表以阐明报告要点。在任何表格，图示或数据列表中，若使用了估计或推导的数值，应该以明确的方式标识。应提供详细的解释以说明这些数值是在何种假设条件下、如何估计或推导的。

研究报告中的数据呈现和（或）分析的具体要求可能取决于具体情况，可能会随时间而异，可能因药物类别而异，可能因地区而异，不能一概而论；因此，应参考具体的临床指南并尽可能与审评机构讨论数据如何呈现和分析。

三、药物临床试验总结报告的结构与内容

可参考以下纲要和要求，在具体药物和研究类型的报告中可以在原则性框架要求下，进行个例撰写和阐述。

（一）标题页

应包含以下信息：研究标题、试验药物/研究性产品的名称、研究适应证、申办者名称、方案标识、研究的研发分期、试验起始日期、研究提前终止的日期、研究完成日期、主要或协调研究者的姓名和隶属机构或申办者负责的医学专员、公司/申办者签署的姓名、声明这项研究是否遵循GCP、报告日期。

（二）概要

应提供总结试验的简要概要（通常限于3页），概要应使用具体数据来说明结果，而不仅仅是文本或*P*值。

（三）个例临床研究报告目录

应包括每个章节（包括汇总表，图示和曲线图）的页码或其他定位信息；提供的附录、表格及任何病例报告表的列表和位置。

（四）缩略语和术语定义表

应提供一份缩略语表，以及在报告中使用的专门或不常见的术语或测量单位的列表和定义。缩写的术语应该拼写出来，并且在文本中第一次出现时在括号内指明缩写。

（五）伦理学

1. 应该确认这项试验研究和任何修正案均由独立伦理委员会或机构审查委员会审查。
2. 应确认该项研究是按照符合《赫尔辛基宣言》的伦理原则进行的。
3. 应当描述如何以及何时获得与患者入选有关的知情同意书（如分配时，筛选前）。

（六）研究者和研究管理

应在报告正文中简短描述研究的管理结构（如主要研究者、协调研究者、监督委员会、行政、监督和评估委员会、机构、统计学家、中心实验室、CRO、临床试验供应管理人员等）。

（七）简介

应包含一个简短的陈述（最多1页），明确试验药物/研究性产品研发的背景，将研究的关键特征（如基本原理和目标、目标人群、治疗、持续时间、主要终点）与研发相联系。确定或描述方案制订时所遵循的任何指南，或申办者/公司和监管部门之间关于特定研究的任何其他协议/会议。

（八）研究目标

应对试验研究的总体目标进行说明。

（九）研究计划

1. 整体研究设计和计划描述　应简洁明了地说明研究的整体试验计划和设计（布局）（如平行试验，交叉试验），如有需要可使用图表和图解。

2. 研究设计的讨论　包括对照组的选择，对所选择的对照组和使用的试验研究应进行必要的讨论。

3. 研究人群的选择

（1）入选标准：应描述患者数量和用于筛选患者的研究入选标准，并讨论研究人群是否适用于

本研究的目的。

（2）排除标准：应明确研究的排除标准，并说明理由（如安全性问题，管理问题或不适于试验）。

（3）任何将患者从治疗或评估观察中移除的预先决定原因，以及这些患者中的任何计划随访观察的性质和持续时间都应该描述。

4. 治疗

（1）给予的治疗：每个研究组及每个研究阶段实施的具体治疗或诊断制剂，包括给药途径和给药方式、剂量和给药时间，都应该进行描述。

（2）研究性产品的标识：在报告正文中，应简要说明试验药物/研究性产品的剂型、规格和批号。

（3）患者的治疗组分配方法：患者治疗组的具体分配方法，如集中分配、中心内部分配、适应性分配（即根据早期的分配方法或结果分配）应在报告的正文中进行描述。

（4）研究中的剂量选择：应提供本试验中所有治疗的剂量或剂量范围，并描述选择该剂量的依据（如人体和动物中的既往经验）。

（5）每位患者的研究剂量和给药时间：应描述每位患者试验药物/研究产品和阳性对照药品/参比药品的剂量选择程序。

（6）盲法：应描述开展盲法的具体程序（如如何为药瓶贴标，显示破盲的标签，密封的编码列表/信封，双模拟技术），包括个体或所有试验人群的破盲条件（如严重不良事件）、操作程序及可以获取患者编码的人员。

（7）既往和伴随治疗：应描述在进行试验研究之前和期间允许使用哪些药物或操作，记录是否及如何使用，以及与允许（或禁止）伴随治疗有关的任何其他具体规定和程序。

（8）治疗依从性：应描述为确保和记录治疗依从性所采取的措施，如药物计数、日记卡、血液、尿液或其他体液药物水平测定或用药事件监测。

5. 疗效和安全性变量

（1）评估的疗效和安全性指标和流程图：应对拟评估的具体疗效和安全性变量、拟开展的实验室检查，其时间表、测量方法和负责测量的人员进行描述。可用图表形式描述疗效和安全性指标测量的频率和时间，如图 7-5 所示。

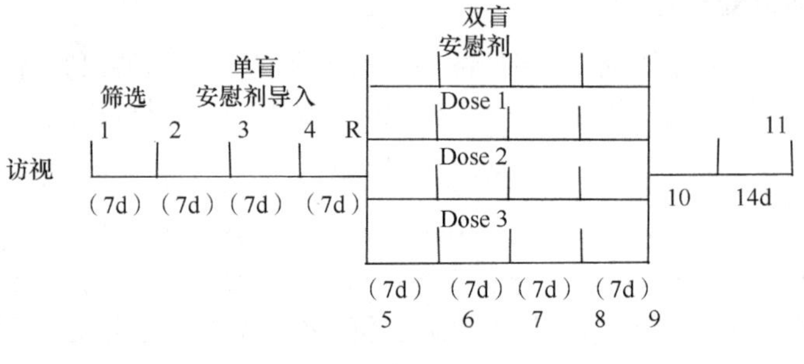

评估	筛选	导入	基线		治疗				随访	
研究周	−2	−1	0	1	2	3	4	5	6	8
知情同意	×									
病史	×									
体格检查	×									×
疗效:										
主要变量	×	×	×	×	×	×	×	×	×	×
次要变量	×	×	×	×		×			×	×
安全性:										
不良事件	×	×	×	×	×	×	×	×	×	×
实验室检查	×	×	×			×		×	×	
体重	×		×						×	×

图 7-5　试验流程示意图

（2）衡量指标的适当性：如果任何对疗效或安全性的评估方法不是标准方法，即广泛使用并被普遍认为是可靠、准确和相关的方法（能够区分有效和无效的药物），则应记录其可靠性、准确度和相关性。

（3）主要疗效变量：应明确规定用于确定疗效的主要衡量指标和终点。

（4）药物浓度测定：任何待测量的药物浓度，以及与给药时间相关的样本收集次数与时间都应进行描述。

6. 数据质量保证　应简短地描述为确保数据质量而实施的质量保证和质量控制体系（如未使用，应该注明）。

7. 研究方案中计划的统计方法和样本量的确定

（1）SAP：应描述研究方案中计划的统计分析方法和获得试验结果之前的任何修改。

（2）样本量的确定：应提供计划的样本量及其确定依据，如统计学考量或临床实践局限性。

8. 研究过程或分析计划的变更　应该描述研究过程或分析计划的任何变更，准确描述揭盲与变更的相对顺序和试验结果的可获得性。

（十）研究患者

1. 患者的处置　应在报告文本中使用数据或表格对所有进入研究的患者进行明确的说明。

2. 方案偏离　应描述所有重要的方案偏离，包括入组或排除标准、试验开展、患者管理或患者评估。

（十一）疗效评估

1. 分析数据集　应明确每个疗效分析中包括哪些患者。

2. 人口统计学和其他基线特征　应在本章节中递交关键的患者人口统计学信息和基线特征，以及研究过程中可能影响疗效的其他因素。

3. 治疗依从性的测量　根据治疗组和时间间隔，应对研究中个体患者对治疗方案的依从性和体液内药物浓度进行总结。

4. 疗效结果和个体患者数据列表

（1）疗效分析：应对所有疗效的关键指标（主要和次要终点，研究的任何药效学终点）及每名患者的获益/风险评估按处理组进行分组比较。

（2）统计/分析内容：应在报告文本中为临床和统计学审评人员描述使用的统计学分析，并提供统计学方法的详细文件。应讨论数据分析的重要特征，这些特征包括使用的特定统计分析方法、对人口统计学特征或基线测量值或伴随治疗进行的调整、对脱落或缺失数据的处理、多重比较的调整、多中心研究的特殊分析及对期中分析的调整。

（3）个体疗效数据列表：除了代表分组数据的表格和图表，个例疗效数据和其他相关试验信息应在表格中列出。

（4）药物剂量、药物浓度及与效应之间的关系：当每名患者的剂量有所不同时，应提供每名患者接受的实际剂量，并列表显示每位患者接受的剂量。尽管非剂量-效应设计的研究所提供的剂量-效应信息比较有限，也应检查现有数据以获得更多信息。

（5）药物-药物和药物-疾病相互作用：应描述效应和伴随治疗之间，以及效应和既往和（或）并存疾病之间的任何明显关系。

（6）按患者列出：虽然个例患者数据通常可以列表显示，有时以其他形式显示也有助于描述个例患者概况。

（7）疗效结论：应简明扼要地描述疗效相关的重要结论，考虑主要和次要终点、预先规定和可替代的统计学方法及探索性分析的结果。

（十二）安全性评价

可在三个方面进行安全性相关数据的分析。首先，应考查暴露程度（剂量、持续时间、患者数目）以确定在研究中安全性的评估程度。其次，应确定较常见的不良事件、实验室检查值变化等，采用合理方式分类，与治疗组进行比较，并根据情况分析可能影响不良反应/事件出现频率的因素（如时间依赖性、与人口统计学特征的关系、与剂量或药物浓度的关系等）。最后，应确定严重不良事件和其他重要不良事件，通常应对由于不良事件（无论是否与药物相关）而提前退出研究或死亡的患者进行密切检查和报告。

1. 暴露程度 应按照暴露患者数目、暴露持续时间和暴露剂量描述试验药品/研究性产品（以及阳性对照药物和安慰剂）的暴露程度。

2. 不良事件

（1）不良事件概要：应简要描述研究中出现的总体不良事件，并在其后附以更详细的列表和分析。在这些列表和分析中，与试验药物和对照治疗相关的事件都应被列出。

（2）不良事件的列出：应在汇总表内列出所有在研究治疗开始后发生的不良事件。列表应列出每例不良事件、各治疗组中发生事件的患者数目及发生率，并按身体系统对不良事件进行分类，对不良事件严重程度进行分类，并判断和研究药物的相关性等。示例见表 7-4。

表 7-4 含患者标识的不良事件：观察数目和发生率

治疗组 *X* *N*=50									
	轻度		中度		重度		合计		总计
	相关[a]	不相关	相关	不相关	相关	不相关	相关	不相关	相关+不相关
身体系统 A									
事件 1	6（12%）	2（4%）	3（6%）	1（2%）	3（6%）	1（2%）	12（24%）	4（8%）	16（32%）
	S11[b]	S21	S31	S41	S51	S61			
	S12	S22	S32		S52				
	S13								
事件 2									

a：相关可拓展为肯定相关、很可能相关、可能相关

b：患者标识编码

（3）不良事件分析：描述不良事件发生率基本信息，比较治疗组和对照组之间的发生率。在该分析中结合事件严重程度分类和因果关系分类，可能有助于进行相对简单的治疗组间比较。此外，通常最好在安全性的综合分析中进行比较。

（4）各患者不良事件列表：列出每名患者的全部不良事件，包括多次发生的相同事件，列出首选术语和各研究者使用的原始术语。

3. 死亡、其他严重不良事件和其他重要不良事件 列出死亡、其他严重不良事件及其他需要特别关注的重要不良事件，并进行描述和分析。

4. 临床实验室评估 包括各患者的个例实验室测量值列表和各异常实验室值、各实验室参数的评价等。

5. 生命体征、体格检查发现和其他安全性相关观察结果

6. 安全性结论 审核试验药品/研究性产品的总体安全性评估，特别注意导致剂量变化或需要伴随用药的事件、严重不良事件、导致退出及死亡的事件。确定风险升高的所有患者或患者分组，特别注意潜在弱势患者，如儿童、妊娠妇女、体弱老人、药物代谢和排泄方面存在异常的人群等。应描述药物使用对安全性评估可能产生的影响。

（十三）讨论和总体结论

简要汇总并讨论研究的疗效和安全性结果及风险与获益关系，如需要可参考上述表格、图示和章节。呈现的内容不应是结果描述的简单重复，也不能产生新结果。

讨论和结论应明确任何新的或非预期的发现，对其统计学意义进行评论。也应根据其他现有数据，讨论结果的临床相关性和重要性。应明确个例患者或风险人群的任何特殊获益或预防措施，以及对未来研究有关的任何启示。

（十四）参考但不纳入文本的表格、图示和图表

应使用图示直观地总结重要结果或阐明使用表格不太容易理解的结果。

（十五）参考文献列表

应提供研究评估相关文献的文章列表。

（十六）附录

本章节的开端应提供研究报告所有可用附录的完整列表。

（编委：李劲彤）

思 考 题

1. 简述数据管理的主要流程。
2. 统计分析报告中的统计分析结果主要包含哪些内容？
3. 根据 ICH-E9（R1）对估计目标的框架定义，估计目标主要包含哪些属性？
4. 目前国家药品监督管理局对新药上市申请的临床研究报告受理，适用哪个指导原则要求？
5. 简述临床研究报告的基本概念和基本要求。

第八章 药物临床试验的政府技术审评与监管

教学目标

1. 基本概念 了解以下概念：一般性技术问题咨询，沟通交流会议中的Ⅰ类会议、Ⅱ类会议和Ⅲ类会议，药物临床试验现场核查。

2. 基本理论和基本知识

（1）掌握药物临床试验数据监管的流程。

（2）熟悉药物临床试验申请审评和药品上市许可审评。

（3）熟悉药物临床试验数据核查结果的判定原则。

（4）了解药物注册过程中申请人与国家药品监督管理局药品审评中心沟通交流的方式。

（5）了解临床试验现场核查要点内容。

3. 基本技能 掌握如何在药品审评中心网站查询咨询、审评进度，新药上市技术审评报告和药品说明书及年度药品审评报告。

第一节 药物临床试验的技术审评

一、审 评 部 门

《中华人民共和国药品管理法》中规定，药品监督管理部门设置或者指定的药品专业技术机构，承担依法实施药品监督管理所需的审评、检验、核查、监测与评价等工作。《药品注册管理办法》中进一步明确，国家药品监督管理局药品审评中心（以下简称药品审评中心）负责药物临床试验申请、药品上市许可申请、补充申请和境外生产药品再注册申请等的审评。

二、技 术 审 评

在药品注册过程中，申请人和药品审评中心的沟通交流是双向的。申请人在药物临床试验申请前、药物临床试验过程中及药品上市许可申请前等关键阶段，如有重大问题可以与药品审评中心进行沟通交流。在药品注册过程中，根据工作需要药品审评中心可以组织与申请人进行沟通交流。

药品技术审评遵循科学、法制、伦理和公开、公平、公正的原则。审评包括药物临床试验申请审评、生物等效性试验审评和药品上市许可审评。

（一）沟通交流

1. 一般性技术问题咨询 2018年药品审评中心颁布《药品注册审评一般性技术问题咨询管理规范》。一般性技术问题咨询是指申请人和药品审评中心之间通过药品审评中心官网的“申请人之窗”，对于一般性技术问题进行交流咨询。国家药品监督管理局药品审评检查长三角分中心和国家药品监督管理局药品审评检查大湾区分中心，由于官方网站正在建设，暂时通过国家药品监督管理局药品审评中心网站“申请人之窗”接收辖区内申请人的一般性技术问题咨询。咨询问题包括与中心职能相关的技术审评问题及相关管理问题，涉及保密的问题不属于一般性技术问题。如为技术审评过程中的重大决策性问题通常不采用这种沟通交流方式。

药品审评中心通过官网的“申请人之窗”接收申请人提出的咨询问题。将问题按照不同类型进行合理分类，业务管理处项目管理人首先进行初步审查，根据申请人提出问题的内容分配到中心各部门处理。如果已有解答的共性问题或现有指导原则、政策法规中有明确要求的咨询问题，审评人员或项目管理人直接形成反馈意见。如为现有指导原则、政策法规中尚无明确要求的咨询问题，经研究讨论后形成反馈意见。一般性技术问题咨询由项目管理人反馈，特殊情况也可由解答问题的具体人员反馈。可以通过“申请人之窗”和电话反馈。

在药品审评中心网站，信息公开栏中的共性问题分为受理共性问题、常见一般性技术问题两个栏目，可以查看提出的问题和解答。

2. 药品研发与技术审评沟通交流 根据2020年药品审评中心颁布的《药物研发与技术审评沟通交流管理办法》，药品研发与技术审评的沟通交流是指在药物研发与注册申请技术审评过程中，申请人与药品审评中心审评团队就现行药物研发与评价指南不能涵盖的关键技术等问题所进行的沟通交流。沟通交流会议经申请人提出，由药品审评中心项目管理人员与申请人指定的药品注册专员共同商议，并经药品审评中心审评团队同意后召开。沟通交流是申请人与审评人员围绕技术问题互动的过程，双方针对讨论问题充分阐述各自观点，最终形成的共识可以作为研发和评价的重要参考。沟通交流的形式包括面对面会议、视频会议、电话会议或书面回复，适用范围为中药、化学药和生物制品研发过程和注册申请技术审评中的沟通交流。

沟通交流会议分Ⅰ类、Ⅱ类和Ⅲ类会议。

Ⅰ类会议指为解决药物临床试验过程中遇到的重大安全性问题或突破性治疗药物研发过程中的重大技术问题，或其他规定情形而召开的会议。

Ⅱ类会议指为药物在研发关键阶段而召开的会议，主要包括下列情形。

（1）新药临床试验申请前会议。为解决首次递交临床试验申请前的重大技术问题，对包括但不限于下述问题进行讨论：现有研究数据是否支持拟开展的临床试验；临床试验受试者风险是否可控等。申请人准备的沟通交流会议资料应包括临床试验方案或草案、已有的药学和非临床研究数据及其他研究数据的完整资料。

（2）药物Ⅱ期临床试验结束/Ⅲ期临床试验启动前会议。为解决Ⅱ期临床试验结束后和关键的Ⅲ期临床试验开展之前的重大技术问题，对包括但不限于下述问题进行讨论：现有研究数据是否充分支持拟开展的Ⅲ期临床试验；对Ⅲ期临床试验方案等进行评估。

（3）新药上市许可申请前会议。为探讨现有研究数据是否满足药品上市许可的技术要求，对包括但不限于下述问题进行讨论：现有研究数据是否支持药品上市许可的技术要求。

（4）风险评估和控制会议。为评估和控制药品上市后风险，在许可药品上市前，对药品上市后风险控制是否充分和可控进行讨论。

Ⅲ类会议，指除Ⅰ类和Ⅱ类会议之外的其他会议。

符合沟通交流条件，申请人提交“沟通交流会议申请表”和“沟通交流会议资料”，项目管理人员进行初步审核，如符合要求将送至相关专业审评团队。经审评团队审核，确定召开沟通交流会议的，项目管理人员须在确定会议日期后5日内通过“申请人之窗”告知申请人，包括日期、地点、注意事项、须进一步提交会议讨论的资料，以及药品审评中心拟参会人员等信息。确定召开沟通交流会议的，Ⅰ类会议一般安排在申请后30日内召开，Ⅱ类会议一般安排在申请后60日内召开，Ⅲ类会议一般安排在申请后75日内召开。

沟通交流会议前，申请人应按照“沟通交流会议资料”（表8-1）要求提交电子版沟通交流会议资料。

表8-1 沟通交流会议资料

1. 讨论问题清单	申请人最终确定的问题列表 建议申请人按学科进行分类，包括但不限于从药学、药理毒理和临床等方面提出问题，每个问题应该包括简短的背景解释和该问题提出的目的

续表

2. 支持性数据总结	按学科和问题顺序总结支持性数据，如药学、非临床和临床等支持性数据总结，应当用数据说明相关研究、结果和结论

沟通交流会议由药品审评中心工作人员主持，按照已确定的会议议程，对会前提的拟讨论问题逐条进行讨论。一般情况下，沟通交流会议时间为60～90min。沟通交流会议过程中如提出新的会议资料、产生的发散性问题和临时增加的新问题原则上不在沟通交流范围内。会议纪要按照“沟通交流会议纪要模板”要求撰写，对双方达成一致的，写明共同观点；双方未达成一致的，分别写明各自观点。会议纪要最迟于会议结束后30日内定稿，鼓励当场形成会议纪要。会议纪要由项目管理人员在定稿后2日内上传至沟通交流系统，申请人可通过“申请人之窗”查阅。会议纪要主要包括会议共识和会议分歧两部分内容，并作为重要文档存档。

在药品审评中心网站，信息公开栏中的沟通交流公示中可以查看沟通交流会申请编号、申请单位、会议类型、收到时间和当前状态等信息。

（二）药物临床试验申请及审评

申请人完成支持药物临床试验的药学、药理毒理学等研究后，提出药物临床试验申请的，应当按照申报资料要求提交相关研究资料。形式审查通过后予以受理。药品审评中心应组织药学、医学和其他技术人员对已受理的药物临床试验申请进行审评。

（1）药物临床试验申请应当自受理之日起60日内决定是否同意开展，并通过药品审评中心网站通知申请人审批结果。申请人登录药品审评中心网站，访问“申请人之窗→临床试验申请→通知书下载”模块查询和下载电子通知书。逾期未通知的，视为同意，申请人可以按照提交的方案开展药物临床试验。

（2）对于申报资料符合审评要求，但有相关信息需要提醒申请人的，药品审评中心应在受理缴费后60日内通知申请人，列明相关要求和注意事项。申请人应通过药品审评中心网站（同上）查询和下载临床试验申请相关通知或提醒。

（3）对于已受理的申报资料不符合审评技术要求的，药品审评中心可通过沟通交流或补充资料方式一次性告知申请人需要补正的全部内容，申请人应在收到补充资料通知之日起5日内一次性提交补充资料。申请人补充资料后在该申请受理缴费之日起60日内未收到药品审评中心其他否定或质疑意见的，可按照完善后的方案开展临床试验。申请人未按时限补充资料或补充资料仍不能满足审评要求的，药品审评中心以暂停临床试验通知书方式通知申请人，并列明目前尚不具备开展临床试验的原因。

（4）对于申报资料存在重大缺陷，或临床试验方案不完整的，或缺乏可靠的风险控制措施、存在潜在的临床风险而无法保障临床试验受试者安全的，药品审评中心以暂停临床试验通知书方式通知申请人，并说明目前不支持开展临床试验的理由。药品审评中心在作出暂停临床试验决定前，应与申请人沟通交流。申请人可通过药品审评中心门户网站查询和下载暂停临床试验通知书。

（5）申请人在解决了暂停临床试验通知书中所列问题后，可向药品审评中心书面提出答复和恢复临床试验申请。药品审评中心在收到申请之日起60日内提出是否同意的答复意见。答复意见包括同意恢复临床试验或继续执行暂停临床试验决定，并说明理由。申请人应在收到药品审评中心书面答复同意恢复意见后方可开展临床试验。申请人对暂停临床试验通知书有异议且无法通过沟通交流解决的，可申请召开专家咨询会或专家公开论证会（图8-1）。

（三）生物等效性试验审评

根据《关于化学药生物等效性试验实行备案管理的公告》，自2015年12月1日起，化学药生物等效性试验由审批制改为备案管理。

申请人拟开展涉及下列情形化学药的生物等效性试验。

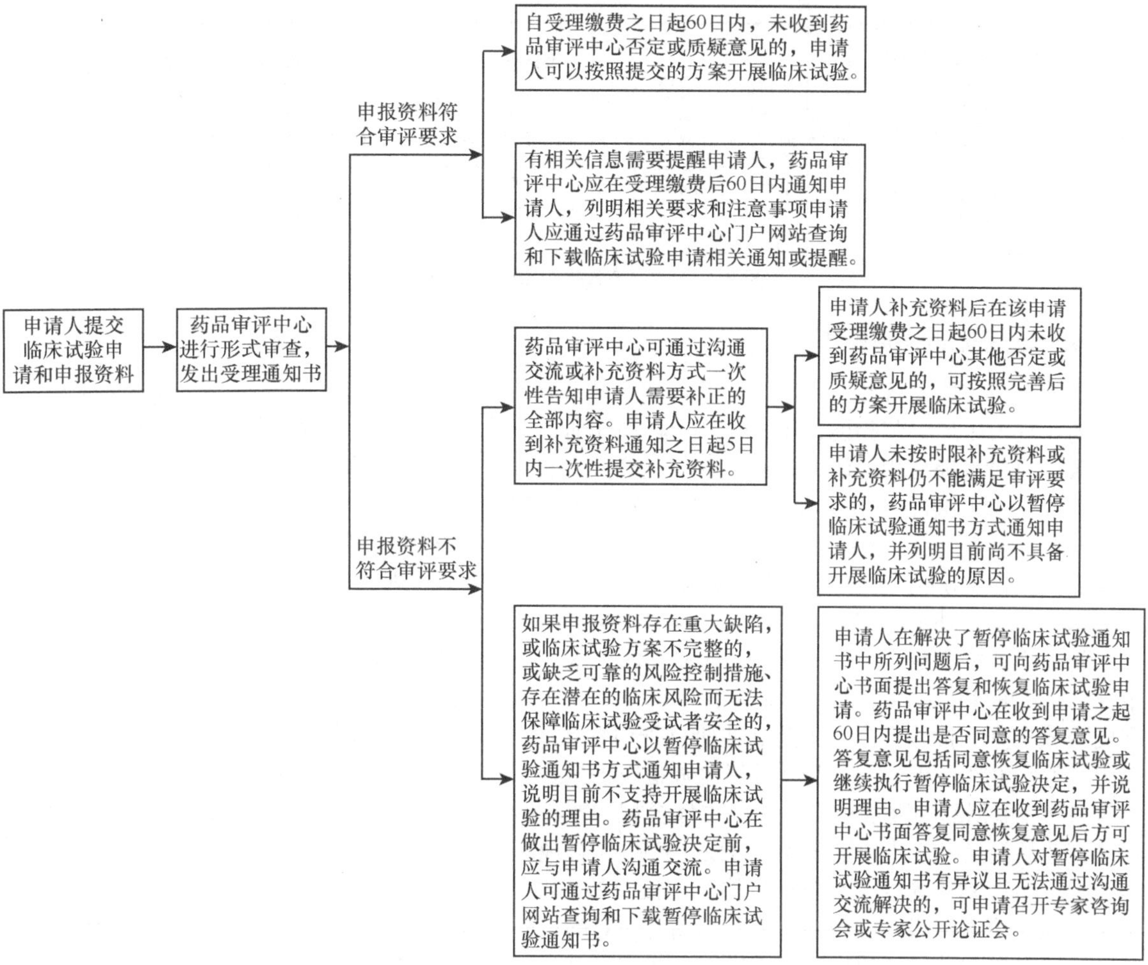

图 8-1　药物临床试验申请审评流程图

（1）仿制已上市的参比制剂，其活性成分、给药途径、剂型、规格应与参比制剂相一致。参比制剂应为原研药品。

（2）已批准在境内上市，须通过生物等效性试验开展相应变更研究的药品。

（3）已在境内上市，须通过生物等效性试验与参比制剂进行质量和疗效一致性评价的药品。参比制剂应为原研药或国际公认的仿制药。

应在完成备案后，按照备案的方案开展相关研究工作。首先，注册申请人须将试验方案提请承担化学药生物等效性试验的药物临床试验机构伦理委员会伦理审查，并与药物临床试验机构签署化学药生物等效性试验合同。随后，注册申请人开展生物等效性试验前 30 天，应当在药品审评中心“BE 备案登记平台”按要求填写备案信息，提交备案资料，获取备案号。获得备案号后，注册申请人应在第 1 例受试者入组前在国家药品监督管理局“药物临床试验登记与信息公示平台”完成开展试验前的所有信息登记，并由国家药品监督管理局向社会公示。

国家药品监督管理局对注册申请人的备案资料进行分析和技术评估，对备案资料存在明显缺陷和安全性存在较高风险的，及时告知注册申请人，终止生物等效性试验。药品审评中心在技术审评过程中，可对备案资料和生物等效性试验完成后的注册申请相关资料提出有因核查和抽样检验；发现真实性存在问题的，将不予批准其申请，并向社会公开真实性方面存在的问题；必要时予以立案调查，追究注册申请人和临床试验责任人的责任，以及当地省级食品药品监管部门有关人员的监管责任（图 8-2）。

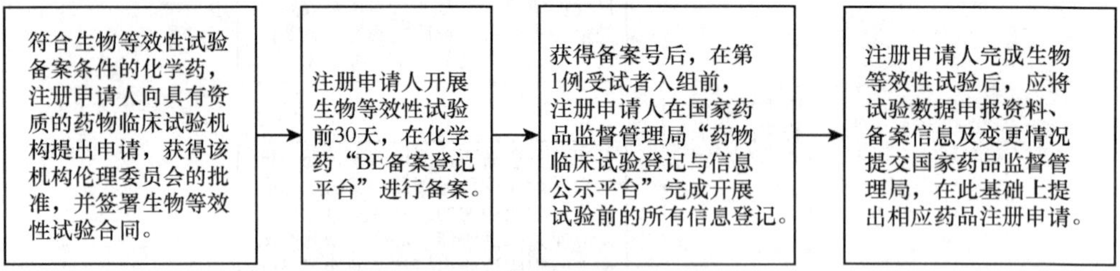

图 8-2　生物等效性试验审评流程图

（四）药品上市许可审评

申请人在完成支持药品上市注册的药学、药理毒理学和药物临床试验等研究，确定质量标准，完成商业规模生产工艺验证，并做好接受药品注册核查检验的准备后，提出药品上市许可申请，按照申报资料要求提交相关研究资料。在《化学药品注册受理审查指南（试行）》和《生物制品注册受理审查指南（试行）》中详细描述了对提交资料的基本要求（包括申请表的整理和申报资料的整理）及形式审查要点（包括申报事项审查要点、沟通交流审查要点、申请表审查要点、申报资料审查要点及其他提示）。符合形式审查要求，药品审评中心出具受理通知书和缴费通知书。如果不符合要求，则出具补正通知书或不予受理通知书并说明理由。

药品审评中心应当组织药学、医学和其他技术人员，按要求对已受理的药品上市许可申请进行审评。药品审评中心基于风险决定是否启动药品注册核查与注册检验，相关技术机构应当在规定时限内完成核查、检验工作。①药品注册核查包括药品注册研制现场核查、药品注册生产现场核查。其中，药品注册研制现场核查包括药学研制现场核查、药理毒理学研究现场核查和药物临床试验现场核查等。依据品种因素和研发生产主体合规因素进行风险等级划分，其中品种因素包括药物创新程度、药品类型、工艺和设施等，研发生产主体合规因素包括参与药学研制、临床试验、药理毒理学研究及生产制造的相关单位和机构既往接受核查的情况等。原则上以这两种因素风险情形较高的确定药品注册申请启动注册核查的风险等级。对高风险等级的药品注册申请应当启动注册核查；对其他风险等级的药品注册申请，按比例随机启动注册核查。如果确定启动注册核查，药品审评中心应在药品注册申请受理后 40 日内通知药品核查中心启动注册核查工作，并将注册核查任务、核查所需的相关材料、核查关注点（如有）发送至药品核查中心，由药品核查中心按程序组织实施注册核查。启动药品注册研制现场核查，药品审评中心需告知申请人。启动药品注册生产现场核查，药品审评中心需告知申请人及相关省、自治区、直辖市药品监督管理部门。药品核查中心原则上在审评时限届满 40 日前完成注册核查工作，并将注册核查情况、核查结果等相关材料反馈至药品审评中心。②申请人完成支持药品上市的药学相关研究，确定质量标准，并完成商业规模生产工艺验证后，方可在注册申请受理前提出注册检验申请。化学药品的上市许可申请均应进行注册检验。生物制品的上市许可申请，药品制剂和原液原则上一并进行注册检验。中药及天然药物制剂的上市许可申请，如处方中包括尚未取得药品监督管理部门批准或备案的药味或提取物，中药及天然药物制剂和相关药味或提取物原则上一并进行注册检验。申请人可在药品注册申请受理前向中国食品药品检定研究院或者省、自治区、直辖市药品监督管理部门提出药品注册检验。如果在受理前未提出药品前置注册检验的，在受理时向申请人开具注册检验通知书，并告知药品检验机构。药品检验机构原则上在审评时限届满 40 日前，将标准复核意见和注册检验报告反馈至药品审评中心。

药品审评中心根据药品注册申报资料、核查结果、检验结果等，对药品的安全性、有效性和质量可控性等进行综合审评。如果是创新药、改良型新药、获准进口的境外上市的原研药品、改良型药品及古代经典名方中药复方制剂的中药新药等按新药审评审批上市的药品，在提交新药上市注册申请后，药品审评中心主审报告人在综合审评时，按照申报上市注册申请技术审评报告撰写规范同步形成新药申请上市技术审评报告[药品名称（受理号）申请上市技术审评报告]，并应在新药上市获批后 6 个月内在药品审评中心网站公开新获得批准的新药申请上市技术审评报告和药品说明书。

如果法律另有规定或者涉及国家安全、重大社会公共利益等特殊情况，药品技术审评报告依法可以不公开。药品名称（受理号）申请上市技术审评报告中包含4方面内容：基本信息、核查检验及合规评价情况、综合审评意见和处理意见。报告不应包含审评敏感信息，如审评会议具体信息、竞争品种相关信息、内部沟通信息等。在药品审评中心网站-信息公开-上市药品信息中，可以查看2016年9月1日之后，获准上市新药的上市技术审评报告和药品说明书（图8-3）。

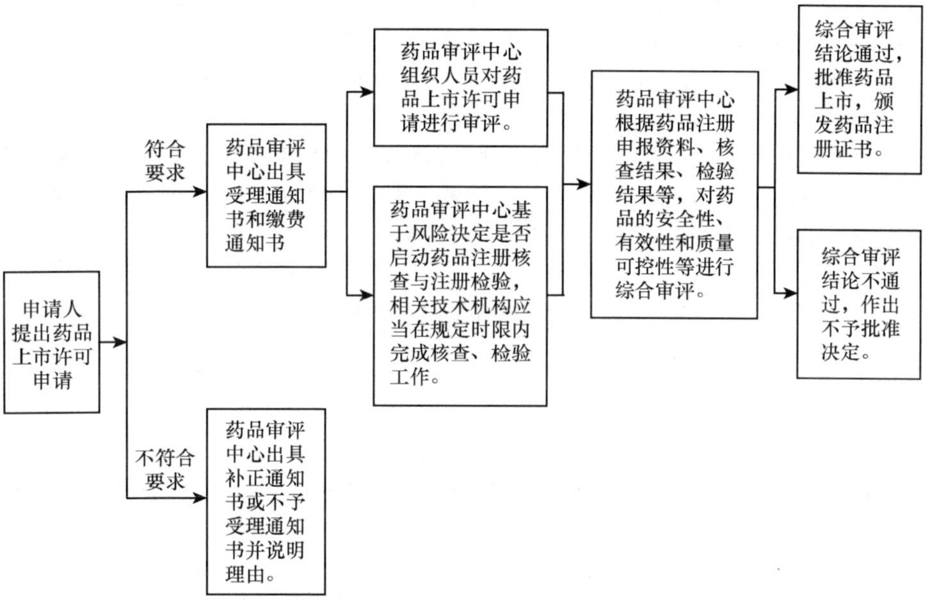

图8-3　药品上市许可审评流程图

综合审评结论通过的，批准药品上市，颁发药品注册证书。综合审评结论不通过的，作出不予批准决定。

三、药品审评报告

药品审评中心自2012年起每年发布《年度药品审评报告》。药品审评报告中涵盖：药品注册申请审评审批情况（包括总体完成情况、中药注册申请审评完成情况、化学药品注册申请审评完成情况、生物制品注册申请审评完成情况、行政审批注册申请审评完成情况、注册申请不批准的主要原因及存在的问题、药品加快上市注册程序情况、药品注册现场核查相关情况和沟通交流情况等），药品注册申请受理情况（包括总体情况、创新药受理情况和各类注册申请受理情况等），重点治疗领域品种，重点工作进展情况和下一年度重点工作安排。在药品审评中心网站-信息公开-重点工作中，可以查看《年度药品审评报告》。

（编委：梁　雁）

案例8-1

某药厂一个新药即将开展临床研究，为申请上市提供依据。申办者可以选择哪种方式与药品审评中心进行沟通交流？

请思考以下问题：

1. 需要沟通的问题分类。
2. 不同临床试验阶段选择哪种沟通交流会议。

案例 8-1 解析

1. 如果临床试验阶段的问题是与药品审评中心职能相关的技术审评问题及相关管理问题，不涉及保密问题，依据《药品注册审评一般性技术问题咨询管理规范》与药品审评中心进行沟通交流。

2. 如果临床试验阶段的问题是药物研发与评价指南不能涵盖的关键技术等问题，依据《药物研发与技术审评沟通交流管理办法》与药品审评中心进行沟通交流。

Ⅰ类会议：为解决药物临床试验过程中遇到的重大安全性问题和突破性治疗药物研发过程中的重大技术问题，或其他规定情形而召开的会议。

Ⅱ类会议：为药物在研发关键阶段而召开的会议，包括新药临床试验申请前会议；药物Ⅱ期临床试验结束/Ⅲ期临床试验启动前会议；新药上市许可申请前会议；风险评估和控制会议。

Ⅲ类会议：指除Ⅰ类和Ⅱ类会议之外的其他会议。

第二节 药物临床试验的监管

一、药物临床试验监管的依据

《中华人民共和国药品管理法》规定“开展药物临床试验，应当在具备相应条件的临床试验机构进行”，因此我国药品监督管理部门对药物临床试验的监管包括临床试验机构的监督检查和药物临床试验数据的监督检查两部分。

《药品注册管理办法》是我国实施药品上市许可制度的基本措施，在中华人民共和国境内以药品上市为目的开展的药品研制、注册及监督管理活动都必须遵循该办法。《药品注册管理办法》中规定“应由国家药品监督管理局食品药品审核查验中心承担依法实施药品注册管理所需的药品注册核查的相关工作”，因此在我国，国家药品监督管理局食品药品审核查验中心负责实施国家药品监督管理局组织开展的试验机构检查、药品注册核查等任务；省级药品监督管理部门负责本行政区域内试验机构的监督检查及国家药品监督管理局交办的有关事项等任务。国家药品监督管理局食品药品审核查验中心和省级药品监督管理部门均配备了职业化、专业化的检查员队伍，以完成临床试验机构和药物临床试验数据的监管工作。

二、临床试验机构的监管要求

（一）监管的目的

药品监督管理部门对药物临床试验机构开展监督检查的主要目的是监督临床试验机构符合法定要求并加强药物临床试验的管理。国家药品监督管理局负责制定试验机构监督检查制度，并根据需要由国家药品监督管理局食品药品审核查验中心对试验机构开展监督检查；省级药品监督管理部门在国家药品监督管理局的指导下开展监督检查，通常负责本行政区域内试验机构的监督检查及国家药品监督管理局交办的有关事项，并对本行政区域内试验机构涉嫌违法违规行为依法进行处置。

（二）检查的分类

药品监督管理部门设置的药品检查机构依法开展试验机构检查，根据检查的性质和目的不同，可分为日常监督检查、有因检查和其他检查。

1. 日常监督检查 日常监督检查是对试验机构遵守有关法律法规、执行 GCP 情况、既往检查发现问题的整改情况等开展的监督检查。日常监督检查应当基于风险，结合试验机构在研临床试验项目情况开展。

2. 有因检查 有因检查是对试验机构可能存在质量安全风险的具体问题或者投诉举报等涉嫌

违法违规重要问题线索的针对性检查。

3. 其他检查 其他检查是除上述两种类型检查之外的检查，如专项检查、监督抽查等。

根据工作内容需要，不同类型的检查可以结合进行。如果以往检查中发现试验机构存在以下情形的，药品检查机构会将其纳入检查重点或者提高对其的检查频次。

（1）既往存在严重不合规问题的。

（2）研究者同期承担临床试验项目较多、研究者管理能力或者研究人员数量相对不足等可能影响试验质量的。

（3）投诉举报或者其他线索提示存在质量安全风险的。

（三）检查程序

1. 发起检查任务 日常监督检查按照国家药品监督管理局食品药品审核查验中心和（或）省级药品监督管理部门制定的试验机构年度检查计划，对试验机构发起检查任务，检查方式一般以现场检查为主。其他检查可视情况开展。

2. 制订检查方案 药品检查机构根据检查任务制订具体检查方案，明确检查内容、检查时间和检查方式等内容；检查前药品检查机构负责组建检查组，检查组一般由 2 名以上检查员组成，实行组长负责制。

3. 接收检查任务 确定检查时间后，药品检查机构在检查前 5～7 个工作日通知被检查机构，但有因检查可以不提前通知，检查组直接进入检查现场，针对可能存在的问题开展检查。

4. 现场检查 开始现场检查时，检查组应当召开首次会议（有因检查可除外），向被检查机构出示并宣读检查通知，确认检查范围，告知检查纪律、廉政纪律、注意事项及被检查机构享有的权利和应当履行的义务。

检查组现场检查时，应按照《药物临床试验机构监督检查要点及判定原则（试行）》中的检查要点开展现场核查，检查组现场应对检查要点的内容逐条核实，并将情况进行汇总分析，客观、公正地对检查发现的缺陷进行风险评估和分级。被检查机构则应当积极配合检查组工作，及时提供相关资料，并保证所提供的资料/数据真实准确、完整可靠。

5. 检查结束 检查结束时，检查组应完成缺陷项目清单和现场检查报告等文件内容。

检查组应当在现场检查结束时召开末次会议，向被检查机构通报现场检查情况。被检查机构对现场检查情况如有异议，可以陈述申辩，检查组结合陈述申辩的内容确定发现的缺陷，并形成缺陷项目清单，检查组综合相应检查要点的重要性、偏离程度及质量安全风险等对缺陷项目清单中的缺陷进行分级，检查发现的缺陷分为三类，分别为严重缺陷、主要缺陷和一般缺陷。同时检查组还应当完成现场检查报告的撰写，列明发现的缺陷项目与缺陷分级、现场检查结论及处理建议。

6. 检查结论 检查组根据检查发现的缺陷数量和风险等级，综合研判，作出现场检查结论。现场检查结论应由试验机构和试验专业分别作出。现场检查结论分为符合要求、待整改后评定和不符合要求三种，具体评价方式如下。

（1）符合要求，通常是指所发现缺陷不影响受试者安全和（或）试验数据质量或者影响轻微，质量管理体系比较健全。

（2）待整改后评定，通常是指所发现缺陷可能影响受试者安全和（或）试验数据质量，质量管理体系基本健全。

（3）不符合要求，通常是指所发现缺陷可能严重影响受试者安全和（或）试验数据质量，质量管理体系不能有效运行或者不符合试验机构备案基本条件。

7. 时限要求 检查组应当在现场检查结束后 5 个工作日内将缺陷项目清单、现场检查报告、现场检查记录及其他现场检查相关资料报送检查派出机构；药品检查机构自收到检查组现场检查报告等相关资料后 20 个工作日内进行审核，作出综合评定结论并提出处理意见，形成综合评定报告。审核时，如对缺陷项目进行调整，应当及时反馈被检查机构，被检查机构整改报告提交时限可延长

10个工作日。

被检查机构应当对检查组发现的缺陷进行整改，在现场检查结束后20个工作日内将整改报告提交给药品检查机构。对待整改后评定的，药品检查机构应当自收到整改报告后20个工作日内形成综合评定报告，并及时将综合评定报告报送同级药品监督管理部门。

（四）综合评定

综合评定结论分为符合要求、不符合要求。对综合评定结论为“符合要求”的，试验机构应当对其存在的缺陷自行纠正并采取预防措施，省级药品监督管理部门应当纳入日常监管。对综合评定结论为“不符合要求”的，药品监督管理部门要求其暂停新开展药物临床试验，其中对未遵守GCP的，药品监督管理部门按照《中华人民共和国药品管理法》相关规定进行处理；对不符合GCP及其他不适宜继续承担药物临床试验的，药品监督管理部门取消其药物临床试验机构或者相关试验专业的备案。

药品监督管理部门对药物临床试验机构开展监督检查的结果、违法行为查处等情况将通过“药物临床试验机构备案管理信息平台”向社会公开。有关情况及时通报同级卫生健康主管部门。

临床试验机构日常监督检查流程见图8-4。

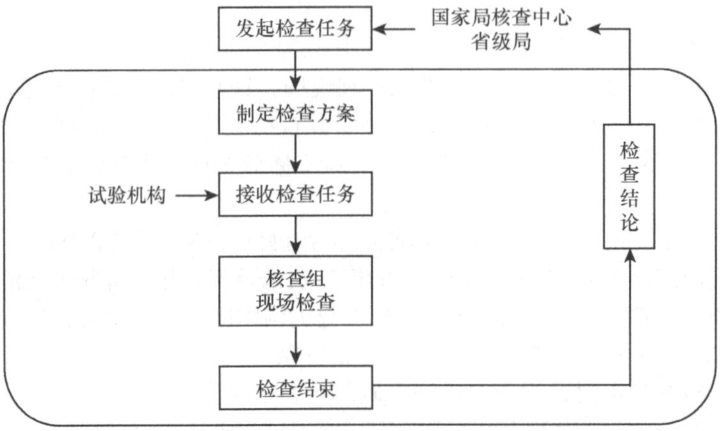

图8-4 临床试验机构日常监督检查流程示意图

三、药物临床试验数据的监管要求

（一）监管的目的

药物临床试验数据监管目的是通过对注册申报资料与临床试验的原始记录和文件的核对和（或）实地确证，评价试验实施、数据记录和结果报告是否符合试验方案和药物临床试验相关法规，核实相关申报资料的真实性、一致性，同时关注受试者保护。适用于由国家药品监督管理局药品审评中心启动、国家药品监督管理局食品药品审核查验中心组织实施的药物临床试验现场核查。

（二）核查的要素

药物临床试验现场核查要点包括临床试验部分现场核查要点和生物样品分析部分现场核查要点两部分内容。临床试验部分现场核查的要素包括临床试验许可与条件、伦理审查、临床试验实施过程、试验用药品管理、生物样品管理、中心实验室及独立评估机构、临床试验数据采集与管理、委托研究等内容；生物样品分析部分现场核查的要素包括生物样品分析条件与合规性、生物样品分析实验的实施、记录管理等内容。

（三）核查程序

1. 发起核查任务 国家药品监督管理局药品审评中心根据药品技术审评需求发起核查任务，

核查任务中明确了核查品种名称、受理号、药品注册申请人名称等相关信息。检查方式一般以现场检查为主。

2. 制订核查方案　国家药品监督管理局食品药品审核查验中心根据核查任务制订药品注册临床试验现场核查方案，核查方案应包括品种名称和受理号、申请人名称、被核查单位名称、核查日期、核查组成员、品种基本情况、核查内容、药品审评中心根据审评需求提出的核查关注点、核查日程安排、核查要求等内容。

同时负责组建核查组，根据核查品种的具体情况，挑选具备相关专业背景的检查员参与核查，核查组一般由 2 名以上核查员组成，实行组长负责制。

3. 接收核查任务　国家药品监督管理局食品药品审核查验中心应于现场核查前 5 个工作日内通知注册申请人、被核查单位和被核查单位所在地省级药品监督管理部门，通知内容应包括核查品种名称及受理号、被核查单位和现场核查日期。省级药品监督管理部门应派遣一名观察员协助注册核查工作，负责将注册核查发现的问题等转送给省、自治区、直辖市药品监督管理部门。

4. 现场核查　现场核查前，国家药品监督管理局食品药品审核查验中心应对核查组进行培训，培训内容包括廉政要求及工作纪律、现场核查程序和要求、检查记录要求及报告撰写要求等；培训形式可为集中培训或独立分组培训等。

核查组现场检查时，应按照《药品注册核查要点与判定原则（药物临床试验）（试行）》中的核查要点开展现场核查。核查组现场应对药品审评中心提出的核查关注点逐条核实，对发现的问题应有书面记录，并将发现问题进行汇总分析。被核查单位应当积极配合检查组工作，及时提供相关资料，并保证所提供的资料/数据真实准确、完整可靠。

5. 核查结束　核查结束时，核查组应完成现场核查发现问题和现场核查报告等文件内容。

检查组应当在现场检查结束时召开末次会议，向被核查单位通报现场核查情况，宣读现场核查发现问题。被核查单位对现场核查发现问题如有异议，可以陈述申辩，并将申辩材料递交至国家药品监督管理局食品药品审核查验中心。核查组在现场还应当完成《现场核查报告》的撰写。核查结束后，核查组应在 5 日内将上述资料转交国家药品监督管理局食品药品审核查验中心。

（四）核查结果判定原则

收到现场核查发现问题和现场核查报告等相关核查资料后，国家药品监督管理局食品药品审核查验中心组织会审对核查资料进行审核。会审会一般采用集体会审的方式进行，对于复杂或者有争议的问题，可召开专家会审会。

核查结论按照《药品注册核查要点与判定原则（药物临床试验）（试行）》中的判定进行评判。对研究过程中原始记录和数据进行核实、实地确认，经核查确认发现以下情形之一的，核查结论认定为“不通过”。

（1）编造或者无合理解释地修改受试者信息及试验数据、试验记录、试验药物信息。

（2）以参比制剂替代试验制剂、以试验制剂替代参比制剂或者以市场购买药品替代自行研制的试验用药品，以及以其他方式使用虚假试验用药品。

（3）隐瞒试验数据，无合理解释地弃用试验数据，以其他方式违反试验方案选择性使用试验数据。

（4）瞒报 SUSAR。

（5）瞒报试验方案禁用的合并药物。

（6）故意损毁、隐匿临床试验数据或者数据存储介质。

（7）关键研究活动、数据无法溯源。

（8）申报资料与原始记录不一致且影响结果评价。

（9）其他严重数据可靠性问题。

（10）拒绝、不配合核查，导致无法继续进行现场核查。

（11）法律法规规定的其他不应当通过的情形。

对研究过程中原始记录和数据进行核实、实地确认，未发现问题或发现的问题不构成以上不通过情形的，核查认定为“通过”。其中发现对数据质量和可靠性可能有影响的问题，需审评重点关注。

（五）核查结果反馈

国家药品监督管理局食品药品审核查验中心在会审结束后综合现场核查情况、会审意见和与注册申请人沟通情况等，完成药品注册临床试验现场核查审核报告，并在审评时限届满40个工作日前完成注册核查并反馈国家药品监督管理局药品审评中心。纳入优先审评审批程序的品种，国家药品监督管理局食品药品审核查验中心原则上在审评时限届满25个工作日前完成注册核查并反馈给国家药品监督管理局药品审评中心。

整个药物临床试验数据监管流程见图8-5。

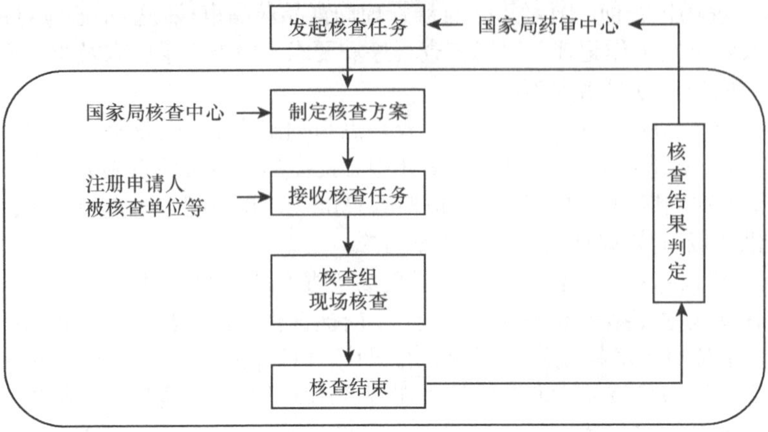

图8-5　药物临床试验数据监管流程示意图

（编委：张　红，参编者：孙文雄）

思　考　题

1. 临床试验机构的监管和药物临床试验数据的监管的区别有哪些？
2. 简述药物临床试验数据的监管流程。

第二部分：临床药理学研究

第九章　临床药理学研究概述

教学目标

1. 基本概念

（1）掌握以下概念：临床药理学，临床药理学研究的领域，人体药效学研究，剂量-暴露-反应关系。

（2）熟悉以下概念：机制验证，概念验证，特殊人群临床药理学研究，临床药理学研究方法和研究报告，生物样品检测的方法和验证。

2. 基本理论和基本知识

（1）掌握临床药理学在药物研发中的作用及基本特点。

（2）掌握药物研发中临床药理学常见研究类型。

（3）熟悉药物研发中临床药理学研究实施的特殊要求。

（4）了解临床药理学研究报告的基本内容和要求。

（5）了解不同临床药理学研究的时机选择。

第一节　临床药理学在药物研发中的作用

临床药理学研究是药物研发的重要组成部分，其扮演着重要且不可替代的作用，本节将首先阐述临床药理学的学科内涵和研究目的，再分析其在药物研发中的作用和地位，最后介绍药物研发中的临床药理学研究的特点。

请思考以下问题：

1. 一个药物在临床前研究后为什么不直接开展目标治疗人群的安全性和有效性的治疗确证性临床试验，前期为什么一般要开展系列的临床药理学研究？

2. 如一个大样本量的临床试验已显示药物的安全性和有效性，此时临床药理学研究结果对以有效性为终点的治疗确证性临床研究有什么作用？

3. 药物研发的阶段临床药理学研究对药物上市后的合理使用具有什么作用？

4. 药物研发的临床药理学研究具有哪些基本特征？

一、临床药理学学科内涵

药理学（pharmacology）是研究药物与机体间相互作用及作用规律和机制的一门学科，它的主要任务是回答以下两个方面的问题。首先是药动学，全称药物代谢动力学，主要研究机体对药物处置的规律，并阐明影响因素及机制。其次是药效学，全称药物效应动力学，主要研究药物对机体的作用及作用规律，并阐明药物干预的机制。药动学、药效学两个概念均包含的“动力”一词，也即是“随时间变化”的意思，其含义是药物与机体的相互作用随时间变化的规律，药动学是药效学的物质基础，药动学和药效学一般应进行关联性分析和研究，前者可为后者作用和作用特点提供物质基础方面的机制解释。由于检测不同时间药物浓度更为便利，“动力”学在药动学研究中很普遍，受药物效应指标选择和检测方法的限制，“动力”学在药效学研究中大大受限，但随着生物技术的进步，越来越多的生物标志物或替代终点等可用来表征药效学，为药动学、药效学的关联研究带来了便利。

临床药理学（clinical pharmacology，CP）作为一门桥梁学科，是药理学（人们往往称之为“经典药理学”或“基础药理学”）与临床医学、药学等学科相结合的一门学科，其主要任务是回答药物与人体间相互作用的特点、作用规律及机制，以评价药物的效益与风险，支持临床试验给药方案和临床研发策略的制订，促进药物合理使用。基础性研究不仅仅是临床药理研究的基础和前提，还可通过同步或后期的基础研究进一步发现、解释药物作用特点、机制等。有专家认为相对于经典药理学的较强“基础性”，临床药理学被称为“应用药理学”，但随着临床药理学的发展和临床的现实需要，临床药理学“基础性”研究也在不断丰富和发展，该观点虽有一定局限性，但侧面说明了“临床药理学”具有很强的实用性。

临床药理学研究的领域主要涉及三个方面。一是药物研发，促进药物高效开发；二是临床用药，促进药物临床合理使用；三是围绕药物研发和临床应用而开展的基础性临床药理学研究，丰富人们对药物、药理的认知，如人类个体基因的差异导致药物药动学、药效学的改变。这三者之间是相互关联的。药物临床研发阶段的临床药理学研究让人们了解药物与人体之间的作用特点和规律，除了用于评价该药物的风险与效益外，还为该药物未来在临床中的合理使用提供了知识基础，如药物的人体药动学特点，影响药动学的生理、病理、药物等因素。由于药物上市后的使用人群、使用场景等可能与临床试验阶段存在不同，上市前临床药理学的研究结果结论，可理论指引临床给药方案的合理调整及风险预判等。而药物上市后广泛使用还可能出现新的与临床药理相关的临床问题，如药物对某些个体无效，或对某些个体风险更高，或某些药物联用存在有害的相互作用等。药物研发阶段和药物临床广泛使用阶段发现的临床药理相关问题为基础性临床药理学研究提供了命题，其研究结果既可更好地促进药物研发和药物合理使用，还可为药物后续研发提供思路，如制剂的改良，新的适应证开发等。

基础药理学与临床药理学联系紧密。要很好地了解药物与人体之间的相互作用及作用规律和机制，仅依靠临床药理学研究是不够的。受人体研究伦理的限制，药物与人体之间相互作用特点、规律、机制有关的很多信息无法从人体研究中获得，如高剂量的毒性反应研究、毒代动力学研究、绝大部分的分布动力学研究、一些不适合在人体上观察的药效学研究及一些作用机制研究等。虽然药物存在种属差异，但在动物、体外进行基础性药理学研究十分必要，其为临床药理学研究的必要性提供基础，为临床药理学完整知识链提供补充和证据参考。另外，临床药理学可验证基础药理学研究结果在临床应用中外推的实际效果，还可为基础药理学研究提供新的研究目标。

作为桥梁学科，临床药理学不但与基础药理学联系紧密，还与临床医学和药学联系密切。药物治疗是医学的重要组成部分，医学是临床药理学研究的重要场景，临床药理学研究离不开医学的参与和支持，临床药理学的很多研究方法可用于其他医学研究。很多临床药理学研究是伴随药物临床干预而进行的，一些药效评价指标是否具有临床意义需要临床证实。药物使用实体是药物制剂，是药学研发的结果，药物制剂研发是否达到了设计的目标，需要基于临床药理学研究结果给予评价，同时，临床药理学评价结果为制剂进一步优化改进提供方向。

综上，临床药理学是一门应用性很强的交叉性桥梁学科，与药理学、医学、药学等紧密结合，其目标是回答药物与人体之间的相互作用规律及机制，其研究方法随技术进步而不断发展，主要有三个研究领域，本书主要介绍其在药物临床研发中的应用。

二、临床药理学研究在药物研发中的作用

临床药理学研究让人们了解药物与人体相互作用的过程、作用特点、作用机制等，是评价药物必须回答的问题，同时，良好设计、执行和分析的临床药理学研究还可提高创新药研发效率和成功率。在本书第一章中介绍到 ICH《E8（R1）：临床研究的一般考虑》，其将药物临床试验分为四种

类型，其中基础层为“临床药理学”研究，显示了临床药理学在药物临床研究中的重要地位。21世纪以来，随着科技进步和多学科交叉融合，临床药理学研究的理念、策略、技术手段和方法等较传统模式发生了很大改变，不再局限于简单的临床药动学研究。尤其是创新药物的临床药理学研究，更多以研究问题和目的为导向，注重将创新药的剂量、暴露、生物标志物、效应指标（包括有效性和安全性）等建立关联并进行量化综合分析，为后续临床研究的设计提供指导及为最终的药品说明书推荐用法用量。临床药理学研究应贯穿于创新药上市前和上市后的全生命周期中。

对于创新药物研发，有诸多的问题需要临床药理学研究和分析来进行回答。

1. 人体可以安全耐受的剂量范围是多少？目标适应证的预期临床治疗剂量范围是多少？

2. 人体内药物暴露是否随剂量增加而呈比例增加？

3. 剂量、暴露增加后，对人体产生的效应（包括疗效反应和不良反应）如何变化？幅度和强度如何？

4. 药物设计概念和预期作用机制是否能在人体上得到验证？

5. 食物、合并使用的其他药物、性别、年龄等外在和内在因素是否影响药物的体内暴露？

6. 后续计划开展的临床试验应如何设计，如剂量、时间间隔等。

临床药理学的研究方法随着其他学科的发展和技术进步而不断发展，其中定量药理学对于创新药研发具有重要意义。为指导药物研发界更好地开展临床药理学研究，国家药品监督管理局药品审评中心2021年发布了《创新药临床药理学研究技术指导原则》，该指导原则指出：“模型引导的药物研发（model-informed drug development，MIDD）理念贯穿创新药研发全过程。建模与模拟技术可在多个关键决策点发挥重要作用。在创新药上市前的整个临床研究过程中，可采用模型引导的药物研发模式，不断积累研究数据，并及时分析剂量-暴露-效应关系（dose-exposure-response relationship，D-E-R relationship）及其关键影响因素，为后续研发和注册提供依据，包括选择优化的目标适应证人群/亚人群、用法用量等。”一些新技术的理论和方法得到了快速发展，逐步应用于创新药临床药理学，如定量系统药理学（quantitative systems pharmacology，QSP）、人工智能（artificial intelligence，AI）等。创新药开发人员可以在科学合理的条件下，采用这些新技术进行研究探索。对于用于药品注册上市评价的临床药理学新技术和新方法，应经过科学的评估或验证之后才可以被应用。

机制验证和概念验证是新药研发中临床药理学参与的重要研究内容。机制验证指的是药物的药理效应可以安全地在人体中表达。受体外药效模型预测误差、动物药效模型预测误差、种属药动学差异、种属对同样药物暴露敏感性差异等因素影响，药物在非临床研究所观察到的药理效应不一定可以在人体中能够安全地实现。机制验证成功与否是药物研发成败的关键信息点和决策参考点，因此，如条件许可，应尽早开展机制验证，并且机制验证一般伴随其他试验进行。机制验证还包括一些改良新化合物实体和新制剂的药动学、药效学特点的验证，如某一化合物实体设计是通过提高已上市药物药理作用选择性，可以避免一些有害的药物不良反应；如某一新制剂在体内更安全、有效浓度暴露维持时间更长。概念验证指的是药理效应可以转化成临床方面的患者获益。以作用于某一靶点治疗临床慢性疾病的药物为例，该药物在非临床的体外模型、动物模型中显示了可以抑制疾病代谢过程中的某一步，并在人体试验中得到机制验证，但由于代谢旁路的存在，疾病的进程可能不会受到干预或控制，这种情况下，药物干预就不会体现出所期望的临床治疗效果。概念验证在不同的药物研发阶段所代表的意义不一样。据文献报道，新化合物实体约有1/3在Ⅰ期临床试验阶段完成了概念验证研究，2/3在Ⅱ期临床试验阶段完成，极少在Ⅲ期临床试验阶段完成。机制验证试验一般在概念验证之前完成，也可以同时完成。

临床药理学研究支持药品说明书撰写，为上市后药物合理使用提供理论和知识参考。创新药获得上市批准时，会同时获批药品说明书。说明书中通常包含药品的基本属性信息、适应证、用法用量和临床研究结果等上市前的研究结果。创新药临床药理学研究结果所提供的支持性证据贯穿在整个药品说明书中，主要体现在说明书中的【用法用量】、【药代动力学】、【药物相互作用】、【药物过量】、【禁忌】和【注意事项】等项目内容中，其他比如特殊人群用药的内容也体现了临床药理学研究结果，如肝功能不全患者、肾功能不全患者、儿童、老年人及孕妇和哺乳期妇女等。

三、临床药理学研究在药物研发中的特点

药物研发中的临床药理学研究具有三个基本特点：系统性、灵活性和机制性。

1. 系统性 临床药理学研究过程中经常要进行系统性分析，这种分析一般不是就某单个试验进行的，如就单次给药药动学研究、多次给药药动学研究，食物影响研究。系统性分析会综合多个临床试验研究结果、非临床研究结果、同类药物相关研究结果、目标适应证临床治疗相关研究结果等进行系统性分析。系统性分析是评估药物研发价值和药物研发决策的重要参考，决定该药物是否有必要继续进行研发，研发的侧重点在哪，如继续研发，系统性分析为后续的试验设计提供指导思想和重要参考。

2. 灵活性 因药物不同，临床药理学研究具有非常大的灵活性，主要表现在研究内容、研究时机、研究设计、研究方法等多方面。研究内容会因药物的创新程度、适用人群、给药途径和剂型等不同而发生改变。对于创新药物往往需要开展诸多的临床药理学研究，不同的临床药理学研究时机如何选择，哪个试验先进行，哪个试验后进行，会因药物不同、研发策略不同而不同，具有相当大的灵活性，但对于关键路径临床试验，如首次人体试验，其时机选择不具有灵活性，但其设计、方法具有灵活性，这些内容在第十章中会详述。

3. 机制性 临床药理学与其他类型临床试验的一个重要区别在于其机制性。临床药理学的概念决定了其“机制性”特点或要求。在开展临床药理学相关研究数据分析和总结中，不仅仅是现象的描述和统计分析，应尽可能地进行机制解释和探讨。前文所述的机制验证就是重要体现，临床药理学研究剂量-暴露-效应关系之间的关系也是机制性的体现，是药物作用物质基础的机制性解释。另外，诸多影响药动学和（或）药效学的因素如性别、生理、病理状态、合并用药等，其影响机制应尽可能弄清楚。当然，不是所有观察到的现象都能进行很好的机制性解释。

四、小 结

综上可知，临床药理学在药物研发中发挥了至关重要的作用，是药物早期临床试验中最重要的研究内容，其为药物后期研发决策和试验设计提供重要参考，为药品说明书的撰写提供重要信息。随着时代发展和其他技术的引进，临床药理学研究方法和技术不断进步。

（编委：阳国平）

第二节 临床药理学研究的内容

临床药理学研究是药物临床研发中不可或缺的重要组成部分，通过制订全面系统的药物临床药理学研究计划，指导临床药理学研究的逐步推进，并根据已获得的研究结果对临床药理学研究计划进行及时的更新，为各阶段的临床研发提供设计的依据和支持。

临床药理学研究总体计划是针对不同种类创新药的特点，从研究目的出发设计相应的临床药理学研究，结合创新药研发的整体策略有序开展，并在最终的上市申报资料中汇总分析，为创新药的上市给药方案提供依据。

临床药理学研究总体计划包含多种类型的临床药理学研究，如药动学研究、药效学研究、E-R关系研究等，其中每个临床试验的主要、次要、探索性目的各不相同。本节将简述常见各类研究的研究内容和设计要点，结合研究时机和研究方法的介绍，系统性阐述创新药临床药理学研究的内容。

一、临床药理学研究类型及研究时机

（一）药动学研究

1. 单次/多次给药剂量递增研究 单次/多次给药剂量递增（single ascending dose/multiple ascending dose，SAD/MAD）研究的主要内容包含安全耐受性评价和药动学评价，在一定的剂量范围内研究药物单次给药和多次给药以后的安全性、耐受性、药动学特征、剂量比例性、线性范围、蓄积程度、时间依赖性等数据。

单次/多次给药剂量递增研究可以探索药物在人体内的药动学特征，了解给药剂量与药物体内暴露量之间的关系，观察人体对药物的药效学效应，关联药物的暴露量与药效学特征和安全耐受性之间的关系，有时还可以评价药物制剂的合理性并进行制剂优化，为后续临床方案设计提供依据。

单次/多次给药剂量递增研究通常在首次人体试验中开展，受试对象为健康志愿者。有时根据研究药物的特性、目标适应证人群、药物靶点的风险等因素，也可考虑在患者中开展相关研究。

2. 患者药动学研究　患者药动学研究主要研究药物在患者中的药动学特征，观察患者与健康志愿者之间的药动学差异，有助于认知药物在目标患者人群和亚群体中的药动学特征，为后续开展探索性和确证性临床研究的设计提供基础。可以在患者人群中建立 E-R 关系，并在此基础上进行初步的剂量优化和个体差异评估。

患者药动学研究通常在健康志愿者的单次/多次给药剂量递增研究之后展开，可以作为独立研究，一般在探索性和确证性临床研究之前开展。当前期研究提示药物在较宽的剂量范围内安全耐受性良好，对该药物靶点已建立深入了解或已积累一定的同类药物数据时，也可以考虑将患者药动学研究嵌套在探索性和确证性临床研究中开展。

3. 食物影响研究　食物影响（food effect）研究主要考察在空腹和餐后的条件下药物体内暴露量的变化情况，以及不同饮食类型（如高能量高脂、清淡饮食等）对暴露的影响。食物影响研究的结果可以支持后续临床研究中服药和饮食方案的设计，如药物是否可与食物同服或服药和饮食之间的时间窗，并最终指导药品说明书的撰写。

由于影响后续研究对服药和饮食相关的研究设计，食物对药物暴露量的影响可以在临床研究早期进行初步考察。基于初步考察的研究结果确定是否有必要开展单独的食物影响临床药理学研究。如需要，建议在确证性临床研究开展之前完成，以指导确证性临床研究关于给药方案和饮食等方面的设计。

4. 物质平衡研究　物质平衡（mass balance）研究通过专门合成的放射性标记的药物，采用放射性同位素示踪法，考察药物在人体内的吸收、代谢和排泄特征，获知体内原型药、代谢产物在人体内的代谢/消除途径和时间过程。物质平衡研究结果对开展药物间相互作用研究、肝/肾功能不全患者研究有参考指导作用。

考虑到放射性同位素标记耗时较长，物质平衡研究应当尽早开展，通常不晚于确证性临床研究开展之前完成。对于物质平衡研究中出现的人体特有代谢物、活性代谢物、高比例代谢物应予以关注，这些物质可能对后期确证性临床研究的检测对象和安全性事件分析产生影响，有时需要考虑开展完整的物质平衡研究来进一步研究验证。

5. 药物相互作用研究　药物相互作用研究是针对药物已确定的和可能的产生药物相互作用的因素，如临床前研究和物质平衡研究揭示的药物主要的代谢酶、转运体，开展对应的临床研究。药物间相互作用的结果对指导后续研究设计中关于合并用药、剂量调整、入排标准有重要的参考价值，并最终指导药物说明书在用法用量、药物相互作用、禁忌等部分的撰写。

可以基于体外酶学、转运体等研究结果，初步判别药物相互作用研究开展的时机和需要考察的酶或转运体等。结合物质平衡研究的结果，如果药物处置显著依赖某一代谢酶或转运体，应尽早开展以药物为因变药，代谢酶或转运体的抑制剂/诱导剂药物为促变药的药物相互作用研究。同样，若药物对主要的代谢酶或转运体有明显的抑制或诱导作用，应尽早开展以药物为促变药，代谢酶或转运体的敏感底物为因变药的药物相互作用研究。药物间相互作用研究应在药物注册申报之前完成。

6. 肝/肾功能不全患者药动学研究　肝脏和肾脏作为最主要的药物代谢和排泄器官，其功能直接影响药物在人体内的暴露量，并可能影响临床用药的安全性和有效性。当药物的目标适应证人群包含肝脏和（或）肾脏功能不全的患者，或药物主要经由肾脏或肝脏排泄时，开展肝/肾功能不全患者药动学研究（hepatic/renal impairment PK study）十分必要，且应尽早开展。

肝/肾功能不全患者药动学研究的目的是评估肝/肾功能不同程度损伤对药物药动学的影响。研究结果不仅可以评估是否需要对不同肝/肾功能患者进行剂量调整，还可以判别肝/肾功能不同程度损伤的患者是否可以纳入后续临床研究，是否需要对入排标准、给药方案做出规定，并最终指导药品说明书的撰写。

7. 儿科人群研究 儿童的生长发育和疾病进程等可能会影响药物在体内的处置过程，导致儿童和成人在药物暴露量、临床安全性、获益和风险等方面产生差异，因而成人的给药方案、安全性管理等并不适用于儿童。当药物的目标适应证人群包括儿科人群时，需要开展额外的儿科人群研究。

儿科人群研究的目的是评价药物在不同年龄段儿童中的吸收、分布、代谢和排泄的药动学特征，以进一步指导儿科人群用药方案。可以优先在较大年龄段的患儿中开展，如未成年的青少年，并逐步往小年龄段患儿过渡。

8. 生物利用度和生物等效性研究 生物利用度研究主要分为相对生物利用度（relative bioavailability，F_{rel}）和绝对生物利用度（absolute bioavailability，F_{abs}）研究。

在药物临床研发的过程中，药物的处方、工艺、制剂、规格、给药途径等需要进行持续的完善和优化，来适应临床研究和上市生产的需求，相对生物利用度研究可以考察不同条件下药物暴露和吸收速率的相似性，评价不同制剂的处方和工艺的可比性，贯穿药物临床研发的全过程。

例如，药物计划开发静脉和非静脉给药剂型，可开展绝对生物利用度研究比较两种给药方案下的药物体内暴露量，确定非静脉给药较静脉给药的绝对吸收分数和绝对生物利用度。

生物等效性研究一般在确证性临床研究前，或不晚于药物上市申请之前开展，目的是充分评估市售制剂和临床制剂的可桥接性，支持药物以拟定的规格和工艺上市申报。

（二）药效学研究

1. 临床研究中的药效学研究 药物效应在广义上包括基于药物作用机制的疗效和不良反应，通常包括生物标志物、替代安全性/有效性终点、临床安全性/有效性终点等。

通常在确证性临床研究之前开展药效学研究。在探索性临床研究阶段，通过设置多个剂量水平或不同给药方案，观察早期或替代安全性/有效性终点，探索最佳患者人群、最佳剂量、最佳给药时间和最佳给药频率等，该研究结果将为确证性临床研究设计中给药方案的设定提供依据。

若早期或替代安全性/有效性终点无法准确表征长期的临床获益和风险，可以在确证性临床研究中选择临床应用的剂量水平，以长期或临床安全性/有效性终点为指标，优化最终整个患者群体和各个亚群的药物用法用量。

2. QT/QTc 间期延长临床研究 根据 ICH E14《非抗心律失常药物致 QT/QTc 间期延长及潜在致心律失常作用的临床评价》（The Clinical Evaluation of QT/QTc Interval Prolongation and Proarrhythmic Potential for Non-Antiarrhythmic Drugs）等相关法规要求，具有系统生物利用度的非抗心律失常药物在上市申请之前需要就 QT/QTc 间期延长和致心律失常风险开展临床研究，研究设计可以采用全面 QT 间期（TQT）研究或血药浓度-QTc 间期（C-QTc）定量分析研究。

可以在单次/多次给药剂量递增研究阶段就开展血药浓度-QTc 间期研究，如果结果提示有进一步研究 QT 间期延长风险的必要性，可以开展全面 QT 间期研究，并在确证性临床研究之前完成，以评估是否需要在确证性临床研究时对患者进行密切的 ECG 检测，并指导上市药品说明书的撰写。

（三）暴露-效应关系研究

药物剂量、体内暴露量、药物效应之间的关系及其内外在影响因素和可能的机制，贯穿临床研发的全过程，是药物临床药理学研究的核心内容。E-R 关系研究通过建立合理的数学模型，量化药物剂量/暴露量和药物安全性/疗效指标之间的关系，以及不同亚群、不同个体在安全性/疗效上的差异及其来源。

在单次/多次给药剂量递增的研究时就可以开展 E-R 关系研究，收集与药物安全性和有效性相关的效应指标，如机制类生物标志物，替代终点等，进行初步的 E-R 分析，有助于早期的药物作用机制验证和概念验证。在探索性临床研究和确证性临床研究中，进一步收集与临床获益更相关的效应指标，如疗效类生物标志物、临床终点等，对于推进药物临床研发策略、目标适应证人群的选择、疗效确证、风险管控等有重要意义，也能指导药品上市说明书的撰写。

（四）总结

结合前三节分述的内容，药物临床药理学研究的研究类型、研究内容和研究时机总结见表 9-1。下表中所列为创新药临床药理学研究的一般情况，实际因药物靶点、研发策略等情况应具体问题具体分析，各类型研究的具体内容请参考相关技术指导原则。

表 9-1 临床药理学研究类型、研究内容及研究时机

研究类型	研究内容	研究时机
单次/多次给药剂量递增研究	探索药物在人体内的药动学特征，关联暴露量和安全性关系	首次人体试验
患者药动学研究	目标适应证人群中的药动学特征 患者与健康受试者药动学差异	尽量在探索性和确证性临床研究之前
物质平衡研究	药物在人体的吸收、代谢、排泄特征	建议在确证性临床研究前完成
食物影响研究	与不进食相比，受试者进食后药物体内暴露变化	在临床研究早期探索性考察
药物相互作用研究	研究创新药确定/可能产生相互作用的因素	基于体外酶学等研究结果确定
肝/肾功能不全患者药动学研究	评估肝/肾功能不全对药物药动学的影响	在创新药临床早期研发过程中评估
儿科人群研究	评价药物在儿童中的吸收、分布、代谢和排泄的药动学特征	结合目标适应证，优先在较大年龄段的患儿中开展
生物利用度和生物等效性研究	评价不同制剂和处方工艺之间的可比性	临床研究全过程中都有开展的可能性
药效学研究	探索最佳患者人群、最佳剂量、最佳给药时间和最佳给药频率等	确证性临床研究之前
QT/QTc 间期延长临床研究	全面 QT 间期研究和血药浓度-QTc 间期定量分析研究	QT/QTc 间期延长和血药浓度-QTc 临床研究通常在Ⅰ期；全面 QT 间期研究在Ⅲ期前完成
E-R 关系研究	药物给药剂量、体内暴露量、药物效应之间的关系及其影响因素和可能的机制	进入人体临床研究开始，建议尽早开展剂量-暴露-效应关系研究和分析

二、临床药理学研究方法和研究设计

（一）临床药理学研究常见方法

1. 经典研究方法 经典研究方法是基于从受试者个体收集到的在一定时间内连续密集药动学血液样品获得的药物浓度数据，通过非房室模型或房室模型汇总分析计算关键药动学参数的平均值，以了解药物在人体内的吸收、分布、代谢和排泄的过程。应用范围包括多数以健康受试者为人群的临床药理学研究，如生物利用度和生物等效性研究、食物影响研究、药物相互作用研究、肝/肾功能不全研究等。数据分析常采用描述性的统计方法，关注重要药动学参数的均值、最大最小值、标准差、变异度等，初步描述药物的药动学、药效学及安全性特征。

2. 基于模型的研究方法 基于模型的研究方法贯穿创新药研发的始终，常见的模型包括群体药动学模型（population pharmacokinetics，PopPK）、E-R 关系分析、基于生理学的药动学（physiologically based pharmacokinetics，PBPK）模型、基于模型的荟萃分析（model based meta-analysis，MBMA）、疾病进展模型（disease progression model，DPM）等。

群体药动学模型可以获得群体的关键药动学参数的典型值，考察药动学、药效学参数的个体间变异，并寻找这些变异的来源，如内在因素和外在因素对总变异的贡献并量化无法确定来源的随机变异。进一步通过 E-R 分析，寻找对药物安全性和有效性有预测作用的因素，判断引起药动学、药效学变异的因素是否具有临床意义，是否有必要对特定因素或人群进行剂量调整，所选给药方案是否可以保证患者安全并最大获益。PBPK 模型是以生理学、物理化学和生化因素的相互作用为基础，模拟组织和血液中药物浓度随时间变化的数学模型，在指导药物相互作用研究、特殊人群外推中有重要作用，可以作为支持注册申报的依据。目前常用的群体药动学建模软件包括 NONMEM、Phoenix NLME、Monolix、Maspectra、CPhaMAS 等，PBPK 建模软件包括 GastroPlus、Simcyp^{TM}、B^2 O simulator 等。详见附录 1。

3. 其他 近年来，随着一些新技术的理论和方法的快速发展，创新药临床药理学和定量药理学研究中的剂量选择设计、E-R 关系分析、用法用量优化等方面，都开始探索新技术和新方法，如定量系统药理学（quantitative systems pharmacology，QSP）、机器学习（machine learning）、人工智能（artificial intelligence，AI）等。需要注意，在采用新技术和新方法时，应有科学的评估或验证。

（二）临床药理学研究设计考量

基于研究目的和研发过程中不断积累的数据，创新药临床药理学研究的设计和开展时机有一定的灵活性。可以采取独立研究设计的方式，避免和减少其他因素对研究结果解读的干扰，更真实地反映单一因素下（如食物影响、肝/肾功能不全因素）的药物的药动学和药效学特征，且独立研究的结果可以作为药品说明书撰写的稳健证据。

有时也可以考虑将多个临床药理学研究合并至一个研究中，对关心的临床药理学问题有一个初步的研究和结论，支持后续的研发决策及判断是否有必要开展或提前开展某些临床药理学研究。例如，在早期单次/多次给药剂量递增研究中合并食物影响研究和（或）药物间相互作用研究，应充分考虑对于回答不同的临床药理学问题的可靠性及相互影响。

化学药创新药和生物制品创新药的临床药理学研究的设计考量也有不同之处，具体见表 9-2。

表 9-2 化学药创新药和生物制品创新药的临床药理学研究

研究类型	化学药创新药 （化学结构已知）	生物制品 （疫苗、血液制品、细胞治疗、基因治疗、治疗性蛋白）
物质平衡	需要	不需要
食物影响	需要 通过被动扩散、主动转运吸收，常口服给药	不需要 肠道外给药
药物间相互作用	需要 经代谢酶代谢，受转运体调节 遗传多态性	如下情况需要考虑： 1）本身是炎症因子，或能调节炎症因子，改变代谢酶的表达 2）通过影响生理过程（比如胃排空），改变其他药物的吸收 3）影响药物靶点或靶点介导的药物清除 4）影响 FcRn（FcRn 的遗传多态性） 5）为免疫抑制剂，影响免疫原性
肝/肾功能不全患者	需要 视肝脏和肾脏在药物清除中的贡献而定	需要 如治疗性蛋白分子质量小于 69kDa，应考虑肾功能不全患者研究
免疫原性	不需要	需要 贯穿临床研究

（编委：张 菁，参编者：张锴婷）

第三节　临床药理学研究的报告

一、注册申报资料

创新药的上市注册申报资料通常按照药品注册通用技术文档（common technical document，CTD）的格式申报，共分为五个模块，分别为模块一行政管理文件和药品信息、模块二通用技术文档总结、模块三质量、模块四非临床试验报告、模块五临床研究报告。创新药临床药理学研究主要集中在模块二和模块五中。

在模块二通用技术文档总结中，应包含所有临床药理学研究项目的列表。申报资料应涵盖已完成的非临床相关研究结果，帮助阐述药物作用机制、药物渗透性、血脑屏障、蛋白质结合、肝脏代谢等人体药动学、药效学解读相关的数据；应包括各项独立或合并的临床药理学研究的结果汇总，如人体的药动学、药效学和药动学/药效学关系的研究，内因和外因对药动学和药动学/药效学关系的影响、特殊人群的用药方案推荐和依据等；还应阐述研究设计和数据分析的关键信息，如剂量选择的依据、研究人群的考量、药效学终点的选择、经典或模型分析方法的选择和应用等。

在模块五临床研究报告中，应囊括每一项独立的临床药理学研究的完整临床研究报告，包括历次修订的研究方案及其修订依据、SAP、数据分析计划、研究总结报告、统计分析报告、数据分析报告等；此外还应包括完整的药动学研究报告、群体药动学研究计划和报告、E-R 研究计划和报告等，模型相关的原始数据和程序代码及相应的软件与版本信息也需要一同递交，对于以有效性为终点的 E-R 研究，还应着重阐明所选取的有效性终点的科学合理性和临床相关性。

若某个临床药理学研究内容分布在多个独立研究中，或一项临床研究涵盖了多个临床药理学研究内容，应就研究目的对多个研究结果进行汇总分析和解读。例如，对方案设计的科学考量，充分分析不同研究的设计（如采血点、给药周期、给药剂量等的异同）对汇总数据分析的可行性及对结果解读的影响；汇总结果是否能够回答不同的临床药理学问题，是否可以直接用于说明书内容的撰写等。

二、说　明　书

药品的说明书是汇总所有非临床研究、临床研究、临床药理学研究的结果，并对临床用药给出指导和依据的重要文件。中国药品说明书中的用法用量、注意事项、禁忌、药物间相互作用、药动学、药物过量、老年用药、儿童用药、孕妇及哺乳期妇女用药等章节的内容，都来自临床药理学研究。

创新药申报上市时，应根据相应的法规要求和格式体例，结合各项研究结果撰写药品说明书。尽量全面涵盖所开展的各项临床药理学研究，着重阐明各个临床药理学研究的关键结论及对临床用药的指导，对特殊人群用法用量的建议和依据。对于一些结果和结论，是来自临床试验还是模型的仿真和模拟，要在药品说明书中阐明并解释其科学考量。

在创新药申报上市时，若因某些原因存在应开展但还未开展的某项临床药理学研究，如临床急需用药、罕见病用药、附条件批准上市等情况，需要在药品说明书中说明。若在上市后完成了相应的研究，可以补充药品说明书的相关内容，进一步科学地指导临床安全合理地用药。

三、报　告　示　例

美国 FDA 是全球药品监管的权威机构和行业法规指南的风向标之一。FDA 网站上公布的创新药上市申请审评报告，在保护药企商业机密的前提下，最大限度地公开了创新药研发中重要的科学问题和监管解读。其中的临床药理学和生物药剂学报告（clinical pharmacology and biopharmaceutical review，CPBR）是了解一个创新药临床药理学研究目的、方法、设计和结果解读的重要途径之一。

FDA 的临床药理学审评是问题导向的审评模式（question based review），主要包含六个方面的内容，分别为药物基本属性、临床药理学概述、内因研究、外因研究、生物药剂学概述和生物样品分析。本节以奥昔替尼（osimertinib，商品名泰瑞莎）的 CPBR 为例，通过每个章节需要解答的问题（表 9-3），来思考创新药研发过程中需要完成的临床药理学研究的关键和策略。

表 9-3　FDA 问题导向的临床药理学和生物药剂学审评

章节	问题
药物基本属性	1. 与临床药理学和生物药剂学相关的药品原料药和制剂在化学和物理化学方面的特性有哪些 2. 拟定的药物作用机制和适应证是什么 3. 拟定的给药方案和给药途径是什么
临床药理学概述	1. 用于支持给药方案和适应证的临床试验设计要点是什么 2. 选择临床终点或替代终点的依据是什么？它们在关键临床研究中如何评价有效性？在安全性和有效性方面的临床结局是什么 3. 生物样品中的药物活性有效成分是否被合理鉴别及检测以支持药动学参数和 E-R 关系的分析 4. E-R 关系研究 （1）基于内因（如体重、性别、种族、肝肾功能等）的剂量调整是否必要 （2）基于有效性和安全性的 E-R 分析是否支持拟定的给药方案 （3）药物是否有 QT 或 QTc 间期延长的风险 5. 药物及其代谢物的药动学特征 （1）药物的药动学特征如何 （2）物质平衡研究是否提示药物主要经由肝/肾排泄 （3）药物代谢特征如何 （4）基于剂量-浓度关系，药物的线性、非线性范围如何 （5）健康受试者和患者药动学参数的个体间和个体内变异是多少？变异的主要来源是什么
内因研究	1. 什么内在因素（如年龄、性别、种族、体重、身高、疾病、基因多态性、妊娠、器官功能异常）可以影响药物暴露（通常为药动学）和效应？这些暴露的差异在安全性和有效性方面的影响是什么 2. 患者肾功能不全的影响是什么 3. 患者肝功能不全的影响是什么 4. 遗传学方面不同的影响是什么
外因研究	1. 什么外在因素（如药物、草药使用、节食、吸烟、饮酒）可以影响剂量-暴露和（或）剂量-效应关系？这些暴露的差异在效应方面的影响是什么 2. 药物间相互作用 （1）是否有体外研究基础可以预测体内药物间相互作用 （2）药物是否为细胞色素 P450（cytochrome P450 proteins，CYP） 酶家族的抑制剂和（或）诱导剂 （3）药物是否为 P-gp 转运体的底物和（或）抑制剂 （4）有无其他重要的代谢/转运途径 （5）说明书中是否阐明并评估合并用药的情况 （6）是否有体内药物-药物相互作用研究表明，当药物联合给药时，单独暴露与联合用药的 E-R 关系不同
生物药剂学概述	1. 药物属于生物药剂学分类（BCS）中几类药物？有何溶解性、渗透性和崩解性数据支持这一分类 2. 应选取什么分子化合物进行生物等效性研究 3. 拟上市的药物剂型成分有哪些 4. 药物的绝对生物利用度是多少 5. 拟上市药物关键临床研究中，药物的相对生物利用度是多少 6. 食物对药物生物利用度的影响是什么？对于服药是否随餐和餐食类型是否有建议
生物样品分析	1. 药物活性成分是否在临床试验中确证和检测 2. 检测的是游离、结合还是总的药物活性成分？这一决定的依据是什么？是否合理 3. 采用了何种生物分析过程和方法来确定药物浓度？对于本次上市申请是否可接受

（编委：张　菁，参编者：张锴婷）

第四节　临床药理学研究的实施

一、临床试验机构的管理

（一）临床试验机构的定义和条件

国家药品监督管理局、国家卫生健康委员会于 2019 年发布的《药物临床试验机构管理规定》中明确规定：在中华人民共和国境内开展经国家药品监督管理局批准的药物临床试验（包括备案后开展的生物等效性试验），应当在药物临床试验机构中进行。

临床试验机构是指具备相应条件，按照 GCP 和临床试验相关技术指导原则等要求，开展临床试验的机构。中国的临床试验机构认证实行备案制，可在国家药品监督管理局网站通过“药物和医疗器械临床试验机构备案管理信息系统”进行备案填报，备案成功后可以开展临床研究。

考虑到承担药物临床研发的风险和对受试者的风险管理，临床试验机构应具备一定的基本条件，详见本书第六章“药物临床试验的质量管理体系”。

（二）临床试验机构组织结构和职责

GCP 中对临床试验机构的组织结构和职责有相应的规定，临床试验机构应设立相应的内部管理部门，通常称为临床试验机构办公室，在医院领导和机构主任的领导下，负责全院临床试验的相关管理工作，如立项管理、试验用药品管理、资料管理、临床研究协调员管理及质量管理等。临床试验机构办公室须有独立的办公场所和资料保存场所，并配备相应的办公设施，设办公室主任、秘书、药品管理员、档案管理员等工作人员。

临床试验机构办公室作为临床试验的日常管理部门，一般归由机构主任管理，并在机构授权负责人的领导下统筹管理全院临床试验。机构办公室的工作人员应严格履行工作职责，掌握《中华人民共和国药品管理法》《药品注册管理办法》和 GCP 等相关法律法规，制订相应的标准操作规程，开展定期培训和学习，以保证临床试验的有序开展和临床试验机构的良好运作。

（三）临床试验机构管理体系

临床试验机构管理体系的建设是临床试验机构规范、高效运作的重要保证。临床试验机构管理体系一般包括立项管理、合同管理、档案管理、试验用药品管理、人员培训管理等内容。

临床试验的立项管理是对计划在研究中心开展的临床研究项目进行审查，根据相应的标准操作规程和递交的资料，评估项目的可行性、规范性和识别潜在的风险，必要时还要会同专家组共同评估项目的可操作性和科学性。

合同管理是指在临床试验开始前，申办者和研究者根据《中华人民共和国民法典》的有关规定，签订临床试验合同。完善的合同管理制度，应对临床试验的相关费用明细、受试者保护条款、研究结果的发表等进行逐一规定并逐条落实。

档案管理是临床数据真实性、完整性、可溯源性的基础，也是药物获批上市前临床试验核查的重点内容。应建立完善的档案管理制度，对产生的文件和电子档案及时归类合理存档，以方便将来核查和检查时查找查阅，配备专门的档案室保存重要的临床试验资料并由专人管理记录。

试验用药品管理的规范和受试者的安全性息息相关，对临床试验的结果也有关键的影响，也是临床试验核查重点关注的内容之一。临床试验用药品的收发、供给、使用、储存、销毁都应在相应法规和 GCP 的要求下开展，并做好相应的文档记录和存档。

人员培训管理要求临床试验机构根据组织结构和对应职责功能，配置相应的管理人员，建立培训计划和培训内容，组织定期的培训，也可根据临床研究中遇到的具体有针对性的问题开展有针对性的培训。

良好运作的临床试验机构管理体系，可以提高临床研究的质量和效率，保证临床评价的规范性和科学性，保障受试者权益和安全。

二、临床药理学研究生物样品检测实施

生物样品中药物浓度的准确检测是临床药理学研究中药动学和药效学数据可靠性、准确性和重现性的关键环节。生物样品通常来自体液，包括全血、血浆、血清、尿液等，含有大量的蛋白质、脂类、糖类、氨基酸等物质。由于取样量少，目标待测物的含量通常很低，除待测化合物以外的组分被称为基质，因此基质效应也会影响分析结果的准确性。应充分了解目标分析物的酸碱性、稳定性等基本理化性质，根据所需的定量范围和检测上下限，建立灵敏准确的检测方法，并依据指导原则进行全面的方法学验证，确保检测方法的准确性、稳定性和重现性后，再开展生物样品的检测工作。不同分子实体药物检测方法的建立和验证也可以参考相应的指导原则，具体情况具体分析。通常分子质量小于 1000Da 的化合物称为小分子化合物，分子质量超过 5000Da 的化合物称为大分子化合物。

（一）检测方法的建立

1. 小分子药物定量分析方法 生物样品分析中的小分子化学药物定量分析应用最广泛的是液相色谱-串联质谱技术（liquid chromatography-tandem mass spectrometry，LC-MS/MS）。该技术将色谱的高效分离能力和质谱的特异、灵敏、多组分检测能力有机结合，可以适应大部分小分子药物生物样品检测的需求。LC-MS/MS 检测方法的建立一般包括样品预处理、色谱分离、质谱检测与定量三个主要步骤。

样品预处理是为了去除分析系统中干扰物质的影响，浓缩目标分析物的含量。常用的生物样品预处理手段包括蛋白质沉淀法、液液萃取法、介质液液萃取法、固相萃取法等。为了消除操作带来的测量误差，可以在生物样品预处理时加入等量的内标化合物，通过内标法校正操作误差并降低基质效应对检测结果的影响。

色谱分离是利用各组分在经过流动相时滞留时间的不同达到分离干扰杂质的作用。色谱分离的关键之一是色谱柱的选择。应根据目标分析物的结构和剂型选择合适的色谱柱。质谱检测的原理是利用目标分析物离子化后质荷比的不同进行分离检测。分析物由色谱柱流出后通过质谱所产生的响应信号在时间轴上的微分曲线即色谱峰。分析物浓度与其和内标的色谱峰面积比呈线性关系，就可以实现对未知生物样品检测方法的建立。

2. 大分子药物定量分析方法 大分子药物由于分子类型多样，结构复杂，很多与内源性物质相似，在生物基质中稳定性差，易降解，因此检测难度较大。

大分子生物分析主要基于抗原-抗体反应，目标分析物和带有示踪剂的检测抗体特异性结合，通过检测示踪剂信号，计算未知生物样品的浓度。常用的检测方法包括放射免疫法、酶联免疫法（enzyme linked immunosorbent assay，ELISA）、化学发光法、荧光免疫法、实时荧光定量聚合酶链式反应（quantitative real-time polymerase chain reaction，qRT-PCR）等方法。由于抗原-抗体反应本身不直接产生检测信号，不同技术的关键和区别在于如何使检测试剂发出可定量的检测信号并被灵敏捕捉。

根据不同的检测方法，有配套的不同检测常用仪器用以捕捉示踪信号，常见的大分子生物分析的仪器有液闪仪、多功能酶标仪、电化学发光检测仪、流式细胞仪、单分子免疫阵列分析仪等。

（二）检测方法的验证

1. 小分子药物分析方法验证 小分子药物分析方法验证的主要指标包括标准曲线、准确度和精密度、选择性、稳定性。

标准曲线应至少包含最高定量上限（upper limit of quantitation，ULOQ）和最低定量下限（lower limit of quantitation，LLOQ）在内的 6 个浓度水平，并尽量覆盖预期的临床生物样品的浓度范围。

分析方法的准确度指的是含有目标化合物的待测样品结果和标识样品结果接近的程度，分析方法的精密度指的是重复测量同一样品的结果间的接近程度。一般在同一分析批次内和至少三个不同分析批次间评估准确度与精密度。分析方法的选择性考查的是不同基质来源的内源性物质对待测样品分析是否有干扰，一般选择健康受试者的空白基质进行分析验证。稳定性用以评估从采集到检测的全过程，目标化合物是否处于稳定状态，如采血到离心过程中的全血稳定性，反复冻融后目标化合物在基质中的稳定性，不同储存温度下目标化合物在基质中的稳定性、样品预处理到进样前目标化合物的稳定性等。小分子药物分析方法的准确度和精密度的要求通常为变异系数不超过 15%。

2. 大分子药物分析方法验证 大分子药物分析方法验证的主要指标包括标准曲线和稀释验证、精密度和准确度、特异性和选择性、平行性。

大分子基于配体结合的分析方法，其标准曲线大多呈现非线性的 S 形曲线。需要配制浓度超过 ULOQ 的质控样品，稀释后和原样品一同检测，可以提高 ULOQ 范围，还可以考查目标分析物在高浓度下是否有信号抑制。分析方法的准确度和精密度的指标考量与小分子药物一致，但是验证接受标准比小分子略低（如对精密度，各浓度变异系数不超过 20%）。分析方法的特异性考查了基质中相关物质（如结构相关物质或预期合并用药）存在时准确检测目标分析物的能力，选择性则是评估非相关物质对检测能力的影响。检测方法平行性的评价是用真实的临床试验样品，稀释到不同浓度后进行平行检测，根据结果的精密度判断平行性。

（三）生物样品的检测

为了消除批次差异，来自同一个受试者的样品尽可能在一个分析批次中检测，一个分析批次中的所有样品应保持一致的处理条件。每个分析批次除了包含待测生物样品以外，还要包括标准曲线样品和低、中、高浓度的质控样品。

在生物样品检测方法学验证完成后，对样品复测的情况有严格的规定。如发生内标异常、仪器故障、色谱不佳等情况，可以考虑进行生物样品的复测。不可因所得的药动学和（或）药效学数据不符合预期而进行复测。通常生物样品检测计划中会预先规定样品复测的条件和复测结果报告的标准。

考虑到生物样品分析方法建立和验证时，难以考察诸如未知代谢转化、样品均一性不佳、生物样品处理和转运过程目标化合物的改变等临床样品特有的问题，需要在实际检测工作开始后对临床生物样品抽样进行重新检验，被称为试验样品再分析（incurred sample reanalysis，ISR），以评价实际的临床生物样品在建立的分析方法下检测的准确性。

（编委：张 菁，参编者：张锴婷）

思 考 题

1. 临床药理学的主要任务是什么？
2. 简述临床药理学研究的主要领域。
3. 简述临床药理学在药物研发中的作用及基本特点。
4. 药物研发中临床药理学常规研究类型有哪些？
5. 临床药理学研究的报告主要有哪些形式和主要内容？

第十章　首次人体试验

教学目标

1. 基本概念

（1）掌握以下概念：首次人体试验、单次给药剂量递增、多次给药剂量递增、药动学、药效学、PBPK。单次给药主要药动学参数有血药浓度达峰时间（T_{max}）、C_{max}、血药浓度-时间曲线下面积（AUC）、V_d或V_d/F、半衰期、清除率（CL）或表观清除率（CL/F）、多次给药药动学研究除上述参数外，还包括稳态血药浓度谷值（$C_{min,ss}$）、稳态血药浓度峰值（$C_{max,ss}$）、C_{av}、$AUC_{0-\tau}$及稳态波动系数（degree of fluctuation，DF）、蓄积系数。

（2）熟悉以下概念：最大推荐起始剂量、未见明显毒性反应剂量、人体等效剂量。

（3）了解以下概念：最低预期生物效应剂量、药理学活性剂量、最大耐受剂量、生理药代动学模型。数据监查委员会或数据安全监查委员会。

2. 基本理论和基本知识

（1）熟悉首次人体试验的概念、试验设计类型、样本量要求、起始剂量及最大剂量的计算、主要药动学参数的技术方法及含义。

（2）了解首次人体试验、试验设计特点及风险管控关键点。

3. 基本技能

（1）掌握首次人体试验在实际新药研发中的应用、样本量的估算。

（2）掌握首次人体试验剂量的设置依据。

（3）掌握主要药动学参数的计算及意义。

第一节　首次人体试验类型、特点与设计要点

首次人体试验（first-in-human，FIH）是创新药物研发过程中非常重要的过程之一，是第一次在人体中探索新试验用药品（investigational medicinal product，IMP）的临床药理学、耐受性和安全性，并第一次验证在此之前获得的所有动物数据与人体的可比性。在物种差异尚未完全明确的情况下，也是安全性风险最高和最复杂的一个临床试验。因而，在试验设计和具体实施上需要格外慎重。

一个新化合物的非临床试验数据包括动物实验中的药动学（吸收、分布、代谢和排泄）、药效学、PBPK、毒理学及毒代动力学研究等。在确定首次人体试验最大推荐起始剂量（maximum recommended starting dose，MRSD）时，应考虑所有的临床前研究数据，以达到既能避免不良反应，又能迅速达到Ⅰ期临床试验的目标。首次人体试验的类型包括在健康受试者或患者中的耐受性和安全性、药动学和药效学、食物影响（food effect，FE）、药物相互作用、不同年龄组或性别和不同配方的相对生物利用度等方面的数据。

首次人体临床试验的目的是探索人体对新药的单次给药剂量递增后安全性和耐受性，后者是以人体最大耐受剂量（maximum tolerated dose，MTD）体现的，以及新药在人体中的药动学特征，甚至可显示新药在人体中的药效学特征和初步的生物标志物。在开展首次人体试验（药动学、药效学和人体安全性）前，需要汇总已获得的非临床试验数据，使首次人体试验研究其他部分试验如多次给药剂量递增、食物影响和药物相互作用等的设计方案更具有可操作性。单次给药剂量递增是在较宽剂量范围内获得新药单次给药不同剂量下的安全性和耐受性、药动学特征、剂量比例特征、线

性范围等数据。多次给药剂量递增是新药多次给药不同剂量下的安全性和耐受性、药动学特征、剂量比例特征、线性范围、时间依赖性、蓄积程度等数据。

首次人体试验研究的特点是对于创新药,即一个新的化合物或全新靶点作用的药物且无同类药的数据可以参考时,即使靶点生物学(信号转导)可能已知,但与靶点结合的生物学后果、靶点生物学的种属特异性、化合物的药动学种属特点、毒理与安全性的种属特点尚未知。非临床即以动物实验的支持性数据的数量和类型来预测人体拟定暴露程度,而这又与临床最大用量和用药期限相关,首次人体试验研究最大剂量起始剂量(暴露量)的计算,请参考 ICH-M3(R2)指南等。具体估算方法如图 10-1 所示。

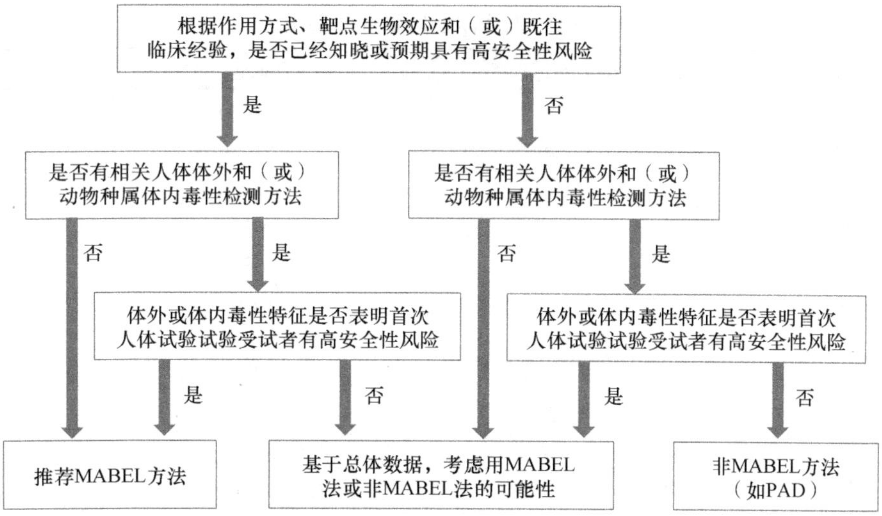

图 10-1 首次人体试验研究起始剂量的估算流程图

一、起始剂量的计算

(一)健康受试者中的首次人体试验研究起始剂量估算

通常,确定健康受试者中的 MRSD 的策略和方法是在确保安全性,如用最相关物种(不一定是最敏感的)中不会产生明显毒性反应的最高剂量即未见明显毒性反应剂量(no observed adverse effect level, NOAEL)剂量下所达到的暴露量估算人体的等效暴露量和人体等效剂量(human equivalent dose, HED);根据在非临床的药理学研究中显示药效学效应的暴露量数据来确定人体的最低预期生物效应剂量(minimal anticipated biological effect level, MABEL)即人体首次试验推荐的最大起始剂量,估算人体内的药理学活性剂量(pharmacologically active dose, PAD)和(或)预期的治疗剂量(anticipated therapeutic dose, ATD)范围,同时需要考虑到人与动物对 IMP 的作用方式的敏感性存在潜在差异。此外,计算 MABEL、PAD 和(或)ATD 时应考虑在人与相关动物物种的靶细胞中进行的体外靶点结合及受体占领研究,以及相关动物物种在药理活性剂量下的暴露量。为保障健康受试者的安全性,最大起始剂量应低于非临床 PAD 数据的剂量,除非有足够可靠的科学依据证明更高剂量的安全性。

为了减少健康受试者中不良反应的发生率,在估算首次人体的起始剂量时采用一定的安全系数(safety factor, SF),后者与 IMP 潜在风险相关,如活性物质的创新性、不可逆或长久持续作用及剂量-效应曲线的形状等的药效学特征、用于安全性评价动物模型的相关性、安全性结果的特征、与 MABEL、PAD 和预期的人体暴露相关的不确定性。

此外,可能影响 SF 的因素包括非临床研究中发现的问题和临床试验中如何监测潜在靶器官的效应。

健康受试者中MRSD推算方法：

从合适的动物毒理试验中确定的NOAEL，Km（德语 Körpermasseumrechnungsfaktor）是剂量（mg/kg）转化为体表面积剂量（mg/m^2）的换算因子，见表10-1。

$$HED=NOAEL \div (Km_{人}/Km_{动物})$$

$$MRSD=HED/SF$$

其他方法：如 MABEL，最小预期生物效应剂量的1/60；Blach well 法，两种敏感动物 LD_{50} 的1/600或最小有效量 ED_{min} 的1/60；PBPK模型方法，根据动物的PBPK模型，采用Wajima方法推算 V_{ss} 和清除率等。

表10-1　根据体重计算Km实例值

种属	参考体重（kg）	体表面积（m²）	Km
人	60	1.626 8	36.88
儿童	20	0.80	26.47
小鼠	0.020	0.006 086	3.29
仓鼠	0.080	0.016 02	4.99
大鼠	0.150	0.024 84	6.04
大鼠	0.300	0.040 29	7.45
白鼬	0.300	0.040 29	7.45
豚鼠	0.400	0.049 25	8.12
兔	1.8	0.140 73	12.79
犬	10	0.465 80	21.47
猴[a]	3	0.201 02	14.92
微型猪	20	0.7557	26.47
小型猪	40	1.2259	32.63

[a] 如食蟹猴、恒河猴、短尾猴

案例10-1

某企业的1类新药——苯磷硫胺是硫胺素的衍生物，具有显著抑制GSK-3活性、改善APP/PS1转基因小鼠认知功能、减少脑内β-淀粉样蛋白（Aβ）沉积和Tau蛋白过磷酸化等病理损害的作用，可能会减少阿尔茨海默病（Alzheimer disease，AD）的发病和进展。在开展首次人体试验时，根据两种动物毒理试验的结果计算起始剂量：大鼠和犬口服苯磷硫胺的长期毒性试验的NOAEL分别为0.2g/kg、0.15g/kg，根据体表面积换算人体等效剂量（HED）=NOAEL $\div (Km_{人}/Km_{动物})$，分别为32.75mg/kg和87.32mg/kg，按照人的体重60kg计算，除以SF（通常SF默认为10），得到苯磷硫胺片的临床MRSD为196.5mg。同时考虑到制剂规格、给药方便等因素，确定单次给药安全耐受性研究（单次给药剂量递增）起始剂量为150mg，详见表10-2。

表10-2　苯磷硫胺起始剂量的计算

实验	NOAEL（g/kg）	HED（mg/kg）	SF	MRSD（mg/kg）	MRSD/人(60kg)（mg）
大鼠6个月长毒	0.2	32.75	10	3.275	196.5
犬9个月长毒	0.15	87.32	10	8.732	523.9

案例 10-2

某企业有降低血糖功效的 1 类创新药——葡萄糖激酶激动剂的多格列艾汀片起始剂量的计算：动物实验大鼠的 NOAEL 为 50mg/kg，犬为 5mg/kg。大鼠的 HED=NOAEL÷($Km_{人}$/$Km_{动物}$)=50÷[36.88/6.04]=8.1（mg/kg），犬的 HED=5÷[36.88/21.47]=2.9（mg/kg）。通常 SF 默认为 10。因此，按照最敏感物种犬的 NOAEL，60kg 体重健康受试者的 MRSD=2.9×60/10=17.4（mg），即起始剂量最大不超过 17.4mg，试验采用首次人体试验的起始剂量为 5mg，该药 2022 年 10 月已上市（表 10-3）。

表 10-3　多格列艾汀片起始剂量的计算

实验	NOAEL（mg/kg）	HED（mg/kg）	安全系数	MRSD（mg/kg）	MRSD/人(60kg)（mg）
大鼠 6 个月长毒	50	8.1	10	0.81	48.6
犬 9 个月长毒	5	2.9	10	0.29	17.4

请思考以下问题：

苯磷硫胺的起始剂量 150mg 和多格列艾汀片 5mg 是否合适？

案例 10-1 和案例 10-2 解析

根据国家食品药品监督管理局颁布的《健康成年志愿者首次临床试验药物最大推荐起始剂量的估算指导原则》（国食药监注〔2012〕122 号附件）和美国 FDA Guidance for Industry：Estimating the Maximum Safe Starting Dose in Initial Clinical Trials for Therapeutics in Adult Healthy Volunteers（2005）的要求，研究者最终采用的最大起始剂量应该是各种推算方法中得出的较低剂量，以最大程度地保证受试者的安全。苯磷硫胺试验设计的起始剂量 150mg，低于计算出的起始剂量 196 mg。多格列艾汀片的起始剂量 5mg，低于计算出的起始剂量 17.4mg。

案例 10-3

起始剂量计算错误导致细胞因子风暴的严重不良反应和欧盟首次人体试验指导原则的修订：德国某公司研发用于治疗白血病、风湿性关节炎和多种硬化症的抗 CD28 人源化单克隆抗体，“TGN1412”，起始剂量采用 3500mg。后来实验证明：猴长毒 NOAEL 为 50mg/kg；首次人体试验起始剂量为 0.1×70=7（mg），是 2006 年英国首次人体试验起始剂量的 500 倍，导致 TGN1412 与大量 T 细胞上 CD28 受体结合并激活 T 细胞，使 T 细胞增殖分化，进一步激活体内免疫系统出现细胞因子释放综合征如面部和指端肿，导致“大象人”事件。

（二）患者中的首次人体试验研究起始剂量的设计

上述“（一）健康受试者中的首次人体试验研究起始剂量估算”中估算 MRSD 的方法同样适用于患者，但患者中首次人体试验的起始剂量（即没有健康受试者的前期数据）一般是预期具有最小药理作用并且使用安全的剂量，同时考虑目标适应证的性质及其纳入临床试验患者的病情严重性。因此患者作为受试者的临床试验起始剂量在某些情况下如疾病比较严重，低于人体预期药理剂量可能是不合适的。

如果预见健康受试者与患者之间 IMP 的作用靶点分布、药动学或安全性方面可能存在差异，则应考虑在第一组患者中使用适当增加剂量的单次给药剂量递增设计。尤其对于晚期的疾病研究如晚期肿瘤患者，如果依据充分，可以不受非临床研究中的最高剂量或暴露水平数据的限制来增加首次人体试验的起始剂量或最大剂量，但特殊人群如儿童患者参考相关指导原则。

二、剂量递增的方法

剂量水平的选择应包括可能达到的暴露水平、潜在的不良反应及可能的药效学效应。在两个剂量水平之间剂量增量的幅度应考虑剂量-暴露-毒性或剂量-暴露-效应曲线的陡度及其估算中的不确定性，并在回顾先前队列产生的临床数据后进行调整。另外，应监测人体的潜在不良反应避免严重/不可逆影响的产生。如果有数据表明非线性药动学特征可能导致暴露量超比例增加或 IMP 毒性较大，尤其是在单次/多次给药剂量递增的后期则应考虑较小的剂量增幅。如果新的临床试验数据显示与非临床或建模的模拟数据有实质性差异，则可能需要调整方案设计的剂量水平。如果可获得的数据表明暴露水平趋于平稳或 IMP 毒性较小，则在确定剂量递增幅度及多次给药剂量递增中的给药频率时可以成倍增量。首次人体试验方案设计中应用较多的是改良费氏递增法（改良 Fibonacci 法）：即当初试剂量为 n 时，其后按顺序递增的剂量分别为 $2n$、$3.3n$、$5n$、$7n$……此后则依次递增前一剂量的 1/3。

三、最大暴露量和给药剂量

首次人体试验方案中根据所有非临床和可用的临床数据，包括药效学、药动学、毒理学研究结果及拟用临床治疗剂量范围内的暴露量，设置合理的预期的最大暴露水平，或者动物长期毒性实验中引起中毒症状或脏器出现可逆变化的剂量的 1/10；或动物长毒实验中最大耐受量的 1/5～1/2 等。如果没有足够的数据依据支持试验过程中不能超过该剂量水平，必要时还要考虑靶点的饱和性，因为在达到靶点的完全抑制或激活时通过增加剂量不能进一步增加治疗效果反而增加了毒性。

健康受试者的最大暴露量应在估算的人体药效学剂量范围内，除非安全性可以接受且有足够的科学依据，同时 IMP 的作用方式、是否存在生物标志物、靶标的性质、可用动物模型的相关性和（或）非临床安全性研究问题的不确定性等因素的风险能够控制，可谨慎地超过药效学剂量范围的暴露水平。但患者在首次人体试验中始终考虑潜在的治疗/临床相关剂量（暴露）和预期的获益/风险平衡，不能超过明确设定的最大耐受剂量（如适用）即毒性试验中未产生不可接受毒性的最高的剂量，或用贝叶斯最优区间（Bayesian optimal interval，BOIN）设计来确定最大耐受剂量。

四、终止标准

考虑到首次人体试验研究的风险未知或不明确，方案中应明确定义终止标准，同时确定是最后的终点还是暂停。终止标准至少包括如下。

1. 受试者发生一例可能是与 IMP 相关的严重不良事件。

2. 在同一个队列发生可能与 IMP 相关的两例同一器官系统或不同器官系统的严重/非严重不良事件。

3. 依据美国国立癌症研究所（National Cancer Institute，NCI）的 CTCAE V5.0 标准，某一剂量组≥1/2 受试者出现 2 级及以上与试验药物相关的不良事件；或≥1/4 的受试者出现 3 级及以上与试验药物相关的不良事件。

4. 对于健康受试者还应考虑基线测量值的变化，而不仅仅是基于正常值的或下限。

5. 在审查与该标准相关的新产生的数据时，应考虑在队列中单个受试者观察到的最大暴露量（C_{max}或 AUC），而不是平均的暴露量。

6. 发生的中度非严重不良事件受试者数比同类药多。

在首次人体试验中的数据监查委员会（Data Monitoring Committee，DMC）或数据安全监查委员会（Data and Safety Monitoring Board，DSMB）对获得的临床试验安全性和（或）药动学数据进行评估，保护受试者的安全；达到上述任何一条剂量递增停止标准时，则由数据监查委员会对发生不良事件的受试者进行仅限于数据监查委员会成员的揭盲讨论，以判断是否需要终止试验，提出进一步的试验建议并结合伦理委员会审查意见执行。数据监查委员会对盲态或非盲态下可能与 IMP

相关的中度非严重不良事件的不良反应、与药效学效应的关系、发生这些不良事件的受试者数、同一受试者中发生多个不良事件，以及同类药物已经确定的潜在安全信息进行持续性审查。

五、单次给药剂量递增的主要药动学参数

单次给药剂量递增的主要药动学参数包括 C_{max}，T_{max}，AUC_{0-t}，$AUC_{0-\infty}$，半衰期，V_d/F，CL/F。C_{max} 和 T_{max} 采用实测值，AUC 采用梯形法计算，其他参数利用软件（如 Phoenix WinNonlin、Maspectra、CPhaMAS 等）的非房室模型（non-compartmental model，NCA）计算。

单次给药剂量递增的主要目的是 IMP 的药动学线性特征，可以根据 2020 年版《中国药典》剂量归一化的 AUC 差异是否满足±25%判定，来评估线性药动学特征或线性方程 $\log y=\beta_0+\beta_1\times\log(\text{dose})$，其中 y 表示药动学参数（C_{max}、AUC_{0-t}、$AUC_{0-\infty}$），β_0 代表截距项，β_1 代表斜率。采用 SAS 混合效应模型进行 Power model 统计分析，预测 β_1 的点估计及 95%置信区间。当 β_1 的 95%置信区间包含 1，可以判定药物在研究的剂量范围内存在比例化剂量反应关系，见表 10-4。

表 10-4　药动学参数计算方法

参数	名称	计算方法
C_{max}	血药浓度峰值	实测值
AUC_{0-t}	从零点时间到 t 的血药浓度-时间曲线下面积	采用线性对数梯形法，在血药浓度最大值（C_{max}）之前使用以下公式进行计算 $AUC_{0-t}=\sum(T_i-T_{i-1})\times(C_i+C_{i-1})/2$；在血药浓度最大值（$C_{max}$）之后使用以下公式进行计算 $AUC_{0-t}=\sum(T_i-T_{i-1})\times(C_i-C_{i-1})/\ln\frac{C_i}{C_{i-1}}$
$AUC_{0-\infty}$	从零点时间外推至无穷时间的血药浓度-时间曲线下面积	$AUC_{0-\infty}=AUC_{0-t}+(C_t/k)$，$C_t$ 是最后一个可测定的时间点的血药浓度，k 是消除速率常数
T_{max}	血药浓度达峰时间	实测值
$t_{1/2}$	半衰期	$\ln2/k$
CL/F	药物表观清除率	Dose/$AUC_{0-\infty}$
V_d	药物表观分布容积	Dose/($k\times AUC_{0-\infty}$)

六、多次给药剂量递增的试验设计

根据人体中单次给药剂量递增的药动学和药效学数据，结合 IMP 可用的非临床安全性数据，确定 IMP 预期浓度范围内线性与非线性药动学特征、半衰期及作用持续时间，确定多次给药剂量递增中低、中、高不同剂量后的预期暴露量（C_{max} 和 $AUC_{0-\tau}$）和蓄积特征。如果多次给药剂量递增中出现的临床数据表明对研究的单次给药剂量递增部分中观察到的不良反应可耐受，则可以考虑在多次给药剂量递增部分中进行低于设定的最大暴露水平的更高暴露水平的试验。多次给药剂量递增还可探索不同的给药方案和时间表，如从每日一次给药到每日两次给药。根据多次给药剂量递增试验数据计算 IMP 蓄积系数（accumulation coefficient，AC）或蓄积因子（accumulation factor，AF），如表 10-5 所示。

表 10-5　药动学参数名称及计算方法

参数	名称	计算方法
$C_{max,ss}$	稳态血药浓度峰值	实测值
$C_{min,ss}$	稳态血药浓度谷值	实测值
T_{max}	血药浓度达峰时间	实测值
AUC_{ss}	稳态血药浓度-时间曲线下面积	梯形法
C_{av}	稳态平均血药浓度	AUC_{ss}/τ
CL 或 CL/F	清除率或药物表观清除率	药物剂量/$AUC_{0-\infty}$

续表

参数	名称	计算方法
DF	波动度	$(C_{max, ss}-C_{min, ss})/C_{av}\times100\%$
AC	蓄积系数	AUC_{ss}/AUC_{0-t}
AF	蓄积因子	$C_{max, ss}/C_{max}$（疗效呈浓度依赖型）

AC 或 AF 在 1 附近时，可以认为该药在人体内没有蓄积特征。

七、食物影响试验设计

食物影响的研究主要用于口服给药的药物制剂，在早期临床研发过程中初步评估食物对 IMP 体内暴露的影响程度，确定服药与进餐之间的间隔，避免食物作为混杂因素影响对 IMP 确证性临床研究安全性和有效性研究结果的评价。例如，高脂餐对药物的系统暴露有显著影响，则可能需要额外评估不同类型的食物（如低脂餐）对药物药动学的影响，有助于确定食物相关的给药方案（表 10-6）。

表 10-6　食物类型的定义

食物类型	总热量（kcal）	脂肪		
		热量（kcal）	质量（g）	百分比（%）
高脂餐	800～1000	500～600	55～65	50
低脂餐	400～500	100～125	11～14	25

一般采用随机、单次给药、三周期、双重三交叉试验设计（表 10-7）。至少纳入 12 例健康受试者的两个周期分别接受空腹和餐后（高脂餐及低脂餐）服药，选取临床治疗剂量范围内的剂量，两周期之间需要间隔足够的清洗期（至少为试验药物的 5 个半衰期）。研究给药前至少空腹 10h，在开始进餐后 30min 时用 240ml 水送服试验药物。每个给药周期每名受试者收集 12～18 个样本，根据测定的浓度计算药动学暴露量参数（$AUC_{0-\infty}$、AUC_{0-t} 和 C_{max}）并使用自然对数进行数据转换，计算进餐组和空腹组的几何均值之比及其 90%置信区间，落在 80%～125%内，一般可以认为食物对药物的生物利用度无显著影响。

表 10-7　双重三交叉试验设计

组别	第一周期	第二周期	第三周期	组别	第一周期	第二周期	第三周期
1	空腹	高脂餐	低脂餐	4	高脂餐	低脂餐	空腹
2	空腹	低脂餐	高脂餐	5	低脂餐	空腹	高脂餐
3	高脂餐	空腹	低脂餐	6	低脂餐	高脂餐	空腹

八、药效学和疗效

在首次人体试验中，对于药效学或药物联系的数据收集是次要的，尤其在健康受试者中，药效学指标一般难以观察到。在创新药——多格列艾汀片的首次人体试验中，同时对药效学指标——血糖在单次给予不同剂量 HMS5552 后 0～6h 的最低血糖值相对于基线的变化百分比，分别是安慰剂、5mg、10mg、15mg、25mg、35mg 和 50mg 剂量组相对基线的降糖幅度分别为 6.43%、11.32%、14.88%、18.39%、22.85%、26.74%和 31.49%，见图 10-2。

对于首次人体试验中的疗效指标观察基本是在目标人群的首次人体试验中进行的，如肿瘤患者的首次人体试验，在安全性剂量范围探索的同时寻找有效的治疗肿瘤剂量范围。

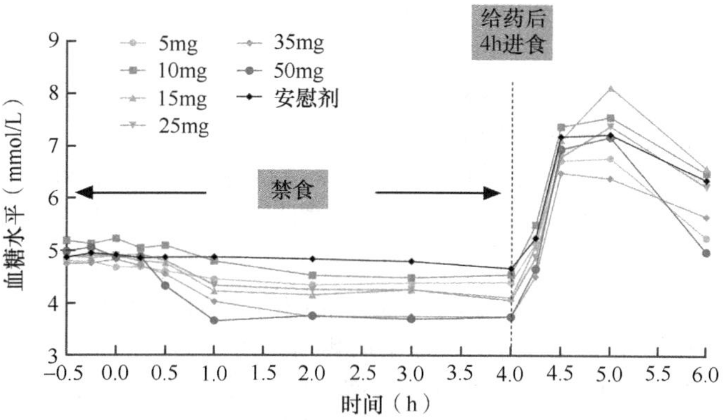

图 10-2　给药前至给药后 0～6h 的平均血糖浓度-时间曲线

第二节　首次人体试验实施要点

首次人体试验是第一次将 IMP 用于人体，由于只有非临床试验数据可供参考，受试者可能被暴露于人体疗效未知和（或）毒性特征尚未明确的情况，即风险无法预测，因此在首次人体试验的实施前必须严格按照试验方案要求做好硬件和软件准备工作。硬件主要包括试验病房和实验室条件、仪器设备及急救药品等，软件包括人员、管理制度和标准操作规程等体系文件及其可操作性。

一、试验病房（Ⅰ期临床试验病房）

试验病房包括试验区（清洁区和污染区）、办公区、餐饮区和活动区等相对独立区域，满足保障受试者的安全性及私密性要求。

1. 试验区　临床试验开展的空间一般分为如下两个部分。

（1）清洁区：受试者注册和筛选室、保护隐私并获得知情同意书的地方、住宿房间（受试者和值班人员）、试验药物处置有关的限制区域和给药、抢救室。

（2）污染区：样本采集、样本处置和储存区域。

2. 办公区　医护人员、CRA 和 CRC 办公区域，配备资料归档设施等。

3. 餐饮区和活动区　标准餐准备和用餐处、活动室或娱乐室等。

4. 设施设备　配备校准的生命体征监测与支持功能的设备，如心电监护仪、ECG 机、除颤仪和呼吸机等，并具有供氧和负压吸引装置、可移动抢救车，且配有抢救药品和简易抢救设备，确保抢救设备状态良好，能备应急使用、紧急呼叫系统等。

二、实验室条件

实验室主要用于检测从临床试验受试者采集的生物样本（如血浆、血清、尿液、粪便、组织和细胞等），应符合国家相关规定，布局合理，实验室面积应与其开展的分析工作相适应，根据实验需要合理划分功能区域，做到清洁区与污染区分离。基本要求如下所示。

1. 实验设施设备能满足检测需求，并处于良好状态。

2. 具备相应的安全防护、应急和急救设施。

3. 具备生物样本和不同实验用品的储存设施，确保实验材料、试剂、标准物质等的储存符合相关要求，并防止交叉污染。

4. 具备检测设备如 LC-MS/MS 仪、放射免疫分析（RIA）仪、酶标仪、质谱检测器（MSD）、Gyros 全自动微流控免疫测定工作站、流式细胞和定量聚合酶链反应（qPCR）/dPCR（数字 PCR）仪等。

5. 档案保存和废物处理符合要求。

三、人员资质

1. 临床部分包括研究室负责人、主要研究者、研究医生、药师、研究护士及其他工作人员，具备与承担工作相适应的专业特长、资质和能力。

2. 实验室负责人应具备相关专业本科以上学历，熟悉业务，能有效组织、指导和开展实验室业务工作，对分析工作的实施和结果负责。其他还有项目负责人、质量保证部门负责人和实验室工作人员等。

3. 受试者的选择 在对健康受试者或患者进行临床试验的选择时，应考虑以下因素。

（1）一般试验设计是完成单次给药剂量递增后再进行多次给药剂量递增，如果单次给药剂量递增和多次给药剂量递增研究同时开展，在开始多次给药剂量递增部分之前必须有足够的数据依据。

（2）预期的毒性/相关的风险是否可以支持选择健康受试者。

（3）靶点在健康人群和患者人群中的分布是否不同。

（4）患者人群中药动学、药效学或安全性差异可能更大。

（5）目标人群与健康人群中潜在的差异。

（6）与受试者生活方式间的可能作用，如吸烟、饮酒、药物等。

（7）可能使用的合并用药所带来的不良反应、对结果的干扰等。

（8）患者人群是否可能从其他治疗或干预措施中获得更大的收益。

（9）IMP 的预期治疗窗。

（10）特殊人群的考虑因素如年龄、性别、种族和基因型等。

健康受试者试验的主要入排标准应考虑合适的生命体征（包括 ECG）、实验室检查值和临床评估均在正常范围内，超出正常值范围如果能够合理解释也是可以的。

四、管理制度和标准操作规程

首次人体试验的体系文件涵盖临床试验的全过程，管理制度不少于合同管理、人员管理、文档管理、试验用药品管理、试验场所和设施管理、仪器和设备管理等；标准操作规程至少包括试验设计、风险管理、试验实施过程、试验用药品管理、不良事件处置、生物样本管理、数据管理、试验总结报告、文档管理、质量管理等。例如，生物等效性试验的标准操作规程不限于 75 项，举例如下。

（一）受试者管理的标准操作规程

1. 受试者报名的标准操作规程。
2. 受试者参加试验的入组标准操作规程。
3. 受试者的排除标准操作规程。
4. 在试验的不同阶段（筛选与入组），受试者分配编号的标准操作规程。
5. 药物滥用和尿常规检查的尿样收集标准操作规程。
6. 管理人员职责。
7. 受试者补偿的标准操作规程。
8. 进入和离开医院的标准操作规程。
9. 受试者入住和离开病房的标准操作规程。
10. 住院期间的要求。
11. 试验中标准餐的设计、准备、评估和服务标准操作规程。
12. 标准餐的发放标准操作规程。

（二）试验用药品管理的标准操作规程

1. 受控的药房。
2. 药房面积的要求。

3. 试验用药品的储存、配药和发给试验人员的标准操作规程。
4. 试验用药品接收、归还和计数的标准操作规程。
5. 试验用药品储存的标准操作规程，包括温湿度记录等。
6. 给药前后的清洁标准操作规程。
7. 试验用药品留样的标准操作规程。
8. 已归档试验用药品处置的标准操作规程等。

五、首次人体试验实施的流程

试验实施需要将受试者的预期风险或健康的负面影响减至最低，且法律法规不禁止该类临床试验的实施，以及该临床试验受试者的入选已经得到伦理委员会审查同意。鉴于首次人体试验的人体风险尚不明确，一般先行 1～2 例低剂量的“哨兵”给药，间隔至少 24h 并进行安全性评估后才能进行其他受试者或递增剂量的给药，同时启动风险管理计划。在首次人体试验中应当严密观察受试者，若受试者出现过度痛苦或者不适的表现，根据方案终止标准和数据监查委员会建议让其退出试验，并给予必要的医疗处置以保证受试者的安全。

在首次人体试验的所有准备工作完成后，需要召开试验的启动会对所有参加人员进行培训和授权。培训的内容主要包括试验方案内容及涉及的标准操作规程、知情同意书签署过程记录、数据收集与录入、严重不良事件记录与报告、生物样本采集与处理等（图 10-3）。全国临床研究志愿者数据库系统是中国药理学会药物临床试验专业委员会提供免费使用的全国联网软件系统。

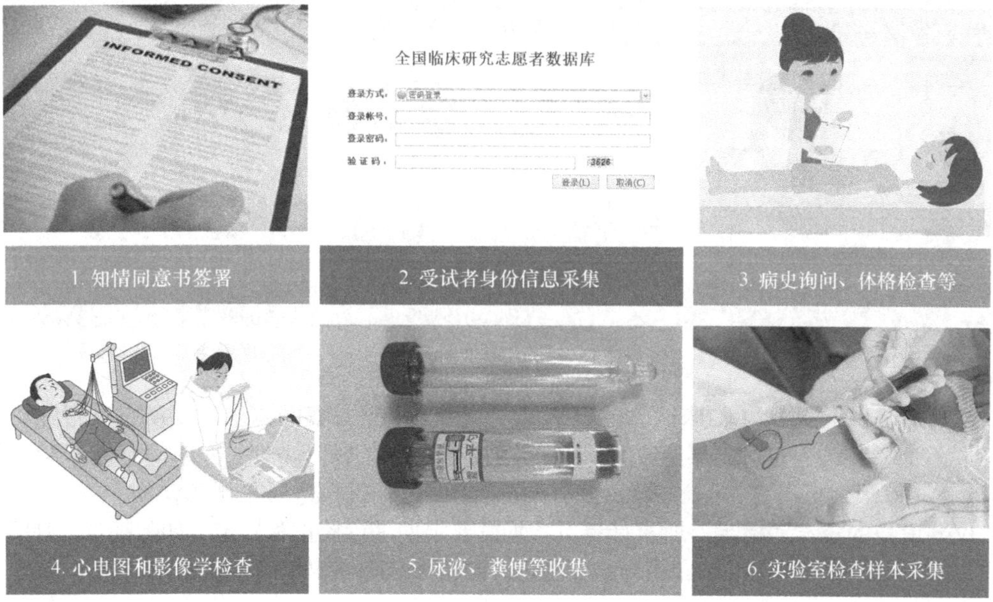

图 10-3　临床试验过程-1

1. 筛选　受试者按照招募时的报名顺序给药筛选编号，在签署知情同意书（图 10-3 中的“1”）后通过软件全国临床研究志愿者数据库系统进行身份信息和病史等资料的收集，填写鉴认代码表，采集无创检查数据如图 10-3 中的“3、4、5”和实验室检查样本的采集（图 10-3 中的“6”）等。筛选一般先进行无创检查，最后进行血样采集等有创操作。

2. 入组和住院　根据受试者筛选数据，进行入选/排除标准的核对，根据筛选号顺序确定入组受试者名单并给予随机或入组号码。根据方案和标准操作规程的要求通知入组受试者的入院/随访时间和试验安排。

3. 给药　给药前确定所有合格人员（医生、护士、药品管理员、设备管理员、资料管理员、其他如 CRC、营养师等）到位且职责分工明确、试验用设备、试验用药品、抢救设施和急救药品、试验材料和资料等均已准备好。如果涉及给药后第一天有密集采样，建议先放置留置针（图 10-4 临床试验过程-2 的“1”），然后采集给药前的基础数据（图 10-4 临床试验过程-2 的“2、3”）。给药（图 10-4 临床试验过程-2 的“4”）后按照试验方案要求进行密切生命体征观察、药动学及药效学样本按时间点要求采集和处理（图 10-4 临床试验过程-2 的“5”），给药期间的饮食和饮水也要符合方案要求，按照 GCP 要求做好原始记录。给药后的密集药动学/药效学采样一般都安排受试者住院，住院期间的受试者管理做到以下几个方面。①有耐心：介绍项目内容、回答受试者的疑问、主诉和要求。②观察细心：受试者细微异常，尤其健康受试者发生严重不良反应事件时要按照应急预案及时进行急救和遵循标准操作规程的报告。③责任心强：环境介绍、作息时间告知、试验过程的详细安排。④注意事项告知：饮食及饮水、活动范围和程度、试验样本和数据采集的配合。⑤有爱心：及时发现受试者的不适并给予处理和照顾，同时保护好受试者的隐私。⑥受试者补偿：金额、方式和到账时间等。

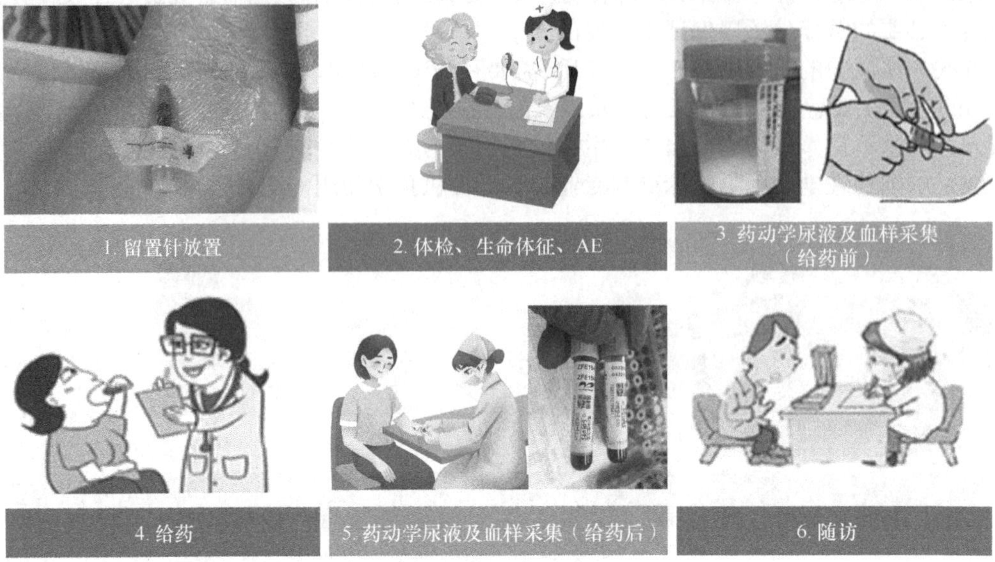

图 10-4　临床试验过程-2

4. 给药后随访（图 10-4 临床试验过程-2 的“6”）　根据方案的要求对受试者进行随访或严重不良事件/不良事件访视，对于半衰期比较长的药物或生物制剂，一般采样时间可能持续较长的时间甚至超过 100 天，可以安排受试者按照时间窗要求回医疗机构进行采样和访视。

5. 仪器设备的校准和检定　所有计量设备均需要定期进行校正和检定，如除颤仪、呼吸机、吸引器、监护仪器设备、ECG 仪、血压计、耳温仪、酒精呼气测试仪、简易血糖仪、冰箱、离心机等。

第三节　首次人体试验的质控特点和要点

由于首次人体试验之前没有可以参考的临床试验数据，因此为了对该试验产品做出科学性评价，必须保证首次人体试验临床试验数据的准确性和完整性，即保证临床试验的质量。关注质量源于设计的临床研究方法所涉及的关键质量因素，以确保保护研究受试者的权利和安全，且获得可靠、有意义的研究结果，以及使用基于风险的方法对这些因素进行风险管理。

一、质控的关键因素

研究者是实施临床试验并对临床试验质量及受试者权益和安全负责的试验现场的负责人，临床试验的关键数据和关键流程影响受试者的权益或研究结果的可靠性及完整性，主要包括如下。

1. 知情同意是否恰当获得。

2. 方案入排标准在招募时的执行情况，尤其是保证受试者权益的标准。

3. 受试者的给药、研究药物记录和管理的流程体系。

4. 与临床试验有效性终点相关或方案特定要求的安全性终点相关（如严重不良事件、死亡、脱落等）的评估流程体系。

5. 生物样本采集准时性和处理及存储。

6. 与临床试验的可靠性、完整性相关的流程体系（如方案违背管理、盲态保持管理等）。

二、基于风险进行质量管理

按照 GCP 的要求，研究者监管所有研究人员执行试验方案，并采取措施实施临床试验的质量管理。申办者建立临床试验的质量管理体系并涵盖临床试验的全过程，包括临床试验的方案设计、实施过程、记录完整、评估准确、结果报告和文件归档。

1. 临床试验风险的识别和评估　临床试验的风险有两个层面：系统层面，如设施设备、标准操作规程、计算机化系统、人员、供应商；临床试验层面，如试验药物、试验设计、数据收集和记录、知情同意过程。

风险的评估是考虑在现有风险控制下发生差错的可能性；该差错对保护受试者权益和安全，以及数据可靠性和完整性的影响；该差错被监测到的程度。

减少风险的控制措施应当体现在试验方案的设计和实施、监查计划、各方职责明确的合同、标准操作规程的依从性，以及各类培训上。

2. 质控的关注要点　实时质控：关键数据产生过程中和关键流程的实时核对，如发现问题及时纠正。例如，按体重（kg）静脉注射的药物，给药剂量是根据体重计算后确定的。在体重称量和剂量计算过程中均需要进行实时质控，否则一旦发生错误，就会导致严重后果。质控的关注要点主要如下。

（1）临床试验许可与条件：合规性、软/硬件条件、设备校准等。

（2）伦理审查：到会人数、会议记录、审查内容、安全信息审查等。

（3）临床试验实施过程。

1）知情同意书的签署：内容、过程记录、知情同意书签署时间及版本。

2）受试者筛选入组及方案执行：入组受试者不符合方案的入选或排除标准导致受试者误入；临床试验操作没有按照方案执行导致方案偏离，如给药后第 7 天受试者未能按照随访时间进行随访等。

3）安全性信息处理与报告：研究者立即向申办者书面报告所有严重不良事件。

4）临床试验数据记录和报告：及时性、准确性、完整性、一致性。

5）临床试验数据溯源：医院信息系统、实验室信息系统（LIS）、医学影像存档与通信系统（PACS）等信息系统。

（4）试验用药品管理：闭环、交接记录完整、温湿度控制。

（5）生物样品管理：标识的唯一性，且不泄露受试者隐私及制剂种类。

（6）中心实验室资质及独立评估机构：国家级室间质评或经其他方法验证。

（7）临床试验数据采集与管理：纸质记录受控管理、EDC 系统经过系统验证，并保存验证记录。

（编委：李雪宁）

思　考　题

1. 首次人体试验起始剂量的计算方法有哪些？

2. 简述单次给药剂量递增和多次给药剂量递增的主要药动学参数有哪些及计算方法。

3. 首次人体试验实施的要点有哪些？

4. 首次人体试验质控的关键要素有哪些？

第十一章　人体药动学研究

教学目标

1. 基本概念

（1）掌握以下概念：药动学、吸收、分布、代谢、排泄、生物利用度、表观分布容积、清除率、半衰期。

（2）熟悉以下概念：非房室模型、房室模型、生理药动学模型等。

（3）了解以下概念：单次给药剂量递增试验、多次给药剂量递增试验、群体药动学等。

2. 基本理论和基本知识

（1）掌握药物的体内过程、主要药动学参数的计算方法。

（2）熟悉常用的药动学模型及临床药动学研究试验实施的关键要素。

（3）作为扩展知识了解临床试验起始剂量及最大剂量的估算方法。

3. 基本技能　初步具备阅读临床药动学研究方案的能力。

第一节　前　　言

药动学是一门用时间函数来定量描述药物在体内吸收、分布、代谢、排泄的动态规律的学科。通常，将药物的分布、代谢、排泄过程统称为处置（disposition）过程；将药物的代谢和排泄过程统称为消除（elimination）过程（图 11-1）。与临床前动物体内开展的药动学研究不同，人体药动学研究以“人”为对象，包括个体和群体。通过在特定受试者中开展药动学试验，能够对药物的安全性及耐受性做出科学评价、阐明生理/病理状态下机体对药物的处置过程，结合药效学研究揭示药物的剂量-暴露-效应关系，以及进行药物相互作用评价、指导个体化用药等，对药品注册申报及临床合理用药均具有重要意义。

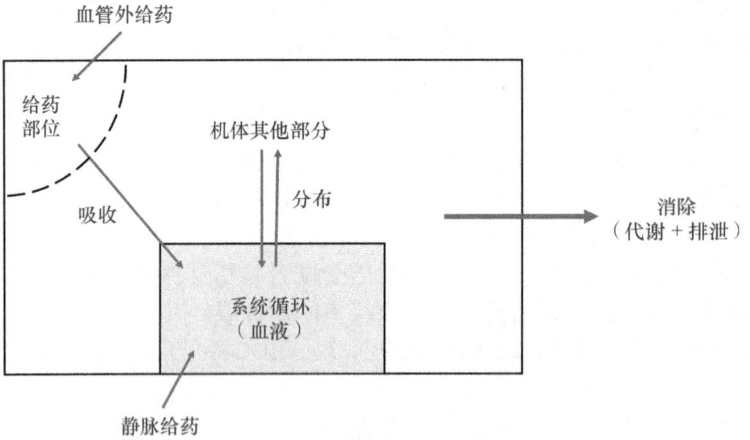

图 11-1　人体药动学过程示意图

第二节　药动学基本理论

一、药物的体内过程

（一）药物的跨膜转运

生物膜是细胞膜与各种细胞器膜（如溶酶体膜、内质网膜等）的总称，从结构上看，生物膜以脂质双分子层为基本骨架且主要由蛋白质和糖类组成。物质通过生物膜的过程称为跨膜转运。药物的跨膜转运在其吸收、分布、代谢、排泄过程中广泛发生，主要方式包括被动转运（passive transport）、主动转运（active transport）和膜动转运（membrane-mobile transport），它们各具特点，并与药物的体内药动学行为密切相关。

1. 被动转运是一种依赖膜两侧浓度差或电位差的顺浓度梯度转运方式。它无须消耗能量，是药物跨膜转运的主要途径，根据是否需要载体，可分为被动扩散（passive diffusion）和易化扩散（facilitated diffusion）两大类。被动扩散转运过程符合一级动力学，并遵循菲克（Fick）扩散定律，其转运速率（dQ/dt）可用式（11-1）表示，P 表示膜通透性（membrane permeability），SA 表示膜表面积（surface area），C_1–C_2 表示膜两侧浓度差。

$$dQ/dt = P \cdot \mathrm{SA} \cdot (C_1 - C_2) \tag{11-1}$$

其中，膜通透性受药物理化性质和生物膜特性的共同影响，通常，分子量较小、脂溶性较大、极性较小的非解离型化合物较易通过细胞膜的脂质双分子层结构。

不同于被动扩散，易化扩散需要转运载体的参与，因此往往扩散速率更快、效率更高，但由于转运载体数量和结合位点的限制，当药物浓度超过一定限度时，其扩散速率将不再增加，即出现载体饱和现象（图 11-2）；此外，当多种药物依赖同一种载体转运时，会竞争结合位点从而产生相互抑制的现象。

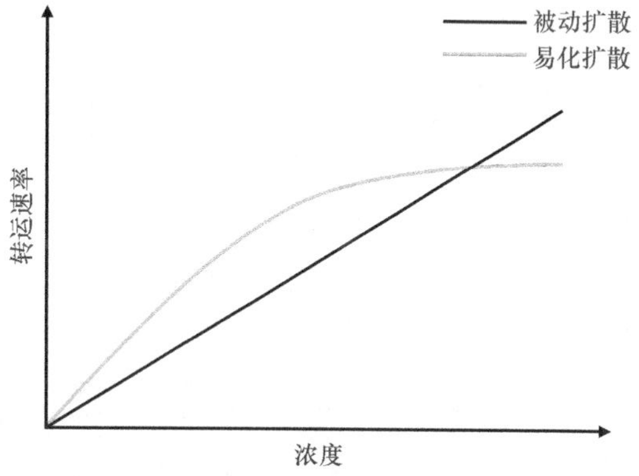

图 11-2　药物转运速率对膜一侧药物浓度作图
被动扩散的转运速率呈现线性增加；易化扩散在高浓度下转运速率达到极值

2. 主动转运为逆浓度梯度过程，需要消耗能量，存在载体饱和和竞争抑制现象。药物可以借助特异性载体蛋白从低浓度侧向高浓度侧转运。主动转运可分为原发性主动转运和继发性主动转运两大类，原发性主动转运（primary active transport）是由 ATP 直接供能的逆浓度差的转运方式，以钠钾 ATP 酶（Na^+-K^+-ATP 酶，钠泵）为典型代表；继发性主动转运（secondary active transport）则不直接分解 ATP 供能，而是利用膜上钠泵活动形成的势能储备（即 Na^+电化学梯度），来完成其他物质逆浓度差的跨膜转运。例如，小肠上皮细胞基侧膜上分布的钠泵通过将细胞内的钠泵出形成势能储备，完成对葡萄糖的逆浓度梯度转运。

3. 膜动转运需要通过细胞膜的主动变形，将物质摄入或排出细胞，常见于大分子的转运过程，可分为如下两种情况。①胞饮（pinocytosis），又称入胞，是指某些大分子物质通过由生物膜内陷形成的小泡吞噬而进入细胞内。常见于某些蛋白质、肽类药物在小肠下段的吸收。②胞吐（exocytosis），又称出胞作用，与胞饮相反，是指某些大分子物质通过形成囊泡转移至细胞膜内表面并与之融合，将物质排出细胞外的过程，常见于腺体分泌物质及神经递质释放等。

综上可知，药物的转运过程是极为复杂的，药物通过何种途径转运与药物的理化特性、转运部位等密切相关，某种药物既可通过单一机制转运，也可在多种不同途径的共同作用下完成转运。

（二）吸收

吸收是指药物从给药部位进入体循环的过程。通常，药物进入机体并达到一定血药浓度后才会产生药理作用，因此，吸收是药物发挥药效的重要前提。根据给药部位的不同，通常将给药途径分为血管外给药和血管内给药两大类，血管内给药（如静脉注射）后药物可直接到达体循环，故不存在吸收过程；而经血管外途径（如口服、皮下注射等）给药的药物均存在吸收这一重要过程，其中口服药物的吸收部位主要集中在胃肠道，肌内/皮下注射的药物主要从注射部位吸收，吸入制剂经肺泡上皮细胞吸收，舌下给药制剂经舌下黏膜迅速吸收。

以口服固体制剂为例，药物的吸收主要经过以下过程（图 11-3）：口服固体制剂进入胃肠道后经过崩解、溶出，透过肠细胞膜，经门静脉和肝脏后吸收进入体循环。在正常生理条件下，人体胃部的 pH 为 1～4，小肠液的 pH 为 5～7.5，由于小肠黏膜上分布着众多皱襞，其上布满绒毛和微绒毛，极大地增加了有效吸收面积，因此大部分口服药物的吸收过程均在小肠段进行；而胃部由于吸收面积有限，主要承担着通过胃蠕动将药物转运至小肠的功能，因此，胃排空的快慢往往会成为药物吸收的一个限速步骤。空腹给药后药物进入小肠前在胃内停留的时间一般小于 30min。但食物，特别是高脂饮食，会显著增加胃排空时间，延长药物在胃内的滞留时间，从而对药物的吸收产生影响。

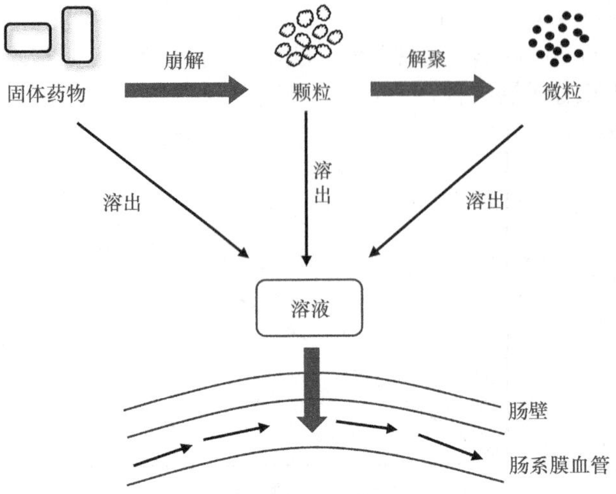

图 11-3　口服固体制剂的吸收过程

值得注意的是，某些口服药物在经胃肠道给药，在尚未进入血液循环之前，在肠道黏膜和（或）肝脏被代谢，而使进入血液循环的药量减少，这种现象称为首过效应（first-pass effect）。首过效应使得药物代谢增强而吸收减少，在一定程度上可能引起疗效的改变。此外，对于经胆汁排泄的药物，还可能存在肝肠循环（hepato-enteral circulation），即药物经胆汁排泄入肠道后，在肠道中又被重吸收，再次经门静脉进入肝脏的过程。洋地黄毒苷、吗啡等药物具有显著的肝肠循环现象，其药动学表现为在血药浓度-时间曲线上常出现双峰，药效学上则会使药物作用时间发生延长。

（三）分布

分布是指药物从体循环向各组织、器官或体液转运的过程。药物吸收进入血液循环后会与血浆蛋白发生不同程度的结合，只有游离型的药物才能透过生物膜进入靶器官或组织，产生效应或进行代谢、排泄，而结合型的药物则发挥着类似储库的作用。通常，酸性药物可与白蛋白结合，而碱性药物主要与 α_1-酸性糖蛋白或脂蛋白结合。药物与血浆蛋白结合的特异性较低，因此血浆蛋白结合率高的药物联合使用时可能会发生竞争性置换作用。例如，抗凝药华法林的血浆蛋白结合率高达 99%，当其与保泰松合用时，结合型的华法林被置换出来会导致血浆内游离药物浓度升高，抗凝作用增强，这可能造成严重的出血，甚至危及生命。

药物分布到靶部位是产生药效的重要前提。一般情况下，药效产生的快慢取决于药物的分布速度，而药物对靶部位的亲和力强弱则决定了药效的持久与否。此外，机体的某些特殊生理屏障对调控药物的体内分布也有着重要作用，如血脑屏障、胎盘屏障、血眼屏障等。这些屏障限制着药物在脑部、胎盘、眼部的分布，使得药物在屏障内部位的浓度显著低于血药浓度。一般来说，脂溶性较高的药物更易穿过这类屏障。

（四）代谢

代谢是指药物在体内经代谢酶或其他作用而发生化学结构改变的过程，也被称为生物转化（biotransformation）。并非所有药物都需经代谢才能排出体外，药物可发生全部、部分代谢或不代谢。药物代谢反应主要在肝脏中进行，在肾脏、小肠、肺、皮肤等器官中也有发生。药物代谢类型分为Ⅰ相代谢和Ⅱ相代谢，Ⅰ相代谢反应包括氧化、还原、水解等，能够引入—OH、—COOH、—NH_2等极性基团，增加药物的水溶性；Ⅱ相代谢反应主要为结合反应，原型药物或其Ⅰ相代谢产物与某些内源性化合物发生葡萄糖醛酸结合、磺基化、乙酰化等过程，形成的Ⅱ相代谢产物往往具有更高的极性，从而容易经尿液或胆汁排出体外。

大部分药物代谢都是由代谢酶催化完成，代谢酶的种类和数目十分庞杂。在参与药物代谢的各类酶中，肝脏CYP酶占主导地位（约75%），其次是葡萄糖醛酸转移酶和酯键水解酶，他们共介导了约95%的药物代谢反应。药物在体内的代谢与其安全性和疗效密切相关，其药理、毒理学意义主要表现在以下几个方面。①代谢使药物活性丧失或降低，如局麻药普鲁卡因在体内可被迅速水解失去活性；②代谢使药物活性增强，如解热镇痛药非那西丁在体内经代谢后会生成活性更高的对乙酰氨基酚，使药理作用显著增强；③代谢激活药物的药理活性，常见于前体药物，如左旋多巴可在体内经酶解脱羧后生成多巴胺发挥疗效；④产生毒性代谢产物，如异烟肼经代谢后形成的乙酰肼具有肝毒性。

此外，药物相互作用也会对代谢产生重要影响。某些药物能够诱导肝微粒体酶活性，从而使本身或其他药物的代谢加速，并导致药效减弱，如苯巴比妥、苯妥英钠、卡马西平等临床中常见的肝药酶诱导剂。反之，某些药物可抑制肝微粒体酶活性，减慢药物代谢，从而增强药效甚至引起中毒。这些药物被称为肝药酶抑制剂，常见的有氯霉素、酮康唑等。

（五）排泄

排泄是指药物及其代谢物经机体的排泄器官或分泌器官排出体外的过程。药物的排泄与药物效应及其维持时间、不良反应等密切相关。肾排泄和胆汁排泄是药物排泄最主要的两个途径，此外，某些药物也可经肺部、皮肤、乳汁、唾液等进行排泄。

药物经肾脏的排泄包括肾小球滤过、肾小管重吸收、肾小管分泌三个过程。肾小球毛细血管内皮通透性较高，其上分布着众多直径6～10nm的孔道，当血液流经此处时，血浆中的小分子化合物、水和分子量较小的蛋白质可被滤过，该过程属于被动转运。进入肾小管管腔中的药物可以主动或被动两种形式被重吸收，主动重吸收的物质通常为机体所必需的维生素、电解质、糖类及氨基酸等；被动重吸收的物质通常包括水、Cl^-、尿素等，主要在远曲小管中进行，可通过改变尿液pH影响药物的解离程度从而改变其重吸收程度，如苯巴比妥、水杨酸等弱酸性药物中毒时，可通过碱化尿液使药物的重吸收减少，从而增加排泄达到解毒的目的。肾小管分泌是一个主动转运过程，需要消耗能量和载体介导。肾小管上皮细胞上分布着两类主动分泌的转运系统：即有机阳离子转运体和有机阴离子转运体，能够转运弱碱性药物和弱酸性药物，两种分泌机制互不干扰，但当分泌机制相同的药物经同一载体转运时，可能会发生竞争性抑制，如丙磺舒可抑制青霉素的主动分泌；依他尼酸可抑制尿酸的主动分泌等，临床合并用药时应引起重视。

胆汁排泄是肾外排泄中最主要的途径，药物经肝脏代谢后会生成高极性、高水溶性的代谢物，经胆汁排泄进入十二指肠，最后随粪便排出体外。红霉素、利福平等药物主要经胆道排泄，并可在胆汁中浓缩，在局部形成较高的药物浓度，有助于治疗肝胆系统疾病。对于经胆汁排泄的药物，还可能存在肝肠循环（hepato-enteral circulation）。具有肝肠循环的药物，往往血药浓度下降较慢，作用时间较长，阻断肝肠循环会加快此类药物的排泄。

二、药动学的主要参数

（一）生物利用度

生物利用度（bioavailability，F）反映了药物在体内的吸收速度和程度，其计算公式见式（11-2）、式（11-3）。其中，AUC 代表血药浓度-时间曲线下面积，下角标 T 代表受试制剂，R 代表血管外给药参比制剂，iv 表示静脉注射制剂（通常认为静脉注射制剂的生物利用度为 100%），Dose 代表给药剂量。

$$\text{绝对生物利用度} = (AUC_T \cdot Dose_{iv}) / (AUC_{iv} \cdot Dose_T) \times 100\% \quad (11\text{-}2)$$

$$\text{相对生物利用度} = (AUC_T \cdot Dose_R) / (AUC_R \cdot Dose_T) \times 100\% \quad (11\text{-}3)$$

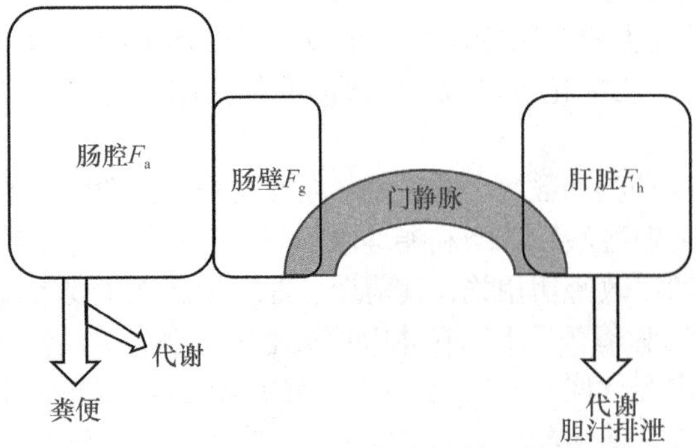

图 11-4　口服药物胃肠道代谢及首过效应示意图

口服生物利用度通常用于描述口服药物由胃肠道吸收，经肝脏后到达体循环中的药量占口服剂量的百分比。口服药物在制剂中的溶出释放情况、经肠道代谢情况和经肝脏代谢情况是影响其生物利用度值的三种最主要因素（图 11-4），因此，可采用公式 $F = F_a \cdot F_g \cdot F_h$ 对口服药物的生物利用度进行估算。式中，F_a 表示从制剂中释放药物所占百分比；F_g 代表经过肠道代谢后剩余的药物百分比；F_h 代表经过肝脏首过代谢后剩余药物百分比。

（二）表观分布容积

表观分布容积（apparent volume of distribution，V_d）是指当药物在机体达到动态平衡后，体内药量按照血浆药物浓度分布时所需的体液总容积。表观分布容积是体内药量与血药浓度的比值，它反映了药物在体内的分布程度，并不代表真实的生理空间。在达到分布平衡时，表观分布容积可用式（11-4）计算，式中，A 表示达到分布平衡时的体内药量，C 表示血药浓度。

$$V_d = A / C \quad (11\text{-}4)$$

尽管表观分布容积没有解剖学上的意义，但临床上可以通过 V_d 值推测药物在体内的分布情况。通常，一个 60kg 成年人的体液总量约为 36L，其中血液约 3L，细胞外液约 8L；若药物的表观分布容积：11L（血液+细胞外液）$< V_d <$ 36L（体液总容积），提示药物可能在体内分布较为局限，主要集中于血液、细胞外液及部分细胞内液中；若药物的表观分布容积 $V_d >$ 36L，则提示药物可能与血浆蛋白结合或与组织有特殊亲和力，使之广泛分布于全身各处，表现出较高的表观分布容积。

（三）清除率

清除率（clearance，CL）是指机体消除器官在单位时间内清除药物的表观分布容积数，即单位时间内有多少容积体液中的药物被清除。清除率具有加和性，机体对药物的总清除率可通过式（11-5）计算。其中，CL_T 表示总清除率，CL_R 表示肾清除率，CL_{ER} 表示肾外清除率（包括肝脏、皮肤、肺等）。

$$CL_T = CL_R + CL_{ER} \quad (11\text{-}5)$$

（四）半衰期

半衰期（half-life，$t_{1/2}$）是指药物在体内分布达到平衡后，体内药量或药物浓度降低一半所需的时间，它是表达药物在体内消除快慢的重要参数。通常，经过 3～5 个半衰期后，可认为药物（90%以上）基本从体内消除。

三、药动学模型

（一）非房室模型

非房室模型（non-compartmental model）是基于统计矩原理的药动学模型，无须考虑药物的体内房室模型特征，是目前新药注册临床研究中计算药物药动学参数的主要方法。其特征参数包括零阶矩、一阶矩和二阶矩，在药动学研究中，零阶矩反映了 AUC；一阶矩反映了药物分子在体内的平均滞留时间（mean residence time，MRT），一阶矩曲线下面积称为 AUMC（area under the first moment curve）；二阶矩反映了药物在体内平均滞留时间的方差（variance of residence time，VRT），由于高阶矩误差增大，二阶矩在药动学研究中应用较少。在非房室模型中，AUC 及 MRT 的计算公式见式（11-6）、式（11-7）。

$$\mathrm{AUC} = \int_0^{\infty} C\mathrm{d}t \qquad (11\text{-}6)$$

$$\mathrm{MRT} = \frac{\int_0^{\infty} tc\mathrm{d}t}{\int_0^{\infty} c\mathrm{d}t} = \frac{\mathrm{AUMC}}{\mathrm{AUC}} \qquad (11\text{-}7)$$

（二）房室模型

房室模型（compartment model）将整个机体视为一个系统，系统内部按动力学特点分为若干个房室。这里的“房室”是一个假设的空间，它的划分与解剖学部位或生理学功能无关。房室模型是经典的药动学模型，常用的房室模型包括一室模型、二室模型及三室模型等（图 11-5）。

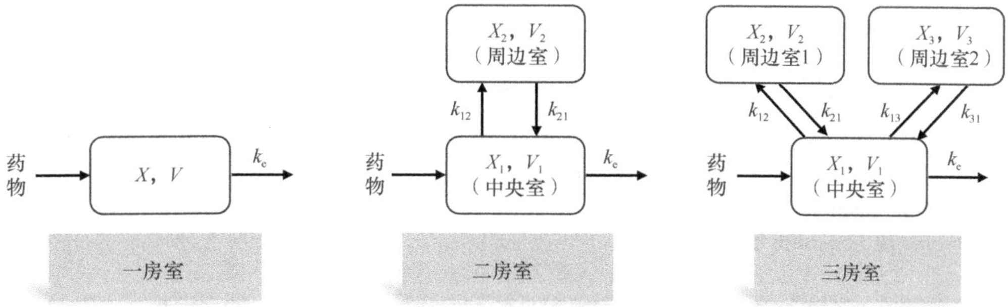

图 11-5　常见房室模型示意图

X 为进入房室的药量，*V* 为各房室的药物表观分布容积，*k* 为药物转运速率常数，k_e 为药物消除速率常数

药物进入机体后，假设瞬间分布到体内各组织、器官，达到动态平衡并以一定的速率消除，这种将整个机体视为一个隔室建立起的药动学模型称为一室模型，它是最基本、最简单的房室模型。二室模型将机体分为中央室和周边室，中央室是药物首先进入的区域，药物可以迅速分布于其中，通常包括血液，心及肝等血管丰富/血流充沛的器官，而周边室则为血管稀少、血流缓慢的组织，如肌肉、脂肪、骨骼等，药物向这些组织的分布速度往往较慢。三室模型在二室模型的基础上，将周边室划分出第三个隔室，药物以很快的速度分布到中央室，并以较慢的速度进入周边室 1（又称浅外室，为血流灌注较差的组织或器官），以更慢的速度进入周边室 2（又称深外室，为血流灌注更差的组织或器官，如骨髓、脂肪等，或与药物结合牢固的组织）。

房室模型通过将机体视作由一或多个隔室组成的系统，将复杂的药物分布过程模型化，在药动学研究中被广泛应用。然而经典房室模型并未与机体的生理学、解剖学建立联系，无法表征药物在实际作用部位的血药浓度，难以关联分析药动学与药效学关系。此外，经典房室模型的数据分析依赖于房室数的选择，具有一定不确定性，以不同房室数得出的药动学参数结果可能有很大不同。

（三）生理药动学模型

PBPK 模型是建立在机体的生理学、解剖学基础上，将生化参数、药物热力学性质、药物与机体相互作用等多种因素整合的一种基于作用机制的整体模型。PBPK 模型通常采用“自下而上”的

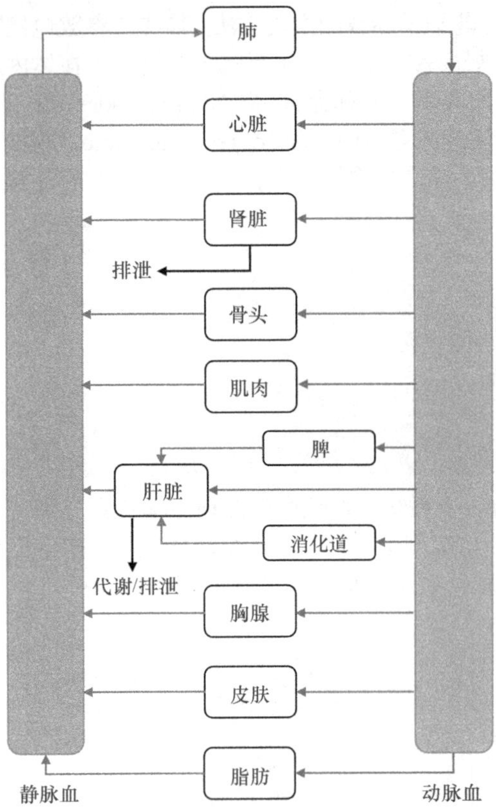

图 11-6　PBPK 整体模型示意图
箭头表示血流方向

方法构建，以生理学室代替传统隔室，借助血液循环，将模型模拟的一个或多个器官/组织连接起来，以描述药物在全身的动力学特征。

PBPK 模型的建立步骤通常如下。①收集资料：通过实验或查阅文献等方式，获得机体的解剖学、生理生化参数，如器官容积、血流量、酶活性等，以及药物的理化性质参数，如油水分配系数，蛋白结合率等。②确定模型结构：图 11-6 为经典的 PBPK 整体模型，在实际应用中，可根据药物在机体的真实处置过程设计模型结构，通常应至少包括药物的主要作用部位、消除部位、蓄积部位及某些特殊处置过程，尽量反映机体的真实状况，以满足研究需要。③建立物质平衡方程：用物质平衡方程表示各个房室内的物质变化情况，针对每个房室构建相应的微分方程并组成微分方程组，构成整个 PBPK 模型。④模型验证与修订：对比实测值和预测值，若二者拟合良好，则表明模型预测能力较好，反之，则应寻找偏差原因并对模型进行修订。

第三节　人体药动学临床试验的设计和实施

一、临床药动学试验的总体考虑

临床药动学（clinical pharmacokinetics）研究旨在阐明药物在体内吸收、分布、代谢和排泄的动态变化及其规律，是新药临床研究的重要组成部分，对全面认识药物在体内处置的过程，推进药物临床研究的进一步开展及制订临床合理用药方案具有重要意义。

通常，在开展新药临床药动学研究前，应对药物理化特性、拟开发适应证特点及目标人群等多种因素进行综合评估，确定所需开展的药动学研究的具体内容。由于生理状态、器官功能状况、进食、合并用药等内/外部因素都可能对药物的体内药动学行为产生影响，因此在创新药临床药动学研究阶段，除了在健康受试者中开展临床试验外，还应根据实际情况考虑在目标适应证患者、肝/肾功能不全患者、儿童/老年人等特殊人群中开展药动学研究，明确药物在不同人群中的药动学特征，探究食物及药物相互作用对药动学行为的影响，以指导后续临床研究的合理设计与开展。此外，将建模与模拟技术（如 PBPK 模型、群体药动学模型等）合理运用于临床研究设计及数据分析中，形成模型引导的药物开发模式，有助于降低药物研发风险、提高研究效率。

临床药动学研究涉及内容众多，在新药研发的具体实践过程中，可根据实际情况分阶段适时开展相关研究。本章节将重点讨论化学药创新药起始临床药动学研究的主要内容：单次给药剂量递增、多次给药剂量递增及代谢产物药动学研究，并对群体药动学建模研究进行简要介绍。

（一）单次给药剂量递增药动学研究

单次给药剂量递增药动学研究旨在了解单次给药不同剂量下的药物在体内的药动学行为，获得相关药动学参数并探索剂量-暴露比例关系等（见第十章介绍）。在进行单次给药剂量递增药动学研究设计时，应充分调研药物临床前研究结果及同类药相关临床研究资料，科学设计研究方案。可根据预期与人类最相关的动物种属的药理、毒理及药动学研究结果预测研究药物在人体中的暴露量，并换算成相应的人体剂量。在充分保障受试者安全的前提下，尽可能在较宽的剂量范围内考察药物的体内药动学行为，以便为后续临床研究的方案设计提供依据。

单次给药剂量递增药动学研究的剂量设计通常考虑探索具有药理学活性暴露量水平的剂量范围，同时考察暴露量与安全性和耐受性的相关性。根据非临床研究结果，可将预估 PAD 和（或）ATD 范围作为设置药动学研究范围的参考，尽量减少将受试者暴露于无意义的研究剂量下，同时也要避免不必要的暴露风险。从起始剂量到最大剂量之间按预先设定的剂量递增规则设定若干组，直至找到最大耐受剂量或到达设计的最大剂量。

（二）多次给药剂量递增药动学研究

多次给药剂量递增药动学研究在单次给药剂量递增药动学研究的基础上进行，通常选取单次给药剂量递增药动学研究中的一个或几个剂量开展试验，旨在获得连续给药条件下药物的稳态药动学参数并考察其药动学行为与单次给药相比是否存在明显差异，同时可对血药浓度波动情况、药物的体内蓄积程度及是否存在时间依赖性等进行判断，为后续临床研究设计给药剂量、给药间隔及持续给药时间提供依据（见第十章介绍）。

从安全性角度考虑，多次给药剂量递增药动学研究的最大预期稳态暴露量（$C_{max,\ ss}$ 和 $AUC_{0\text{-}\tau}$，τ=给药间隔）通常不应超过已完成的单次给药剂量递增药动学研究的最大暴露量。如果已完成的多次给药研究数据显示安全性良好，且需要继续探索有效剂量范围时，在充分考虑和做好处置预期及非预期风险的条件下，可以考虑探索更高的给药剂量。

（三）代谢产物药动学研究

代谢产物药动学研究的开展与否，往往需要根据药物非临床药动学研究结果确定。当研究药物的代谢产物存在药理或毒理学活性、能够与原药竞争性结合血浆/组织蛋白或者能作为酶抑制剂/诱导剂使药物的作用增加或减弱从而影响安全性和疗效时，应在单次给药剂量递增或多次给药剂量递增药动学研究中的一个或多个剂量组中同时开展代谢产物的药动学研究，以了解药物在体内的生物转化特征，阐明药物代谢产物的剂量-暴露关系、蓄积情况等。

（四）群体药动学研究

群体药动学将经典药物动力学与统计学原理相结合，是一门研究药物体内过程的群体规律、药动学参数的统计分布及其影响因素的学科。经典的药动学分析，往往无法解释个体内、个体间差异的类型、程度及原因。群体药动学方法将更多潜在的影响药动学特征的因素（性别、年龄、体重、食物、肝肾功能、药物代谢酶的基因多态性、疾病因素等）作为协变量因素纳入分析，以识别变异的来源和程度，减少不可解释的变异。对于具有临床意义的影响因素，需进行剂量调整。与此同时，群体药动学可以整合临床研究各阶段不同剂量下健康受试者及患者的密集采样或稀疏采样药动学数据，量化个体间变异和随机变异，有助于研究未在独立临床研究中考察过的其他影响药物暴露的潜在因素，通过结合药物 E-R 关系，可指导给药方案优化、特定人群给药剂量调整及药物相互作用评价等。国家药品审评中心已于 2020 年 12 月颁布了《群体药代动力学研究技术指导原则》，鼓励在药品注册申报时，提交支持药物评价和对结论有重要影响的群体药动学研究。

二、临床药动学研究的研究设计

（一）受试人群

在临床药动学试验中，一般选择健康成年人为受试对象，以尽可能减少其他因素（如疾病、合并用药等）对药物药动学行为的影响，获得相对稳定、可靠的药动学参数。同时，在健康受试者中进行的临床研究，其受试者招募、试验开展与管理相对容易，能够确保试验进度。然而，对于一些安全性较差，伦理学上不允许在健康受试者中开展临床试验的药物（如细胞毒性抗肿瘤药物等），可选择患者作为受试人群开展药动学研究。确定目标受试人群后，还需根据具体的研究目的、试验药物临床前研究数据、受试者可能的获益/风险情况拟定入选/排除标准，进行受试者筛选并签署知情同意书，以确定最终进入临床试验的受试对象。

（二）样本量

确定临床药动学试验样本量时，应考虑可能引起药物药动学和（或）药效学变异的内/外部因素，包括且不限于药物自身的理化特性、受试者的年龄、性别、生理及遗传因素等的差异、临床研究设计、受试者脱落率等。在研究方案中应预先设定每个剂量组的样本量并阐明设计依据。通常，在临床药动学研究中，每个剂量组会入选 8～12 例受试者开展研究。

（三）剂量选择

临床药动学研究的剂量选择可结合耐受性试验的剂量设计进行综合考虑。在首次人体试验设计时，应充分考虑药物的非临床研究结果（分子及动物水平），常采用 Blach well 法、改良 Blach well 法、Dollery 法、改良的 Fibonacci 法和 NOAEL 法等方法确定起始剂量（表 11-1）。设计递增剂量时应根据药物自身特点，评估非临床研究或临床研究中的剂量-暴露-反应关系曲线陡度，谨慎确定剂量递增系数，以充分保证受试者的安全，其基本原则为初期可以较大幅度进行递增，后期应以较小幅度进行递增，对于安全性较好毒性较低的药物可以放宽递增幅度，反之亦然。

表 11-1　起始剂量估算方法表

名称	描述
Blach well 法	最敏感动物种属 LD_{50} 的 1/600 或最小有效剂量的 1/60 以下
改良 Blach well 法	两种动物急性毒性 LD_{50} 的 1/600 及两种动物长期毒性的有毒剂量的 1/60 以下
Dollery 法	最敏感动物种属的最小有效剂量的 1%～2%或同类药物临床治疗量的 1/10 以下
改良 Fibonacci 法	小鼠急毒 LD_{50} 的 1/100 或大动物最低毒性剂量的 1/40～1/30 为起始剂量
NOAEL 法	根据体表面积（或 mg/kg）将最敏感动物 NOAEL 换算成人体等效剂量的 1/10

在单次和多次给药剂量递增药动学研究中，应预先在研究方案中对剂量递增标准和递增组数进行规定。若实际临床研究的数据与非临床研究结果存在显著性差异，应及时调整剂量递增方案。如果已获得的数据表明暴露水平接近或已达平台期，则在确定剂量递增步骤时应考虑这一点。对于剂量-暴露量可能超线性增加的药物，应注意控制剂量递增比例，尤其是在单次和多次给药剂量递增药动学研究的后期，从而保障受试者安全。

（四）采样设计

采样设计对临床药动学研究结果至关重要。为了充分描述药物在人体内的药动学特征，应在综合分析药物的制剂类型、临床前研究结果及预测和（或）实测的人体药动学数据后确定采样时间点，确保其完整覆盖药物的吸收、分布、消除相。

一般对于单次给药剂量递增药动学研究而言，为了获得完整的血药浓度-时间曲线，应在给药前采集空白血样；给药后，在吸收相至少采集 2～3 个点、峰浓度附近至少采集 3 个点、消除相至少采集 3～5 个点，总采样点通常不少于 11～12 个，采样时间应持续 3～5 个半衰期或直至血药浓度下降为 C_{max} 的 5%～10%。对于多次给药剂量递增药动学研究，则应至少采集 3 个谷浓度数据，以确定是否达稳态，此外，可根据研究目的在末次给药后采集一系列血样。

临床药动学研究中有时还需同时收集尿液/粪便样品，以明确药物的排泄情况。通常需收集给药前的空白尿液/粪便样本，并在给药后不同时间段采样，尽可能覆盖药物排泄的全过程。此外，由于药物制剂类型和研究目的不同，临床药动学研究还可能采集其他生物样本。例如，进行眼用制剂临床药动学研究时，通常需采集泪液和（或）房水，以确定药物在眼局部的吸收、分布、消除情况；对于经皮给药制剂则可能需要进行角质层、皮肤微透析取样等。收集这类特殊样本时，应当提前制订相应的标准操作规程，以保证操作的一致性。

药品监管机构鼓励在药动学研究中同时对药效学指标开展检测，以帮助尽早建立药物的剂量-暴露-效应关系，为后续临床研究的开展及临床用药提供科学合理的依据。药效学采样点设计同样需要根据药物自身的药效学特征，尽可能覆盖 E-R 曲线的各个阶段。

（五）检测物质

在单次和多次给药剂量递增药动学研究中，通常采用色谱法、免疫学方法、微生物学方法等对临床样本中的原型药物浓度或药量进行检测，但当存在对药物的安全性/疗效有影响的活性代谢产物或代谢产物时，往往还需要开展代谢产物药动学研究对所收集样本中的代谢产物进行定性定量分析。对于有明确药效学指标的药物，有时还会在药动学研究的同时开展对药效学指标（如受体占据率、炎症因子水平等）的检测。在开展上述检测前，均须按照药典规定，进行生物样本分析方法的建立及验证，以确保检测结果的准确性。

三、临床药动学研究展望

随着模型引导药物开发（model informed drug development，MIDD）模式的兴起及检测技术手段的发展，创新药临床药动学研究正逐渐冲破“基于经验”的传统模式，建模与模拟方法在早期临床试验中逐渐渗透，对于优化试验设计、预测研究结果、提高研究效率和质量有着重要意义；放射性同位素标记的物质平衡研究在阐明药物体内吸收、分布、代谢、排泄（ADME）过程中发挥了重要作用；高效液相色谱、高通量质谱、液相色谱-串联质谱等现代分离分析技术的发展为药物代谢产物研究提供了有力支持。随着计算机技术和分析检测手段的进步，可以预见，临床药动学研究将为后续临床研究提供越来越多的有价值的信息，在整个新药临床研究中占据越来越重要的位置。

案例 11-1

艾普拉唑是一种苯并咪唑类化合物，能够与胃壁细胞的质子泵 α 亚基中的 CYS813 和 CYS892 残基以二硫键键合，形成酶抑制复合体，不可逆地抑制质子泵的活性，从而产生抑制胃酸分泌的作用。注射用艾普拉唑钠（ilaprazole sodium for injection）是艾普拉唑钠的冻干粉针剂，为化学药品 2 类新药，于 2013 年 1 月开展新药Ⅰ期临床研究，本案例将简介该药物的单次、多次剂量递增研究及给药剂量设计。

研究目的：评价注射用艾普拉唑钠用于人体的安全性、耐受性和药动学特征，比较艾普拉唑钠静脉注射与口服片剂药动学特征和评价生物利用度，同时进行药动学/药效学和给药方案研究，为推荐Ⅱ期临床试验方案提供依据。

单次给药剂量递增研究：采用随机、开放、四周期交叉的试验设计，将 16 名健康受试者随机分成 4 组，每组 4 人，男、女各半。在不同周期内，受试者分别口服艾普拉唑肠溶片 10mg 或静脉输注艾普拉唑钠 5mg、10mg 或 20mg。经过一周的洗脱期，交叉后再分别给药。采集给药前和给药后系列时间点血样，并分段收集 24h 尿样，检测血药和尿药浓度。绘制各受试者的血药浓度-时间曲线，计算主要药动学参数，包括 T_{max}、C_{max}、AUC、V_d、k_e、半衰期和清除率等，并计算绝对生物利用度。

由于质子泵抑制剂类药物具有明确的药效学指标，因此，在试验第一周期，对每例受试者给药前 24h 基础胃 pH，以及各个试验周期给药后 24h 胃的 pH 进行了监测。计算 pH≥3、pH≥4、pH≥5、pH≥6 的时间百分比及 24h pH 和夜间（20：00 至次日 8：00）pH 中位值、平均值及达到 pH≥6 的起效时间用于药效学分析。

多次给药剂量递增研究：采用随机、开放试验设计。10 名志愿者静脉输注艾普拉唑钠 10mg，每天 1 次，连续给药 5 天。采集给药前和给药后系列时间点血样，检测血药浓度，绘制各受试者的血药浓度-时间曲线，计算主要药动学参数，包括 T_{max}、C_{max}、AUC、V_d、k_e、半衰期和清除率等，并评价药物在体内的蓄积情况。

胃 pH 监测：每例受试者给药前先进行基础 24h 胃 pH 监测，然后在给药第 1 天、第 2 天、第 3 天和第 5 天进行 24h 胃 pH 监测。计算 pH≥3、pH≥4、pH≥5、pH≥6 的时间百分比以及 24h pH 和夜间（20：00 至次日 8：00）pH 中位值、平均值及达到 pH≥6 的起效时间。

给药剂量设计如下。

（1）起始剂量确定：综合采用改良 Blach well 法、Dollery 法，参照同类药物临床使用量的 1/10 进行估算，见表 11-2。

表 11-2 起始剂量估算案例

估算方法	相关信息	起始剂量
改良 Blach well 法	犬长毒最低有毒量：2mg/kg	2/60=0.033mg/kg
Dollery 法	吲哚美辛致溃疡模型 1.0mg/kg	1/50=0.02mg/kg
	束缚水浸致溃疡模型 0.3mg/kg	0.3/50=0.006mg/kg
	组胺诱发胃酸分泌 1.0mg/kg	1/50=0.02mg/kg
同类药物临床治疗剂量的 1/10	注射用埃索美拉唑钠 20～40mg/100ml 静脉滴注 10～30min	40/10=4mg
	注射用泮托拉唑 40mg/100ml 静脉滴注＞15min	40/10=4mg
实际取值	5mg	

（2）最大剂量的确定：在长期毒性实验中，犬的给药剂量分别为 2mg/kg、8mg/kg、30mg/kg。2mg/kg 已观察到可逆性十二指肠黏膜糜烂。30mg/kg 剂量组未见动物死亡。

长期毒性试验中引起功能或脏器可逆性损害剂量的 1/10 作为估计的最大剂量。按人体 60kg 计算，最大剂量为 2×60×1/10=12（mg）。

长期毒性试验中最大耐受剂量的 1/5 作为估计的最大剂量。按人体 60kg 计算，最大剂量为 30×60×1/5=360（mg）。

综合药效学研究数据和口服日剂量，确定最高剂量为 10mg。

（编委：王洪允 钟国平，参编者：余孟洋）

思 考 题

1. 药物动力学主要参数有哪些？阐明各个参数的意义。
2. 请简述药物与血浆蛋白结合的生理意义。
3. 请简述创新药药动学研究采样点设计的考虑。
4. 请简述在创新药Ⅰ期研究阶段，通常需要开展的临床研究内容（以口服药物为例）。
5. 请简述群体药动学模型、PBPK 模型的区别。

第十二章 生物利用度与生物等效性临床试验

教学目标

1. 基本概念

（1）掌握以下概念：生物利用度、生物等效性、药效学。

（2）熟悉以下概念：绝对生物利用度、相对生物利用度、平均生物等效性、群体生物等效性、个体生物等效性、经口吸入制剂、经皮给药系统、窄治疗指数药物、高变异药物、生物类似药、调释制剂、改良型调释制剂、脂质体药物。

2. 基本理论和基本知识

（1）掌握生物等效性试验研究方法和评价方法，以及各类特殊制剂生物利用度和生物等效性试验的特殊考量。

（2）熟悉生物利用度试验的目的和意义，生物等效性试验的特点。

（3）了解生物利用度与生物等效性试验的设计要点和实施要点。

3. 基本技能 熟悉国内有关生物利用度与生物等效性试验指导原则的要求。

第一节 生物利用度与生物等效性试验的分类及设计要点

一、生物利用度

（一）生物利用度的概念

生物利用度是指活性物质从药物制剂中释放并被吸收后，在作用部位可利用的速度和程度，通常用血药浓度-时间曲线来评估（2020 年版《中国药典》）。AUC 反映暴露的程度，C_{max} 及 T_{max} 是受吸收速度影响的参数。同一种药物、不同制剂，生物利用度可能不同；同一制剂，不同厂家的产品，生物利用度也可能不同，如符合药典规定的两种地高辛制剂的 AUC 可相差 55%、C_{max} 可相差 65%。

生物利用度根据参比制剂（reference product，R）选择的不同可分为两类，即绝对生物利用度（absolute bioavailability，F_{abs}）和相对生物利用度（relative bioavailability，F_{rel}）。

绝对生物利用度是以静脉制剂（通常认为静脉制剂生物利用度为 100%）为参比制剂获得的药物活性成分吸收进入体内循环的相对量。计算方式是以受试制剂（test product，T）与静脉注射制剂的 AUC 的比值求得受试制剂的绝对生物利用度。计算公式如下（详见第十一章药动学的主要参数）。

$$F_{abs}=\left(\mathrm{AUC_T}\cdot \mathrm{Dose_{iv}}\right)/\left(\mathrm{AUC_{iv}}\cdot \mathrm{Dose_T}\right)\times 100\% \qquad (12\text{-}1)$$

相对生物利用度是以其他非静脉途径给药的制剂（如片剂或口服溶液）为参比制剂获得的药物活性成分吸收进入体循环的相对量。相对生物利用度也以两种制剂 AUC 的比值计算得到。计算公式如下（详见第十一章药动学的主要参数）。

$$F_{rel}=\left(\mathrm{AUC_T}\cdot \mathrm{Dose_R}\right)/\left(\mathrm{AUC_R}\cdot \mathrm{Dose_T}\right)\times 100\% \qquad (12\text{-}2)$$

（二）生物利用度试验的目的

生物利用度的数据可以指导药物制剂的研制和生产，指导临床合理用药，可以作为分析药物治疗无效或中毒剂量的数据支持，也为评价药物处方设计的合理性提供依据。

（三）生物利用度试验的意义

通过比较受试制剂和参比制剂的相对生物利用度，根据选定的药动学参数和预设的接受限，对两种制剂是否具有生物等效性做出判定。口服固体制剂的生物利用度数据提供了该制剂与溶液、混悬剂或静脉剂型的生物利用度比较，以及吸收进入系统循环的相对分数的估计；生物利用度试验也提供了关于药物在体内的分布和消除、食物对药物吸收的影响、药物的剂量比例关系、活性物质及某些情况下非活性物质药动学的线性特征等其他药动学信息。

二、生物等效性

（一）生物等效性的概念

生物等效性：在相似的试验条件下单次或多次给予相同剂量的试验药物后，受试制剂中药物的吸收速度和吸收程度与参比制剂的差异在可接受范围内。

如果含有相同活性物质的两种制剂药剂学等效或药剂学可替代，并且它们在相同摩尔剂量下给药后，生物利用度（速度和程度）落在预定的可接受限度内，则被认为生物等效，即两种制剂具有相似的安全性和有效性。

（二）生物等效性的目的

生物利用度和生物等效性的不同之处在于它们各自的研究目的，生物利用度研究主要用于评估制剂在体内与吸收、分布及清除相关的药动学和性能；而生物等效性研究主要用于制剂的对比，因此生物等效性是仿制药申请的基础。对于大多数药物而言，生物等效性研究着重考察药物自制剂释放进入体循环的过程，通常将受试制剂在机体内的暴露情况与参比制剂进行比较，以证明受试制剂与参比制剂具有生物等效性，并桥接与参比制剂相关的临床前试验数据和临床试验数据。

（三）生物等效性试验的研究方法

生物等效性研究包括体内研究和体外研究，按照研究方法评价效力，其优先顺序为药动学研究、药效学研究、临床终点生物等效性研究和体外研究。

1. 药动学研究方法 该方法为评价仿制药生物等效性的首选方法，通常采用人体生物利用度比较的研究方法进行。通过测定可获得的生物基质（如血液、血浆、血清）中的药物浓度，取得药动学参数作为终点指标，以此反映药物释放并被吸收进入循环系统的速度和程度。通常采用药动学终点指标 C_{max} 和 AUC 进行评价。

当血液、血浆、血清等生物基质中的目标物质难以测定时，也可通过测定尿液中的药物浓度进行生物等效性研究。

2. 药效学研究方法 如药动学研究方法不适用，可采用经过验证的药效学研究方法进行生物等效性研究。药效学是研究在生物体内的药物作用部位的浓度和药理作用或不良反应的关系，采用药效学研究方法需要以药效学终点作为生物等效性的评价指标。

药效学终点被定义为治疗性干预的一个药理效应指标，可定量测量和评价。一个理想的药效学终点指标需要符合三个条件：①足够的灵敏度，选择的药效学终点指标应与剂量呈现良好的量效关系；②具有可重复性；③基线和药物治疗之后的药效学响应变异较低。但目前，满足这些要求的药效学指标有限，限制了该方法的广泛应用。

3. 临床终点生物等效性研究 当上述方法均不适用时，可采用以患者临床疗效为终点评价指标的临床研究方法验证等效性。临床终点生物等效性研究是在患者人群中用两种含有相同活性成分的药品（化学等效）以相同剂型（药学等效）给药，使活性成分传递至作用部位开展的临床研究。临床疗效通过使用预定的临床终点以评估目标人群中可比较的临床疗效来评估，从而确定两种药品临床是否等效。

临床终点生物等效性研究是一种相对昂贵、费时的方法，与其他生物等效性的体内研究方法相比，临床终点生物等效性研究是不精确且不具有可重复性的方法。

4. 体外研究 体外研究仅适用于特殊情况，如在肠道内结合胆汁酸的药物等。对于进入循环系统起效的药物，不推荐采用体外研究的方法评价生物等效性。

（四）生物等效性的评价方法

生物等效性评价方法主要有平均生物等效性、群体生物等效性与个体生物等效性三种。

1. 平均生物等效性方法 目前生物等效性研究通常推荐使用平均生物等效性（average bioequivalence，ABE）方法。以计算受试制剂和参比制剂的药动学参数（$AUC_{0\text{-}t}$、$AUC_{0\text{-}\infty}$、C_{max}）测量值的几何均值比值的 90%置信区间的评价方法称为平均生物等效性方法，为了确定生物等效性，计算出的置信区间应该落在接受范围 80.00%～125.00%内。

平均生物等效性方法只比较药动学参数的平均水平，未考虑个体内变异及个体与制剂的交互作用引起的变异，不能保证个体间生物利用度相近。

2. 群体生物等效性方法 评价群体间测量指标的总方差的方法称为群体生物等效性（population bioequivalence，PBE）方法。该方法给予的统计学假设是指两制剂有关的概率分布函数相同，人群使用受试制剂与使用参比制剂所得效应，不仅其平均值相同，而且效应的变异度相同，即两总体的边缘分布相同。

群体生物等效性虽然基于其边缘分布相同，但对每个个体而言，使用受试制剂与参比制剂所得效应不一定相同。

3. 个体生物等效性方法 个体生物等效性（individual bioequivalence，IBE）方法是评价受试制剂与参比制剂的个体内变异性及受剂型影响的药物与个体间相互作用的评价方法。如果受试制剂与参比制剂的生物利用度在“大多数”个体“充分接近”，那么这两种制剂是个体生物等效。个体生物等效性不仅评价平均值的差异，同时还评价变异性的差异，对每个个体而言，使用受试制剂与参比制剂所得效应值接近。

个体生物等效性是一个有前景的、具有临床相关性的方法，对于临床医生和患者而言，可以从理论上为仿制药对个体患者等效提供更多信心。但个体生物等效性评价面临三个问题：①个体生物等效性标准的依据和需要；②进行重复性试验设计带来的资金和人力资源负担；③统计学方法的适用性。

三、生物利用度与生物等效性试验的设计要点

根据药物的特点，推荐的生物等效性设计方案如下：①两制剂、单次给药、交叉试验设计；②两制剂、单次给药、平行试验设计；③重复试验设计。

对于大部分进入体循环释放的制剂，通常采用交叉试验设计，在这种设计中，两个周期间应设置足够长的清洗期（至少需要 7 个半衰期），使得每一周期开始时的药物水平都几乎为零或可忽略。如果交叉设计时的药物残留效应不能满足要求，或者清洗期时间过长，不便于试验的管理，则可采用平行设计。重复试验设计是前两种的备选方案，是指将同一制剂重复给予同一受试者，可设计为部分重复（单制剂重复，即三周期）或完全重复（两制剂均重复，即四周期）。重复试验设计适用于部分高变异药物（个体内变异≥30%），优势在于可以入选较少数量的受试者进行试验。

（一）参比制剂的选择

仿制药生物等效性试验应尽可能选择原研产品作为参比制剂，以保证仿制药质量与原研产品一致，除非另外说明理由，用于受试制剂的批测的含量不应与所使用的参比制剂相差 5%以上。

（二）受试者的选择

为减少混杂因素和评价参数变异，以药动学参数为终点的生物等效性试验通常采用健康成年志愿者作为受试者，除非试验药物对健康人有安全性影响、存在伦理学问题。健康受试者体内模型在

大多数情况下足以检测制剂的差别，并允许将结果外推到参比药品适应证人群（老年人、儿童、肾或肝功能受损患者等）。

受试者的选择一般应符合以下要求：①年龄在 18 周岁以上（含 18 周岁）；②应涵盖一般人群的特征，包括年龄、性别等；③如果研究药物拟用于两种性别的人群，一般情况下，研究入选的受试者应有适当的性别比例；④如果研究药物主要拟用于老年人，应尽可能多地入选 60 岁以上的受试者；⑤入选受试者的例数应使生物等效性评价具有足够的统计学效力。

（三）给药次数的确定

通常推荐采用单次给药药动学研究方法评价生物等效性，因为单次给药在评价药物释放的速度和程度方面比多次给药稳态药动学研究的方法更敏感，更易发现制剂释药行为的差异。对于缓释制剂生物等效性试验，参比制剂为常释制剂时，试验设计需要考虑常释制剂的给药频次。

（四）给药剂量的确定

进行生物等效性研究时，给药剂量一般应与临床单次用药剂量一致，不得超过临床推荐的单次最大剂量或已经证明的安全剂量。受试制剂与参比制剂一般给予相等剂量。

口服生物等效性试验，通常最高规格的制剂可以一个单位（单片或单粒）服用，如生物样品分析方法灵敏度不足，则可在安全性允许的条件下，在说明书单次服药剂量范围内同时服用多片/粒最高规格制剂。

（五）给药方法的确定

对于口服常释制剂，通常需分别进行空腹和餐后生物等效性研究。空腹和餐后生物等效性研究，受试者给药前应至少空腹 10h。

一般情况下，在空腹状态下用 240ml 水送服受试制剂和参比制剂；而餐后生物等效性研究，受试者在给药前 30min 开始进食高脂餐，并应在 30min 内用餐完毕，在开始进餐后 30min 时准时服用试验药，用 240ml 水送服。高脂（提供食物中约 50%的热量）高热（800～1000kcal）饮食的能量配比应为蛋白质提供约 150kcal 热量，碳水化合物提供约 250kcal 热量，脂肪提供 500～600kcal 热量。

（六）采样时间的确定

通常建议采集血液样品（全血、血浆或血清）。一般建议每位受试者每个试验周期采集 12～18 个样品，其中包括给药前基线样品。采样时长不少于 3 个末端消除半衰期（$t_{1/2\beta}$）。根据药物和制剂特性确定样品采集的具体时间，要求应能准确估计 C_{max} 和消除速率常数。末端消除相应至少采集 3～4 个样品以确保准确估算末端消除相斜率。除可用 $AUC_{0\text{-}72h}$ 来代替 $AUC_{0\text{-}t}$ 或 $AUC_{0\text{-}\infty}$ 的长 $t_{1/2\beta}$ 药物外，$AUC_{0\text{-}t}$ 至少应覆盖 $AUC_{0\text{-}\infty}$ 的 80%。

（七）检测物质的确定

一般推荐仅测定原型药物，因为原型药物的血药浓度-时间曲线比代谢产物能更灵敏地反映制剂间的差异。对于从原型药物直接代谢产生的主要代谢产物，如果同时满足以下两点，则应同时予以测定：①代谢产物主要产生于进入体循环以前，如源自首过效应或肠道内代谢等；②代谢产物显著影响药物的安全性和有效性。

第二节 生物利用度与生物等效性试验实施要点

一、试验开始前

正式试验开始之前，可在少数受试者中进行预试验，用以验证分析方法、评估变异程度、优化采样时间，以及估算正式试验例数等其他相关信息。预试验的数据不能纳入最终统计分析。

二、试验启动前的准备

试验实施前应有充足的准备以保证试验的合规性。试验合规性方面包括通过伦理委员会的审查、签署临床试验协议；如果涉及在中国境内从事的人类遗传资源采集、收集、买卖、出口、出境等事项的国际合作项目，须按要求获得人类遗传资源管理行政审批或备案。此外，生物等效性试验申办者须按规定在“化学仿制药生物等效性与临床试验备案信息平台”进行试验备案。

三、启动会及研究者授权分工

为了保证试验的顺利进行，通常需召开临床试验启动会。启动会的主要任务：①对试验方案、研究者手册、试验药物相关资料信息进行培训；②充分了解试验过程中可能存在的不良反应风险并掌握相关应急预案；③对试验项目中涉及新的仪器操作或试验操作进行培训；④熟悉并遵守 GCP 和临床试验相关的法律法规等，以确保正式试验的顺利进行。

主要研究者授权个人承担临床试验相关的职责和功能，并确保被授权人具备相应的资质，同时建立完整的程序以确保其执行临床试验相关职责和功能，产生可靠的数据。例如，被授权的临床医生应具有在临床试验机构的执业资格和医师执业证书，具备临床试验所需的专业知识、培训经历和能力，其需要承担所有与临床试验有关的医学决策责任。

四、受试者的管理

（一）受试者筛选

受试者筛选是决定试验进度的一个关键步骤。通常在受试者签署知情同意书之后，给予受试者筛选号，筛选期应对受试者身份进行鉴别（如采集身份证号、指纹等），并采用适当的方式（如佩戴胸牌、腕带等）标识受试者的筛选号，确保采集的数据及样本来自该筛选号的受试者。

（二）受试者试验期管理

受试者入选后应遵循随机分组原则。试验期间，受试者的饮食、饮水、活动等均应符合方案规定。生物等效性研究中受试者在各周期的食谱应一致，以避免饮食对药动学的影响。试验过程中允许受试者进行正常活动，但应避免剧烈运动和重体力活动。

五、试验用药品的管理

在生物等效性试验中，试验用药品包括受试制剂和参比制剂，其中参比制剂来源于市售产品。在临床试验实施前，申办者负责对临床试验用药品进行适当的包装与标签，并标明为“临床试验专用”，在参比制剂的外包装所粘贴的标签不应掩盖原包装上的内容。

（一）试验用药品的供给和管理

申办者负责向临床试验机构和研究者提供试验用药品，并提供试验用药品的书面说明，说明应当明确试验用药品的使用、储存要求和运输记录。申办者应当确保试验用药品及时送达研究者和临床试验机构，保证受试者及时使用；申办者应当采取措施确保试验期间试验用药品的稳定性。试验用药品的留存样品保存期限，在试验用药品储存时限内，应当保存至临床试验数据分析结束或者相关法规要求的时限，两者不一致时取其中较长的时限。

（二）试验用药品的运输和交接

试验用药品运输过程中应有温、湿度监控，试验用药品的包装，应当能满足运输和储存要求。试验用药品运达后，药物管理员确认其标签正确无误、包装完好、无污损变质、运输过程中的条件与储存条件一致，核对试验用药品的名称、数量、规格、批号等，并与药检报告、研究方案上的信息进行核对。验收合格后，在药物交接单上签字确认，并将试验用药品及时入库保存并做好记录。

（三）试验用药品的保存及留样

根据《生物利用度和生物等效性试验用药品的处理和保存要求技术指导原则》要求，研究者应当对生物等效性试验的临床试验用药品进行随机抽取留样，研究中心在生物等效性试验中应当对试验药物进行留存。留样药物和试验药物的批号应一致，且应保存在申办者的原包装容器中。研究中心至少保存留样至药品上市后2年。研究中心可将留存样品委托具备条件的独立的第三方保存，但不得返还申办者或者与其利益相关的第三方。

常温保存的药物温度须控制在10～30℃，阴凉保存的药物温度不高于20℃，冷处保存的药物温度为2～10℃。药物保存期间若温度出现异常变化，应及时采取应对措施并记录。药物保存过程中，若发现研究药物不适合使用（如产品召回、保存温度偏离、超过有效期），应隔离保存药物。

（四）试验用药品的使用

受试者正确地接受试验用药品是试验的关键步骤之一。研究者应按照试验方案和随机服药顺序表分装试验用药品，分装或配制条件下应符合要求。通常情况受试者要将药品整片吞下，不能嚼服。特殊的剂型则按照说明书和操作手册进行。口腔崩解片放在口腔内不得与水同服，并同时观察药物在口腔中的崩解时限、沙粒感等情况；说明书中仅要求咀嚼吞咽的咀嚼片，需咀嚼后吞咽给药；混悬剂需充分考虑给药剂量的准确性，吸入制剂应考虑受试者吸入技术及交叉污染等。用药后应密切观察受试者的状态，关注是否出现不良事件及主观原因的呕吐药物等情况。

研究者必须保证所有试验用药品仅用于该临床试验的受试者，不得把试验用药品转交任何非该临床试验参加者使用。

六、生物样品的管理

（一）生物样品的采集

常见的生物样品有血清、血浆、全血及尿液、粪便等，生物样品的采集必须在临床试验方案中明确，包括采集的种类、采集方式、采集体积、采集的时间窗等，药动学生物样品采集管基质种类必须与生物样品检测方法学验证时所采用的基质一致。

生物样品采集人员必须严格按照临床试验方案要求进行采集，根据药物的稳定性特征在采集时应考虑避光、采集后及时置于冰水浴中、全血中添加稳定剂等操作方式保持分析物的稳定。通常药动学血样采集时间点比较密集，为减少多次采集血样给受试者带来的不适，研究护士可在试验前给受试者埋置静脉留置针，并告知有关静脉留置针的相关注意事项。

如果收集尿液，样本留取通常分时间段，每个时间段留在不同的容器中，必须测量和记录每个时间段的总体积或重量，在取出用于生物样品检测的体积后，丢弃余尿。

（二）生物样品的分离

根据生物样品基质的不同，通过不同的操作方式进行分离，分离的方式有以下几种。

尿样：将该时段尿液混匀后直接吸取尿样至保存管中留存。

全血：采集管摇匀后，直接转移至保存管中留存。

血浆：采集管摇匀后，放入离心机中离心后，取上层血浆转移至保存管中留存，摇匀时必须轻柔，防止溶血，离心机的设置需包括温度、离心力、离心时间等，通常离心力的范围为1500～2500g，离心温度为2～8℃，离心时间为5～10min。

血清：血样静置一定时间后经过离心，取上层血清转移至保存管中留存。

分离过程中还应该依据分析物的稳定性要求，考虑是否需进行低温分离。此外，所有分离后的生物样品应一式两份进行保存。

（三）生物样品的保存

生物样品保存冰箱必须全程进行温度监控，如有异常须及时处理，并将异常温度情况告知生物样品检测单位和申办者，以便做好超温对样本影响的评估。使用温度监控系统时，应预先设置适宜的报警温度，以便及时将异常情况通过短信发送给相关人员。检测管与备份管尽量放置于不同的保存柜中，降低保存柜故障导致生物样品失效的风险；同一项目生物样品相对集中放置，生物样品保存盒有明显标识，便于查找。

（四）生物样品的转运

生物样品在临床研究中心采集后需要转运至检测机构检测，转运期间需确保生物样品的运输条件符合要求，并详细记录生物样品转运时间、数量、转运方式等。

（五）生物样品的销毁

用于生物等效性研究的生物样品一般在药物上市后 2 年才可以销毁，一般情况下，研究人员不得擅自进行销毁，应由主要研究者以书面或邮件形式通知申办者，再由申办者以书面或邮件形式通知主要研究者剩余生物样品处理形式。

七、必备文件保存

药物临床试验必备文件是指评估药物临床试验实施和数据质量的文件，用于证明研究者、申办者和监查员在临床试验过程中遵守了 GCP 及相关药物临床试验的法律法规要求。研究者和临床试验机构应当按“临床试验必备文件”和药品监督管理部门的相关要求，妥善保存临床试验文档，必备文件目录可参考《药物临床试验必备文件保存指导原则》的要求，将文件分为临床试验准备阶段、临床试验进行阶段和临床试验完成后的三个阶段留存。

保存文件的设备条件应当具备防止光线直接照射、防水、防火等条件，有利于文件的长期保存。应当制订文件管理的标准操作规程。被保存的文件需要易于识别、查找、调阅和归位。用于保存临床试验资料的介质应当确保源数据或者其核证副本在留存期内保存完整和可读取，并定期测试或者检查恢复读取的能力，免于被故意或者无意地更改或者丢失。

用于申请药品注册的临床试验，必备文件应当至少保存至试验药物被批准上市后 5 年；未用于申请药品注册的临床试验，必备文件应当至少保存至临床试验终止后 5 年。

（编委：张　红，参编者：温金华）

第三节　特殊制剂生物利用度与生物等效性临床试验

一、特殊制剂生物等效性临床试验

（一）经口吸入制剂

经口吸入制剂（orally inhaled drug product，OIDP）指通过吸入途径将药物递送至呼吸道和（或）肺部以发挥局部或全身作用的制剂，主要用于呼吸系统疾病及其他疾病的治疗。本节主要讨论哮喘、慢性阻塞性肺疾病（chronic obstructive pulmonary disease，COPD）等呼吸系统疾病用经口吸入制剂。

与全身作用的口服药物不同，经口吸入制剂首先被递送到作用部位进入体循环，或通过其他部位，如口、咽、胃肠道等进入体循环，由此所致其药动学和局部递药等效性之间关系复杂，仅采用药动学方法评价其与参比制剂等效性依据尚不充分。经口吸入制剂的生物等效性研究设计和实施应参考《经口吸入制剂仿制药生物等效性研究指导原则》。

当包括处方、原料药存在形式和制剂特性等药学质量参数一致的情况下，可通过药动学-生物等效性研究（PK-BE 研究）和药效学-生物等效性研究（PD-BE 研究）或随机对照临床试验评价经口吸入制剂仿制药品和参比制剂的人体生物等效性。

PK-BE 研究设计可参考《以药动学参数为终点评价指标的化学药物仿制药人体生物等效性研究技术指导原则》及其他相关指导原则，在试验质量可控的前提下可参考《高变异药物生物等效性研究技术指导原则》，采用随机、单次给药、交叉设计，选择空腹健康受试者，选择足以表征药动学特性和现有技术可检测到的最小吸入量作为给药剂量，以血浆中的原型药物作为待测物，以 AUC_{0-t}、$AUC_{0-\infty}$、C_{max} 等药动学参数几何均值比值的 90%置信区间应在 80.00%～125.00%内作为生物等效的标准。经口吸入制剂的给药方式及给药过程的质量控制对试验结果影响较大，在试验开展过程中应根据实际情况制订标准操作规程，并对受试者和研究者进行培训，对给药过程进行质量控制。

PD-BE 研究仅适用于支气管扩张剂[包括短效 β_2 受体激动剂（SABA）、长效 β_2 受体激动剂（LABA）和抗胆碱能药物]，需预先设定等效性终点，选择剂量应答曲线上陡峭部分的敏感剂量，评价药物有效性方面等效。通常其几何均值比值的 90%置信区间应在 80.00%～125.00%内，特殊药物可参考相关指导原则适当放宽置信区间范围，但应符合监管机构要求。

随机对照临床试验适用于含吸入性糖皮质激素（inhalation glucocorticoid，ICS）或其他采用临床试验终点评价人体生物等效性的制剂，常采用随机、盲法、阳性药平行对照的试验设计，研究人群需代表目标适应证人群，疗效终点根据目标适应证确定，根据药物种类和治疗目的确定观察期限。

对已知活性成分的固定剂量复方制剂，在 PK-BE 研究中应分别证明每种活性成分的 PK-BE，在 PD-BE 或随机对照临床试验时应综合考虑所有活性成分的有效性。对于存在多个规格的制剂，需要进行 PD-BE 或随机对照临床试验的，通常选择最小规格进行研究，并符合监管机构要求。

（二）皮肤外用药

皮肤外用药是一类作用于皮肤发挥局部或全身治疗作用的制剂，剂型包括软膏剂、乳膏剂、凝胶剂、散剂、水剂和洗剂等，其中软膏剂、乳膏剂及凝胶剂处方组成复杂，多为半固体制剂，具有多相、热力学不稳定等特点。

针对局部给药、局部起效的皮肤外用化学仿制药应基于仿制品与参比制剂在药学、非临床、临床方面的全面对比研究数据进行综合评价，临床对比研究的程度应基于局部药物制剂的复杂程度、质量和非临床对比研究等情况，开展相应的临床对比研究，以支持等效性评价。

外用真溶液剂型的仿制药，如果仿制药与参比制剂的辅料种类（Q1）和用量（Q2）均一致，且至少三批仿制药与多批参比制剂的关键质量属性达到一致，则可豁免临床试验。

混悬型溶液剂、半固体制剂应在充分质量对比研究并证明仿制药的质量与参比制剂质量一致的基础上，再进一步开展临床等效性研究和评价；如有充分证据证明仿制药与参比制剂的 Q1 和 Q2 一致，且质量（Q3）也一致的情况下，参考国外先进监管机构的生物等效性指南开展临床试验；如基于现行公认的药学研究技术，Q1 和 Q2 方面仍难以做到完全一致，但可达到 Q3 一致的前提下，应开展临床等效性试验以证明仿制药与参比制剂之间的临床等效性。

对于含类固醇皮质激素的外用制剂，只有当药物效应对用药剂量的变化有足够的灵敏度以检测两种药品的不同之处时，可采用皮肤变白试验（skin blanching study）来比较仿制药和参比制剂之间的一致性。

经皮给药系统（transdermal drug delivery system，TDDS）是指以一定的速率经皮肤及毛细血管吸收进入体循环，发挥全身作用的一类药物制剂。按照 FDA 相关指导原则要求，此类药物的生物等效性试验应采用单次给药、两制剂、双周期交叉设计，采用药动学终点以评价其生物等效性。

（三）窄治疗指数药物

窄治疗指数药物（narrow therapeutic index drug）或窄治疗窗药物一般是指剂量或血药浓度的微小变化即可能导致治疗失败和（或）严重不良反应，进而危及生命，或者导致永久或严重的残疾或功能丧失的药物。窄治疗指数药物通常具有以下特点：有效剂量与中毒剂量（或有效浓度与中毒浓度）接近；血药浓度低于有效浓度可能导致治疗失败，高于有效浓度可能导致严重不良反应；需要基于药动学或药效学指标进行治疗药物监测；具有较低或中等程度的个体内变异；临床应用中，剂量调整幅度通常较小等。

与一般化学药物相比，窄治疗指数药物进行生物等效性评价时，应采用更严格的等效性判定标准，以保证有效性和安全性。对于窄治疗指数药物生物等效性试验设计和实施应参照《以药动学参数为终点评价指标的化学药物仿制药人体生物等效性研究技术指导原则》《生物等效性研究的统计学指导原则》《窄治疗指数药物生物等效性研究技术指导原则》。

窄治疗指数药物生物等效性研究一般采用完全重复（两制剂、四周期、两序列）交叉设计，在进行生物等效性评价时分别计算主要药动学参数（$AUC_{0\text{-}t}$、$AUC_{0\text{-}\infty}$和 C_{max}），同时符合以下三个等效性判定标准方可判定受试制剂与参比制剂具有生物等效性：①采用参比制剂标度的平均生物等效性方法评价等效性；②采用平均生物等效性方法评价等效性；③比较受试制剂与参比制剂的个体内标准差。

对于窄治疗指数药物的生物等效性判定，通常需针对具体药物具体分析，可参考国际先进监管机构相关技术要求，结合国内外临床应用经验和文献资料综合考虑，并符合我国监管机构的相关要求。

（四）高变异药物

某些药物由于生物利用度过低、酸不稳定、吸收前的广泛代谢等原因，导致一个或多个药动学参数的个体内变异系数（within-subject coefficient of variation，CVw%）大于或等于 30%，称为高变异药物（highly variable drug，HVD）。对于高变异药物，采用常规样本量和等效性判定标准，有时即使参比制剂与自身相比较，也可能出现不能证明其生物等效的情况。高变异药物生物等效性试验设计和实施参考《高变异药物生物等效性研究技术指导原则》。

为减少不必要的人群暴露，达到科学评价不同制剂是否生物等效的目的，对于安全性较好、治疗窗较宽的高变异药物，分析造成制剂高变异特征的原因，在充分科学论证的基础上，通过部分重复或完全重复交叉设计，根据参比制剂的个体内变异和试验设计，采用平均生物等效性方法或参比制剂标度的平均生物等效性方法（reference-scaled average bioequivalence，RSABE），同时将等效性判定标准在 80.00%～125.00%的基础上适当放宽。与平均生物等效性方法相比，RSABE 方法依据参比制剂的个体内变异适当放宽了等效性判定标准。

试验设计根据药物特点，综合考虑拟定的统计分析方法、受试者可获得性、残留效应等因素，选择非重复交叉设计、三周期部分重复交叉设计、四周期完全重复交叉设计或平行组设计。试验前需充分估计样本量，以保证足够的检验效能，其中平行组设计的样本量最大，非重复交叉设计次之，重复交叉设计样本量较小，具体计算方法可参考《生物等效性研究的统计学指导原则》。

生物等效性分析方法应在研究方案和 SAP 中提前制订，若选择非重复交叉设计或平行组设计，应采用平均生物等效性方法；若选择重复交叉设计则可采用平均生物等效性或 RSABE 方法。通常情况下，只有安全性较好、治疗窗较宽的高变异药物才可采用 RSABE 方法进行不同制剂的生物等效性评价，且试验通常需要在同一中心完成，避免试验质量差异对个体内变异的估计引入偏倚。采用 RSABE 方法前，应结合药动学参数、已有文献资料、预实验结果等充分论证采用 RSABE 方法的实用性，必要时还需补充相关试验加以论证。

对于 E-R 曲线不平缓甚至陡峭的药物，如替格瑞洛、达比加群等，即使个体内变异系数大于 30%，也不建议采用 RSABE 方法放宽等效性判断标准，避免某些患者可能由于暴露量增加出现安全性风险。对于含有高变异药物的复方制剂，应在试验设计时充分考虑单个药物的生物药剂学和药动学特点，根据其中个体内变异较高的药物进行相应样本量估计，各组成药物则应分别选择适宜的统计分析方法进行生物等效性分析。

（五）胃肠道局部作用药物

胃肠道局部作用药物是指在胃肠道局部产生作用的药物，按照其药理作用分为抗酸药、胃酸分泌抑制药、M_1受体拮抗剂、促胃液素受体拮抗剂、胃壁细胞质子泵抑制药、黏膜保护药、止泻药、止吐药和胃肠动力药等。按照其特性分为可吸收的药物和不可吸收的药物，按照剂型可分为溶液型即刻释放制剂、非溶液型即刻释放制剂、控释制剂。其中抗酸药（如铝碳酸镁）和黏膜保护药（如硫糖铝）在胃肠道螯合胃肠液或附着于胃肠道黏膜发挥治疗作用，参照 FDA 相关指导原则，此类仿制药仅需完成体外等效性试验。参照 EMA 相关指导原则，胃肠道局部作用药物的改良剂型产品的等效性评估需要在有效性和安全性方面确保等效，按照一般原则，临床终点的临床试验对证明治疗等效是必要的，为了证明全身安全性，在观察到有一定程度的药物吸收和全身生物利用度的情况下，需要开展生物等效性研究。

对于胃部局部作用药物，若适用于原料药生物药剂学分类系统生物等效性豁免，可免除全身安全性生物等效性研究，研究方法选择决策树见图 12-1。对于肠内局部作用药物，通常将在餐后及空腹状态血浆药物水平的生物等效性研究作为有效性和全身安全性的等效性替代方法，对于控释制剂，有明显蓄积的缓释药物将采用多次给药研究，研究方法选择决策树见图 12-2。对于直肠局部

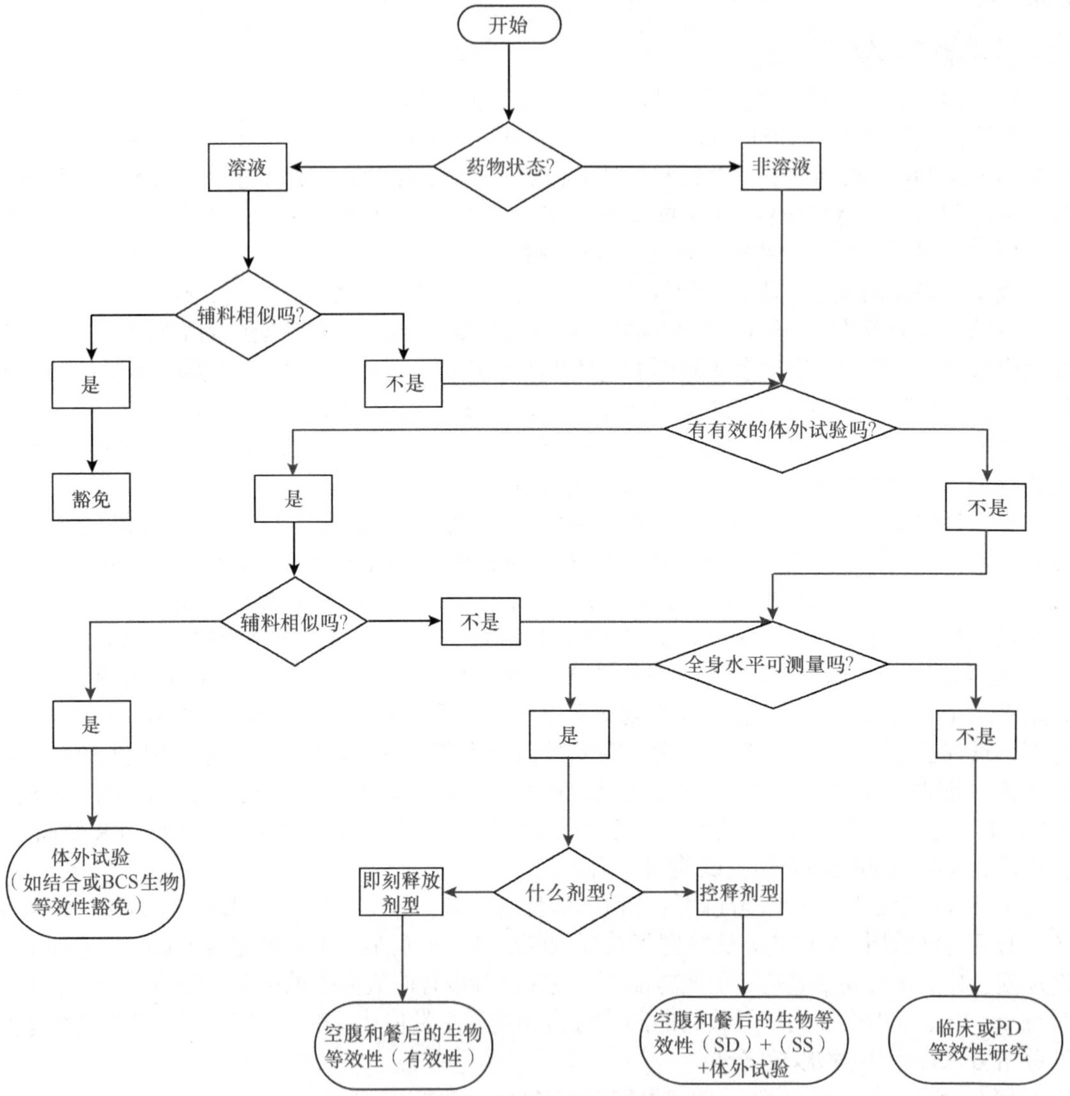

图 12-1 胃部局部作用药物研究方法选择决策树

作用药物，其剂型种类繁多，包括溶液或悬浮液的灌肠剂、栓剂、凝胶剂、泡沫剂等，不同剂型因其辅料特性不同可能影响活性物质的耐受性、全身吸收、局部停留时间、体内溶解度或体内稳定性，若药物从作用部位吸收，血浆药物浓度可反映靠近作用部位的药物释放和利用度，从而作为评价有效性是否等效的替代方法。

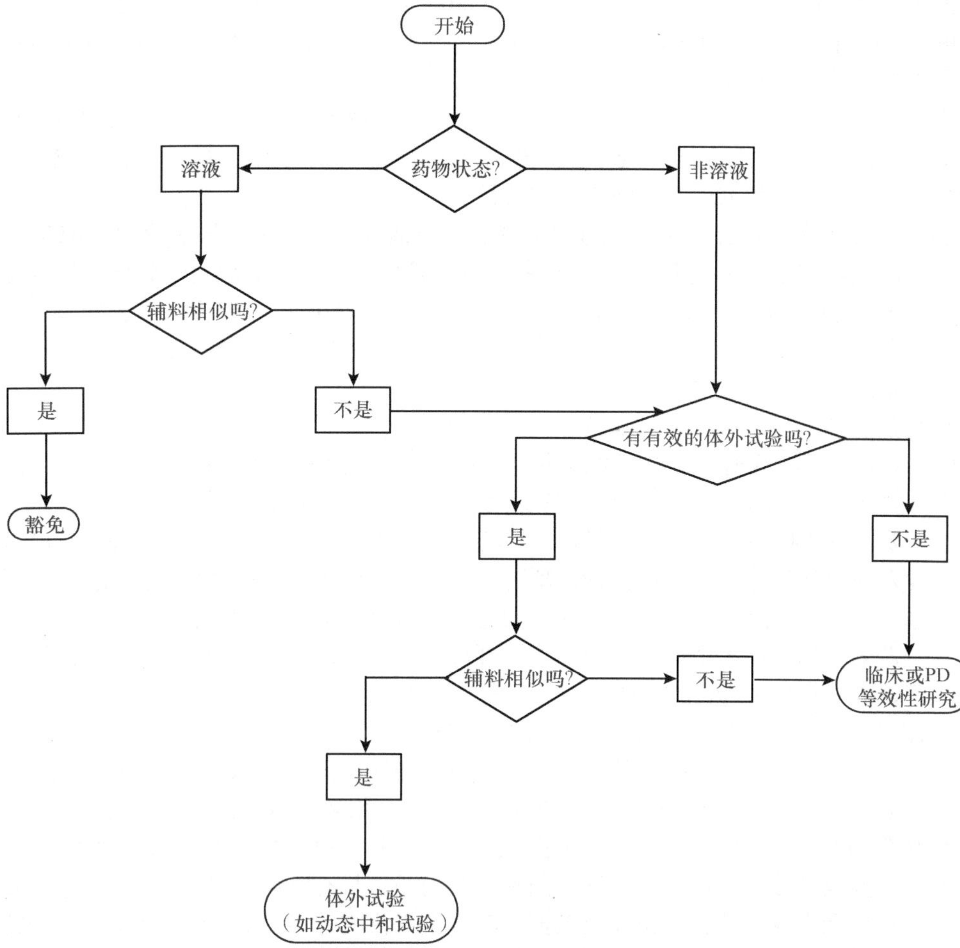

图 12-2　肠内局部作用药物控释制剂研究方法选择决策树

（六）生物类似药

生物类似药（biosimilar）是指在质量、安全性和有效性方面与已获准注册的参照药具有相似性的治疗用生物制品。生物类似药的临床药理学研究应遵循以比对试验研究证明候选药与参照药的相似性为基础，支持其安全、有效和质量可控，通过证明候选药与参照药不具有临床意义的差异，从而证明其与参照药具有相似性，是生物类似药研究的关键步骤之一。临床药理学研究主要提供候选药与参照药在药动学方面的相似性数据，还可通过药效学研究（包括疗效和毒性两方面）和定量药理学分析，评估候选药和参照药是否具有临床意义的差异。

生物类似药的临床药理学研究可采用交叉设计或平行设计，具体研究设计要求可参考《生物类似药临床药理学研究技术指导原则》《生物类似药相似性评价和适应症外推技术指导原则》《生物类似药研发与评价技术指导原则（试行）》。半衰期短（如少于 5 天）、药效学反应迅速（如起效、达到最大效应和消退时间与药物的暴露量基本同步）、预期免疫原性发生率低的产品，在进行药动学比对研究时通常首选单剂量、随机、交叉研究设计，可以用最少的受试者例数进行药物暴露差异的可靠估计。当药效学延迟较多或与单剂量的药动学变化不平行时，药效学相似性评估可考虑采用多剂量研究设计。交叉设计需充分考虑免疫原性的发生、消退时间和清洗期的关系。平行设计适用于半衰期较长或重复暴露可能导致免疫反应增加从而影响药动学和（或）药效学相似性评估的药物，也适用于研究人群为患者，其药物暴露随病程呈时间相关变化的情况。

对于既可用于单药治疗又可用于联合治疗的药物，药动学比对研究时采用单药治疗敏感性更高，如需联合治疗可引入变异因素较小的化疗方案如一线治疗。如某药在不同治疗领域存在不同的靶点，需分别开展药动学研究。

试验人群优先选择健康受试者，应综合考虑安全性和伦理等因素，对于某些药物需选择适应证患者，若患者不宜采用单剂量给药研究，应开展多剂量给药研究。剂量选择应结合研究人群是健康受试者或患者，从敏感性和伦理等方面进行综合评估。

药动学采样时间设计需能表征整个药动学过程，包括吸收、分布、末端消除，$AUC_{0\text{-}t}/AUC_{0\text{-}\infty}\geqslant 80\%$，对于某些需采用两剂或多剂给药的药物，应在研究中首剂和末剂给药后均进行采样用于相似性评估，末剂给药后采样还可评估消除相差异。在患者中的多剂量研究若无法表征末剂给药后的消除特征，采样设计最好包括稳态药动学特征。若参照药表现为非线性药动学，获得表征稳态下的完整血药浓度-时间曲线十分重要。

对于单剂量静脉给药研究，$AUC_{0\text{-}\infty}$为主要评价指标；皮下给药时，C_{max}和$AUC_{0\text{-}\infty}$均为主要评价指标，C_{max}应采用实测数据。对于多剂量研究，主要评价指标为首次给药后至第二次给药前的血药浓度-时间曲线下面积（$AUC_{0\text{-}t}$）和稳态下两次给药间隔之间的血药浓度-时间曲线下面积（$AUC_{0\text{-}\tau}$），次要评价指标为稳态血药浓度谷值（$C_{min,\ ss}$）和（或）稳态血药浓度峰值（$C_{max,\ ss}$）。

药动学比对研究的检测物质可能包括游离药物、与药物靶点结合形成的复合物及总药物。应采用对评价候选药和参照药之间药理活性差异最敏感的检测物质进行定量分析。

使用单一药效学指标或多个相关药效学指标开展研究，能降低候选药和参照药相似性评价的不确定性，并显著增加药物相似性的整体证据。药效学采样时间可能与药动学采样时间不同，其采样时间点和采样时长的选择应取决于药效学指标本身的特征。

候选药和参照药之间药效学指标的比对应通过效应曲线下面积（area under the effect curve，AUEC）进行评价。当药效学指标在药动学研究所获得的药物浓度范围内具有较宽的动态范围时，应基于可反映药物作用机制的生物标志物的药效学相似性以评估药物的相似性。即使药动学/药效学研究中的人体药效学数据不足以评估候选药和参照药是否具有临床意义的差异，人体药效学数据仍可为后续安全性和有效性试验的设计及数据收集方案提供支持。若因药效学标志物本身特征导致试验仅能获得一个药效学结果，该检测结果应与同期检测的药物暴露进行关联，并将药物暴露和药效学标志物的相关性作为候选药与参照药比对的基础。

可利用建模与模拟技术帮助药动学和（或）药效学研究设计，如帮助选择最佳剂量用于药效学相似性评估等。当免疫原性导致药物的药效学行为改变、药效学效应降低或疗效丢失，或产生免疫介导的不良反应时，应对相关反应的发生频率和强度进行评估。评估安全性和免疫原性数据时，应充分了解安全性信号或免疫反应的发生和消退时间。

（七）特殊静脉制剂

特殊注射剂制剂是指与普通注射剂相比，特殊注射剂的质量及其活性成分的体内行为受处方和工艺的影响较大，可能进一步影响制剂在体内的安全性和有效性，如脂质体、静脉乳、微球、混悬型注射剂等。

当受试制剂与参比制剂在药学及非临床层面具有一致性的基础上可开展临床研究，应首先进行人体生物等效性研究，必要时开展进一步的临床研究。试验设计可参考《以药动学参数为终点评价指标的化学药物仿制药人体生物等效性研究技术指导原则》《生物等效性研究的统计学指导原则》《高变异药物生物等效性研究技术指导原则》《化学药品注射剂（特殊注射剂）仿制药质量和疗效一致性评价技术要求》等相关指导原则。

特殊注射剂生物等效性研究通常以健康受试者为受试人群，采用随机、单次给药、交叉研究设计，以对受试制剂和参比制剂的差异具有足够灵敏度的物质为目标检测物质。生物等效性评价指标包括 $AUC_{0\text{-}t}$、$AUC_{0\text{-}\infty}$、C_{max} 的几何均值、几何均值比值及其 90%置信区间等。一般情况下，对于主要终点指标，上述参数几何均值比值的 90%置信区间数值应在 80.00%～125.00%内，对于窄治疗窗药物，应根据药物特性适当缩小 90%置信区间范围。

在某些特殊情况下，建议开展随机对照临床试验以证明受试制剂与参比制剂的等效性：①体循环中的药物浓度与疗效或安全性相关性较差，人体生物等效性研究不足以评价受试制剂与参比制剂的疗效、安全性是否一致；②缺乏准确可靠的生物样本测定方法，无法通过生物等效性研究评价受试制剂与参比制剂是否具有生物等效性；③人体生物等效性研究结果显示受试制剂与参比制剂存在差异，且尚不确定该差异是否会对药物的安全性和有效性产生明显影响。

二、特殊制剂生物利用度试验

生物利用度和生物等效性均为评价制剂质量的重要指标，生物利用度侧重反映药物活性成分到达体内循环的相对量和速度，是新药研究过程中选择合适给药途径和确定用药方案（如给药剂量和给药间隔）的重要依据之一。在新药研究阶段，为确定新药处方、工艺合理性，需要比较改变上述因素后制剂是否能达到预期的生物利用度；新剂型开发需要进行生物等效性研究以确定剂型合理性。

（一）改良型调释制剂

调释制剂（modified release formulation，MR）是指与普通制剂相比，通过技术手段调节药物的释放速率、释放部位或释放时间的一大类制剂，本小节内容探讨口服、肌内、皮下给药的调释制剂和透皮贴剂。改良型调释制剂（improved modified release formulation，IMR）是在已有普通制剂或调释制剂的基础上，基于明确的临床需求[如改善安全性、有效性和（或）患者依从性]，结合释放部位的生理条件及药物的理化性质、生物药剂学特性、药效学和药动学等方面的综合考虑，优化制剂处方工艺，从而使其具有明显的临床优势。改良型新药调释制剂的药动学研究一方面可阐明调释制剂的体内释放特性和药动学特征；另一方面可为后期的开发策略、临床试验的设计和开展提供支持，在调释制剂的开发和评价中均发挥重要作用。

改良型新药调释制剂的研发通常基于活性成分或代谢物的系统暴露与效应之间的相关性，多数情况下与对照制剂有相似的暴露总量（AUC），但由于调释制剂与对照制剂可能具有不同的生物利用度，因此给药剂量不一定相同。调释制剂的临床药动学研究内容包括吸收的速度和程度、稳态血药浓度波动情况、药动学参数的个体间变异、剂量比例关系、影响调释制剂特性的因素和非预期释放的风险。此类临床研究通常在健康受试者中进行，特殊情况出于安全性考虑在患者中进行。研究需测定活性成分和（或）代谢物的浓度，有时还需考虑重要的药效学指标。当吸收速率或给药途径的变化可能会改变代谢的程度和方式时，还需同时检测活性代谢产物。

单次给药研究旨在通过与对照制剂比较，评估调释制剂的吸收速率和吸收程度，确认调释制剂的药动学特征，在治疗剂量范围内呈线性药动学的药物，通常开展最高规格的单次给药药动学对比研究。若最高规格有安全性风险，可采用较低规格。若活性成分或调释制剂在治疗剂量范围内呈现非线性药动学，通常至少开展最高和最低规格的调释制剂与相应对照制剂的单次给药药动学对比研究。若不能根据上述试验结果推断中间规格的生物利用度，还需对中间规格进行对比研究。单次给药研究评估的药动学参数包括 $AUC_{0\text{-}t}$、$AUC_{0\text{-}\infty}$、$AUC_{t\text{-}\infty}$、C_{max}、T_{max}、半衰期和滞后时间（t_{lag}），采用最有可能反映疗效和安全性的参数作为主要药动学参数评价，同时应比较个体间变异，调释制剂药动学参数的个体间变异通常不应超过对照制剂，可充分证明其影响无临床意义的除外。

多次给药研究通常选择最高规格，通过比较至少三次给药前血药浓度来评估是否达到稳态。如调释制剂无明显蓄积（如单次给予最高规格剂量的调释制剂后 $AUC_{0\text{-}\tau}$ 至少覆盖 $AUC_{0\text{-}\infty}$ 的 90%）且单次给药可充分描述两种制剂药动学的对比特征，可考虑免于开展多次给药研究。评估的药动学参数包括 $AUC_{0\text{-}\tau}$、稳态达峰时间（$T_{max,\ ss}$）、稳态血药峰浓度（$C_{max,\ ss}$）、稳态血药谷浓度（$C_{min,\ ss}$）及药物浓度波动度。多次给药研究也需采用最有可能反映疗效的安全性参数作为主要药动学参数进行评价，并说明其合理性。除非有充分的说明，调释制剂药物浓度的波动应与对照制剂相似或更低。

通常口服调释制剂需开展食物影响研究，一般采用单次给药试验评估食物对生物利用度的影响，建议使用高脂肪（约占餐总热量的 50%）、高热量（800～1000kcal）饮食，具体设计参照《新药研发过程中食物影响研究技术指导原则》，主要评价参数包括 AUC 和 C_{max}，同时还需比较调释制剂的其他参数和血药浓度-时间曲线的形状是否有明显变化，并阐述这些变化是否有临床意义。如食物影响具有临床意义，推荐采用三交叉或四交叉研究对空腹和进餐状态下的调释制剂与对照制剂进行比较，若食物影响不具有临床意义，可进行双交叉设计。调释制剂如有不同的服药方式，一般情况下，需进行不同服药方式下的相对生物利用度研究。

当调释制剂有多重规格或者给药剂量需同时给予多个单一规格时，需论证调释制剂不同规格/剂量的药动学特征是否具有计量比例关系。若药物有蓄积应通过多次给药考察剂量比例关系。

对于调释制剂需额外考虑非预期释放，以及可能造成突释的因素，另外还需考虑胃肠道生理条件、给药部位对血药浓度的影响、胃中停留时间延长等。

（二）脂质体药物

脂质体药物（liposome drug）是指有效成分由脂质体包裹的药物，脂质体是由被亲水基团分隔的双分子层（单层）和（或）同心脂质体组成的多层囊泡结构，亲水基团由两亲性磷脂分子组成，如包围亲水中心的磷脂分子。脂质体药物的体内代谢和处置、药动学参数与相同给药途径的非脂质体药物不同，如脂质体药物可能存在缓释的特性。根据 FDA 的要求，非脂质体制剂已经获批上市，脂质体制剂和非脂质体制剂具有相同的活性成分、相同的给药途径情况下，脂质体制剂应与已上市非脂质体制剂对比以阐明其吸收、分布、代谢和排泄的区别，可采用放射性元素开展物料平衡研究，以研究其各器官之间的分布情况。生物利用度研究采用单剂量、交叉或平行设计，根据药物情况选择受试人群，根据药物特性可能开展多剂量比较研究。

（编委：余　勤，参编者：李丰杉）

思 考 题

1. 什么是生物利用度？生物利用度采用哪几个药代参数进行评价？
2. 为什么药动学研究方法为评价仿制药生物等效性的首选方法？
3. 请阐述经口吸入制剂的定义。若某经口吸入药物为全身作用，其生物等效性临床试验设计还需考虑哪些因素？
4. 请阐述高变异药物的定义。能够采用哪几种生物等效性设计方法？对于 E-R 曲线不平缓甚至陡峭的药物需要有哪些注意事项？
5. 阐述生物类似药的定义。生物类似药除了进行药动学比对还需要考虑什么指标？

第十三章　其他常见类型临床药理学研究

教学目标

1. 基本概念

（1）掌握以下概念：物质平衡研究、食物影响研究、药物相互作用研究。

（2）熟悉以下概念：药效学研究、基于模型的临床药理学研究方法、前瞻性药物相互作用临床研究。

（3）了解以下概念：空腹/餐后状态给药、指针药物的药物相互作用研究、替代终点、QT/QTc间期延长临床研究。

2. 基本理论和基本知识

（1）掌握人体物质平衡研究、食物影响临床研究、药物相互作用临床研究的主要内容。

（2）熟悉物质平衡研究、食物影响研究、药物相互作用研究、药效学研究的相关指导原则。

（3）了解人体物质平衡研究、食物影响临床研究、药物相互作用临床研究、药效学临床研究的开展时机。

3. 基本技能

（1）掌握人体物质平衡研究、食物影响临床研究的设计要点。

（2）熟悉前瞻性药物相互作用临床研究的设计要点。

（3）了解 QT/QTc 间期延长临床研究的设计要点。

第一节　概　　述

临床药理学研究是创新药上市前临床研究的重要内容，是支持探索性和确证性临床研究设计及上市申请的重要依据。创新药上市前或获批上市后，可根据不同的研究目的或监管要求针对性开展相应的临床药理学研究。

创新药的临床药理学研究除了单次/多次给药剂量递增研究、药动学研究、特殊人群药动学研究（肝/肾功能不全患者、儿科人群、老年人等）之外，其他常见类型临床药理学研究还包括物质平衡研究（mass balance）、食物影响研究、药物相互作用研究、药效学研究（如 QT/QTc 间期延长临床研究）、其他临床药理学研究方法等内容。

（一）物质平衡研究

创新药人体物质平衡研究并不仅仅是研究药物（包括代谢产物）通过不同途径的排泄情况，也是研究药物（包括代谢产物）进入人体的全过程。主要考察创新药在人体内的吸收、分布、代谢和排泄等特征，阐明原型药及其代谢产物在代谢/消除的途径和时间过程等规律。

（二）食物影响研究

许多口服药物制剂在消化道的吸收速度和吸收程度会受食物的影响，导致药物的吸收速度减慢或加快，也可能会引起药物的吸收程度减少或增加。药物与食物同服可能影响药物的吸收和系统暴露，药物-食物相互作用可能会对药物的安全性和有效性产生显著影响。因此，尽早开展食物对药物吸收影响的研究，评估食物对药物 T_{max}、C_{max}、生物利用度的影响，对于保障创新药临床研究与应用的安全性和有效性、确定与食物相关的最佳用药方案具有重要作用。

食物影响研究主要考察与空腹情况相比，受试者餐后条件下，药物在体内暴露的变化，以及不同类型的饮食对药物体内暴露的影响。

（三）药物相互作用研究

在临床应用中患者经常会同时使用多种药物，这些药物可能会产生药物相互作用，从而可能导致严重不良反应或改变治疗效果。因此，有必要对药物相互作用发生的可能性和严重性及其影响程度进行科学评估，根据评估结果调整给药方案，并在说明书中对临床用药提出建议。

当创新药在临床上与其他药物同时或先后应用时，在吸收、与血浆蛋白结合、诱导/抑制代谢酶、存在竞争排泌或重吸收等过程中，由于药物之间可能存在相互作用，如果可能导致药物浓度产生明显变化，进而使药物毒性和（或）疗效发生改变，这种情况下应进行药物相互作用研究，为调整用药剂量提供科学依据，并尽可能明确引起相互作用的因素或机制。

药物相互作用的主要研究内容包括但不限于：在研药物是否可改变其他药物的药动学特征；其他药物是否可改变在研药物的药动学特征；评估药动学参数的变化程度；评估在研药物的药物相互作用的临床意义；临床严重药物相互作用的防控策略等。

（四）药效学研究

从临床药理学剂量优化的角度，通常通过开展探索性药效学研究，为支持创新药确证性临床研究提供依据，如确定合适的患者人群、剂量、给药时间和给药频率等设计。探索性药效学研究通常包含对多个剂量水平或者不同给药频率等不同给药方案的探索，研究结果为确证性临床研究的用法用量提供重要依据。

临床药效学研究受药物作用机制、不同疾病发生发展等多种因素干扰，在药效学指标选择与定量检测、剂量-暴露-效应关系分析等方面，不同类型的药物会有较大差异，因此其研究方法具有特殊性，如 QT/QTc 间期延长临床研究等。

（五）其他临床药理学研究方法

经典研究方法主要基于个体密集药动学数据的非房室模型和房室模型，量化小样本平均药动学参数，如生物利用度和生物等效性研究、食物影响研究、药物相互作用研究、肝/肾功能不全等特殊人群患者研究等。经典药动学研究通常采用描述性统计方法报告研究结果，初步描述药物的药动学、药效学及安全性特征。

除了上述经典研究方法，临床药理学研究的研究方法还包括基于模型的研究方法及其他前沿方法。

基于模型的研究方法包括群体药动学模型、PBPK 模型、基于模型的荟萃分析、E-R 关系分析、疾病进展模型等。患者和（或）健康受试者的密集和稀疏药动学、药效学数据，在群体分析方法中均可被采纳。群体方法可量化药动学、药效学的个体间变异和随机变异，并分析变异来源，结合药物 E-R 关系分析结果，判断是否需要对特殊人群进行剂量调整。

其他前沿方法包括定量系统药理学（quantitative systems pharmacology，QSP）、机器学习（machine learning）、人工智能（artificial intelligence，AI）等。随着新技术理论与方法的快速发展，其他前沿方法不断应用于创新药临床药理学（包括定量药理学）研究中的 E-R 关系分析、用法用量设计和优化等领域。在科学合理的前提下，可采用前沿方法研究探索，但应评估或验证其合理性、科学性。如果作为申报注册的支持性证据，应提前与监管部门沟通。

第二节　物质平衡研究

物质平衡研究对全面认识创新药的临床用药安全性、有效性等结果具有非常重要的意义。物质平衡研究结果对药物相互作用研究和探索性/确证性临床研究设计等具有重要参考价值，可为肝/肾功能不全人群研究的必要性提供依据。应重点关注在物质平衡研究中发现的但未在动物研究中观察到的新代谢产物和（或）与其他物种体内不成比例的高浓度代谢产物。

人体物质平衡研究可以提供创新药在人体内的物质平衡、排泄途径、生物转化等重要信息，是创新药注册申报中临床药理部分的重要内容之一。

人体物质平衡研究通过及时、充分收集受试者的血液、尿液、粪便或其他生物样本，采用先进可行的技术，阐明人体内药物的物质平衡情况；考察药物在全血和血浆、尿液等样本中的分布比例，获得药物在人体内吸收、分布、代谢及排泄等过程的特征。

（一）研究技术

物质平衡研究可以采用放射性同位素示踪或其他合适的技术开展。①通过放射性同位素示踪技术（如放射性计数及高分辨质谱等），获得物质平衡信息；②通过 LC-MS/MS 对所采集的生物样本中的药物及其代谢产物进行定性、定量分析，获得其药动学相关特征。

（二）研究时机

合理安排物质平衡研究的开展时机，宜尽早获得必要的信息以支持药物研发策略。放射性标记人体物质平衡研究应在确证性临床研究开始之前完成。建议在早期临床研究中尽早开展人体代谢产物的定性、定量研究，并根据人体代谢研究结果与动物代谢研究结果的差异比较，考虑后续完整的物质平衡研究的开展时机和设计。

如果发现人体特有代谢产物、活性代谢产物和（或）高比例代谢产物会对后期临床研究的检测对象和安全性事件分析等产生重要影响，建议综合考虑物质平衡研究的时机。

物质平衡研究可以采用放射性同位素标记的示踪方法或其他合适的方法开展。其中采用放射性同位素（通常为 ^{14}C 或 ^{3}H）标记示踪方法开展的人体物质平衡研究，是全面、直接获得药物在人体内吸收、分布、代谢和排泄等信息的常用方法。放射性标记人体物质平衡研究应基于药物整体研发策略，结合药物的特性、非临床研究结果及临床研究整体进度进行科学合理的设计和考虑。由于放射性同位素标记技术耗时较长（包括放射性同位素稳定性考察），建议应尽早准备好相关工作。

（三）研究设计

人体物质平衡研究应首要考虑受试者的安全性。因此，其开展需遵循的一般要求包括但不限于如下方面。

1. 应尽量优先考虑低能量放射性标记技术，尤其当原型药物和（或）其代谢产物回收率较低时。同位素应标记在代谢后仍未脱落的大片段上，以便于追踪代谢产物。同时，为了避免同位素效应和辐射自分解，尽量将同位素标记在代谢稳定的位点上。放射性同位素标记药物的放射化学纯度应高于 95%。

2. 在给予小剂量放射性同位素标记药物时，需同时给予非标记药物。

3. 标记药物的放射性活度（即放射性剂量）应选择可用的且尽可能低的剂量。

4. 有效剂量（effective dose，E）应符合增加与健康获益有关的社会效益，不超过 1mSv。有效剂量是指经过组织权重因子校正后的各组织或器官的当量剂量（H_T）之和。世界各国监管机构或相关组织对临床研究中人体受到的辐射剂量（当量剂量或有效剂量）限定值均有不同的要求。我国《电离辐射防护与辐射源安全基本标准》（GB18871-2002）规定：实践使公众中有关关键人群组的成员所受到的平均剂量估计值不应超过年有效剂量 1mSv。美国联邦法案 21CFR PART 361.1 规定：进行成人单次研究的全身、活跃的造血器官、晶状体、性腺的辐射剂量（H_T）不应超过 30mSv，其他器官的 H_T 不应超过 50mSv，1 年内总剂量限定值对应分别为 50mSv 和 150mSv。1 年内总剂量除了包括放射性研究中给药造成的辐射剂量外，还应包括受试者在某研究中或后续研究中接受放射性检查[如 X 射线摄片、计算机体层扫描（CT）等]等受到的辐射剂量。

5. 优先纳入健康志愿者。受试者通常为成年男性（由于对生育的可能影响，有些研究将男性受试者的年龄限制在 35～60 岁）。基于使用未上市的放射性药物对有生育能力的女性可能存在潜在的生育风险的考虑，不纳入女性受试者。

6. 受试者例数一般为 4～8 例，最常见的为包括 6 例按照试验方案完成研究的可评估的受试者。

7. 血液样本应至少采集至原药和（或）已知主要代谢产物达峰后的 5 个半衰期。而尿液、粪便样本采集的终止条件是连续两个采集期间排泄物回收率低于给药剂量的 1%。

8. 采用 LC-MS/MS 检测血浆样本中原型药及相关代谢产物的浓度，获得原型药和代谢产物的主要药动学参数。

9. 用于代谢产物谱研究的混合血浆样本应能代表 80%血浆总放射性 AUC；混合尿液、粪便样本应能代表 80%～90%排泄物的放射性。另外，典型的样本处理、制备过程的放射性提取率应大于 90%。

10. 对于血浆样本，需要鉴定大于总暴露量 10%的代谢产物；对于尿液、粪便样本，建议鉴定的代谢产物越多越好。物质平衡研究的总回收率最好能达到 90%，且应鉴定超过 80%的回收的放射性物质。

11. 医疗机构配制、使用放射性制剂，应当符合《中华人民共和国药品管理法》《放射性药品管理办法》和放射性同位素安全及防护相关的国家其他规定。^{14}C 标记的放射性药品应符合第四类许可证“可研制和使用放射性新制剂以适应核医学诊治新方法、新技术的应用。研究范围仅限国内市场没有或技术条件限制而不能供应的品种”的规定。因此，临床研究单位必须具有放射性药品使用许可证（第四类），并负责按要求收集、报告药品不良反应等工作。

12. 受试者应在核医学科病房（或具备相应资质条件的病房）完成给药及生物样本采集，试验过程中研究医生和研究护士等相关人员应进行全程安全监护。

（四）联用非标记药物的考虑

如果药物具有非线性消除或时间依赖性临床药动学特征，则需要模拟临床治疗条件下药物在体内的处置过程。通常可以在多次给予非标记药物达到稳态后，再单次给予放射性标记药物，或选择单次给予一个超治疗剂量。

基于安全性等因素，联用非标记药物进行物质平衡研究是常见的做法。例如，替加环素能与骨组织结合、广泛分布，单次给予放射性标记药物可能因放射性药物长期与骨组织结合带来辐射安全性风险，因此，须采取先给予 6 次非标记药物，使骨组织结合达饱和后再给予放射性标记药物进行物质平衡研究。

（五）其他

1. 技术比较 LC-MS/MS 技术具有准确、灵敏、快速等优点，但难以定量分析未知化合物；传统药动学/药效学研究不能较完整阐明药物的物质平衡情况，无法回答如给予的药物总量和排泄总量一致性，药物在体内的滞留时间、分布特征、安全性和代谢产物安全性考量等问题，放射性同位素标记相关技术可较好研究上述问题。

2. 适用性 如果研究药物在临床治疗剂量范围内呈现线性药动学特征，则某一个剂量的物质平衡研究结果可以外推，适用这个线性范围内的任意剂量。

3. 局限性 ①放射性同位素标记是物质平衡研究的首选技术，但放射性物质本身会对人体产生辐射，因此给药多为单次给药，不能反映多次给药的真实情况。②人体物质平衡回收率低于 80%时会对安全性评估产生影响，需从技术和科学方面进行解释：技术缺陷包括 ^{14}C 标记位点不理想、代谢为 $^{14}CO_2$ 呼出或参与内源性物质合成、仪器检测灵敏度的限制影响等；科学方面包括药物在特定组织富集的可能性、肝肠循环的影响、与大分子共价结合的程度等。如果回收率过低，可能会考虑生物转化途径研究不充分，这时需要深入讨论已鉴定的药物消除途径在总消除中的比重。

4. 伦理审查 采用放射性同位素标记药物进行物质平衡及生物转化临床研究是阐明药物人体内代谢及排泄特征的金标准。由于放射性同位素具有不断释放特征射线的特殊性，存在一定的安全性风险，伦理委员会在进行审查等工作时应对研究药物的放射剂量、受试者权益保护和研究者防护等方面有充分考虑。

案例 13-1

TPN171 是新型嘧啶酮磷酸二酯酶-5（PDE5）抑制剂。其在临床上旨在治疗肺动脉高压（PAH）和男性勃起功能障碍（ED）。TPN171 在Ⅰ期研究中显示出良好的安全性和药动学特征，但其在人体中的代谢过程尚不清楚，需要开展物质平衡研究。

研究目的：通过测定志愿者血液和血浆中的放射性，定量分析血液和血浆中的[^{14}C]TPN171；通过测定尿液和粪便中的放射性，获得质量平衡数据，分析评价主要排泄途径；应用各种体外代谢模型来研究初级代谢物形成的机制。

剂量确定：已完成的临床试验（ClinicalTrials.gov，NCT04479917）和该产品的初步研究数据结果表明，10mg 是潜在的有效剂量，TPN171 在该剂量下是安全且耐受性良好的。因此，本研究中，6 例健康中国男性志愿者分别给予 10mg（100μCi）[^{14}C]TPN171。

本研究采用单中心、单剂量、非随机、开放的设计，共招募 6 例健康中国男性志愿者。通过医用生理盐水溶解[^{14}C]TPN171H 片剂，溶解后将溶液等分，使每例志愿者的给药溶液中含有 100μCi 的[^{14}C]TPN171，再在混悬液中加入 10mg TPN171 片剂和超纯水，使液体总体积为 40ml。禁食一夜后，每例志愿者口服含有（100μCi）[^{14}C]TPN171 的该混悬液。

收集 6 例健康中国男性志愿者 0～216h 的生物样本，包括血液、血浆、尿液和粪便。

血液和血浆：在给药前 1h 和给药后 0.5h、0.75h、1h、1.5h、2h、4h、6h、8h、10h、12h、24h、48h、72h、96h、120h、168h 和 216h 分别收集约 7ml 静脉血于含肝素抗凝剂的采血管中。收集血浆用于非放射性和放射性药动学分析及生物转化分析。此外，在给药前 1h 和给药后 1h、4h、10h、12h、24h 和 48h 分别额外收集约 10ml 静脉血，其中 2ml 用于分析血液中的总放射性，将剩余的血液离心以获得血浆并用于生物转化分析。将血液和血浆样品冷冻，在–90～–60℃温度下储存。

尿液和粪便：在给药前收集尿液样本，并在给药后 0～4h、4～8h、8～24h、24～48h、48～72h、72～96h、96～120h、120～144h、144～168h、168～192h 和 192～216h 时间段内收集所有尿液。在给药前收集粪便样本，并在给药后 0～24h、24～48h、48～72h、72～96h、96～120h、120～144h、144～168h、168～192h 和 192～216h 时间段内收集所有粪便。在每例志愿者收集的生物样品（尿液+粪便）的总放射性超过剂量的 80%，连续两个时间段收集的尿液和粪便的放射性小于剂量的 1%时，终止尿液和粪便的收集。

人血浆和尿液样品中的放射性水平采用液体闪烁计数器（LSC）来测定，通过 15ml 碱性液体闪烁混合物吸收燃烧的粪便和血液中释放出的 $^{14}CO_2$，采用 UHPLC-Q Exactive Plus MS 技术鉴定代谢物的结构。应用 Laura 软件整合放射性代谢物分析结果以获得放射性色谱图，计算尿液和粪便中每种代谢物的百分比（%剂量）和血浆中暴露代谢物的比例（%AUC）。计算血液和血浆中总放射性物质浓度的比率，评估血液和血浆中的药物及其代谢物质分布偏倚。根据每个时间段收集的尿液和粪便的质量与测定的放射性水平，评价排泄速率和主要排泄途径。

采用经过验证的 LC-MS/MS 方法定量测定不同时间点血浆和血液中的 TPN171 浓度水平。应用 WinNonlin 软件根据血液和血浆中 TPN171 的浓度计算药动学参数，包括 T_{max}、C_{max}、AUC 和半衰期等。

第三节　食物影响研究

食物可以通过影响人体胃排空、改变胃液 pH、改变胃肠道蠕动等方式影响药物吸收的速度与程度。某些食物中含有酶抑制剂或诱导剂，可与主要经这类酶代谢的药物产生食物-药物相互作用，尤其是当该代谢酶存在基因多态性时，其影响可能更为显著。

食物影响研究通过考察在空腹、餐后口服药物的条件下，食物对药动学，特别是对药物吸收过程的影响，可为后续临床研究及临床治疗制订科学、合理的给药方案提供依据。

食物影响研究的结果可用以支持后续临床研究中受试者服药和饮食类型或时间的设计，用以指导说明书撰写，为合理用药提供依据。应特别注意，食物引起的暴露变化最终能否给临床用药带来明显影响，需结合临床研究的安全性和有效性结果及 E-R 关系分析进行综合评价。当食物引起的暴露水平的变化对临床用药有明显影响时，需要在说明书中明确患者服药时是否可以同时饮食或者服药和饮食之间的时间窗。

（一）食物影响研究的必要性及目的

受试者或患者饮食状况会随着食物数量和种类的不同而变化，且受地域或习惯等因素影响难以长期严格地控制，因此鼓励医药企业研发不受食物影响的药物制剂。当无法研发不受食物影响的制剂时，需通过开展科学和规范的食物影响研究，以阐释药物是否能与食物同服，以及何时/如何与食物同服等问题，具体包括但不限于如下问题。

1. 食物是否会影响药物的系统暴露，其影响程度怎么样？

2. 食物是否会改变药物系统暴露的变异程度？

3. 当膳食中营养成分构成或热量不同（如高脂餐/低脂餐）时，食物对药物影响的程度是否会发生变化？

4. 食物如果会影响药物的系统暴露，其机制是什么？

（二）研究时机

食物对试验药物的影响应尽早评估，建议在早期临床研究阶段初步考察食物对创新药制剂体内暴露情况的影响，将有利于进一步优化处方，为后续临床研究设计等提供依据。

最好在确证性临床研究开始前完成食物影响研究，以明确食物影响的程度，确定服药与进餐之间的间隔，指导确证性临床研究中受试者饮食和服药时间关系的设计，避免或降低食物作为干扰因素对创新药安全性和有效性评价结果的影响，从而优化确证性临床研究的给药方案并完善说明书中的相关内容。

在探索性和确证性临床研究之前，若未考察食物对创新药体内暴露的影响，受试者的饮食和服药未进行控制，则食物对暴露量的影响可能干扰对创新药安全性和有效性的评价分析，可能导致研究结果的错误解读或研究结果不全面，影响创新药研发效率与质量。

（三）一般考虑

通常，食物影响的研究采用简单的单剂量药动学比较研究，在药物吸收速度和吸收程度上的变化，通常以获得 C_{max}、AUC 或口服生物利用度等来量化。

1. 需开展食物影响研究的制剂：对于新化学实体的口服制剂，一般均需要开展食物影响研究。对于其他情形，如改良型新药调释制剂或新的复方制剂等，需考虑是否必须进行食物影响研究。

2. 如果食物影响研究表明食物（如高脂餐）对药物的系统暴露有显著影响，则可能需要进一步评估不同类型的食物（如低脂餐）对药物药动学的影响。

3. 当药物的安全性或有效性受到食物的不利影响，如必须空腹服用时，则需要确定服药与进餐之间的实际间隔（如餐前 1h 或餐后 2h），以便患者在实际服药过程中遵照药品说明书中推荐的方法。

4. 对于口服给药的调释制剂，应考虑药物与食物同服可能引起的生物利用度等变化，或发生药物非预期释放的可能性，以降低受试者的安全性风险。

5. 对于固定组成的复方制剂，食物对其中各种活性成分的影响，可能会不同于单独使用每种活性成分时的影响。需评估使用复方制剂后食物对复方制剂中各活性成分的影响。

6. 新药临床研发过程中其制剂可能发生变更（如对处方进行优化，或开发新的剂型），当食物影响研究使用的试验制剂与确证性临床研究中使用的制剂不同时，需评估食物影响发生改变的可能性，必要时对变更后的制剂进行进一步的食物影响研究。

（四）研究设计

1. 设计方法 食物影响研究推荐采用随机、单次给药、两周期、双交叉试验设计，设置空腹和餐后组。受试者在一个试验周期空腹服药，另一试验周期食用试验餐后服药。两周期之间需要间隔足够的清洗期（至少为试验药物的 5 个半衰期）。

（1）如无法开展常规密集采样的食物影响研究，可以考虑开展设计和控制良好的群体药动学研究，并尽可能收集进餐时间、食物种类和数量等准确信息，以优化采样时间以表征药物的吸收过程。

（2）对于半衰期较长的药物，可采用单次给药、平行试验设计。空腹组和餐后组的受试者应具有相似的人口学特征。

（3）特殊情况时，在健康受试者或患者中无法进行单次给药，可评估用药风险情况，考察多次给药后稳态条件下的食物影响。

（4）如果需要考察不同膳食类型或进餐间隔，也可采用其他设计，但在方案中应阐明其设计及统计方法的科学合理性。

2. 剂量选择 不同给药剂量下食物影响差异可能较大，应在拟定的临床治疗剂量范围内选取剂量用于食物影响研究。

（1）如果创新药制剂在临床治疗剂量范围内呈线性药动学特征，则应使用临床推荐的最高剂量，除非出于安全性考虑需使用低剂量。

（2）当受试者接受临床治疗剂量存在安全性风险时，若治疗剂量范围内药物呈线性药动学特征，可采用试验制剂的最高规格代替最高剂量。

（3）对于在治疗剂量范围内具有非线性药动学特征的药物，建议使用临床研究预期的最高剂量和最低剂量分别进行食物影响研究（可为药品说明书提供依据）。

（4）如果拟评价试验制剂不同规格的处方存在明显差异，可考虑考察临床治疗剂量范围内其他规格制剂的食物影响情况。

3. 受试者的选择和要求 食物影响研究的每个膳食类型组别中通常至少纳入 12 例受试者，常选择健康成年男性和女性受试者。

（1）如果因安全性考虑不能纳入健康受试者，或由于目标适应证患者的疾病等因素导致其食物影响与健康受试者相比存在明显差异，可选择患者作为受试者，同时需综合考虑给药频次、患者人口统计学特征、疾病状况及治疗等因素。

（2）如果适应证是针对单一性别患者（如口服避孕药），或出于安全性考虑需排除一种性别的患者（如药物具有致畸性，应排除育龄妇女）时，可选择单一性别。

（3）需排除不能避免使用可能影响食物影响研究结果的伴随用药的受试者，如改变胃 pH 或影响胃肠蠕动改变试验药物吸收的伴随用药、可增加/减少试验药物代谢和排泄的药物等。

4. 膳食类型 建议提供膳食类型、食物组成、热量和含量明细（碳水化合物、蛋白质和脂肪）等信息。常见的试验餐主要为高脂、高热量的餐谱，以便在使食物对胃肠道生理状态的影响达到最大时，考察进食对所研究药物的药动学的最大影响。根据具体药物作用机制不同，有时可能需要考察低脂、低热量，或高糖等多种食物类型对药物吸收的影响，详见表 13-1、表 13-2。

表 13-1 膳食种类及其影响机制

膳食类型	影响机制
高脂食物	1. 显著阻碍胃排空

续表

膳食类型	影响机制
高脂食物	2. 增强增溶作用增加疏水药物的吸收 3. 刺激药物-胆汁胶束（drug-bile micelle）的形成来减少亲水药物的吸收 4. 诱导胆汁分泌，胆汁的分泌可干扰上皮膜，增强细胞旁药物运输 5. 刺激肠内淋巴转运途径 6. 可抑制上皮外排转运体，增加其底物的生物利用度 7. 引起腹泻，减少药物吸收
高蛋白食物	1. 降解的蛋白质片段可抑制肠道中负责吸收特定药物的蛋白转运体 2. 刺激肠道转运系统 3. 刺激肝酶活性，加快药物的代谢
高纤维食物	1. 可吸附餐后分泌的胆汁酸，降低胆汁的溶解作用 2. 在发酵过程中会降低肠道内的代谢
富含金属的食物	与特定的药物结合形成复合物
富含嘌呤的食物	摄取嘌呤可以抑制肠道中负责吸收嘌呤药物的 CNT2 转运蛋白
高碳水食物	不同食物影响差异大，主要是减缓胃排空速率

表 13-2　试验餐膳食类型的定义

膳食类型	总热量（kcal）	脂肪		
		热量（kcal）	质量（g）	百分比（%）
高脂餐	800～1000	500～600	55～65	50
低脂餐	400～500	100～125	11～14	25

5. 给药方式　空腹/餐后给药，或限定进餐间隔。一般应从进食试验餐起开始计时，尽量保证受试者相近的进餐速度，降低进餐速度对药动学的影响，且两个试验周期试验餐的餐谱和来源应保证一致。

（1）空腹状态给药指研究给药前 1 日晚上开始至少空腹 10h 后，以 240ml 水送服试验药物。服药前 1h 至服药后 1h 内禁止饮水。服药后 4h 内禁食。在整个研究过程中，受试者在给药后相同时间接受标准化饮食。

（2）餐后状态给药指研究给药前 1 日晚上开始至少空腹 10h 后，受试者于研究当日给药前 30min 时开始进食方案规定的膳食，并在 30min 内进餐完毕，在开始进餐后 30min 时用 240ml 水送服试验药物。服药前 1h 至服药后 1h 内禁止饮水。服药后 4h 内不允许摄入任何食物。

（3）限定进餐间隔的特殊情况：当食物能够显著改变药物的系统暴露而需要空腹服药时，常规空腹过夜的研究条件可能不便于患者实际用药，且空腹过夜的研究结果可能不适用于患者空腹时间较短的情形。因此，需要考虑在给药与进餐间隔适当（如在给药前 X 小时或给药后 Y 小时不允许摄入任何食物）的条件下开展食物影响研究，根据获得的药动学数据，以提供食物-药物相互作用的用药说明，支持说明书中推荐的用药方法。

6. 采样点确定　原则上参考单次给药药动学研究的时间点采集受试者的生物基质（如血浆）样本，血药浓度-时间曲线上每个给药周期每名受试者一般收集 12～18 个样本，但应考虑食物影响的程度（必要时可开展预试验），空腹给药和餐后给药可设计不同的采样点。

7. 检测物质　建议测定原型药物。对于从原型药物直接生物转化产生的主要代谢产物，如果代谢产物主要产生于进入体循环以前，且可显著影响药物的安全性和有效性，则需要同时测定。如果原型药物浓度过低，现有方法检测受限，难以获得给药后足够长时间的药物浓度信息，可采用主要代谢产物的浓度等数据进行评价。

（五）数据分析与结果报告

1. 建议以空腹组为参照，采用平均生物等效性方法进行数据分析，将药物的暴露量参数（$AUC_{0-\infty}$、AUC_{0-t}和C_{max}）通过自然对数进行转换，计算餐后组和空腹组的几何均值之比及其90%置信区间（均落在 80%～125%内，可认为食物对药物的暴露无显著影响）。如果两试验组间 T_{max} 和滞后时间存在差异，应阐明这种差异与临床疗效的相关性。

2. 当餐后组和空腹组 $AUC_{0-\infty}$（或 AUC_{0-t}）和 C_{max} 的几何均值之比的 90%置信区间未完全落在 80%～125%内时，需根据临床数据中药物 E-R 关系的已知信息解释食物影响研究结果及临床意义，并根据药物的治疗窗给出具体的合理用药建议。

3. 某些药物与食物同服时，如果有证据显示其系统暴露的变化对 E-R 关系的影响不具有临床意义，在确证性临床研究中可不考虑食物影响，且在药品说明书中可以明确药物在空腹或餐后条件下服用。

4. 窄治疗指数药物的生物利用度的任何波动都可能影响其安全性和有效性，因此尤其需要考虑食物的影响。

5. 应提供每例受试者服药后检测成分的血药浓度时间结果、血药浓度-时间曲线，不同饮食状态的平均血药浓度-时间曲线。

6. 应报告的药动学参数：药物的总暴露量（AUC_{0-t}，$AUC_{0-\infty}$）、C_{max}、T_{max}、滞后时间、末端消除半衰期（$t_{1/2\beta}$）、表观清除率（CL/F）、表观分布容积（V_d）。对于调释制剂等剂型，可根据药物特征和作用机制等选择截取时间段，提供部分暴露量参数（pAUC）。需提供每例受试者的药动学参数结果及汇总数据（算术均值、几何均值、中位数、标准差、变异系数和范围）。

（六）某些特殊情况的考虑

1. 对于说明书标明药品（如口服散剂、颗粒剂、缓释胶囊等）可撒拌在松软食物（如苹果酱、布丁、蛋糕等）上进行给药的情况，应开展进一步的体内相对生物利用度研究。

2. 某些口服制剂（如环孢素口服溶液）的说明书建议将该制剂与特定溶剂混合后进行给药时，应针对该用药方法开展体内相对生物利用度研究。

3. 通常不建议在老年人中进行单独的食物影响研究。

4. 通常可在成人中对儿童制剂进行食物影响研究，然后将研究结果外推到儿童。此时，食物影响研究可考虑使用该年龄段儿童常与药物一起同服的食物（如婴幼儿配方奶粉）。

5. 用于成人的拟上市剂型被用于儿童时，无须进行单独的食物影响研究。如果儿童制剂与成人制剂相似（如低规格片剂），且该儿童制剂已获得体外溶出数据支持，则可能无须进行单独的食物影响研究。

6. 生物药剂学分类系统第 1 类（BCS class1）药物一般是高溶解性、高渗透性药物，受食物影响小（FDA 内部数据显示，超过 80%的 BCS class1 类药物的释放不受高脂肪饮食的影响），可考虑免除食物影响研究。

第四节 药物相互作用研究

药物相互作用按照发生机制可分为理化性质、代谢酶、转运体、靶点或疾病介导的相互作用，按照作用影响指标可分为药动学和药效学相互作用。

应基于创新药可能产生药物相互作用的因素（如代谢酶、转运体等）开展药物相互作用研究，其结果将为后续临床研究的入排标准、联合用药、剂量调整等设计提供指导，为说明书中相关内容的撰写提供依据，为制订科学、合理的联合用药方案提供依据。大多数药物相互作用研究可在健康志愿者中进行。

（一）一般策略

在药物研发过程中，对药物相互作用的考察需要逐步积累研究数据，并根据情况进行综合评价。药物相互作用的整体研究应兼具计划性和系统性，一般包括体外研究和临床研究。通常建议对药物相互作用研究依次规划进行，从体外研究到体内研究。如果从早期体外、非临床研究和早期临床研究中获得阴性结果，基于充分依据，可不开展后期的临床相互作用研究。

1. 在早期非临床阶段，可采用适当的体外探针，充分筛选可能发生相互作用的相关药物，以用于早期的体内相互作用研究。

2. 通过早期临床药动学研究，发现与药物相互作用相关的重要信息（代谢消除的途径、对总体消除的贡献等），结合体外研究信息，为药物产品说明书提供主要基础依据，可为开展或免除进一步的药物相互作用研究提供关键依据。

3. 在早期临床阶段进行药物相互作用研究，必要时可在后期临床研究阶段进一步考察已经评价过的相互作用。可根据早期临床研究获得普通人群、特殊人群及个体的剂量、血药浓度和效应等相互关系的信息，对代谢酶、转运体等介导的药物相互作用研究结果进行阐释。

4. 根据体外/体内研究，如果发现潜在的药物相互作用，在具备可行性的条件下，鼓励开展进一步的临床研究，并对获得的安全性和有效性数据进行深入调查分析，以确认早期研究观察到的相互作用；验证针对潜在相互作用进行的剂量调整或用药方法的其他改变，可有效避免或降低药物相互作用引起的不良后果。

5. 大规模临床研究中，通过对稀疏或密集采集血样所获得的数据进行群体药动学分析，探讨已知或新发现的药物相互作用在剂量调整方面具有重要临床价值。

（二）研究时机

通常可基于体外酶学、转运体相关研究结果，确定需考察的可能影响创新药体内暴露的代谢酶或转运体，决定临床药物相互作用研究开展时机。

1. 若临床前或临床研究结果明确某些特定代谢酶或转运体对药物的暴露起主导作用，或药物对主要的代谢酶或转运体有明显抑制或诱导作用，建议开展相应的临床药物相互作用研究。

2. 对临床用药有指导意义的药物相互作用研究，应在创新药注册申报前完成。

3. 在早期临床研究阶段开展药物相互作用研究，可为后续成药性评价、剂量调整及探索性和确证性临床研究的入排标准、试验过程禁用药与合并用药制订提供依据。若无药物相互作用研究结果，后续临床研究设计应相对更严格，以保障受试者安全、确保药物疗效。如果不能通过临床研究方案设计控制药物相互作用的风险，则应根据药物相互作用影响的程度调整创新药临床研究剂量设计。

4. 如果药物经多类代谢酶代谢且各代谢酶均对药物的代谢起关键作用时，可能需要在整体创新药临床研发策略中安排多项临床药物相互作用研究。

5. 在后期评估安全性和有效性的临床研究中，可收集患者合并用药等信息，通过患者群体药动学等方法，评估早期健康受试者药物相互作用研究结果是否适用于患者人群，并有利于发现潜在的药物相互作用。

（三）研究类型

药物相互作用临床研究是为了确认试验药物在人体内是否会发生药物相互作用及其严重程度。如果药物的开发涉及与其他药物合用（如复方制剂、联合用药等），则应开展拟合用药物的药物相互作用研究。

根据临床研究设计，分为前瞻性和回顾性药物相互作用临床研究；依据研究方法可分为基于指针药物（index drug）的药物相互作用研究、基于临床常见合并用药的药物相互作用研究和药物相互作用临床试验模拟研究。

1. 前瞻性药物相互作用临床研究　特地为评价药物相互作用设计，可以是独立的研究，也可以是大规模临床研究中的一部分嵌套研究（nested study），或者是扩大队列临床研究中的一个扩展研究（expansion cohort）。基于为药物相互作用专门设计的前瞻性研究结果可为监管决策提供依据。

2. 回顾性药物相互作用临床研究　研究目的并不单纯是药物相互作用，通常不能为药物相互作用提供足够的评价证据。

3. 指针药物的药物相互作用研究　针对特定代谢酶或转运体介导的相互作用，以特定酶或转运体的特异性抑制剂和诱导剂或敏感性底物为指针药物，评价试验药物与指针药物合并使用时的药动学特征改变情况，以获得代谢酶或转运体与试验药物的相互作用规律，以指导临床合并用药时的剂量方案调整。

4. 临床合并用药的药物相互作用研究　对于不是由常见代谢酶或转运体介导的，但在临床治疗时通常需要联合使用的药物（如治疗糖尿病的二甲双胍），需要评价该药物与试验药物的药动学、药效学甚至安全性可能的相互影响，以支持后续临床研究中合并用药的给药方案设计和临床治疗实践中合并用药给药方案的制订，为临床合并用药时的给药方案调整提供依据。

5. 药物相互作用临床试验模拟研究　通过建模与模拟技术（如 PBPK 模型等），整合系统特异参数和药物特异参数，前瞻性地预测可能的药物相互作用。例如，预测中等或弱抑制剂/诱导剂对试验药物的影响（一般在获知强抑制剂或诱导剂可显著影响试验药物后进行），需要先通过强抑制剂/诱导剂的临床药物相互作用药动学数据充分验证 PBPK 模型，再预测中等或弱抑制剂/诱导剂的影响。应与监管部门沟通使用 PBPK 模型进行预测的可行性及其应用范围和程度。

（四）前瞻性药物相互作用临床研究

前瞻性药物相互作用临床研究通常是独立的研究，可用于指针药物或临床常见合并用药的相互作用研究。

前瞻性药物相互作用临床研究应基于相互作用的可能机制（如时间依赖的药物相互作用）或临床合用药物情况，选择正确的指针药物或特定药物；同时还应基于相互作用特征（包括相互作用程度、达到最大相互作用的连续给药时长、相互作用的持续时间）、底物和促变药的药动学/药效学/安全性特征进行设计，选择最灵敏的研究方式进行临床药物相互作用评价，应在安全的前提下尽可能观察到最大程度的药物相互作用，为临床安全合理用药提供科学依据。另外，临床药物相互作用研究还应该考虑是否有与暴露相关的底物安全性问题，以及评价抑制或诱导作用的可行性。临床药物相互作用研究一般以底物在与促变药合用及单用时体内暴露量（如 AUC）的比值为评价指标。

1. 研究人群选择　通常采用健康成年志愿者。基于安全性的考虑或需考查在健康受试者中不存在的药效学终点时，可选择患者进行试验。在评价具有多态性的 CYP 酶（特别是 CYP2D6、CYP2C19 和 CYP2C9）的影响时，应鉴定受试者代谢相关遗传学多态性的表型或基因型。

2. 受试者样本量确定　样本量应能准确评价相互作用的程度和变异，同时应考虑受试者的体内变异（平行设计时要考虑个体间变异）。如果在相互作用程度的范围比较重要、潜在的异常值对于临床治疗有重大意义等情况下，应在保障安全性的前提下纳入更多的受试者。

3. 设计方法　通常采用随机交叉（或顺序）设计，并依据底物和促变药单独给药时的药动学半衰期、合并用药时底物药动学半衰期，以及代谢酶或转运体活性恢复至基线水平的时间，设定清洗期。一般为双周期交叉设计；特殊情况下（如评价酶抑制剂给药后酶活性水平恢复至基线水平的时长，或试验药物同时为底物和促变药时），可考虑三周期交叉设计。在交叉设计不可行时，可采用平行设计，但应平衡影响试验药物药动学特征的内外因素。

（1）当底物或相互作用药物和（或）其代谢产物的半衰期较长且不宜使用可迅速达到稳态的负荷剂量时，则需要选择同种序贯交叉或平行设计，而不选择随机交叉设计。

（2）通常为非盲设计的开放试验。当药效学终点对相互作用的评估具有决定性作用时（如不良事件评价容易出现偏倚），应采用盲法设计。

（3）如果考察两个药物对另一个药物的相互作用时，拟通过在单个或两个独立研究中评价其潜在的相互作用，可采用随机三周期交叉、平行分组和同种序贯交叉设计。

4. 剂量选择 促变药应在安全的前提下，选择可观察到最大相互作用的剂量（暴露量接近其临床推荐使用的最高剂量）进行研究，如使用临床治疗推荐给药方案中的最大剂量和最短的给药间隔。

（1）如果底物药物在临床剂量范围内呈现线性特征，则可选择线性范围内的任一剂量进行研究，否则应选择最能观察到药物相互作用的治疗剂量。

（2）如果存在安全性隐患，可降低底物药物的剂量，此时可通过经验证底物存在剂量依赖性药动学特征的PBPK模型支持剂量选择，建议在方案和研究报告中对因使用较低剂量导致检测药物相互作用的灵敏度受限进行充分说明。

（3）一般情况下促变药应多次给药直至其达到稳态后，再评价其对底物药物的影响。

（4）如果促变药不是诱导剂或者时间依赖型抑制剂，且可证明单次与多次给药对酶/转运体的影响相似时，可采用单次给药。

（5）当促变药有多个相互作用机制时，特定情况下可单次给药进行研究，如作为OATP1B1（OATP为有机阴离子转运多肽）抑制剂的利福平。

（6）促变药给药时长应达到底物药物在产生相互作用情况下的3～5倍半衰期，因此，长半衰期底物药物的药物相互作用研究可能会要求促变药多次给药。建议连续给诱导剂两周以获得其对代谢酶/转运体的最大影响。应提供给药时长的设定依据。

（7）可通过单次给予底物药物进行药物相互作用研究，其暴露量的增加可外推至稳态下的药物相互作用程度。如果其具备时间依赖性药动学特征，则底物药物和促变药均应多次给药。

5. 给药途径 应与临床治疗给药途径一致。当有多种给药途径时，应基于药物相互作用的可能机制和经不同途径给药后原型药和代谢产物相应浓度-时间曲线的相似性确定药物相互作用临床研究给药途径。将已批准的药物作为底物或相互作用药物时，给药途径应与当前的上市制剂一致。

6. 给药时机 应明确在研药物的给药时间。例如，试验药物是CYP酶和OATP1B的底物，利福平是CYP酶诱导剂、OATP1B抑制剂，在考察利福平作为诱导剂的药物相互作用时，应推迟试验药物的给药时间。可通过多个给药方案（在体内或利用数学模拟）以理解交错给药是否会减弱相互作用（如主要发生在吸收过程的药物相互作用）。当拟评价药物相互作用的药物需要不同进食条件优化吸收时，应以观察到最大相互作用程度且能反映临床进食条件（如合并用药研究）为标准，来确定进食条件和调整给药时间。

（1）如果药物相互作用为延迟效应，底物和（或）相互作用药物则需要在达到稳态下进行研究。例如，代谢酶的诱导剂和某些抑制剂介导的相互作用，需证明相关药物及代谢产物已经达到稳态。这在代谢物的半衰期比原型药物长，以及原型药物和代谢物均为代谢抑制剂或诱导剂等情况下尤为重要。

（2）对于迅速可逆的抑制剂，在研究当天，相互作用药物应先于底物进行给药或与底物同时给药，以增加研究的敏感性、合理性。

（3）对于机制性抑制剂（代谢后才能使酶灭活的药物，如红霉素），通常在底物给药之前给予抑制剂，以使相互作用的影响最大化。

7. 合并用药、食物等外因控制 如果相互作用药物（如抑制剂或诱导剂）的吸收会受其他因素影响，则应加强控制，以降低药物相互作用程度的变异。研究期间应避免使用可能会影响代谢酶或转运体表达或功能的处方或非处方药物、保健品或食物、烟草、乙醇、果汁等，以保障研究结果的一致性。如果药物相互作用机制是诱导或时间依赖性抑制，其禁止的时间应更长。

8. 样本与数据收集 收集的样本应可准确全面评估药物相互作用。如果代谢产物数据有助于阐明药物相互作用对试验药物有效性或安全性的影响或药物相互作用机制，应测定代谢产物的浓度。底物药物药动学采样时长应足以在单独用药及预期相互作用给药时，准确估计$AUC_{0-\infty}$（适用于单剂量研究）、$AUC_{0-\tau}$（适用于多剂量研究）和 C_{max}，也可根据药动学或药理学意义，对其他药动学参数（谷浓度 C_{min} 或部分 AUC）进行评估。所有研究都应基于对所用药物已有安全性隐患的认知，收集相关的信息。

9. 药效学终点　有时无法通过血液循环系统药物暴露量预测疗效或毒性变化。例如，抑制转运体可显著改变特定组织的药物浓度，引起毒性，但血液循环系统药物浓度改变不大。如果药效学终点可反映组织浓度变化，应利用药效学终点和体外数据对因药物组织浓度改变而导致的疗效或毒性改变进行解释。如果体外数据提示具有药物相互作用可能性，却无法通过药物系统暴露评估，可与监管部门沟通，以药效学终点为指标进行药物相互作用评价。

10. 试验药物为代谢酶底物的特殊考虑　如果试验药物为代谢酶底物，应先研究其与强效指针抑制剂和诱导剂的临床药物相互作用。

（1）未发现明显的药物相互作用，无须对该代谢酶介导的药物相互作用进行进一步研究。

（2）发现有临床意义的药物相互作用，应对中等或弱抑制剂/诱导剂的药物相互作用继续进行评价。此时，应通过真实的临床研究或人体数据（包括强效指针药物）验证过的 PBPK 模型对药物相互作用进行评价。如果无明确可用的强效指针药物，可使用中效指针抑制剂或诱导剂进行药物相互作用临床研究。多酶代谢的底物药物，可按照预估的影响程度依次进行评价。

11. 试验药物为转运体底物的特殊考虑　如果体外结果显示试验药物为转运体底物，应基于药物的理论作用部位、消除途径、可能的合并用药及安全性，综合评价是否需要进行药物相互作用临床研究。

（1）P-糖蛋白（P-gp）或乳腺癌耐药蛋白（BCRP）介导的药物相互作用：小肠吸收、胆汁分泌和肾主动分泌环节可能显著影响药物药动学或响应的变异。

（2）OATP1B1 或 OATP1B3 介导的药物相互作用：肝、胆汁消除是药物的主要消除途径且药物特性（如低被动扩散或高肝脏药物浓度）支持药物主动摄取进入肝脏。

（3）OAT1（OAT 为有机阴离子转运体）、OAT3、OCT2（OCT 为鸟氨酸氨甲酰基转移酶）或 MATE 介导的药物相互作用：药物的肾主动分泌过程较为重要（≥25%总消除），或可能存在肾脏毒性。

（4）由于转运体普遍缺乏指针抑制剂，通常以临床上与试验药物合并用药的可能性作为选择转运体抑制剂的依据。

（5）当试验药物可能是多个转运体的底物时，可使用一种能够抑制多个转运体通路的强效抑制剂，观察转运体介导药物相互作用中最严重的情况。如果该药物相互作用研究为阳性，则应使用更特异的指针促变药进行研究。该方法也可评估同时为转运体及代谢酶底物的药物相互作用。

12. 试验药物为转运体或代谢酶的促变药的特殊考虑　应选择最灵敏的代谢酶或转运体指针底物（基于消除的相对贡献、合适的给药方案、安全性及相互作用程度）进行药物相互作用临床研究。如果存在药物相互作用，则应根据该代谢酶或转运体其他底物共同给药的可能性和指针底物受药物相互作用影响的程度，考虑是否开展其他底物的临床药物相互作用。

（五）研究结果的外推

1. 对试验药物与所有临床可能合用药物都进行临床药物相互作用研究并不可行，应当尽可能将药物相互作用研究外推到其他未知药物相互作用情形中。

2. 指针药物的药物相互作用研究结果通常与具备相同机制的其他药物相关，且可能代表了同类合并用药药物相互作用最强的一种情况。例如，在与强效 CYP3A4 指针抑制剂合并使用情况下试验药物的暴露量无明显改变，则通常可推断其他强效、中效或者弱效 CYP3A4 指针抑制剂与试验药物合并使用不会产生效应。

3. 阳性强效抑制剂的研究结果有时不可用于推测中等或弱抑制剂的影响，此时有必要开展药物相互作用临床研究或利用 PBPK 模型评价药物相互作用。研究结果不能外推且有潜在药物相互作用时，应进行临床药物相互作用研究。

4. 由于缺乏特异性的转运体底物和抑制剂，以及转运体可能影响代谢过程，转运体介导的药物相互作用研究结果通常无法外推至其他药物。

（六）其他

1. 临床药物相互作用管理及防控策略 应在发现临床显著性药物相互作用时制订相应管理及防控策略。如果合并用药所产生的安全性、疗效或者耐受性等问题超过了单独给药所产生的相关问题，则认为药物相互作用达到了临床显著性水平。

2. 药物相互作用的识别 临床研究及临床应用的用药情况十分复杂。某些不良反应，如抗体依赖增强（antibody-dependent enhancement，ADE）相关的药物相互作用具有一定的隐匿性，且判断标准不统一。目前常见的药物相互作用识别方法主要分为人工识别、信息系统识别、数据挖掘识别及其他识别方式。基于药物相互作用的早期初步识别，对开展药物相互作用的临床确证研究具有重要价值。

当前，药物相互作用的发生具有广泛性和复杂性，主要原因如下。①多重用药增加。一方面，患者的用药种类增加；另一方面，越来越多的复方制剂上市，使得药物相互作用的识别或规避难度加大。②膳食补充剂、保健品等流行，药物相互作用的涉及范围巨大。因此，创新药的临床药物相互作用研究具有无可替代的必要性，但其研究方法及技术等需要不断发展。

第五节 药效学研究

临床药效学研究主要考察药物对人体的作用及其机制，即在药物的作用下，人体发生器官生理功能及细胞代谢等活动的变化规律。

药物在用药后对机体产生一定强度的药理效应。药理学研究的主要任务是阐明其作用机制、药理效应的特点、临床价值与意义等，并为临床应用提供指导，具有非常重要的作用。同时，为了充分发挥药物的治疗作用，尽可能避免或减少药物的不良反应，全面深入研究影响药物效应的各种因素，选择最佳的用药方案，制订实用的药物联用组合等。这往往需要将药理学研究与定量数理分析高度结合，才能提供科学、合理、可行的结论，为后续研究与应用提供指导。药效学并不阐述各个药物的具体药效及其临床用途，更着重从基本规律和定量角度来研讨药物作用中共性的内容。

（一）药效学指标

基于药物作用机制的药物效应包括疗效和不良反应。表征药物效应的指标有多种，包括生物标志物、替代终点、临床终点等。

1. 生物标志物 可被定量、动态检测的生物标志物，在量效关系研究中被广泛应用。生物标志物结果可为创新药临床研究设计和上市剂量选择提供依据。

（1）根据生物标志物的变化对药物作用机制进行验证的同时，可对药物效应进行定量、动态评估。

（2）如果药物靶点在健康受试者和患者人群中均存在，药物效应研究应最早安排在健康志愿者的早期临床研究。为尽快了解药物的药理学特性，建议尽早收集生物标志物信息，不断基于新获得的数据进行药动学/药效学分析。

2. 替代终点 在患者人群进行的早期临床研究，药效学指标除了与作用靶点相关的生物标志物外，也可采用替代终点（如血压、血脂、糖化血红蛋白或者肿瘤响应率等指标）。

（1）替代终点一般应具有循证医学证据，与临床终点存在明确的相关性且在短期临床研究中可定量、动态观察。

（2）替代终点虽然不是金标准的临床终点，但其对创新药用法用量的选择具有重要指导意义且对临床终点的预测非常有价值。

（3）替代终点较临床终点可在相对早期获得药物反应结果，是制订和优化患者人群用法用量常用的具有可行性的评价指标。

3. 临床终点　临床终点是创新药研发过程中药效学的最佳指标。临床终点通常需要较长时间发生变化，需要较长时间的随访观察，因此，相应的临床研究周期长、样本量大、成本高。

（1）创新药剂量优化依然可继续通过以临床终点金标准为药效学指标的确证性临床研究进行。

（2）在大样本量的确证性临床研究中，患者整体人群和各种亚群体的量效关系均具有足够数据进行量化，可以支持以最终临床终点为指导，进行患者整体人群和不同亚群体的最优化用法用量的确定。因此，有必要针对确证性临床研究和其他相关研究结果进行量效关系分析，以选择申报上市的最优用法用量。

（二）基于临床研究的药效学研究

体外药效学研究：随着体内研究数据的积累，体外药效学研究数据的重要性通常逐渐降低，但是对于某些适应证，体外药效学研究对后期临床研究的意义仍然非常重大。例如，抗感染药物，通常通过体外药效学研究获得药物对病原微生物的杀灭效果及其他重要的药效学指标，对临床研究的剂量选择和给药频率有重要的指导意义。另外，在无法开展人体研究的特殊情况下，体外药效学研究数据可以作为药动学/药效学分析的支持性证据。

基于临床研究的药效学研究：在支持创新药上市的确证性临床研究之前，通常通过开展探索性临床研究，即基于临床研究的药效学研究，探索合适的患者人群、剂量、给药时间和给药频率等关键信息，通过多个不同剂量水平或者不同给药频率等不同给药方案的研究，为后续确证性临床研究的用法用量等提供科学依据。

1. 对于某些适应证，早期临床研究的疗效和安全性指标很可能不能准确预测长期临床疗效和安全性，基于临床药理学剂量优化的角度，在确证性临床研究阶段可考虑选择不同剂量水平进行以临床疗效和安全性为终点指标的研究，从而以长期临床疗效和安全性指标为基础，开展药效学研究，最终优化整体患者和各个亚群体患者的用法用量。

2. 建议在探索性、确证性临床研究中收集尽可能多患者的药动学数据，以便进行患者群体药动学分析和E-R关系分析，为用法用量和药品说明书的撰写提供理论依据。

3. 药效学研究、药动学/药效学研究可在健康受试者或患者中进行。如果有适宜的定量方法，在患者中可依据药效学数据对药物活性与潜在疗效进行早期评估，为随后开展的目标适应证人群临床研究的给药剂量和给药方案的确定提供关键依据。

（三）QT/QTc间期延长临床研究

ECG中的QT指心室肌除极和复极全过程所需的时间；QTc指矫正后的QT间期。QT间期长短与心率的快慢密切相关，心率越快，QT间期越短，反之则越长。QT间期延长对恶性心律失常具有重要预测意义。QT间期延长多见于缺血性改变，如冠状动脉急性闭塞。

有的药物会引起心室复极化延迟，具体表现为ECG的QT间期延长，有潜在出现尖端扭转型室性心动过速的可能，进而引起猝死。创新药研发，通常需结合非临床和临床的研究数据，综合评估QT间期延长带来的风险。

1. 研究内容　根据ICH《E14：非抗心律失常药物潜在导致QT/QTc间期延长和心律失常的临床评价指南》，所有具有系统生物利用度的非抗心律失常药物在上市前，需进行QT/QTc间期延长及潜在致心律失常作用的临床研究。具体包括全面QT研究或血药浓度-QTc间期定量分析研究。

2. 研究时机　QT/QTc间期延长临床研究通常在健康受试者中进行。基于安全性考虑时，可选择患者人群。血药浓度-QTc间期研究可在早期单次和多次给药剂量递增阶段开展。如果需要进行全面QT间期研究，通常应在确证性临床研究开始前完成。确证性临床研究方案设计前须获得QT/QTc间期延长临床研究结果或血药浓度-QTc间期分析结果，以确定确证性临床研究中是否需要密切监测 ECG。

3. 药物浓度-QTc（concentration-QTc，C-QTc）研究

（1）设计方法：通常在 I 期临床试验中的单次给药剂量递增或多次给药剂量递增试验中进行研究。对照组选择通常以安慰剂作为对照，每组均设置一定数量的安慰剂对照。

（2）样本量：每组一般纳入 6～9 例受试者，每组均设置安慰剂对照，所有组的安慰剂例数总和至少达到 6 例。

（3）剂量范围：应包括临床最大治疗剂量。

（4）基线 ECG 采集：通常以给药前 1h 采集的 ECG 数据作为基线。如果不适宜应用安慰剂对照，可在给药前 1 天采集与给药当天相同采集时间点的 ECG 数据作为基线。

（5）数据分析：根据模型与仿真（modeling & simulation）技术规范，将血药浓度与校正后的 QTc 数据（E-R）进行线性混合效应模型分析，获得血药浓度-QTc（E-R）模型公式。通过模型拟合结果，可预测在最大临床治疗剂量下获得的最大血药浓度水平所对应的 QTc 延长结果。线性混合效应（linear mixed effect，LME）模型通常是首选的方法，采用血药浓度 C 为变量，QTcF 与基线值的差值 ΔQTcF 为因变量，基于公式进行建模；根据模型估算用药后某一血药浓度下 ΔQTcF 群体典型值，求算 ΔQTcF 群体典型值与安慰剂组 ΔQTcF 群体典型值之差（即校正后的 ΔΔQTcF）；进行拟合优度（goodness of fit，GOF）的验证，评价模型的偏度，同时计算相应数据集的模型参数，以点估计验证模型精度，评价最终模型的拟合效果。

（6）阴性结果：在所有取样时间点，药物延长 QT/QTc 间期的效用通过 E-R 模型分析，在最大临床治疗剂量所获得的最大血药浓度水平情况下，经安慰剂和基线校正的 QTc 在 90%双侧置信区间上限值小于 10ms。

在 I 期临床试验中的单次和多次给药剂量递增试验中采集并获得高质量的 ECG 数据与血药浓度数据，进行血药浓度-QTc 模型拟合，如果结果明确，I 期临床试验的结果可替代全面 QT 间期用于申报；如果结果不明确，则需要开展全面 QT 间期研究以进一步证实，或是在高剂量组进行额外的 QTc 密切监测。

4. 全面 QT 间期研究 明确候选药物是否对心脏复极化具有显著临床意义的影响，为后期临床试验心电监测策略提供依据。

（1）设计方法：通常以双盲、随机设计为主，包括安慰剂、阳性对照、预期治疗剂量和超治疗剂量 4 个治疗组。选择超治疗剂量时，应充分考虑受试者安全性和耐受性，建议选择人体内可达到的最高剂量，如最大耐受剂量。

（2）阳性对照：用来验证研究的敏感性，其应可使平均 QT 间期延长 5ms。从统计学考虑，至少在一个取样时间点，90%置信区间下限＞0ms；且至少在一个取样时间点，90%置信区间上限＞10ms。全面 QT 间期研究如果不能识别阳性对照的 QT 间期延长，同样无法考察试验药物 QT 间期延长的风险。但如果阳性对照的效应过强，研究的敏感性也会受到质疑。单剂量 400mg 莫西沙星是目前公认的标准阳性对照，其作用峰值（使平均 QT 间期延长）可达 8～15ms，且稳定性较好。

（3）受试者选择：ICH E14 推荐在健康人群中实施全面 QT 间期研究，除非其具有健康人无法耐受（如细胞毒性或抗精神病药物）的安全性问题。应排除有心脏病史、低钾血症或长 QT 综合征家族史等 TdP 高危的个体；还应排除基线 QTc 间期＞450ms、使用伴随药物（特别是可能影响 QT 间期的药物）的个体。关于受试者的样本量确定，通常在经验丰富且具有专业 ECG 测量技术的医院开展一项交叉设计的全面 QT 间期研究，需要 32～48 例受试者，一般为 40～60 例。

（4）ECG 数据采集：应在能获得完整 QT 间期变化特征的前提下，尽量减少 ECG 采集点的数量。往往以试验药物的血药浓度-时间曲线为依据，在 T_{max} 周围选取采集点，以更好考察 QT 间期峰值效应；在 T_{max} 后还须选取采集点，以考察候选药物是否具有延迟效应，并观察 QT 间期是否可恢复到基线水平。采集点还结合该阳性对照的 T_{max} 周围进行选取，以更好验证研究的敏感性。另外，还须考虑 QT 间期的生理性变异。在每一采集点前，受试者至少平卧 10～15min，并保持呼吸平稳，在采集点 2min 内连续采集一式 3 份 ECG，以减少测量误差。

（5）ECG 数据测量：ECG 数据应传输至有经验且经严格培训的分析中心统一分析测量，可选择全自动或全人工方法。全自动方法完全依靠计算机算法确定基准点及进行测量，结果一致性好，但会受多种干扰而产生错误判断。全人工方法不受计算机设定的基准点误差影响，但受阅读者间经验及状态等变异影响。建议在全自动判定的基础上，由经验丰富的心血管医生或专业技师检查判断是否正确，必要时进行人工校正，并及时做好相关记录。

（6）QT 间期校正方法：QT 间期随着心率增快而缩短，可通过心率校正获得 QTc。校正的公式常用的有 Bazett 公式（$QTcB=QT/RR^{0.5}$）和 Fridericia 公式（$QTcF=QT/RR^{0.33}$）。总体而言，Bazett 法在心率较快时会过度校正，而在心率＜60 次/分时则校正不足。此种情况下，Fridericia 法更准确。分析 FDA 数据库发现，当药物对心率无明显影响时，Fridericia 法更精确。

（7）结果分析：全面 QT 间期研究阴性结果是指“在所有取样时间点，药物对 QT/QTc 间期的延长在时间匹配的平均影响的 95%右单侧置信区间值均＜10ms”。当时间匹配的 95%右单侧置信区间值超过这个阈值，即可认为是阳性结果。阳性结果将会影响后续 ECG 的评价策略，但并不能说明药物一定具有致心律失常作用。如果全面 QT 间期研究结果为阴性，则认为发生药物相关的心律失常风险较低，在后续研究中可根据需要进行常规 ECG 监测。但如果全面 QT 间期研究为阴性，而临床前 QT 研究结果为阳性，且其间差异无法合理解释或试验药物是 QT 间期延长风险较高的类别时，应在后续临床研究中扩大 ECG 的收集和分析。如果全面 QT 间期研究为阳性，须在后续的临床研究中进行深入的 ECG 评价，包括在Ⅲ期临床试验全面收集 ECG 数据。其中，评价试验药物对目标患者人群及 TdP 高危人群 QT 间期的影响越来越受到重视。

（编委：钟国平　王洪允，参编者：温海棠）

思　考　题

1. 请试述创新药临床药理学研究的内容。
2. 请简述创新药食物影响临床研究的设计方法。
3. 请简述创新药的药物相互作用临床研究的类型。
4. 创新药研发时哪些情况下可不开展人体物质平衡研究？
5. 请简述临床药效学研究及药效学指标。
6. 请试述人工智能在临床药理学领域的应用有哪些。

第十四章　模型引导的药物研发

教学目标

1. 基本概念

（1）掌握以下概念：模型引导的药物研发、定量药理学、混合效应、固定效应、随机效应、个体间变异、个体内变异、残差变异。

（2）熟悉常用的定量药理学方法：群体药动学/药效学模型、E-R关系模型、PBPK模型、疾病进展模型、基于模型的荟萃分析。

（3）了解定量药理学方法中的其他概念：参数估计、群体典型值、协变量、敏感性分析、稀疏采样、一阶条件估算法、非参数最大似然法、非参数最大期望值法、贝叶斯法等。

2. 基本理论和基本知识

（1）掌握模型引导的药物研发的基本原理与作用。

（2）掌握定量药理学方法在药物研发中的应用范围。

（3）熟悉常用的定量药理学方法参数估计原理和评价方法。

（4）了解监管部门颁布的模型引导的药物研发相关技术指南和一般考虑。

3. 基本技能

（1）掌握在药物研发中不同定量药理学方法的选择。

（2）了解定量药理学方法的一般建模与模拟步骤。

第一节　模型引导的药物研发概述

模型引导的药物研发将新药研发视为一个连续的、整体的过程，是一种全新的药物研发模式和理念。模型引导的药物研发用数学和统计的方法对新药研发在不同研究阶段产生的数据进行模型构建与优化，定量评估药物的药动学、药效学和安全性特征，支持创新药物研发过程中的数据整合和关键决策。本节将首先阐述模型引导的药物研发的科学内涵和基本概念，具体介绍常用定量药理学方法的原理和基本特点，建模与模拟的一般过程，以及监管方面的指南和考虑。

一、基 本 理 念

（一）定量药理学

定量药理学（pharmacometrics，PMx）是近年来新形成的一门交叉学科，以药动学为基础，运用数学及统计学方法定量描述和解释药物在体内的吸收、分布、代谢、排泄与药效学过程，还可以对药动学及药效学相关的变异来源和程度等进行鉴别和定量。

借助定量药理学，可以对药物开发和药物治疗做出更合理的决策。在新药研发过程中，定量药理学可以优化临床试验设计方案，通过提高试验成功率缩短新药上市进程。在临床药物治疗中，定量药理学可以优化不同人群的给药剂量，以提高药物的有效性或者减少药物的不良反应。

（二）模型引导的药物研发

模型引导的药物研发（model informed drug development，MIDD）通过采用定量药理学技术对生理学、药理学及疾病过程等信息进行整合和定量研究，深入阐释药物的作用机制、作用特点、疾病发生发展的原理和进程等，从而为药物获益风险比的评估、研发决策、剂量选择及药物在患者亚群体中用法用量的调整等提供参考，并可用于支持药品说明书的撰写。

模型引导的药物研发理念贯穿药物研发的全过程，在临床试验中可以显著减少使用无效剂量的患者数量，甚至豁免部分非必要的临床试验，也可以帮助晚期临床试验优化设计方案，提高试验成功率，降低研发成本。近年来，基于定量药理学技术的模型引导的药物研发也有助于国内外监管部门在药品审批及使用方面做出合理决策。美国 FDA 和我国国家药品监督管理局药品审评中心等均颁布了多项定量药理学相关的指导原则，供业界药物开发参考。模型引导的药物研发模式的应用，可以提高研发和科学审评效率，缩短新药上市进程，降低整体研发成本。

二、常用的定量药理学方法介绍

常用的定量药理学方法包括群体药动学/药效学模型、E-R 关系模型、PBPK 模型、疾病进展模型、基于模型的荟萃分析等，下文将对相应方法的特点和应用范围分别进行阐述。

（一）群体药动学/药效学模型

1. 基本概念　群体药动学/药效学（population pharmacokinetic-pharmacodynamic，PopPK/PD）模型是将群体分析理论与药动学、药效学理论相结合，定量研究药物剂量-暴露-效应的经时变化及其变异程度，以及鉴别和量化影响药动学与药效学变异的因素。这些因素也称为协变量，如人口统计学（如年龄、性别、体重、种族、基因型），生理和病理学因素（如肝肾功能），合并用药和生活方式（如吸烟、嗜酒）等。经典的药动学/药效学分析需要对每例受试者采集用药后不同时间点的多个密集或者稀疏样本，才能获取和计算所需的相关参数，而群体分析方法可以充分利用临床稀疏的采样数据进行分析和参数估计。

通常，在药物研发中最常用的群体方法包括两阶段法（two stage approach）和非线性混合效应模型法（nonlinear mixed effect modeling approach）。两阶段法先采用非房室分析或房室模型等方法计算每例受试者的药动学或药效学参数，然后通过图示法、方差分析或相关性分析等统计方法估算药动学/药效学参数与各个潜在因素的相关性。非线性混合效应模型法是群体药动学/药效学研究的核心方法，"混合效应"指的是模型的参数组成结构由用于描述群体水平趋势的参数-固定效应（fixed effect）和用于描述个体差异的参数-随机效应（random effect）共同组成，"非线性"指的是两部分效应的因变量与自变量之间不成比例关系，都可以使用非线性方程式进行描述。基于该方法的群体药动学/药效学研究不仅可以建立药动学、药效学参数的定量关系，估计群体典型值、个体间变异（between-subject variability，BSV）与个体内变异（within-subject variability，WSV），处理和采用稀疏数据，还可以同时鉴别并定量影响药动学/药效学参数的协变量因素。

个体间变异，即个体参数值相对于群体典型值的偏离。当个体间变异较小时，受试者之间的药动学特征相似，不同受试者之间达到目标浓度所需要的剂量相近，可以在群体中使用固定剂量的给药方案。当个体间变异较大时，且药物治疗窗较窄，固定剂量则不能满足所有用药人群的需求。个体内变异通常包含在残差变异中，或通过时间依赖的协变量建模，主要来源于测量误差、实验室间的差异及模型本身等。其大小反映了预测值相对于观测值的随机变化的程度，如果残差较大，说明同一个受试者在相同剂量和给药间隔内的变异大，模型的预测性能不佳。只有提高浓度预测的准确性才能提供理想的治疗方案。

2. 原理与方法　药动学结构模型通常包括吸收模型和处置模型，一般可选择简单的模型来描述药物的吸收过程，常见的吸收模型包括零级吸收模型和一级吸收模型。但对于需要准确估算药物的 T_{max} 和 C_{max}，或描述不同时间段的吸收过程，或描述吸收滞后等特殊的吸收过程时，可采用复杂的渐进吸收模型、混合吸收模型、威布尔吸收模型等。药物的处置模型常用房室模型表征，包括一房室、二房室、三房室模型等。房室数目越多，可能会更精确地拟合药动学过程，但同时也可能会因模型过参数化导致运行或者估算失败。在药物效应研究中，根据药物作用机制和假说，常用模型结构包括直接效应模型、效应室模型、翻转模型等。在群体药动学/药效学模型建模过程中，可以同时拟合药动学和药效学参数，也可以先建立药动学模型，估算出药动学参数后再链接药效学模型，进一步估算药效学参数。

特定的或可测量的模型参数称为固定效应，其来源较为明确，影响程度也较为固定。在群体模型中，结构模型参数的群体典型值通过固定效应参数进行定义，如药物的生物利用度、吸收速率、清除率和分布容积等。固定效应还包括可能影响药动学和药效学的协变量，如年龄、性别、体重、种族、肝功能、肾功能等。随机效应可以用来量化固定效应参数无法解释的变异或模型预测的误差，是一类未知的、难以测量或不可观测的因素，通常分为个体间变异和残差变异。常用的个体间变异模型结构包括加和型、比例型和指数型等，在个体间变异水平较低时比例型和指数型变异模型可得到相同的随机效应估算值，但与比例型模型相比，指数型模型可以避免计算时出现负值。常用的残差变异模型结构包括加和型、比例型、混合型和对数型等，选择时应符合药动学和药效学特征及观测值的范围，在一个数量级以内时，可以选择加和型变异模型描述，大于一个数量级时，可以选择比例型。此外也要注意不同模型中预测值与残差变异的关系，加和型和对数型模型的残差是一个固定值，比例型和混合型模型的残差会随着预测值变化。另外，在有些研究中，研究周期包含了多个给药周期或采血周期，此时就需要考虑场合间变异（inter-occasion variability，IOV），即不同研究阶段中个体药动学或药效学参数的变异。

目前，模型参数的估算方法主要有参数法、非参数法和贝叶斯法。参数法是在假设模型参数服从正态分布或对数正态分布的前提下，结合经典的药动学和药效学理论，应用混合效应模型，直接求算参数，应用最为广泛。最经典的计算方法具体包括一阶条件估算法（first order conditional estimation，FOCE）和含个体间和个体内变异交互作用的一阶条件估算法（first order conditional estimation with inter- and intra-subject variability interaction，FOCE-I）。非参数法无须假设模型参数服从正态分布或对数正态分布即可求算，适用于多种概率分布或联合分布的数据，包括非参数最大似然法（nonparametric maximum likelihood，NPML），非参数最大期望值法（nonparametric expectation maximization，NPEM）等。贝叶斯法综合了未知参数的先验信息和观测样本信息，根据贝叶斯定理，推断后验信息和未知参数，其估算的可信度取决于先验信息的可信度，不同的先验信息可得到不同的估算结果。常用的 NONMEM 软件包（7.2 以上版本）纳入了上述介绍的多种参数估算方法，研究人员可以根据数据特征和研究目的进行选择和参数估计。其他常用的群体药动学建模软件包括 Monolix、Maspectra、CPhaMAS 等，详见附录 1。

3. 政策法规 群体药动学/药效学模型描述了目标群体的药动学、药效学参数的典型特征及其变异性，伴随着非线性混合效应模型的方法理论和软件工具不断提升，群体药动学/药效学研究的理念逐渐被制药业和监管机构所接受。美国 FDA 于 1999 年首次颁布并于 2019 年更新了《群体药物动力学研究指南》，2022 年正式发布了《群体药代动力学行业指南》，该指南旨在帮助新药注册申请（new drug applicant，NDA）和生物制剂许可申请（biologics license application，BLA）的申办者应用群体药动学分析。EMA 于 2007 年发布《群体药代动力学分析结果报告指南》，该指南为群体药动学研究结果的整理和呈现提供指导，同时也提出欧洲药物审评机构的考量要点。日本药品与医疗器械管理局（Pharmaceuticals and Medical Devices Agency，PMDA）于 2019 年颁布了《群体药动学/药效学分析指南》，该指南总结群体药动学和药效学分析的考量要点，旨在帮助申办者通过定量药理研究指导后续临床研究设计。我国国家药品监督管理局药品审评中心于 2020 年 12 月发布《群体药代动力学研究技术指导原则》，对群体药动学研究分析的应用场景、临床设计的重点及数据分析流程和结果报告均作了详细的阐述。目前，药品审评中心已经发布多个药动学相关指导原则及儿科用药、抗菌药物药动学药效学研究、肝肾损伤人群药动学研究等指导原则，其中均重点提到群体药动学/药效学研究方法在不同疾病领域或者特定人群中的应用。

（二）暴露-效应关系模型

1. 基本概念 E-R 关系是指药物剂量、暴露量和临床效应（包括安全性和有效性等方面）之间的关系，可以结合药理学基本原理，采用数学和统计方法进行探索和研究。E-R 关系是确定药物安全性和有效性的核心关键，当一种药物的暴露与有益和不利影响的关系已知时，才能确定它是安全有效的。E-R 关系研究是新药研发中不可或缺的重要组成部分，了解药物的量效关系，对于评价药物的安全性和有效性、选择合适的给药剂量、调整给药方案、制订患者个体化用药方案等均具有十分重要的意义。因此，E-R 关系研究是找到某新药能够被监管部门接受和最终批准适用的最佳获益风险比患者人群、最佳用法用量（包括剂量、频率、周期、时间等）的核心研究。E-R 关系的研究结果可增加研究人员对临床新药开发的认识，优化临床研究流程，支持新药临床方案设计及新药注册申请时的药品说明书撰写等。

2. 原理与方法　E-R 分析中的暴露量可以包括药物浓度或药动学参数（如 AUC、C_{max} 或 C_{min} 等），效应在广义上包括生物标志物、替代终点、安全性事件发生率和临床结局，通过 E-R 关系研究可以综合考量药效和安全性，支持药物最佳治疗浓度范围的确定，进而依据建立的剂量-暴露量关系确定治疗剂量范围。

根据不同的效应指标、数据类型和试验目的，主要分为基于经验模型的分析和基于机制模型的分析方法。对于模型分析方法，通常模型是线性或非线性的，其中暴露量是 AUC、C_{max} 或 C_{min} 等简单指标，效应是与有效性或安全性相关的临床反应。但如果临床效应相对于药物在体内的暴露有延迟，则可通过建立药动学/药效学的时间-过程变化模型进行定量描述，如群体药动学/药效学中的间接反应模型等。如果有必要研究一种药物对疾病进展的长期效果，那么也有必要建立一个模型，并考虑将疾病的自然进展过程纳入模型结构中进行评估。多组比较程序-建模方法（multiple comparison procedure-modeling，MCP-Mod）被 EMA 确定为一种有效的剂量确定试验（Ⅱ期）的统计学方法，使用该方法的案例也获得美国 FDA 的认可，它首先进行多组统计学检验以确定给药组与对照组之间是否存在统计学差异，然后使用不同的模型方法估计剂量-效应曲线。MCP-Mod 适用于主要关心特定时间点平均剂量-效应曲线的情况，不适合于不规则给药方案的比较（如负荷剂量组与非负荷剂量组比较）和滴定式给药。基于机制的模型分析方法可以估计药物浓度或者药动学参数与效应的关系，并且可以基于群体分析方法估计效应的个体间变异，从而可以获得剂量-暴露-效应关系的分布信息。

基于模型的 E-R 关系研究需要关注四个方面：研究问题、模型假设、模型结构的选择及最终模型的验证。其中模型假设决定了模型的应用范围，可能的模型假设包括以下方面，研究人员可以根据之前的数据或现有的结果对这些假设进行论证。

（1）与疗效和不良反应有关的药物作用机制。

（2）即时的临床效应或累积的临床效应。

（3）药物引起的代谢酶或转运体抑制或诱导作用。

（4）疾病进程。

（5）安慰剂效应。

（6）基础条件下昼夜节律的变异。

（7）有影响的协变量。

（8）有无效应室。

（9）是否存在活性代谢产物及其是否对临床疗效存在影响。

（10）估计药动学模型中吸收和处置过程的参数。

（11）估计药效学模型中效应参数。

（12）药动学参数及药效学参数的分布情况。

（13）个体内变异及个体间变异的分布情况。

（14）特殊人群的入、排标准。

一般而言，要根据药物的作用机制、假设及使用模型的目的来选择模型结构，可以是经验型模型，也可以是机制型模型。在能够达到分析目的的情况下，通常会采用更简单的模型，该模型具有合理的拟合优度，并提供了适合于在决策中使用的可预测性水平。对于经验型模型，验证其预测能力更为重要。模型的选择是一个不断摸索的系列过程，通过直观检查，或者使用几个客观标准进行检验，进而对模型结构或者现有模型中的组分进行添加或者删除。模型的预测能力在为主要疗效和安全性研究提供支持性依据，应用于新的目标人群等方面，或在剂型或给药途径发生改变时，可以支持药物新剂量或新给药方案。

3. 政策法规 目前，E-R 分析研究已经成为国外创新药研究的常规项目，在我国的新药研发中也日益重要。对于需要向药政管理部门递交的 E-R 分析研究，其结果将可能影响新药审批决定或通过支持药品说明书撰写影响药物临床应用，因此，其科学性和规范性非常重要。

1994 年，ICH 首次强调剂量-效应关系对药物注册的重要性，2003 年美国 FDA 正式出台了 E-R 关系指导原则，具体阐述了研究设计和相关建模策略。2014 年 EMA 的白皮书对于先进的分析方法进行了具体解读和分析，2020 年日本 PDMA 出台的 E-R 分析指导原则更加强调研究的规范性，详细说明了应在研究报告中提供的信息，并提供了许多分析图例及模型案例，我国国家药品监督管理局药品审评中心组织起草了《药物暴露-效应关系研究技术指导原则（征求意见稿）》，并于 2024 年 7 月公开征求意见。

（三）生理药动学模型

1. 基本概念 PBPK 模型是根据机体的生理学、生物化学、解剖学等信息，结合药物理化性质建立的模型，可以将机体各组织或器官相互联结，遵循物质平衡（mass balance）原理模拟机体循环系统的血液流向和药物与代谢产物在体内的经时代谢过程。在一定程度上，PBPK 模型可基于体外实验数据或动物研究结果实现外推，定量描述和预测机体生理和病理参数的变化对药物在人体内的药动学行为的影响。目前，在药物毒性和风险评估、药物相互作用评价及特定人群新药开发和精准用药等方面，PBPK 模型的应用十分广泛。

2. 原理与方法 PBPK 模型中主要包括系统和药物特异参数，前者包括组织体积或重量、组织组成、血流速度等，后者主要包括组织亲和力、蛋白结合率、膜渗透性、酶动力学参数等。PBPK 模型结构是一系列数学微分方程，并利用微分方程整合某个器官中的系统特异参数和可能涉及的药物特异参数，建立血药浓度与各个组织或者器官中药物浓度的定量关系，描述药物体内浓度的动态变化。因此，PBPK 模型不仅可以预测药物在血液和不同器官或组织中的浓度，也可以从机制上理解该药物的体内代谢过程。研究人员可根据儿童、孕妇、老年人、肝损、肾损等特殊人群的系统生理参数变化构建相应的虚拟人群，预测人体不同生理或者病理条件下的药物药动学特征，辅助药物临床试验设计和支持临床开发策略选择。

目前，用于创新药开发的软件主要包括 Simcyp™、GastroPlus、PK-Sim 和 B^2O simulator 等。Simcyp™、GastroPlus 属于商业软件，数据库以及建模和预测功能相对完备。PK-Sim 和 B^2O simulator 软件为开放源代码，可供科研机构免费研究和使用。其他药动学研究相关的软件，如 NONMEM、Pheonix、ADAPT5、Berkeleymadanna 和 MATLAB 等，也可以进行 PBPK 研究，但需要自行构建模型结构，确定参数、方程和算法等。

3. 政策法规 FDA 和 EMA 于 2016 年分别出台了 PBPK 研究指南，强调模型运算软件和支持平台验证的重要性，特别是对于豁免部分临床试验或对临床数据进行外推等研究，对参数的运算和平台的要求更高。两个指南均对提交给监管部门的研究报告内容进行了规范，要求按照摘要、基本介绍、软件与方法、结果、讨论五部分进行总结，对药物的药动学/药效学特征、研究假设、建模策略与参数、模型验证与优化、仿真方案设计等均需要详细说明，对所有相关的电子文件记录也需要一并提交。另外，也需要对该研究建模过程中可能的不足之处及影响程度进行充分讨论与论证。国家药品监督管理局药品审评中心于 2023 年正式发布了《生理药代动力学模型在儿科人群药物研发中应用的技术指导原则》。

（四）疾病进展模型

疾病进展模型（disease progression model）是用于定量描述疾病状态随时间变化规律的数学模型。疾病模型可以结合疾病严重程度和（或）临床结局的生物标志物来表征疾病的自然进展过程。

在临床药理学中，疾病进展模型常与群体药动学/药效学模型相结合，以量化药物治疗对疾病进展的影响。疾病模型通常是为了描述进展缓慢的慢性疾病而开发的，因此这些模型通常需要收集较长周期的疾病严重程度数据。这种数据很少从单一的研究中获得，通常需要将来自多个临床研究的数据汇集在一起，以便为疾病进展建模提供充分的观测数据。

疾病进展模型可以分为三类：经验模型、半机制模型和系统生物学（systems biology）模型。经验模型是数据驱动的，充当了在观测数据之间进行插值的数学框架，不能描述潜在的生物学过程。而系统生物学模型是以生物学为基础的，并在尽可能多的分子细节中包含生物学、病理生理学和药理学过程的数学表征。半机制模型介于经验和系统生物学模型。如何选择适当的模型类型，高度依赖于待解决的研究问题。虽然经验模型很适合回答范围相对狭窄的问题（如剂量选择或临床试验设计），但半机制和系统生物学模型的机制性质使其能够应用于更广泛的科学问题，如不同作用机制的药物效应预测、新靶点识别或基于生物标志物数据的风险预测。

经验模型通常被用于通过主观评分系统常规评估疾病严重程度的领域。例如，经验模型已被用于模拟 AD、帕金森病、抑郁症、精神分裂症等的进展。最简单的疾病进展模型是线性的，假设疾病状态随时间的变化速率恒定。半机制模型在很大程度上是由数据驱动的，同时包含了生物学、病理生理学和药理学过程；然而，与系统生物学模型相比，半机制模型没有提供分子途径的全面描述，采用生物过程的数学表示来准确地描述相关数据。系统生物学模型包含尽可能多的生理机制，通常需要广泛地科学合作整合体外、体内、非临床和临床数据。糖尿病是一种慢性、复杂的疾病，系统疾病进展模型的复杂性在糖尿病研究领域应用较为成熟。糖尿病发展的综合模型包含涉及糖稳态、糖尿病病理生理和与高血糖诱导的组织损伤相关的各种并发症的机制途径的数学表征。

疾病模型可以用来综合和定量总结关于疾病进展及药物治疗对疾病严重程度影响的认知，进展缓慢的慢性病模型构建往往需要合并从多个来源长期收集的数据。因此，协作研究、数据共享和数据库标准化可能是疾病建模工作持续成功的关键。近年来，业界和监管机构在 AD 建模和模拟领域进行了卓有成效的合作。疾病进展建模与其他分析方法的整合，如成本效益分析和基因组数据分析，则有可能进一步强化该建模技术的效用。

（五）基于模型的荟萃分析

基于模型的荟萃分析（model-based meta-analysis，MBMA）是将数学建模与荟萃分析相结合，对多种来源（如非临床和临床各阶段研究数据等）和多个维度（靶标/机制、药动学/药效学、疾病/适应证、人群特征、给药方案、生物标志物/有效性指标/安全性指标等）的信息进行整合，不仅为药物研发各个关键环节的决策提供重要依据，也可为临床合理用药及药物经济学中的成本-效益分析提供有效信息。MBMA 一直受到业界的关注，在药物发现、决策制订、临床试验优化设计等多个方面已实现成功应用，为新药研发提供了重要的内部决策依据。

MBMA 通过建模可将不同剂量、不同疗程和不同人群的异质性数据合并分析，从而对药物的剂量效应、时间效应和影响因素进行量化，预测既往研究中未涉及的剂量、时间和协变量水平下的有效性或安全性特征。虽然 MBMA 与群体药动学/药效学的建模和模拟技术在方法学上相似，但 MBMA 可以充分挖掘和利用大量的文献数据，提高证据强度，从不同角度指导下一步的临床研究决策。

MBMA 分析的一般流程主要包括分析计划、数据采集与处理、数据分析和分析报告等。为了保证结论的可靠性，有效控制分析偏倚，应在 MBMA 正式分析前制订合理的分析计划，一般包括研究目的、数据采集与处理方法、建模方法及相关假设、模拟方法和结果讨论。数据采集阶段需要根据研究目的制订合理入排标准，对分析数据进行严格筛选和质量评价，数据处理时根据分析要求，转换数据格式并建立分析数据库。与群体药动学/药效学建模相似，在数据分析阶段，一般包括数据检视、模型构建、模型评价和模拟应用等分析内容。因此，报告的撰写和资料存档同样可以借鉴 Meta 分析和群体药动学/药效学研究。

三、建模与模拟的一般过程

（一）模型分析的数据来源和质量

数据质量是保证模型分析可靠性的根本前提。用于模型分析的数据量的充分程度及来源的真实性，直接影响相关研究结果的可靠程度。

建模数据可来源于临床研究、非临床研究及文献资料等。采用质量有保障的实际研究中收集的数据用于模型分析，可提高模型研究结果的可靠性。出于了解疾病进展过程、药物作用机制、初步评估药物效应等目的，也可采用药物在临床实践中收集的数据或文献报道的相关研究数据开展模型分析。但是，考虑到该类数据的来源可能未经严格质量控制，数据选择可能存在偏倚，数据质量无法得到充分保证，基于该类数据开展的模型分析结果应谨慎解读。

（二）建模与模拟的一般过程

1. 建模与评价

（1）分析计划：通常，药物研发早期的模型分析多数用于支持申请人内部的研发决策，该类分析的实施情况由申请人内部自行评估和决定，并应充分考虑其科学性。对于支持监管决策有重要影响的模型分析，应提供充分证据证明模型分析的科学性和可靠性，相关资料中应包括事先制订的分析计划。模型分析应有清晰的研究目的，建议基于研究目的制订相应的分析计划，包括但不限于模型分析计划和模型模拟计划。分析过程中如需对分析计划进行修改，应保留修改痕迹或历史版本，并对修改内容的合理性进行说明。

（2）模型假设：模型假设是模型分析的重要部分。模型假设应在符合生理学、药理学及疾病进展基本特征等基础上提出，应具有科学性和合理性，应考虑生物统计学因素。详细说明模型建立所用的假设，便于理解模型在某些方面的不确定性，从而增强后续模型应用时的把握度。

（3）模型评价：模型评价是对所构建模型的可靠性和稳健性进行评价的过程，是模型分析的重要步骤。应基于模型特点、分析目的等选择合适的方法进行评价。每种模型评价方法具有相对的优势和不足，通常只能评价模型某一方面的特征，因此建议采用多种评价方法对模型进行综合评估，并关注每种模型评价方法的适用范围。模型评价结果显示所建模型不合适的，应重新建立模型或对模型进行优化，重建模型前建议对已有模型进行充分分析，了解根本原因。

2. 模拟与应用　建模的目的之一是模拟不同场景下的应用。最终模型确认并经充分评价后，可基于研究目的进行模拟和应用，用于支持模型分析拟说明的科学问题。模型模拟通常可分为内推和外推，基于外推的模拟结果建议谨慎解读。模拟方案的合理性将对药物研发决策产生影响。

3. 研究报告　模型分析结果如计划作为药物注册上市的支持性证据，应提供完整的分析报告。分析报告应提供足够详细的内容，确保药品监管部门可基于分析报告准确评估模型分析过程和结果，并对模型分析进行重现，以保证基于模型分析结果作出的科学判断准确可靠。

4. 质量控制　为保证基于模型的分析结果回答的科学问题准确可靠，应对分析的全部过程进行严格质量控制。除常规质量控制要求外，还应重点关注以下方面：应保证分析流程的完整性，确保可从最终报告的分析结果追溯到模型分析所用的原始数据库，保留稽查轨迹或过程操作轨迹。此外，分析人员应接受过专业培训，使用的专业软件应能满足相应的研究目的。

为进一步确保模型分析的质量，建议由未直接参与分析的专业人员进行独立审核，主要根据研究目的严格评估分析过程和结果的科学性。质量控制的审核包括从原始数据集到最终分析数据集的生成、模型描述、模型代码及其他相关分析代码（如诊断图代码、模拟代码）等。对于分析报告，应对分析报告内容（包括图和表格）、归纳总结过程中涉及的数据完整性和准确性进行审核，确保报告中记录的数值与软件输出的一致。

四、监管考虑

模型引导的药物研发通过综合运用多种定量药理学技术对生理学、药理学及疾病过程等信息进行整合和定量研究，指导新药研发。为引导和规范模型引导的药物研发相关方法的合理使用，国家药品监督管理局药品审评中心于 2020 年底制定了《模型引导的药物研发技术指导原则》，提出了 MIDD 的一般考虑。在满足药品申报要求的前提下，鼓励相关研究人员提高模型引导的药物研发意识，科学运用建模与模拟技术指导药物研发，提高研发效率，考虑将模型引导的药物研发纳入相应产品的研究策略。但是，需充分认识到模型分析可能存在的不确定性，基于模型分析结果制订相关决策时，应综合评估相应风险。

模型引导的药物研发应用范围广泛，但不同的模型在国际药品监管决策中的应用经验程度差异较大。采用具有成熟经验的模型进行分析的结果，在满足一定条件的情况下，可考虑作为药物申报时对某些问题的支持性证据，在回答关键问题时，应确保用于模型分析的数据充足，并对模型进行充分评价，确保模型分析的科学性和可靠性。另外，对采用应用经验相对较少的模型进行分析的结果需关注其不确定性，谨慎进行数据和结果的解读。

模型分析结果用于药物注册时，应基于药物特征和模型分析目的等，对相关问题的科学合理性进行充分论证，包括但不限于：用于模型分析的数据的代表性和充分性、模型分析过程的科学性、模型假设的合理性、结果的可解释性、研究结论对相关决策的适用性等。基于模型的分析在药物注册中的适用情况和可接受度等，需基于具体品种进行个案讨论。必要时可与监管机构沟通。

模型引导的药物研发是一种将新药研发视为一个整体过程的药物研发模式，通过综合运用多种定量药理学方法，如群体药动学/药效学模型、E-R 关系模型、PBPK 模型、疾病进展模型、基于模型的荟萃分析等，对生理学、药理学及疾病过程等信息进行整合和定量研究，有利于创新药物研发过程中的知识管理和关键决策。数据质量是保证模型分析可靠性的根本前提。用于模型分析的数据量的充分程度及来源的真实性可直接影响相关研究结果的可靠性。建模与模拟的一般过程主要包括建模与评价、模拟与应用、研究报告和质量控制。国内外监管机构对 MIDD 的兴趣和认可程度与日俱增，近年来已经制定和发布了多个 MIDD 相关的技术指南，积极引导和规范模型引导的药物研发相关方法的合理使用。

第二节　模型引导的药物研发案例

模型分析与实测研究的关系应遵循“学习与确认”循环（“learn and confirm” cycle），两者是一个有机整体，通过已有信息建立模型，预测相关研究结果，然后进一步通过后续实测数据验证模型分析结果的可靠性及判断后续研究方向，并随着研发过程的推进对模型进行不断更新和完善，从而实现模型与后续临床研究的共同推进。此外，还需关注药物研发不同阶段，为回答研发过程中一系列问题而开发的不同模型（如疾病进展模型和 E-R 关系模型等）之间的联系。

定量药理学模型方法在药物研发中的应用范围较广泛，包括但不限于指导药物研究方案设计、优化用法用量、分析影响药动学和药效学的内在因素与外在因素、对患者亚群体（如孕妇、儿童、老年人、肝/肾功能损伤患者、不同种族患者、不同基因型患者等）用法用量的调整提供支持、对与临床终点相关生物标志物或替代终点的选择提供支持等。基于模型种类的差异和应用场景的不同，分析方法会存在差异，具体技术要求可参考相关技术指导原则。

一、特定人群药物研发中的应用案例

通常情况下，药物在基于一项或者几项关键的临床研究，得到某个给药方案下具有可接受的获益风险比后，即可批准上市，但这个批准的给药方案不一定适用于在临床研究中缺乏代表性的特定人群，如孕妇、儿童、老年人、肝/肾功能损害患者等。这些人群因为生理和病理条件的改变，药物在其体内的代谢特征可能存在较大的差异或变异，其最佳给药方案的优化是新药临床药理学研究的重要内容之一。

案例 14-1

阿昔替尼（axitinib）是研制的一种小分子酪氨酸激酶抑制剂（TKI），用于进展期肾细胞癌的成人患者。作为第一个针对既往治疗失败的进展期肾细胞癌患者的靶向药物，阿昔替尼于2012 年通过 FDA 批准上市，继而于 2015 年获得国家食品药品监督管理总局的上市批准。在 FDA 申请上市时，尚未在肾功能损伤患者群体中进行药动学研究，说明书建议阿昔替尼在轻、中、重度肾功能损伤患者用药时均无须调整剂量。

请思考以下问题：

在传统的临床药理研究中，通常需开展药物在特殊人群体内的独立药动学研究，并与正常患者的数据进行比较。阿昔替尼并未在肾功能损伤患者中开展独立的药动学研究以支持剂量的选择和优化，说明书建议阿昔替尼在轻、中、重度肾功能损伤患者用药时均无须调整剂量的依据和方法是什么？

请结合以下背景思考上述问题。若在新药Ⅱ期或Ⅲ期临床试验中，纳入了部分目标特殊人群患者并收集了足够的给药信息和药物浓度数据，则可以通过建立群体药动学模型，评估该人群相对于普通患者的药物体内处置过程的差异，支持特殊人群给药方案的推荐。ICH-E7（特殊人群的研究：老年医学）及国家药品监督管理局发布的《儿科人群药代动力学研究技术指导原则》《肝功能损害患者的药代动力学研究技术指导原则》《肾功能损害患者的药代动力学研究技术指导原则》等指南均推荐了群体药动学方法在特殊人群研究中的应用。

案例 14-1 解析

阿昔替尼在体内几乎不存在原型肾排泄，通过群体药动学建模纳入了 17 项研究，包括了Ⅰ期、Ⅱ期及生物等效性的研究结果，总计 590 名受试者药动学数据（383 名健康人，181 名转移性肾细胞癌患者及 26 名其他实体瘤患者），最终筛选出年龄、种族及吸烟是影响阿昔替尼清除率的显著协变量，体重是影响阿昔替尼表观分布容积的显著协变量。肌酐清除率对于阿昔替尼清除率没有明显影响。另一项研究进一步对不同肾功能的受试者进行分层分析，结果进一步验证了各组患者的阿昔替尼清除率没有显著差异。这一研究结果支持了说明书中对于肾功能损伤人群阿昔替尼用法用量的规定，建议阿昔替尼在轻、中、重度肾功能损伤患者用药时均无须调整剂量。

除了群体药动学的研究方法，PBPK 模型近年也逐渐被用于特殊人群用法用量的探索。小分子抗肿瘤药物克唑替尼（crizotinib），在 FDA 首次批准上市时，对于重度肾功能损伤患者未进行剂量推荐。一项Ⅰ期研究纳入了 8 名肾功能正常患者及 7 名重度肾功能损伤患者，结果显示克唑替尼 AUC 和 C_{max} 分别升高 79.5%及 34.3%。同时研究者根据现有数据构建克唑替尼的 PBPK 模型，并采用健康受试者及重度肾功能损伤患者克唑替尼 250mg 的单次给药研究的实测数据进行验证，结果显示预测的 AUC 和 C_{max} 均在观测值的±15%内，表明该药物模型能够用于克唑替尼给药后暴露的预测。研究者后续又分别模拟了肾功能正常人群及重度肾功能损伤人群克唑替尼 250mg 每天给药一次（QD）及 250mg 每天给药两次（BID）后 28 天的数据，结果显示，肾功能正常人群 250mg BID 的药物暴露与重度肾功能损伤患者 250mg QD 的稳态药物暴露接近。上述研究结果支持了说明书中对重度肾功能损伤患者给药方案进行的补充。

二、种族差异评估和给药方案优化的应用案例

新药获批上市时的给药方案基于关键的临床研究，其样本量是有限的，在上市后应用于全体患者后，考虑到真实世界的复杂性，该方案可能并不是最优的。如果在新药上市后可以收集更多的暴露量、有效性和安全性信息进行分析，将更有利于寻找到该新药的最佳给药方案，支持说明书的修改与更新。新药上市后给药剂量的优化可以采用基于模型的量效关系分析，甚至豁免部分验证性临床试验。

案例 14-2

全球首个上市的程序性细胞死亡蛋白-1（PD-1）药物纳武利尤单抗注射液（nivolumab，Opdivo）在2014年首次批准上市时，说明书推荐的给药方案为3mg/kg每2周给药一次（Q2W），随后基于3mg/kg Q2W与240mg Q2W两个剂量下暴露量、安全性和有效性的桥接分析，FDA将所有适应证的推荐剂量均修改为240mg Q2W。2018年5月，FDA在没有480mg每4周给药一次（Q4W）给药方案的量效关系数据的情况下，批准纳武利尤单抗在部分适应证中增加该给药方案的选择。

请思考以下问题：

在没有任何480mg Q4W给药方案下的暴露量、有效性和安全性数据的情况下，FDA批准纳武利尤单抗在部分适应证中增加480mg Q4W剂量的选择的依据和方法是什么？

请结合以下背景思考上述问题。2021年8月，FDA发布了《基于药代动力学方法支持PD-1/PD-L1单抗治疗肿瘤患者的替代剂量方案选择指南》征求意见稿，提出基于群体药动学模型仿真寻找替代方案的必要性和具体实施标准，其核心思想是，对于静脉注射方式给药、E-R关系明确且已在临床上证明了其药效和安全性的PD-1/PD-L1单抗，可基于现有获批给药方案及群体药动学模型的仿真结果，寻找适宜的替代方案，以满足调整给药剂量、改变给药频率等需求。该指南鼓励拟采用该方法的研发团队及时、有计划地与监管部门沟通，并列举了替代方案获批所需要提交的材料。纳武利尤单抗正是通过建立群体药动学模型，模拟了不同给药方案下的药物暴露量，并通过在目标患者群体中剂量-暴露-效应关系分析结果，证明替代剂量下药物的安全性和有效性。除了这个经典案例之外，还有卡巴他赛（cabazitaxel）、普乐沙福（plerixafor）、伊匹单抗（ipilimumab）等药物，基于定量药理学模型分析结果在药物上市后优化了药物的给药方案或者确认已批准给药方案的合理性。

案例 14-2 解析

该给药方案获批时，本品没有任何480mg Q4W给药方案下的临床研究数据。该剂量方案的增加完全是基于群体药动学建模和仿真的分析结果，通过纳入了11项临床试验（Ⅰ～Ⅳ期）共1895名患者0.3～10.0mg/kg给药的数据，群体药动学构建了一个具有零级吸收及一级消除的二房室模型，药物清除率随时间变化。协变量分析结果显示基线体重、估计的肾小球滤过率、性别、种族及患者一般健康状态对纳武利尤单抗初始清除率有影响，基线体重及性别对分布容积有影响。基于所建立的群体药动学模型，模拟了并比较了240mg Q2W、3mg/kg Q2W及480mg Q4W给药方案下的纳武利尤单抗的暴露，进而根据预测的暴露量评估480mg Q4W给药后安全性事件发生的风险；同时进行有效性桥接分析，以总生存期，无复发生存期（relapse free survive，RFS）及客观缓解率作为评价指标，评估了480mg Q4W的有效性。最终结果显示480mg Q4W与3mg/kg Q2W安全性和有效性相当。最终，定量药理学模型分析在缺乏临床数据的情况下为FDA批准480mg Q4W给药方案提供了支持依据。

三、药物相互作用评价的应用案例

美国FDA发布的药物相互作用临床研究指导原则指出，PBPK模型可用于代替某些前瞻性的临床药物相互作用研究。使用PBPK方法预测酶抑制剂和酶诱导剂对创新药物药动学特征的影响，并支持注册，FDA推荐了如下策略：①使用体外实验数据和人体单次给药药动学数据建立模型，并使用其他药动学数据验证该模型（整合可能发生药物相互作用的酶动力学数据）；②使用体现药物相互作用机制的数据建立抑制剂模型，并使用已知探针药物的药物相互作用体内数据验证该模型；③预测药物相互作用，并优化和辅助设计关键临床试验（如强抑制试验）；④根据关键药物相互作用临床试验药动学数据验证并优化底物模型；⑤进行虚拟人PBPK仿真试验，支持其他药物相互作用情况下的剂量调整。该策略允许依据药物机制优化PBPK模型参数，但优化后的参数在某些情况下需要额外临床试验数据验证。只有经过临床数据验证后的 PBPK 模型才会被接受进行仿真虚拟人试验，豁免部分临床试验，并进行剂量推荐。

案例 14-3

2019 年 11 月，FDA 加速批准了用于治疗成人套细胞淋巴瘤的泽布替尼（zanubrutinib）胶囊。泽布替尼在体内主要经肝脏 CYP3A 酶代谢为无活性的代谢产物，因此研究 CYP3A 相关药物相互作用对于泽布替尼的合理用药十分关键。从该产品公开审评报告看，其 CYP3A 介导的药物相互作用研究主要包括两项，即强效抑制剂伊曲康唑和强效诱导剂利福平对泽布替尼药动学影响的临床研究，与弱抑制剂的临床研究被豁免，且在说明书中认为与 CYP3A 弱抑制剂联合时无须调整用药剂量。

请思考以下问题：

在没有与 CYP3A 弱抑制剂联合临床研究的情况下，FDA 认为无须调整用药剂量的依据和方法是什么？

请结合以下背景思考上述问题。药物相互作用预测案例在递交给 FDA 申请上市的创新药 PBPK 案例中占主要部分，如创新药为某个代谢酶/转运体的底物或影响酶/转运体的活性，且发生该酶/转运体介导的药物相互作用。其中，基于 CYP3A 和 CYP2D6 酶的底物的 PBPK 案例最多，其预测值与实测值的一致性也最佳。由于组织表达水平等真实数据的缺乏，PBPK 模型对于非 CYP 酶代谢的预测力尚无法定论。

案例 14-3 解析

泽布替尼主要经肝脏 CYP3A 酶代谢，其 CYP3A 的代谢分数 f_m 由泽布替尼与伊曲康唑及羟基伊曲康唑联用的数据得到，同时采用与利福平合用数据对这一参数进行验证。用五项临床试验数据来构建并验证泽布替尼的 PBPK 模型，其中四项研究的目标人群为健康受试者，一项研究的研究人群为 B 细胞淋巴瘤患者。同时运用这一 PBPK 模型进行 CPY3A4 介导药物相互作用的模拟，分别预测了与三种强抑制剂、四种中等抑制剂及三种弱抑制剂的药物相互作用。结果显示，与弱抑制剂合用时，泽布替尼暴露量增加小于 20%，在可接受的有效-安全范围内，无须调整用药剂量。而与克拉霉素、地尔硫䓬、红霉素、氟康唑等中、强度抑制剂合用时，泽布替尼的暴露可增加 1.57～2.84 倍。最终上述基于模型的研究数据得到了 FDA 的认可，并撰写在产品说明书中，用于指导泽布替尼的临床合理用药。

四、小　　结

建模与模拟的意义在于其对药物研发决策的支持和指导，主要体现在模型预测结果与实测研究结果的循环递进和相互补充。建议制订模型引导药物研发的整体研究策略，包括拟定临床研究计划、拟收集的临床研究数据及模型分析计划等，应考虑药物研发进程中各阶段的模型分析计划及需要通过模型分析回答的问题，并讨论各阶段具体模型应用之间及与临床研究之间的连贯性，以及与其他内外因素的相关性和因果关系。模型引导的药物研发计划可随研究进程的推进而不断完善和更新，以优化药物研发不同阶段的研究策略。

（编委：崔　诚）

思 考 题

1. 请阐述模型引导的药物研发基本理念。
2. 请阐述定量药理学概念并列举常见的定量药理学方法。
3. 请概括建模与模拟的一般流程和注意事项。
4. 请列举定量药理学模型在新药开发中的应用。
5. 请说明模型引导的药物研发在监管方面的考虑。

第三部分：目标人群安全、有效性临床试验

第十五章 目标人群安全、有效性临床试验概述

教学目标

1. 基本概念

（1）掌握以下概念：随机化、盲法、多中心临床试验、标准操作规程、量表。

（2）熟悉以下概念：假阳性、假阴性、独立的终点判定委员会、中心实验室、数据管理。

（3）了解以下概念：中央随机系统、药物临床试验管理系统、电子化数据采集系统、交互应答系统。

2. 基本理论和基本知识

（1）掌握临床试验设计一般原则。

（2）熟悉掌握多中心临床试验的质量控制要点。

（3）熟悉临床试验设计的基本考虑和要求。

（4）了解多中心临床试验相关概念。

（5）作为扩展知识了解电子信息化技术在多中心临床试验实施中的应用。

3. 基本技能

（1）掌握临床试验方案的主要内容和基本要求。

（2）掌握多中心临床试验的质量控制方法。

（3）掌握多中心临床试验的特点及组织实施。

第一节 目标人群安全、有效性临床试验设计一般原则

一、临床试验设计的基本考虑和要求

药物临床试验的目的是评价拟上市药品的疗效和安全性，为药品监管部门提供是否批准其上市的循证医学证据。临床试验设计直接关系到是否能够获得有价值的证据，同时也是正确制订临床试验方案的关键，是实施研究的重要环节。

临床研究设计需要满足科学性、伦理性和相关管理规范的要求，在设计中应遵循临床研究的基本原则。若试验设计不能达到伦理与科学要求，则临床试验方案很难通过伦理委员会审批通过，即使侥幸通过，该临床试验数据也得不到有价值的结果。临床试验方案是承载试验设计理念的载体，因此根据临床试验内容制订的临床研究方案，不仅是研究者进行临床试验的依据，也是监管部门对临床研究进行质量监督和检查的依据。

临床试验中患者选择的核心就是定义目标患者人群，对于所确定的疾病，就各种特性的患者和疾病的严重程度而言，其目标患者人群通常是相当多样化的，如由于人口统计学特征的不同，包括年龄、性别、身高、体重和功能状态，造成的偏倚和差异都是可以预料到的，而病情变化和合并治

疗等影响作用是非预期的。这些偏倚和变异不仅降低了试验结果的准确性与可靠性，也限制了临床医生将试验结果进一步推广的可能。因此，对于一个好的临床试验，为减少偏倚和使变异最小化，目标人群的选择（纳入排除标准）显得尤为重要。纳入标准常用来概括纳入研究的合适目标患者人群；排除标准用来去除可预期的变异，以调整拟纳入研究的目标患者人群。

（一）纳入排除标准的基本考虑

纳入标准应该是目标患者所患疾病符合临床公认的诊断标准的人群，针对涉及特殊诊断标准的疾病还应考虑特殊的诊断要求。排除标准应具有特异性及合理性，应首先考虑纳入合格者再考虑排除。一般常规的排除标准包括对试验药物或特定食物有过敏史、依从性差、人类免疫缺陷病毒（human immunodeficiency virus，HIV）、严重基础疾病、肿瘤病史、酗酒、药物依赖、肥胖等。尽管 FDA2020 年的指导原则 Guidance for industry: Enhancing the diversity of Clinical Trial Population 建议纳入更多具有临床代表性和多样性的人群，特别是老年人，建议放宽标准，纳入比例应尽量符合流行病学比例，但从保护受试者权益考虑，如受孕、哺乳妇女，年龄不足 18 周岁或高于 75 周岁者，有肝、肾、心、肺疾病者常被排除在外，其他可能影响试验药或对照药试验结果的因素（如口服药应注意消化道功能，近期服用过同类药物，入院时间已超过 48h 等）均应在排除标准中体现。基于安全性评价的考虑，排除标准还应该针对一些反映机体健康状态的实验室检查指标的范围进行规定，包括丙氨酸转氨酶（alanine transaminase，ALT）、肌酐（creatinine，Cr）、白细胞（leukocyte; white blood cell，WBC）、红细胞（erythrocyte; red blood cell，RBC）、凝血功能等。具体标准需要根据具体情况（如药物、病种、病源等）具体设定。

（二）疗效判断标准的基本考虑

疗效判断标准需结合临床诊疗规范的专业原则，一般可分为主要疗效指标、次要疗效指标和综合疗效指标。

1. 主要疗效指标 应是公认的、客观的、有据的、定量的指标，必要时，可用有信度效度的量表法代替简单的评分法。应作与基线有关的变化值、变化率对比分析或作协方差分析，以反映药物引起的变化程度。同时应注意开始起效时间和完全起效时间。

2. 次要疗效指标 应尽量用定量数据或量表法，如用评分法应注意划分规则、权重及可溯源性。各次要指标间常有关联和重叠，因此次要指标的总评价意义不大。近年开始重视患者对病情或药效的主观评价，“患者日记卡”有书面记录和可溯源性，也成为部分药物临床试验疗效评价中与生活质量的改善等次要指标一样的重要组成部分。

3. 综合疗效指标 主要用于无法采用单一指标进行临床疗效判定的情形。但应注意综合指标中主要指标与次要指标或证候指标在权重上应有较大差别。一般综合疗效指标以四级标准划分[痊愈（临床控制），显效，进步，无效]为宜，以[痊愈（临床控制）+显效]/总数来计算有效率，若采用三级划分（显效，有效，无效），有时其有效率会假性拔高。

（三）安全性评价的基本考虑

对试验药的安全性评价需通过对受试者症状、体征、实验室检查指标异常情况等进行综合评价来做出其是否有临床意义的判定（即与药物之间相关性的判定）。在临床试验中进行安全信息的收集前首先需要了解一些基本的定义，其中最为重要和基础的就是不良事件的定义。

1. 不良事件 不良事件是指患者或临床试验受试者接受一种药物后出现的不良医学事件，但并不一定与治疗有因果关系。不良事件定义有 3 个关键点：①不良事件是不良的医学事件，即需要判定为“不良的”，而且是“医学事件”；②不良事件发生在给予试验用药物之后；③不良事件不一定与试验药物有关系，即不良事件与药物不良反应在概念上有区别。因此，不良事件可以是原有症状、体征、实验室异常的加重或新诊断的疾病、实验室异常值等。

2. 严重不良事件 当不良事件符合以下标准中的任意一项或者多项时，判断为严重不良事件。

①导致死亡：当一个事件的结果为“死亡”，则可明确作为严重不良事件进行记录和报告。②危及生命：是指在发生不良事件时患者已经处于死亡的危险中，而不是指假设该不良事件如果更严重则可能导致死亡的情况。③导致住院或住院时间延长：需明确导致该状况的原因是不良事件发生，而非因择期手术、非医疗原因等其他原因。④导致永久或严重的残疾或功能障碍。⑤后代先天异常或致畸：受试者的后代存在先天异常和畸形等。⑥其他重要的医学事件：这些不良事件可能没有立刻威胁生命或者导致死亡，但可能危害患者或者可能导致需要干预性措施来预防上述结果的发生，需要基于医学的科学判断来决定。

3. 可疑非预期严重不良反应　可疑非预期严重不良反应是指同时满足相关、严重和非预期的不良事件。其中的非预期，对于试验药物而言，是指事件并未在试验药物研究者手册、已上市药品的说明书或者产品特性摘要等已有资料上列出，或其性质、严重程度超出了该资料中所描述的风险信息。

4. 不良事件/严重不良事件的因果关系判断　临床试验中，因果关系判断应由授权的临床医生完成，除做出是否与研究药物有因果关系的判断外，还需尽量说明判断的依据。当事件程度加重或构成严重不良事件时，主要研究者或协助研究者应承担判断因果关系的主要职责，并在医疗记录中体现工作，必要时组织相关专业医护人员会诊、判断。判断不良事件是否与药物有因果关系，可从以下几点考虑。①与用药是否有先后关系？②所出现的症状、体征是否可由此药物本身作用机制或代谢成分作用引起？③减量或停药后，症状/体征是否减轻或好转？④再次用药后，症状/体征是否复现或加重？⑤类似情况是否已有国内外文献报道？⑥能否用患者的伴随疾病或其他原因解释？

因果关系判断有多种可用的方法，如 Karch 法、Lasagna 法及 Naranjo 法，但并没有一个金标准。研究者可以根据不同的试验药物、受试者人群进行确定。

二、临床试验设计一般原则

（一）依法依规原则

临床试验方案设计首先需要保证遵循国际上和我国相关药物临床试验的法律法规和技术指导原则，主要如下：①《赫尔辛基宣言》；②我国《药品注册管理办法》；③我国 GCP；④ICH-GCP 指导原则；⑤WHO-GCP 指导原则；⑥国家药品监督管理局药品审评中心发布的各类药物临床试验技术指导原则。

（二）试验目的明确原则

尽管药物临床试验的目的总体上都是对药物的临床有效性和安全性进行评价，但由于不同的药物品种和临床适应证的差别，一个具体的临床试验所要达到的目标是有所不同的，对于这种不同，可以通过研究假设中的统计检验的比较类型进行直观表述。原则上试验目的应尽量简单明确，每一个临床试验都应有明确的试验目的，同时也可以根据需要分别设定主要研究目的和次要研究目的。

一般而言，根据不同的研究目的和对照组的类型，药物临床试验有效性的统计学评价主要分为三种类型：优效性试验（superiority trial）、等效性试验（equivalence trial）和非劣效性试验（non-inferiority trial）。

1. 优效性试验目的是检验试验组的疗效是否优于对照组。若对照组为安慰剂，则假设检验应当采用优效性临床试验设计才能获得真实的“阳性”有效性结论。

2. 等效性试验目的是确证两种（或多种）治疗方法在疗效上相当，即试验组的治疗效果既不比对照组差，也不比对照组好。

3. 非劣效性试验目的是确证试验组的疗效如果在临床上低于对照组，其差异应该在临床可接受范围内，即试验组的疗效非劣于对照组。

需要特别强调的是，在非临床研究（细胞、分子和动物水平试验）中常规应用的传统 t 检验（差异性检验）并不适合药物临床试验。因为涉及具体临床疗效分析时，任何统计方法如算得 $P>0.05$，则不能说“两组药效基本相同”，更准确和清晰的表达：当前的数据尚不足以认为两组间疗效的差异有统计学意义。其含义：可能当前数据样本数较少或实验误差较大，如适当增加样本数或减小实验误差，有可能获得 $P<0.05$ 的结果。

因此，临床试验对于上述三种比较，需要采用基于区间的假设检验方法，这就是非劣效、等效和优效性检验的概念与方法。即根据临床专业上的界值标准及统计上的 α 水准，才能做出两组非劣效或等效或优效且有统计学意义的结论。

（三）随机化原则

临床对照试验中各组病例的分配应该实行随机化（randomization）。随机化是指将病例分配进入试验药组或对照药组不以人的意志为转移，完全按照随机编排的序号入组。其目的是排除分配误差，使受试者均匀分配到各试验组，避免因研究者和受试者主观上对影响疗效与安全性判断的因素（如年龄、性别、疾病严重程度、疾病分期等）产生的偏倚。具体的随机化分组方法可根据试验的具体要求采用：①简单随机化分组（simple randomization allocation）也称完全随机化分组；②分层随机化分组（stratification randomization allocation）；③区组随机化分组（block randomization allocation）；④动态随机化分组（dynamic randomization allocation）等方法。近年来随着信息系统的普及与应用，中央随机系统广泛地应用于药物临床试验中。中央随机系统是将计算机、网络技术和电信技术集成的随机化系统，负责随机化的统计师在后台事先设计好随机化分组参数，由系统生成随机分配表。试验实施过程中，研究者通过电话或网络访问服务器，输入受试者信息后由随机系统根据随机分配表给出分配结果。在多中心临床试验中，通过中央随机系统可以统一控制整个试验随机方案的执行，各中心竞争入组，不仅可以有效避免因各分中心试验进度不一导致的延期，缩短临床试验周期，同时也能保障整个试验中组间的均衡性。

（四）对照原则

药物临床试验应该设立对照组，才能比较试验药与对照药（包括安慰剂）在治疗效果或安全性的差别上有无统计学显著意义。由于药物治疗中所获得的疗效可能是由药物带来的结果，也可能是由非药物的因素包括患者休息、饮食、疾病或症状自愈等因素带来的结果。当两组别药物疗效出现差异时，首先要确定这种差异是药物因素造成的还是由非药物因素造成的，如试验药优于对照药不是由药物因素造成的而是非药物因素造成的，则称为假阳性。临床上把这种可能存在的假阳性错误称为 I 类错误，用 α 值表示，当 $\alpha=0.05$，说明在检验水准 $\alpha=0.05$ 的水平上，试验药确实优于对照药的结论的可能性为 95%，但仍有 5%判断错误即假阳性的可能性。

临床试验中另一种误差为假阴性错误，用 β 值表示。若试验药与对照药之间确实存在疗效差异，但在临床试验中由于区别这种差别的方法不够灵敏或能力有限而未发现这种疗效差异，这就是假阴性错误，统计学上允许假阴性错误一般不能超过 20%，即 β 值一般定为 0.2，$1-\beta=0.8$ 即为试验中区别两种药物差别的能力，即把握度，说明试验药优于对照药的把握度为 80%。

在临床试验设计中，α 值定得越小，试验药优于对照药的假阳性越小，但试验所需病例数也就越多；β 值定得越小，$1-\beta$ 值就越大，试验药优于对照药的把握度就越大，但病例数也就需要越多。通常临床试验中 α 值可定为 0.05，β 值定为 0.2，基本能满足统计学要求。

因此，只有在设立对照组的条件下才能评价两药之间出现疗效的差异是否为假阳性错误，差异是否具有统计学意义及判定这种统计学差异的把握度有多大。

根据具体的试验设计要求，对照试验的设计类型主要包括平行对照试验与交叉对照试验。平行对照试验同时设试验组与对照组，将病情类同的患者随机区分为两组（试验组与对照组）或两组以上。交叉试验则是在同一组患者中先后试验 2 种或 2 种以上不同药物，如试验 2 种药则同一组患者等分为 2 组，第一组先试 A 药，间隔一定时间后试 B 药，第二组则先试 B 药，间隔一定时间后试

A药。如试3种药（A，B，C），则将患者等分为3组（Ⅰ、Ⅱ、Ⅲ），每个患者均先后试3种药。

（五）盲法原则

盲法是指不让参与试验的受试者、研究者或其他相关人员知晓受试者分组信息，从而避免他们对试验结果的人为干扰。盲法是临床试验中控制因主观因素产生偏倚的重要措施，目的是达到临床试验中的各方人员对随机化分组的不可预测性。而随机化和盲法的结合使用，可以有效避免受试者分组信息的可预测性，控制对受试者分组的选择性偏倚。

根据针对设盲对象的不同，盲法试验可分为单盲法试验（single blind trial）和双盲法试验（double blind trial），以及双盲、双模拟法试验（double-blind，double-dummy trial）。

单盲法试验是指研究者不设盲，受试者设盲，如试验药与对照药外观虽有区别但受试者不知哪种为试验药哪种为对照药。单盲法由于药物外观有区别，研究者无法设盲，因而不能排除研究者的主观偏倚（bias）。

双盲法试验的前提是申办者能够提供外观与气味等均无区别的A与B两种药，研究者与受试者均不知A与B哪个是试验药或对照药。

双盲、双模拟法用于A与B两种药的外观或气味均不相同又无法改变时，可制备两种外观或气味分别与A或B相同的安慰剂，分组服药时，服A药组加服B药安慰剂，服B药组加服A药安慰剂，则两组均分别服用一真一假两种药，外观与气味均无不同（图15-1）。

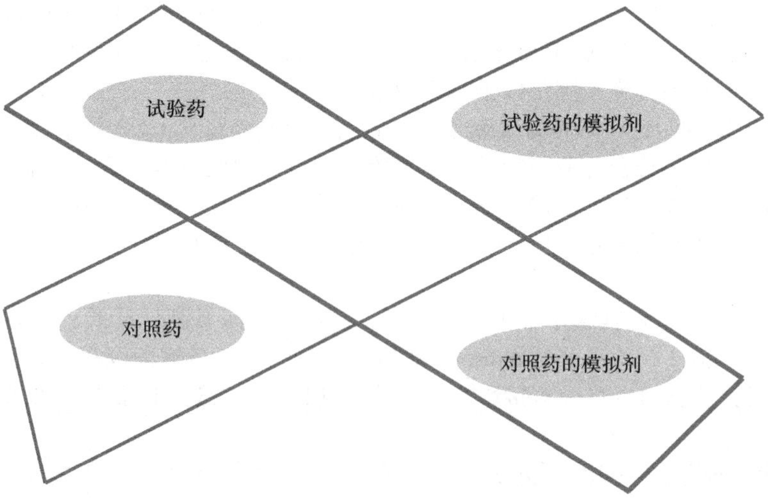

图15-1　双盲、双模拟技术图解

（六）重复原则

药物临床试验的重复原则是指在不同个体（受试者）身上进行相同处理的过程，即在相同的试验条件下，做多次的独立试验。这里的“独立”就是指要用不同的个体（受试者）做试验，而不是在同一受试者身上做多次试验。整个试验设计所包括的各组内重复试验次数之和，称为样本大小或样本含量。

正如前面所提到的，药物临床试验受试者的选择过程是随机抽样，由于系统误差和抽样误差的存在，在一个个体身上的试验结果能否外推必须通过重复抽样的方法进行验证，即通常所说的样本量需要达到多大才能保证结果在统计学上的“有效性”。由此可见重复原则的作用就在于它有利于使随机变量的统计规律性充分暴露出来。

体现重复原则的样本量估计是临床试验设计中极为重要的环节，直接关系到研究结论的可靠性、可重复性及研究效率。因此样本量估计是一个成本效益的权衡过程，例数过少，检验功效不足，容易出现假阴性结果；例数过多则会造成人力、物力和财力的浪费，而且容易检验出一些无临床意义的统计学差异，不符合伦理学原则。

药物临床试验样本例数估计是确保研究具有合理性、准确性、可靠性、完整性和科学性的重要手段。通常，临床试验的样本量必须足够大，以可靠地回答研究假设所针对的临床问题。

样本的大小通常以试验的主要指标来确定，同时应考虑试验设计类型、比较类型等。样本量的确定与以下因素有关，即设计的类型、主要指标的性质（测量指标或分类指标）、临床上认为有意义的差值、检验统计量、检验假设、Ⅰ类和Ⅱ类错误的概率等。样本量的具体计算方法和计算过程中所需用到的统计量的估计值及其依据应在临床试验方案中列出，同时需要提供这些估计值的来源依据。在确证性试验中，主要依据已发表的资料或预试验的结果来估算样本量。具体的样本量估算方法可参考统计学有关专著。

综上，药物临床试验在科学性上仅从研究总体设计的角度而言，随机、双盲、平行对照、多中心研究为最理想的研究模式，但基于不同的试验目的，结合特定试验内外部客观条件的限制，也需要在具体方案设计时充分考虑诸如对照或开放、平行或交叉、双盲或单盲、随机化方法、单中心或多中心等因素来进行取舍。

三、临床试验方案的内容和基本要求

临床试验方案（clinical trial protocol）是临床试验的主要文件，由申办者（sponsor）与主要研究者共同讨论制订。内容包括试验背景、试验药品介绍、开展本项临床试验的理论基础、研究目的、试验设计、研究方法（包括统计学考虑）、试验组织、执行和完成的条件、试验进度及总结要求。作为临床试验的核心文件，临床试验方案必须由参加临床试验的主要研究者和申办者共同认可才能具体执行，方案的制订和实施须满足以下基本要求。

1. 临床试验方案的制订必须符合《赫尔辛基宣言》原则，符合 GCP 要求和我国药品监督管理当局有关法规的规定，并符合专业与统计学设计要求，以确保受试者的权益和临床试验的科学性。

2. 临床试验方案实施前须报送医学伦理委员会审查批准。医学伦理委员会审核的重点是安全性和保护受试者权益等有关内容，但方案设计如不符合科学性要求，同样也可危害到受试者的利益与安全。

3. 临床试验方案一旦批准确定下来，研究者就应严格按照方案设计要求进行临床试验。申办者派出监查员（monitor）与稽查员（auditor）对试验进行的监查与稽查也都以试验方案为依据。因此，试验方案的设计恰当与否将会直接影响到试验预期目标能否达到，试验结果是否准确可信，结论是否可靠。

4. 临床试验前研究者以临床试验方案为依据，向受试者详细介绍试验目的、研究方法、受试者在试验中可能获得的治疗利益和可能遭受的各种不良反应的风险，在受试者完全自愿的前提下获得受试者签署的知情同意书，才可进入临床试验。试验中或试验后，研究者与受试者之间如果发生纠纷甚至诉讼，临床试验方案是双方可依据的主要文件之一。

5. 临床试验方案中对有效性、安全性评价的标准及观察的指标和判定异常的规定等设计都必须十分明确而且具体。只有这样，才能使所有参加试验的医疗单位之间的结果与组间误差不至于大到具有统计学显著意义。如果在试验方案设计时不加以注意，则多中心试验结果可能由于误差太大而无法得出可靠的结论。

一般而言，一个规范的临床试验方案应该有以下方面的内容。

（1）首页。

（2）摘要。

（3）研究背景资料（前言）。

（4）试验的目的和目标。

（5）进行试验的场所，申办者的名称和地址，试验研究者的姓名、单位和地址等信息。

（6）试验总体设计，包括对照或开放、平行或交叉、双盲或单盲、随机化方法和步骤、单中心或多中心试验等。

（7）受试者的入选标准和排除标准，选择受试者的步骤，受试者分配的方法及受试者退出试验的标准等。

（8）根据统计学原理计算要达到试验预期目的所需的病例数。

（9）制订试验药和对照药的给药途径、剂量、给药次数、疗程和有关合并用药的规定。

（10）拟进行临床和实验室检查的项目、测定的次数等。

（11）试验用药，包括安慰剂、对照药的登记与使用记录、递送、分发方式及储藏条件的制度。

（12）药物名称、规格、包装、编盲、分配、服药方法、清点等规定。

（13）临床观察、随访步骤和保证受试者依从性的措施。

（14）中止和停止临床试验的标准，结束临床试验的规定。

（15）疗效评定标准。

（16）不良事件的记录要求和严重不良事件的报告方法，处理并发症的措施及随访的方式和时间。

（17）盲底的建立和保存，紧急情况下破盲的规定。

（18）剔除病例的依据。

（19）统计分析方法与计划。

（20）资料保存的规定。

（21）临床试验的质量控制与质量保证。

（22）伦理学要求。

（23）临床试验预期的进度和完成日期。

（24）试验结束后的医疗措施。

（25）各方承担的职责和论文发表等规定。

（26）主要研究者签名和日期。

（27）参考文献。

（28）附录。

（编委：陈勇川）

第二节　目标人群安全、有效性临床试验实施及质量控制

目标人群安全、有效性临床试验一般为药物研发阶段的Ⅱ、Ⅲ期临床试验，区别于Ⅰ期临床试验，该类临床试验大部分在多中心之间组织实施开展。常规临床试验和Ⅰ期临床试验的实施与质量控制分别在本书第五、第六、第十、第十一及十二章节已有全面的介绍讲解，本章节以多中心临床试验的实施及质量控制为教学目标。

一、多中心临床试验的特点

多中心临床试验是由多位研究者按同一临床试验方案在不同地点和单位同期进行的临床试验。多中心临床试验存在以下特点。

1. 加快试验入组进度　针对目标人群安全、有效性临床试验，需要在短时间内收集到一定数量的目标适应证受试者参加，在多家中心同时招募筛选受试者可大幅度加快受试者的入组进度。

2. 受试者样本更具代表性　受试者对临床试验的反应可能因为种族、地区、社会经济状况、文化水平和生活方式的不同而产生一定程度的差异。采用多中心临床试验可以在更大范围内征集受试者，受试者涵盖面更广，使样本更具有代表性。

3. 试验方案设计更具科学性　多中心临床试验方案由参研中心研究者共同沟通讨论设计，相

互合作能集思广益，提高临床试验方案设计的科学性和适用性。

4. 试验结果更具真实性 多中心临床试验在不同中心按照同一临床试验方案干预及观察受试者，能更加全面地评估干预措施效果和观察试验不良反应，使试验结果更具真实性，外推性更好。

二、多中心临床试验的组织实施

多中心临床试验的组织实施要点在于多个研究中心按照同一临床试验方案、同期进行临床试验，保证各中心研究质量的一致性。

（一）试验前的准备阶段

1. 多中心临床试验中，组长单位的主要研究者为临床试验的总负责人，负责多中心试验的实施及协调工作。主要研究者的选择需考虑其在相关领域的专业性、临床研究经验及良好的组织协调能力。

2. 多中心临床试验在进行中心筛选时，需根据试验的需要确定合适的参研中心的数量，充分调研评估参研中心的各项条件，包括研究中心负责人对试验项目的兴趣及认同感，对相应疾病的研究经验及科研管理经验，以及其所在中心是否具有足够的目标受试者人群、试验所需的仪器设备、技术条件和研究人员，是否能够按照试验方案计划开展并完成临床试验。

3. 临床试验方案及相关文件的初稿由申办者、主要研究者及统计学专家共同制订，应详细研讨纳入排除标准、安全性和有效性评价指标、试验流程，以及试验中的各项具体细节。初稿完成后由申办者组织各研究中心研究者参加首次研究者会议（方案讨论会），各中心研究者对试验方案及相关文件初稿进行详细的讨论，针对试验文件有关问题发表意见并进行充分探讨，统一明确与试验相关的各类定义解释、纳入排除标准、安全性和有效性的评价标准、试验各项标准操作规程、试验记录表格等内容，经会议讨论修改后定稿方案及相关文件，由各中心负责人签字确认后递交伦理审查。

（二）试验的实施阶段

1. 各研究中心在符合启动条件的前提下召开中心启动会。申办者应制订标准的培训计划并对各中心实施有效的统一培训，包括试验方案、生物样本、试验数据、试验药品的管理、标准操作流程、临床试验法规等。通过培训，研究者和研究协助人员能准确理解试验项目的具体要求，确保各中心对试验操作、相关评价指标理解的一致性，减少各中心在人员操作和评价上的差异。

2. 对于样本量大、周期长的多中心临床试验，需在试验期间定期召开研究者会议进行阶段性总结汇报和问题讨论。中期会不仅可以检查临床试验的进度，交流入组受试者的经验，加快及平衡各中心试验入组进度，确保各中心研究的同步进行，减少各中心因时间差距而影响试验的一致性；各中心沟通交流试验经验，对试验问题提出明确的解决方案，及时纠正试验偏倚，保证临床试验方案的正确实施；归纳总结并分析试验有效性和安全性数据资料，考虑是否提前完成、终止或扩大试验等问题。

（三）试验的总结阶段

各中心完成受试者入组随访后，进行试验数据的清理和质疑回复，由申办者召开数据审核会，确认数据无误后进行数据库的锁定。数据库锁定后由统计人员完成数据统计分析报告，各中心负责人撰写分中心小结。主要研究者和申办者根据统计分析结果撰写临床试验总结报告初稿。初稿完成后由申办者召开临床试验总结会，各中心研究者对试验结果进行充分讨论、分析和总结，定稿试验总结报告。

常规的多中心临床试验，一般由组长单位的主要研究者组织各参研中心的主要研究者成立试验中心组，对临床试验中的重要问题进行统一的讨论、协商和决定。而对于样本量大、周期长、参研中心多的大规模临床试验及国际多中心的临床试验，应按需设立以下组织。

1. 执行委员会（executive committee，EC） 其成员为主要研究者及学术顾问，负责临床试验实施的组织和管理，负责临床试验的重大决策，以及应对内外的各种学术和非学术的事务。

2. 指导委员会（steering committee，SC） 其成员包括执行委员会的成员、各参加国或地区的负责人，负责试验的学术事务管理。

3. 工作委员会（operations committee，OC） 其成员为主要研究者和申办者代表，负责临床试验方案的执行。

4. 独立数据监查委员会（independent data monitoring committee，IDMC） 由申办者建立，在临床试验过程中按计划定期评估临床试验的进度、安全性数据及关键的有效性评价终点，并向申办者提出临床试验是否继续、停止或修订临床试验方案等建议。

5. 安全性监测委员会（safety monitoring committee，SMC） 负责对收集到的不良事件进行分析。

6. 独立的终点判定委员会（endpoint assessment or adjudication committee，EAC） 其成员为临床专家，对临床试验的主要评价终点进行判定。

三、多中心临床试验的质量控制要点

在多中心临床试验中，不同中心研究者试验操作执行、疗效评价标准、数据采集与数据管理等各环节差异均可能成为研究结果异质性的来源。质量控制是降低中心异质性，提高试验均一性和结果可靠性的重要方式。

（一）制订标准操作规程

标准操作规程指为保证某项特定操作的一致性而制订的详细的书面要求。根据临床试验项目要求制订规范统一的标准操作规程是保证多中心药物临床试验质量的前提。不同中心按照同一临床方案和标准操作规程实施，可以保证不同研究者操作的一致性，尽可能降低试验过程中可能出现的各种主观或客观的因素所导致的偏倚，确保研究数据的准确性，提高试验的质量。标准操作规程应当覆盖临床试验中所有的实践操作环节，标准操作规程的制订需遵循以下基本原则。

1. 依据充分 标准操作规程的内容应符合 GCP 和其他相关法规、指南及技术指导原则。

2. 标准规范 同一临床试验的标准操作规程应尽可能保持格式一致，便于查阅及管理，每项标准操作规程都应注明版本号和日期，如有修订应及时更新，并注明生效日期。标准操作规程内涉及的计量单位、符号、数字、专业名词及术语应按照国际通用原则或国家标准书写。

3. 可操作性 标准操作规程应是根据实际总结出的优化操作流程，研究人员经过适当的培训和学习能够按照标准操作规程的内容进行相关的实际操作。

4. 简明准确 标准操作规程应采用描述性语言，相关操作流程要尽可能进行细化、量化，确保研究者能准确理解和遵循。

（二）建立标准化的评价方法

多中心临床试验须统一评价试验药物的安全性和有效性的方法，为了准确评估受试者对药物的临床试验反应，通常选择能够全面反映其安全性和有效性的评价指标。评价指标可以是疾病临床终点（如死亡、残疾、功能丧失）、影响疾病进程的重要临床事件（如心肌梗死、骨折的发生），也可以是评价社会参与能力、生活能力、临床症状和（或）体征、心理状态等内容的相关量表或其他形式的定量、半定量或定性的指标，也可以是通过某些仪器和实验室检查等获得的某些客观数据或检查结果，主要包括病理生化等指标（如病理检查结果、细菌培养、血脂、血压等）。不同类型的评价指标有不同的质量控制要求，常见类型的评价指标质量控制要点如下。

1. 临床事件类指标 临床事件的发生，如死亡、心肌梗死、骨折、脑卒中、肾移植、因疾病加重住院次数等，代表了疾病的终末阶段或结局，常作为临床试验的主要终点指标。

（1）统一事件的定义和判定标准：临床事件类评价指标须在试验方案中明确事件的定义和判定标准，如心肌梗死、骨折、脑卒中的发生。该类临床事件容易观察，但在临床试验中，如果不对事件的定义和判断标准进行统一，会导致研究者判断出现争议性。如脑卒中，需明确受试者是否需要出现神经功能缺损的症状，是否包括短暂性脑缺血发作，无神经功能缺损症状的腔隙性脑梗死，是根据 MRI 还是 CT 的检查结果，如何区分是新发脑梗死还是陈旧性脑梗死等均需要在试验方案中进行明确的定义。

（2）独立的终点判定委员会：虽然临床事件类评价指标都有明确的医学诊断标准，但作为主要终点指标时，仍然可能存在研究者在判断上的不同认识，因此多中心临床试验常设有独立终点判定委员会对临床终点事件进行判定，加强对临床事件判断的准确性。

2. 量表类评价指标 在临床试验中量表是常用的评价工具之一，尤其在神经精神类、传统中医药的临床研究中，由于缺乏对疗效评估可靠的客观指标，常使用量表进行评价并记录受试者的健康状况、症状评估、抑郁程度等。

（1）量表的选择：在临床研究中，若以量表评分为评价指标，应选择国内外或领域内公认的量表。若采用国外研究的量表，使用前须翻译为中文，翻译时需考虑文化差异，对量表进行文化调试。翻译调试后的量表及其他类型的自制量表，在正式采用前必须进行信度、效度和反应度的检测，确定其科学性和可操作性。另外，应结合试验要求选择合适的量表，确认量表的版本、适用范围和人群及适用的疾病类型、分期等。不同版本的量表其适用的疾病范围、测量评估的项目、分值等均有差别，尤其在多中心临床试验中，须选择使用统一规范的量表。

（2）量表的培训：在多中心临床试验中，需根据试验要求建立统一的量表培训、填写及考核的标准操作规程。在试验开始前，应对使用量表的研究者进行统一规范的培训，使研究者能充分掌握量表的使用目的、内容、填写方式和填写时间等，必要时采取专人评估填写以减少偏倚。若试验同时涉及多个量表的评估，应关注不同量表之间的逻辑关系。首次量表评估填写前，研究者应对受试者进行量表的培训，对量表的评估项目进行逐一讲解，使受试者能充分理解量表的评估内容，提高量表评估结果的准确性。

（3）电子量表的应用：在多中心临床试验中，采用电子化量表对于数据收集的高效性、实时性、安全性等方面具有明显优势。电子量表可嵌入电子病历系统或是 EDC 系统，增加量表填写的时间记录功能及远程监控功能，可以有效提高量表的质量控制。

3. 实验室检查类评价指标 生物样本的实验室检测常作为药物临床试验的评价指标。实验室检查类指标中生物样本的采集、保存、运输、检测及其相关数据的管理应符合《药物临床试验生物样本分析实验室管理指南（试行）》和 GCP 的相关要求。

（1）统一生物样本的采集和管理：不同生物样本（如血液、尿液、粪便、组织和细胞等）的采集、处理、运输和保存条件不同，且需考虑饮食、药物、时间、生活状况等因素对其检测值的影响。多中心临床试验需根据试验要求制订统一的生物样本采集、管理（运输、保存）的标准操作规程，确保生物样本的正确采集和处理，以及运输和保存过程中的稳定性。

（2）统一生物样本的检测标准：在多中心临床试验中，各中心实验室需尽量使用统一的检测仪器设备、检测方法、检测试剂、操作规程和计量单位，必要时应该固定检测人员，保证各中心检测结果能使用统一的标准判定和统计分析。

（3）中心实验室：中心实验室是指在多中心临床试验中，为避免临床试验机构的实验室无法检测某个或多个涉及安全性和疗效指标的检验项目，或各个实验室的检查方法、正常值范围不同而对试验数据造成大的检测偏倚而建立的一种实验室。在多中心临床试验中，若各参研中心实验室检测仪器设备、检测方法、正常值范围等条件差异较大，或部分参研中心无法检测某个或多个实验室指标，建议选择中心实验室进行相关评价指标的检测，减少不同中心之间的检测偏差。

4. 影像学评价指标 影像学检查结果在临床试验中也常作为评价指标，如 X 线、CT、MRI、

B超等。使用影像学检查作为评价指标，其临床成像的采集、存储、传输、判读和记录过程均应标准化和规范化，可以参考《抗肿瘤药临床试验影像评估程序标准技术指导原则》《临床试验影像终点过程标准行业指导原则》和GCP的相关要求。

（1）统一影像检查标准：多中心临床试验应该保证各研究中心影像数据的一致性。影像检查操作人员应具有专业的资质，能满足试验操作所需的技术要求，若具有特殊要求的影像检查，应在试验开展前对操作人员开展相应的培训。统一影像采集条件，包含仪器设备型号、人体条件（受试者的摆位、是否需要麻醉、造影剂的使用等）和仪器设备的参数设置（影像检查的解剖覆盖范围、图像采集时相、成像的角度等）。影像数据应使用统一规范的格式存储，尽可能采用国际通用的医学数字成像和通信（digital imaging and communications in medicine，DICOM）格式图像，影像数据在传输、显示和存储的过程中应保持数据的安全性、完整性和稳定性。

（2）统一影像指标的评估标准：影像指标应选择使用国际通用且被广泛认可的评估标准，以保证影像判读的一致性。影像学指标的判读人员应具有专业的技术资质，并进行相关的培训。为减少多中心临床试验影像指标的评估偏倚，建议采用独立中心化的影像评估。独立中心化的影像评估过程通常是充分盲化的，评估者不知晓所评病例的治疗信息和研究者的评估结果，即盲态独立中心评估（blinded independent central review，BICR），BICR 可提高影像评估的独立性和可信度，并与研究者的评估结果互为对比。

（三）建立统一规范的培训制度

在多中心临床试验中，培训是质量控制的重要环节。培训对象应涵盖研究者、研究协调员、监查员、受试者等与试验相关的所有人员。培训的内容应包含但不限于GCP法规、试验方案、数据的采集与管理、受试者依从性、严重不良事件、不良事件、方案偏离的处理、生物样本、试验药品的管理等所有试验相关操作与流程。培训不能流于形式，应有完整的培训计划、培训目的、培训教材和培训记录。必要时应设置培训后的操作练习、考核和评估等环节确保研究人员能准确执行各项流程后方可授权操作。

在临床试验开展前，应建立统一的培训计划，除采用统一的集中会议培训，如试验启动培训会，还可采用网络、电话、视频和短期实地培训等形式，使研究人员能通过多种方式和角度理解试验方案的目的和意义、掌握试验流程并规范试验操作方法，保证试验结果的准确性。当出现方案偏移、试验文件、标准操作规程、法规或技术指导原则等变更或新增时，需要对研究人员进行持续的培训、记录和跟踪。

（四）规范试验数据管理

多中心临床试验在实施过程中会产生大量的试验数据，数据的质量是保证试验结果完整性、准确性和有效性的基础。为获得高质量的试验数据，须对可能影响数据质量结果的各种因素和环节进行全面的控制与管理。数据管理贯穿试验准备、启动、实施和结束的整个流程，包括病例报告表及数据库的设计、采集/管理系统的建立、数据接收与录入、数据核查与质疑、医学编码、外部数据管理、盲态审核、数据库锁定、数据导出及传输、数据及数据管理文档的归档等，在本书第七章节已有全面的讲解。

在多中心临床试验中，试验准备阶段各中心研究者需对病例报告表进行审阅，确认相关数据是否可以从病历及相关检验检查报告中获取并符合临床实践。试验启动阶段需对各中心研究者人员进行统一的数据管理培训，确保各中心能按照统一的要求规范收集并填写试验数据。试验实施阶段各中心应及时收集数据并反馈问题，组长单位和数据管理部门应定期检查数据填写进度和质量，及时发现并解决潜在的问题，减少方案偏移。若出现各中心之间不统一或个别中心的共性问题时，需及时通知各研究中心，由CRA或数据管理人员对研究人员进行说明或再次培训。试验结束阶段各研究中心应及时完成数据的录入、修改、质疑回复，在计划时间内完成数据的清理和锁库。

四、电子信息化技术在临床试验实施中的应用

近年来，伴随着国内临床试验逐步加快的发展趋势，国家药品监督管理局对临床试验质量的要求也在不断提高。传统临床试验全程采用纸质资料、手工记录试验数据的方式，效率低下、不利于管理，已不能满足当前临床试验的发展需求。国家药品监督管理局在2020年发布的GCP中也提到"临床试验机构的信息化系统具备建立临床试验电子病历条件时，研究者应当首选使用"。因此利用信息化技术建设临床试验全流程电子化管理，既是行业发展的需要，也是国家监管部门的要求。

目前在临床试验的各个环节都出现了相关的信息化解决方案，在Ⅱ、Ⅲ期临床试验中较为成熟的信息化系统已有：药物临床试验管理系统、电子化数据采集系统和中央随机系统等。

（一）药物临床试验管理系统

药物临床试验管理系统（clinical trial management system，CTMS）是按照临床试验管理规范要求和临床试验机构制度及标准操作规程建立的临床试验信息化管理系统，可以覆盖临床试验的全流程管理，现阶段CTMS系统主要有以下常见功能。

1. 流程管理 CTMS系统根据GCP法规、试验方案、标准操作规程等要求，通过线上对立项审核、伦理审查、协议审核与签署、人类遗传资源审查、试验启动、实施、结题审查、受试者管理、随访管理、资料管理、设备管理、药物/耗材管理等流程进行控制和管理，并可通过任务转发、文档共享、代办推送、消息提醒等功能，实现研究者、CRC、药师、质控员、伦理委员、机构管理员在临床试验过程中的明确分工与高效协作，提高临床试验的实施和管理效率。

2. 过程记录 CTMS系统通过对临床试验的立项、伦理、协议、结题等各环节的电子资料在线审查，可实时记录并保存各个试验环节的过程信息和资料，可为临床试验的过程溯源提供完整的证据链，提高试验资料的管理效率。

3. 药品管理 CTMS系统可根据试验药物的条形码标记、扫描识别及自动验证，对药物的接收、发放、使用、回收等过程进行实时管理和记录，最大化减少人工差错率，保障受试者的药品使用的安全，提高试验药品的管理效率。

4. 数据管理 CTMS系统可通过与中心医疗系统对接，实现检查检验数据的自动采集与管理，并可自动识别、收集各环节试验数据。在数据脱敏与审批前提下，研究人员可在线查询、统计并导出试验数据，提高试验的数据管理效率。

目前部分CTMS系统还可提供智能手机软件的服务，研究人员可随时查询、跟踪试验项目、查看随访日历、预约受试者、质控检查、资料归档审查等，为管理人员和研究人员提供便利的移动访问，提高试验效率。

（二）电子化数据采集系统

EDC系统是一种以电子化形式采集和传递临床试验数据的系统。国家食品药品监督管理总局在2016年发布了《临床试验数据管理工作技术指南》和《临床试验的电子数据采集技术指导原则》，指导着EDC系统在临床试验应用中的蓬勃发展。相较于传统临床试验采用纸质病历报告表，EDC系统对于试验数据管理存在以下优势。

1. 提高数据的管理效率 EDC系统可同步试验数据的采集和录入，试验相关人员可随时在线查阅试验数据的填写情况并导出分析，及时发现数据问题，减少pCRF转录至数据库系统的过程，有效避免转录过程中的错误。数据清理阶段，数据管理人员可在线发送数据疑问，研究人员也可在线回复，避免传统pCRF来回寄送的流程，提高试验数据的管理效率。

2. 提高数据质量 EDC系统可根据试验制订的DVP对数据进行实时的自动逻辑核查，如数据值的范围、逻辑关系等，可及时发现潜在的数据问题，并可设置自动计算逻辑，自动计算需要计算的数据，减少人工计算错误，提高试验数据的质量。

3. 提高数据的安全性 EDC系统通过试验授权分配数据权限，只有授权人员可以进行数据的

录入、查阅、导出或电子签名等操作，并采用电子数据在线存储模式，可实时备份，避免 pCRF 在记录、存储、寄送等过程中数据泄露、损坏和丢失的风险，提高试验数据的安全性。

4. 提高试验数据的规范性　根据法规要求，病例报告表中的数据应修改留痕，不掩盖初始数据，保留修改轨迹，注明修改理由。EDC 系统具有完整的稽查痕迹，可随时追溯数据记录的过程，确保试验数据的合规性。

（三）交互应答系统

交互应答系统（interactive web response system，IWRS）是一种交互式技术系统，也是基于网络的一种中央随机系统，利用信息技术将计算机、网络和电信技术集成，形成以互联网、电话、手机短信、邮件等多种方式为临床试验提供随机化分配、药品管理等服务的信息系统。

1. 随机管理　系统可以根据试验方案要求设定分层因素、盲法、受试者上限等随机条件，满足项目的执行需要。通过中央化的随机过程，可解决传统临床试验通过线下盲码信封编盲在多中心临床试验竞争入组随机化的不便，有效提高各研究中心的入组随机效率。试验管理人员也可实时查看各中心受试者随机入组情况以及时进行试验进度的优化调整。

2. 药品管理　系统可根据试验要求设计不同模式的药品管理流程，包括试验药物的编盲、配送、发放和存储，跟踪和监控整个临床试验过程各研究中心药物的有效期与库存情况，及时进行药品配送和管理，确保受试者发药连续不被中断，减少药物浪费，提高多中心临床试验的药物发放配送的效率和准确性。

案例 15-1

在以某药物治疗膝骨关节炎的多中心、随机、双盲对照临床试验中，试验有效性评价指标：①比较试验组和对照组在治疗后 4、12、24、36、48 周，骨关节炎指数评分量表（以下简称 WOMAC）、健康状况调查问卷 SF-36（以下简称 SF-36）、视觉模拟评分（以下简称 VAS）的改善；②比较试验组和对照组在治疗后 24、48 周膝关节 MRI 影像学改善。

请思考以下问题：

该临床试验在实施过程中，如何提高有效性评价指标的数据质量？

案例 15-1 解析

1. 量表评价指标　① 统一对各中心研究者培训，并应详细说明量表的填写注意要点，如 WOMAC 及 VAS 量表的疼痛评价会因受试者服用止疼药物而影响疗效判定，需在试验方案中或培训中统一量表评价的条件，限定受试者需在未服用止痛药物多少时间后再进行量表的评价。另外 WOMAC 量表中“膝关节在平地上行走时的难易程度”“膝关节在向前弯腰时的难易程度”与 SF-36 问卷中的“步行 100 米”“弯腰或跪下”等选项存在逻辑关系，填写时应注意避免量表间的逻辑矛盾。②由于本试验量表评估次数较多，评估间隔周期较长。可在每次受试者量表评估填写前，对受试者进行量表评估项目的逐一讲解和培训，使受试者能充分理解量表的评估内容，减少受试者因文化程度、配合程度的差异导致量表评分出现前后矛盾、与客观检查指标结果不一致等逻辑矛盾。③WOMAC 和 SF-36 量表涉及评估项目较多，且需要计算所有评估项目总分值，采用电子化量表实时评估记录，有效减少量表数据录入及分值计算时的错误，提高数据质量。

2. MRI 影像学指标　①统一影像检查标准：应根据试验方案中 MRI 检查的标准和要求对影像检查人员进行统一的培训，确保各中心检查标准统一，若部分中心 MRI 检测无法满足试验要求，可统一到满足要求的中心进行检测。②统一 MRI 影像的判读标准：各中心应采用同一影像评估标准，以保证影像判读的一致性，并根据试验项目要求，同一受试者的 MRI 影像可同由专人评估，必要时设立独立影像评估。

案例 15-2

2017 年，以某药物治疗儿童呼吸系统疾病的安全性及有效性的全国多中心、随机、单盲临床试验，计划招募 500 余例受试者，以首次药物治疗起始时间为随访基线时间，后续随访时间分别为基线时间后的 V_1（1 个月）、V_2（3 个月）和 V_3（6 个月）。项目整体随访到访率为 34%（288/844 例）、随访访视关键指标完成率为 21%（176/844 例）、随访访视超窗率为 30%（86/288 例）（表 15-1）。实施中发现除了受试者依从性问题之外，随访还存在以下问题：①方案要求以随访基线时间为首次药物治疗起始时间，部分中心的研究者以受试者出院时间计算，导致部分随访访视超窗；②部分研究中心的访视数据不是通过通知受试者回中心随访获取，而是通过门诊系统查询获取，导致部分随访数据缺失；③部分受试者选择在异地完成随访检查，研究者无法获取随访资料，导致随访数据的缺失。

表 15-1 随访管理统计表

	基线时间点		
	V_1	V_2	V_3
随访到访率	60%（173/287 例）	25%（71/282 例）	16%（44/275 例）
访视关键指标完成率	38%（109/287 例）	15%（41/282 例）	9%（26/275 例）
访视超窗率	23%（39/173 例）	31%（22/71 例）	57%（25/44 例）

请思考以下问题：

从多中心临床试验实施和质量控制的角度，可以从哪些方面提高该试验的随访质量？

案例 15-2 解析

1. 统一培训 在方案讨论会及启动会上应对各中心所有研究者进行统一规范的培训，必要时对于试验入选排除标准、主要终点、评价指标、随访时间等重要内容设置培训考核，确保研究者能掌握试验方案后方可授权操作，避免方案偏离。

2. 召开研究者会议 多中心临床试验在研究开展期间应定期召开研究者会议，各中心汇报项目进展及问题。发现问题后应在会议上共同讨论，制订解决方案。如在知情同意时加强受试者教育，对于家属意见不统一、依从性差的受试者不予以纳入；在随访期间加强与受试者的沟通，提高受试者的依从性，对于不能前往中心随访的受试者，可通过电话、网络等方式联系，持续跟踪受试者情况，避免失访。

3. 采用随访管理工具 可根据试验方案定制 Excel 表格或采用信息化系统中的随访管理功能，根据受试者入组时间等信息自动计算随访时间，并提前设置各个随访点的临床检查项目等随访要求，加强随访管理，提高随访效率。

（编委：丁雪鹰）

思 考 题

1. 多中心临床试验的概念和特点有哪些？
2. 多中心临床试验采用量表类评价指标应注意哪些要点？
3. 制订临床试验标准操作规程的基本原则有哪些？
4. 疗效判断的标准一般需要考虑哪些要点？
5. 严重不良事件的判断标准是什么？
6. 可从哪些方面去判断不良事件是否与药物有因果关系？

第十六章　抗肿瘤药物临床试验

教学目标

1. 基本概念

（1）掌握以下概念：总生存期，无进展生存期，免疫检查点。

（2）熟悉以下概念：剂量爬坡试验，适应性设计，主方案，篮式试验，伞式试验，平台试验，放射性核素治疗。

（3）了解以下概念：基于规则的设计，基于模型的设计，模型辅助的设计，肿瘤疫苗，新辅助化疗，辅助化疗。

2. 基本理论和基本知识

（1）掌握抗肿瘤药物上市临床试验终点选择的金标准及监管认可的替代终点，熟悉试验主要设计方法，了解肿瘤临床试验加速批准的条件。

（2）熟悉剂量爬坡方法及优缺点，了解首次人体试验剂量的常见推算方法。

（3）熟悉各类抗肿瘤药物的作用机制，了解肿瘤治疗前沿药物、新技术的进展。

（4）熟悉抗肿瘤药物的常见不良事件和免疫相关不良事件。

3. 基本技能　了解常见免疫相关不良事件的临床管理办法。

第一节　抗肿瘤药物的试验设计

一、临床试验终点

药物能否被批准上市，临床试验终点结果是一个评判的重要标准。肿瘤药物临床试验终点（endpoint）指标主要有三类：①死亡事件的终点，如总生存期；②肿瘤测量的终点，如无进展生存期、客观缓解率、应答持续时间（duration of response，DoR）、疾病控制率（disease control rate，DCR）、疾病进展时间（disease progression time，TTP）；③症状评价的终点，如患者报告结局（patient reported outcome，PRO），健康相关生活质量（health-related quality of life，HRQoL）。

（一）总生存期

总生存期是指从随机分组开始到任何原因死亡之间的时间，是目前抗肿瘤药物最可靠的疗效评价指标，常作为首选终点。对于死亡前就已经失访的受试者，通常将最后一次随访时间计算为死亡时间。总生存期能够体现确切的临床获益、终点评估不会出现偏倚，同时具有临床意义和统计学意义的总生存期的显著延长通常能支持新药的批准。由于随访时间长，需要更大的患者群体，易受连续使用其他药物、交叉治疗、后续进一步治疗的影响及非肿瘤死亡对结果的影响，因此很难将临床终点归因于某一治疗方案。

（二）肿瘤测量的终点

无进展生存期是指从随机分组开始至出现肿瘤客观进展或死亡之间的时间，目前认为可以作为预测总生存期临床获益的替代终点。与总生存期相比，无进展生存期无须非要等到出现死亡事件，因此所需病例少且随访时间短，能反映肿瘤生长情况，可以评估多阶段的治疗且不受到其他药物、交叉治疗和后续治疗的影响，通常基于客观定量评估，只需较少的患者来获得在试验早期可以使用的数据，并且可以推进临床试验的早期完成的同时降低成本。由于无进展生存期测量主要依赖于一些放射学检查，且在不同研究可能存在不同的定义，其测量不如总生存期精确，同时不可避免地存在主观偏倚。

客观缓解率是指治疗后有肿瘤负荷完全缓解或部分缓解并能维持最低时限要求的患者比例。通过实体肿瘤的疗效评价标准（response evaluation criteria in solid tumours，RECIST），根据肿瘤缩小程度分为完全缓解（complete response，CR）、部分缓解（partial response，PR），疾病稳定（stable disease，SD）和疾病进展（progressive disease，PD）。更直接的临床获益相关因素也应该纳入抗肿瘤药物的批准考虑中，如提高生存率，改善生活质量与体力状况、并缓解临床症状等。

应答持续时间为达到完全或部分缓解的患者从随机化分组到疾病进展或死亡的时间。它与无病生存期（disease-free survival，DFS）密切相关，并测量患者对无肿瘤生长或转移的治疗的应答时间。应答持续时间对评估有持久反应和延缓疾病进展的治疗方案是有用的，对于提供没有持久益处的暂时缓解的治疗是没有用的。

疾病控制率是指通过治疗干预导致完全缓解、部分缓解或疾病稳定的晚期癌症患者的百分比。疾病控制率与客观缓解率相关，在评估具有主要抑制肿瘤作用而非肿瘤杀伤作用的癌症治疗方面具有最大效果。

疾病进展时间是指从随机分组开始至出现首次疾病客观进展之间的时间，不包括死亡。疾病进展时间所需样本量少，随访时间缩短，在非肿瘤原因导致死亡多于肿瘤原因的情况下，它可以是一个合适的指标。

（三）症状评价的终点

患者报告结果是直接来自患者的关于其症状、健康相关生活质量、治疗依从性及治疗满意度的报告，可反映患者临床主观获益的直接感受。但由于量表的信度、效度和反应度不一，存在评估偏倚及测量数据缺失等影响。因此 FDA 指导原则中并未将其作为常用的抗肿瘤药物临床试验批准的主要终点，而是作为次要指标支持主要结果。由于症状和生活质量具有较强的主观性，建议采用设盲以减少偏倚。

健康相关生活质量是对患者的生活质量和健康状况的评估。生活质量通常被用作次要临床终点，以比较具有类似效果和毒性差异的治疗方法，但它也可以和总生存期作为共同主要终点。通常通过美国疾病控制与预防中心开发的一组四个核心问题对 HRQoL 进行评估，包括整体健康、身体健康、心理健康和日常生活。

二、临床试验设计

（一）剂量爬坡试验

I 期临床是新药的首次人体试验，研究内容之一就包括人体的初始安全性和耐受性评估，可为后续临床试验探索推荐剂量和给药方案。通常随着剂量升高，疗效和毒性也随之增加。剂量爬坡试验（dose escalation）是在预先设定的剂量范围内，按照试验方案规定的算法（如 3+3 设计、BOIN 设计等），通过序贯的剂量调整决策，评估抗肿瘤治疗的最大耐受剂量（MTD），其定义为在首个治疗周期内引起可接受剂量限制性毒性（dose-limiting toxicity，DLT）发生率的最高剂量水平。其中包括起始剂量的选择、最大剂量的确定、递增剂量的选择、剂量爬坡决策、爬坡终止的条件、严重毒性-剂量限制性毒性的定义与评估、目标毒性的概率的确定等因素。根据 FDA 和 EMA 发布的指导原则，非临床安全性数据通常以 NOAEL 来进行人体起始剂量推算，也可能会参考其他相关的临床试验数据。推算小分子药物首次临床试验起始剂量时，一般将动物安全性数据通过体表面积标准化转换为人体等效剂量后进行估算。ICH《S9：抗肿瘤药物非临床研究指导原则》建议，对于多数小分子，推算首次临床试验起始剂量的常用方法是将啮齿类动物的 STD 10（10%的动物出现严重毒性反应剂量）的 1/10 作为起始剂量；如果最合适的种属是非啮齿类动物，则认为最高非严重毒性剂量（highest non-severely toxic dose，HNSTD）的 1/6 是合适的起始剂量。STD 10 和 HNSTD

数据均来自非临床研究中的重复给药毒性试验，HNSTD 为不会致死、导致危及生命的毒性或不可逆结果的最高剂量水平。

严重毒性-剂量限制性毒性是根据美国国家癌症研究所的不良事件通用术语标准（common terminology criteria for adverse events，CTCAE）来进行评估。MABEL 方法是通过利用从药理学、药动学/药效学数据获得的所有体外和体内数据和信息，估算引起人体最小生物响应水平的剂量。

（二）试验设计类型

依据是否对剂量-毒性关系预先作出假设，可将剂量爬坡方法分为非参数设计及参数设计。

1. 非参数设计 基于规则的设计，不预先估计剂量-毒性关系。

2. 参数设计 预先建立剂量-毒性关系模型，并根据入组过程中的数据更新模型，决定后续患者接受的剂量。依据模型的复杂程度，可以分为基于模型和模型辅助设计。

基于规则的设计（rule-based design）不预先估计剂量-毒性关系，又称基于算法的设计（algorithm-based design），包括传统 3+3 设计，加速滴定设计，还有其他各种拓展变形，如由药理引导的递增设计（pharmacologically guided dose escalation，PGDE）就结合了药理学方法。这类设计实施简便透明，应用广泛，接受度高，但缺乏灵活性，统计性能一般。最具代表性的传统 3+3 设计，也是应用最广泛的剂量爬坡设计，较为直观、执行简便，既往应用广泛，接受度高，但缺少灵活性，目标毒性概率固定为 33.3%，耗时较长，部分患者会暴露在有效剂量以下，获益性不高，最大耐受剂量接受治疗的患者最多 6 个，导致较大的变异性。在如今肿瘤精准治疗时代，应该使用更有效的方法来探索剂量；加速滴定设计（accelerated titration design，ATD）是在传统 3+3 设计基础上的改进，减少了无效剂量的患者暴露，允许对同一受试者进行剂量递增，快速的初始剂量递增提高了效率，但同一患者的剂量递增会部分掩盖较小剂量的治疗效应。同时需考虑存在迟发毒性或累积性毒性的情况下，不适用加速滴定设计。

基于模型的设计（model-based design）利用实时数据修订模型，指导后续剂量选择。主要的方法包括连续重评估方法（continual reassessment method，CRM），控制药物过量的剂量递增设计（escalation with overdose control，EWOC），贝叶斯逻辑再评价方法（Bayesian logistic reassessment method，BLRM）等。基于模型的设计具有较好的统计学性能，但决策不够透明，实施复杂，需统计师根据试验开展过程中的实时数据进行修正，因此使用相对有限。基于规则的设计仅依据事先设定的规则，而基于模型的设计与之不同，则充分利用了试验过程中的信息，指导后续的剂量选择。连续重评估方法依据临床前结果推断剂量毒性曲线模型，并根据新接受治疗受试者的数据更新模型，用于指导下一组受试者接受的剂量，直到得到的剂量不再变化或达到样本量。依据更新后曲线的变化，就可得出目标毒性对应的剂量。虽然该设计能充分利用已知信息，从连续剂量分布中推断最大耐受剂量，但是由于设计复杂，需统计师实时调整模型，决策不透明，并且可能因剂量递增过快而出现剂量过高的问题。

模型辅助的设计（model-assisted design）结合规则设计的易用与模型设计的性能。代表的设计方法，包括贝叶斯最优区间（Bayesian optimal interval，BOIN）设计，改良毒性概率区间（modified toxicity probability interval，mTPI）设计和 mTPI-2 设计。在统计模型估计的基础上制订规则，保留统计性能的同时，有更好的易用性。贝叶斯最优区间设计通过建模，将最大耐受剂量（MTD）和等效区间转化为剂量调整的最优概率边界，只需要将剂量限制性毒性率与剂量增减界值比较，即可以作出升、降或保留的剂量决策。基于观测数据，可得到一组毒性概率，从中选择与目标毒性概率估计值最接近的作为最大耐受剂量。获得优越性能的同时，决策流程透明，可结合决策表，灵活易用。目前，BOIN 设计已被工业界和监管机构广泛接受应用于 I 期剂量爬坡试验，得到了 FDA 的官方认证。改良毒性概率区间设计依据临床与统计确定的目标最大耐受剂量和等效区间，定义 3 个剂量毒性区间：过低、适当和过高区间，通过计算 3 个区间的单位概率质量（unit probability mass，UPM）来决定剂量增减。改良毒性概率区间设计同样可依据毒性概率区间的决策表简化操作，而不需要实时重复计算。样本量较小时，可能出现剂量过高的风险，如接受 2/4、3/6 的剂量限制性毒性继续保留剂量，因此 2017 年提出了 mTPI-2 设计，对此进行了修正。目前 mTPI-2 的使用较为广泛，已在大量临床试验中证明了其统计性能。

（三）适应性设计

适应性设计（adaptive design）是按照预先设定的计划，在期中分析时使用试验期间累积的数据对试验做出相应修改的临床试验设计。由于临床试验设计依据的前期探索性研究结果往往数据有限，可能存在偏差，而适应性设计允许通过自身试验的各类数据，对试验进行修改，从而提高试验的效率和成功率。依据适应性的目的，常用的有成组序贯设计（group sequential design）、样本量重新估计（sample size re-estimation）、无缝剂量选择（seamless dose-selection）、适应性富集（adaptive enrichment）设计、主方案（master protocol）设计等，采用多种适应性调整方法的称为多重适应性设计。

成组序贯设计是指方案中预先计划在试验过程中进行一次或多次期中分析，依据每一次期中分析的结果做出后续试验决策，是目前最常用的适应性设计，研究可在期中分析时因事先设定的规则提前因有效、无效、安全性而终止，提高了效率并且更符合伦理。样本量重新估计是指预先设定，利用累积的试验数据重新计算样本量，以保证最终的统计检验能达到预先设定的目标或修改后的目标，解决初始样本量计算基于历史或参考数据，各种因素信息不够充分，而导致的样本量估算不够准确的问题。无缝剂量选择是指将两个试验无缝连接，在前期试验结束时做剂量选择，并将所选剂量用于后期试验。相比常规独立的探索性和确证性研究，适应性无缝剂量选择可缩短试验间隔、减少总样本量、提高试验效率。适应性富集指试验将根据期中分析的结果，依据预先设定的标准对目标人群进行适应性调整，以决定试验后续阶段的目标人群。主方案是指一个含有多个子方案的整体临床试验方案，其中子方案包含篮式试验（basket trial）、伞式试验（umbrella trial）和平台试验（platform trial）。篮式试验是用于研究一种针对多种肿瘤类型的靶向治疗方式。相反，伞式试验用于研究针对一种肿瘤的多种靶向治疗。平台试验的原理是基于决策算法，连续不断地推算多种靶向治疗在某种疾病中的临床效果，以确定最佳的治疗方案。在主方案研究下，患者可依据疾病特征获得精准治疗和更大的入组机会，如共用对照组也可提高试验效率。

（编委：王永生，参编者：刘润菡）

第二节　抗肿瘤药物的分类

手术、放射治疗和药物治疗是现代肿瘤综合治疗的三大支柱疗法。抗肿瘤药物治疗为全身性治疗，可以用于治疗实体瘤、血液系统肿瘤及手术和放疗后的辅助治疗，在肿瘤治疗中占有非常重要的地位。近年来随着越来越多靶点被发现及单克隆抗体的出现，更多靶向药物和生物免疫药物不断进入临床试验或上市。

请思考以下问题：

抗肿瘤药物按照技术分类主要分为哪几类？各类的代表药物有哪些？

一、小分子药物

（一）细胞毒药物

根据作用机制和靶点，将抗肿瘤细胞毒药物分为如下六大类。

1. 直接与 DNA 结合，阻止 DNA 复制的药物，如各种烷化剂、丝裂霉素和博来霉素、达卡巴嗪、铂类、喜树碱及其衍生物等，基本上属于周期非特异性化疗药物。

2. 阻止核酸生物合成的药物，主要作用于 S 期细胞，属抗代谢类化疗药。常见的有甲氨蝶呤、氟尿嘧啶（5-FU）、阿糖胞苷等。

3. 影响转录的化疗药物，大多数抗肿瘤抗生素属此类，为周期非特异性化疗药。常见的有放线菌素 D、表柔比星等。

4. 影响微管蛋白和有丝分裂的药物，常见的有长春瑞滨、紫杉醇、艾日布林等。

5. 影响核糖体功能，阻止蛋白质合成的药物，如门冬酰胺酶。

6. 细胞分化诱导剂，如三氧化二砷。

（二）激素类药物

某些肿瘤的发生发展和体内激素水平的异常相关，通过控制激素水平可发挥相应治疗作用。激素类药物包括雌激素类、抗雌激素类、雄激素类、抗雄激素类、孕激素类、肾上腺皮质激素、抗肾上腺皮质激素等。抗雌激素类药物如他莫昔芬、芳香化酶抑制剂如来曲唑和阿那曲唑、孕激素类如甲地孕酮、抗雄激素类如比卡鲁胺、促性腺激素释放激素（gonadotropin-releasing hormone，GnRH）激动剂如戈舍瑞林和亮丙瑞林等常应用于临床。甲状腺素已常规地用于甲状腺癌（尤其是乳头状和滤泡型癌）术后患者的长期治疗。

（三）小分子靶向药

目前临床上常见的靶点有表皮生长因子受体（epidermal growth factor receptor，EGFR）、血管内皮生长因子受体（vascular endothelial growth factor receptor，VEGFR）、人表皮生长因子受体 2（human epidermal growth factor receptor 2，HER-2）、Bcr-Abl、间变性淋巴瘤激酶（anaplastic lymphoma kinase，ALK）、鼠类肉瘤病毒癌基因同源物 B1（v-raf murine sarcoma viral oncogene homolog B1，BRAF）、丝裂原活化细胞外信号调节激酶（mitogen-activated extracellular signal-regulated kinase，MEK)、间充质上皮转化因子（mesenchymal epithelial transition factor，MET）等，从最早发现伊马替尼，到现在广泛应用的 EGFR 抑制剂，小分子靶向药物的研发百花齐放，新靶点、新技术的出现，在不断扩大靶向药物的适用人群。

1. Bcr-Abl 抑制剂　伊马替尼（imatinib，格列卫®）是一种人工合成的蛋白酪氨酸激酶抑制剂，选择性地抑制 Bcr-Abl 阳性细胞系细胞、急性淋巴细胞白血病和 Ph 染色体阳性的慢性粒细胞白血病患者的新鲜细胞的增殖并且诱导其凋亡。与此同时，伊马替尼还可抑制血小板衍生生长因子受体（PDGFR）、干细胞因子受体（c-Kit）的酪氨酸激酶，达到抑制由血小板衍生生长因子（PDGF）和干细胞因子（SCF）介导的细胞行为。目前主要用于治疗慢性粒细胞性白血病和胃肠道间质瘤。

2. EGFR 抑制剂　吉非替尼（gefitinib，易瑞沙®）是一种选择性 EGFR 酪氨酸激酶抑制剂，该酶在非小细胞肺癌、头颈部鳞癌、结直肠癌、胰腺癌、乳腺癌、肾癌和脑胶质瘤等实体瘤都有不同程度的表达。临床应用中发现此类药对 EGFR 敏感突变的晚期非小细胞肺癌疗效好。

3. HER-2 抑制剂　拉帕替尼（lapatinib，泰立沙®）是一种口服酪氨酸激酶抑制剂，能阻断 HER-2 和 EGFR 的同源二聚体或异二聚体。在蒽环类、紫杉类或曲妥珠单抗治疗失败的转移性乳腺癌患者中，拉帕替尼联合卡培他滨比单用卡培他滨能明显延长患者的疾病进展时间和无进展生存期。

4. VEGFR 抑制剂　舒尼替尼（sunitinib，索坦®）是一种具有高度选择性的酪氨酸激酶抑制剂，能抑制 VEGFR1、VEGFR2 和 VEGFR3 及血小板衍生生长因子受体（PDGFR）、干细胞因子受体（c-Kit）、Fms 样酪氨酸激酶-3（FLT-3）和神经胶质细胞系衍生的神经营养因子受体（RET）等活性。它于 2006 年 1 月被美国 FDA 批准上市，用于伊马替尼治疗失败或不能耐受伊马替尼不良反应的胃肠道间质瘤和晚期肾癌的治疗。

（四）蛋白降解靶向嵌合体

蛋白降解靶向嵌合体（proteolysis-targeting chimera，PROTAC）：由 E3 泛素连接酶配体、靶蛋白配体和一个连接两者的 linker 三部分组成。细胞内的泛素-蛋白酶体系统（ubiquitin-proteasome system，UPS）负责胞内异常蛋白的降解、清除。PROTAC 分子中的 E3 泛素连接酶配体负责招募 E3 泛素连接酶，靶蛋白配体负责特异性地结合目标蛋白，这两个配体通过 linker 结合形成三元复合物（靶蛋白-PROTAC-E3 泛素连接酶）。随后靶蛋白被 E3 连接酶泛素化，从而被 UPS 降解。PROTAC 被释放后可循环利用。PROTAC 技术的出现，为新药研发开拓了新的方向。

二、大分子药物

（一）免疫药物

免疫检查点（immune checkpoint）药物分为两大类：免疫检查点抑制剂和免疫检查点激动剂，激动剂目前处于临床试验阶段，以下主要介绍免疫检查点抑制剂。

免疫检查点为人体免疫系统中发挥保护作用的分子，防止体内 T 细胞过度激活导致的炎症损伤等，扮演着类似刹车的作用。肿瘤细胞利用人体免疫系统的这一特性，通过过度表达免疫检查点分子来抑制人体免疫系统反应，逃脱人体免疫监视与杀伤，以促进肿瘤细胞的生长。临床上常见的免疫检查点治疗靶点如下。

1. 程序性细胞死亡受体 1（programmed cell death receptor 1，PD-1） 一种单体糖蛋白，常表达在活化的 T 细胞/B 细胞、巨噬细胞、自然杀伤细胞（natural killer cell，NK 细胞）、树突状细胞上的一种重要的免疫抑制分子，即 CD279。PD-1 能与程序性细胞死亡配体 1（programmed cell death ligand 1，PD-L1）和 PD-L2 相结合，而研究发现 PD-1 只有与 PD-L1 结合才会通过磷脂酰肌醇 3 激酶/蛋白激酶/哺乳动物雷帕霉素靶蛋白（PI3K/AKT/mTOR）等通路对 T 细胞产生明显的抑制效应。目前已有多种 PD-1 抑制剂获 FDA 批准上市，如纳武利尤单抗（nivolumab）、帕博利珠单抗（pembrolizumab）、西米普利单抗（cemiplimab）等。

2. PD-L1 许多肿瘤中均存在 PD-L1 的高表达，包括肿瘤细胞与肿瘤浸润免疫细胞。PD-L1 通过与活化 T 细胞上表达的受体 PD-1 和 B7-1 相互作用，可以传递抑制信号导致 T 细胞失活。目前，美国 FDA 已批准阿替利珠单抗（atezolizumab）、度伐利尤单抗（durvalumab）和阿维鲁单抗（avelumab）的使用，前两种已在我国上市。

3. 细胞毒性 T 淋巴细胞相关抗原 4（cytotoxic T lymphocyte-associated antigen 4，CTLA-4） 又称为 CD152，是一种白细胞分化抗原，也是 T 细胞上的一种跨膜受体，与 CD28 共同享有 B7 分子配体。CTLA-4 可通过与 B7 分子结合下调 T 细胞活性，从而参与免疫反应的负调节。目前美国 FDA 已批准伊匹木单抗（ipilimumab）和替西木单抗（tremelimumab）上市。

4. 淋巴细胞活化基因 3 蛋白（lymphocyte-activation gene 3 protein，LAG-3） 又称为 CD233，是一种 I 型跨膜蛋白，主要表达在活化的 T 细胞、B 细胞、NK 细胞和浆细胞样树突状细胞，能够上调 Treg 细胞的活性而抑制效应 T 细胞的功能。抑制或敲除 LAG-3 会解除 Treg 细胞对 T 细胞的抑制功能，增强 $CD8^+$ T 细胞活性。T 细胞失能或耗竭时会表达多种免疫检查点分子，在慢性感染模型及抗原刺激模型中 LAG-3 和 PD-1 通常有共表达现象，故而协同抑制 LAG-3 和 PD-1 可以增强免疫应答。FDA 于 2022 年批准 Opdualag®（relatlimab 与纳武利尤单抗复方制剂）治疗 12 岁及以上的不可切除或转移性黑色素瘤患者。

目前还有许多处于研发阶段的免疫治疗靶点，临床试验中常见的如 T 细胞免疫球蛋白和 ITIM 结构域蛋白（T cell immunoreceptor with Ig and ITIM domains，TIGIT）、T 细胞免疫球蛋白黏蛋白-3（T cell immunoglobulin domain and mucin domain-3，TIM-3）、B7 家族同源物 3（B7 homolog 3 protein，B7H3）、CD137、CD40 等，以 TIGIT 靶点为例：

TIGIT（又称 Vsig9、Vstm3、WUCAM）是含免疫球蛋白及 ITIM 结构域的 T 细胞和 NK 细胞共有的抑制性受体。TIGIT 和 CD226 竞争结合配体 CD155 及 CD113。体外阻断 TIGIT 后能增强 NK 细胞和 T 细胞的活化及脱颗粒水平，并且也能增加细胞因子如 IFN-γ 的分泌等。目前在进行临床试验的 TIGIT 抗体主要有 MTIG7192A。

（二）靶向药物

大分子靶向药物按照技术可以分为单抗、双抗、抗体偶联药物（antibody-drug conjugate，ADC）。已经有多款大分子靶向药物获批上市。

1. 白细胞分化抗原CD20抑制剂 利妥昔单抗（rituximab，美罗华®）为嵌合鼠/人的单克隆抗体，可以与B细胞上纵贯细胞膜的CD20抗原特异性结合。通过抗体依赖性细胞介导的细胞毒作用（antibody dependent cell mediated cytotoxicity，ADCC）和补体介导的细胞毒作用等细胞溶解机制，引起B细胞溶解的免疫反应。目前已有多项国际多中心Ⅲ期临床试验结果支持利妥昔单抗联合化疗治疗$CD20^+$ B细胞淋巴瘤。

2. EGFR抑制剂 西妥昔单抗（cetuximab，爱必妥®）是FDA批准的第一个用于治疗KRAS野生型晚期大肠癌的单克隆抗体，是一种人和鼠的EGFR单克隆抗体的嵌合体。西妥昔单抗竞争性地抑制表皮生长因子与其配体EGFR的结合，阻断受体相关酶的磷酸化，进而抑制细胞生长，诱导凋亡。西妥昔单抗单药或者联合化疗用于KRAS野生型晚期结直肠癌的治疗，对复发或转移性头颈部肿瘤有一定疗效。

3. HER-2抑制剂 曲妥珠单抗（trastuzumab，赫赛汀®）为一种重组DNA衍生的人源化IgG型单克隆抗体，可以选择性地作用于HER-2的胞外部位。新的研究发现，对HER-2/neu阳性的胃癌，加用曲妥珠单抗可提高晚期胃癌治疗有效率12.8%，延长中位生存2.4个月。

德曲妥珠单抗（trastuzumab deruxtecan，优赫得®，又称DS-8201），是一种抗体偶联药物（antibody-drug conjugate，ADC），由连接子（linker）将小分子细胞毒药物与单克隆抗体偶联形成新型靶向药物，具有“靶向性”和“杀伤性”双重作用。其抗体为人源IgG1曲妥珠单抗，载药DXd为新型DNA拓扑异构酶Ⅰ抑制剂，连接子为GGFG四肽连接子。该药的作用机制：DS-8201单抗部分与肿瘤细胞膜外表达的HER-2抗原选择性结合，药物通过内吞进入细胞，肿瘤细胞内表达上调的溶酶体将连接子选择性剪切，载药DXd被释放，进入细胞质；由于具备较高的药物/抗体比，多个载药DXd进入细胞核，通过抑制拓扑异构酶Ⅰ导致DNA合成受阻，从而发挥细胞毒作用。此外，载药具有良好的膜通透性，可以发挥旁观者效应，导致肿瘤细胞及邻近细胞死亡。DS-8201于2019年12月获得FDA批准用于治疗乳腺癌，2021年1月被FDA批准治疗胃癌。

4. VEGF抑制剂 贝伐珠单抗（bevacizumab，Avastin®）是一种重组的人源化IgG单克隆抗体，可与VEGF结合，阻止VEGF与其受体作用，从而减少微血管生长，抑制肿瘤转移。贝伐珠单抗于2004年2月被美国FDA批准，用于晚期大肠癌的一线治疗。贝伐珠单抗联合化疗可用于晚期结直肠癌、非鳞非小细胞肺癌、卵巢癌患者的一线治疗。

近年来对双抗、三抗的探索也从未停止。目前FDA批准上市的双抗类药物靶点包括EGFR/c-Met、CD3/CD19、Gp100/CD3、CD3/CD20、GPRC5D×CD3、BCMA×CD3、CD3/DLL3、HER-2不同表位（ECD2和ECD4）等。以靶向双抗药物amivantamab（Rybrevant®，又称JNJ-61186372）为例，其针对EGFR/c-Met双靶点，于2021年获得FDA批准治疗含铂双药化疗期间或之后进展的携带EGFR 20号外显子插入突变的转移性或手术不可切除的非小细胞肺癌成年患者。它能同时抑制EGFR及c-Met的磷酸化，以及下游信号的激活，并有较强的抗体依赖性细胞介导的细胞毒作用和补体介导的细胞毒作用。而三抗类药物目前处于临床研发阶段，在研的靶点涉及DLL3/CD3/ALB、GPRC5D/BCMA/CD3、NKp46/CD16/CD123、PD-L1/4-1BB/HSA、PD-L1/TGF-β/VEGF等。

三、细胞基因产品

T细胞免疫治疗技术的发展使得肿瘤治疗进入一个重要的转折点，该技术也是近年来最有前景的肿瘤免疫疗法之一。T细胞受体（T-cell receptor，TCR）有α、β、γ、δ四种肽链，按照TCR双肽链构成不同，T细胞可被分为αβT细胞和γδT细胞。T细胞受体基因工程改造的T细胞（T cell receptor-gene engineered T cell，TCR-T细胞）和CAR-T细胞是目前临床研究中的两大新技术。

TCR-T 细胞疗法是将抗原特异性 T 细胞的 TCRα 链和 β 链基因序列转入 T 细胞，并且将修饰后的 T 细胞在体外进行扩增以获得足够数量的自体抗原特异性 T 细胞，然后回输给肿瘤患者，从而杀伤肿瘤细胞。TCR-T 细胞免疫技术，识别肿瘤抗原的能力依赖于表达于抗原提呈细胞表面的 MHC 分子，其优势在于不仅能够识别肿瘤细胞表面抗原，还能识别肿瘤细胞内的抗原。这种方法通过转导嵌合抗原受体（融合抗原结合域及 T 细胞信号结构域）或者 TCRα/β 异二聚体，使 T 细胞能够重新高效地识别靶细胞。Afamitrisgene autoleucel（Tecelra®）于 2024 年经 FDA 加速批准上市，用于治疗既往接受过化疗的不可切除或转移性的滑膜肉瘤成人患者[HLA-A*02:01P、-A*02:02P、-A*02:03P 或-A*02:06P 呈阳性，并且其肿瘤表达黑色素瘤相关抗原 A4（melanoma-associated antigen A4，MAGE-A4）]，成为全球首个获批上市的 TCR-T 细胞疗法。此外，处于临床试验阶段的 TCR-T 细胞疗法针对的抗原有 T 细胞识别的黑色素瘤相关抗原-1（MART-1）、纽约食管鳞状上皮癌抗原 1（NY-ESO-1）、MAGE-A3、癌胚抗原（CEA）等。

嵌合抗原受体（chimeric antigen receptor，CAR）是人工构建的融合基因编码的跨膜分子，由胞外区、胞内区和跨膜区构成。胞外区负责抗原的识别，胞内区负责信号的转导，跨膜区连接胞外区和胞内区。在临床应用中，CAR-T 细胞的主要制备步骤：通过基因工程技术用含有 CAR 基因的载体转染 T 细胞，然后通过现有的成熟的 T 细胞培养技术，体外大量扩增 CAR-T 细胞，再将扩增的 CAR-T 细胞回输至预处理后的肿瘤患者。司利弗明（tisagenlecleucel）于 2017 年在美国获批上市，用于治疗：①复发或难治性急性淋巴细胞白血病（r/r ALL）儿童和年轻成人患者（年龄≤25 岁）；②复发或难治性弥漫性大 B 细胞淋巴瘤（r/r DLBCL）、滤泡性淋巴瘤成人患者。我国靶向 CD19 自体 CAR-T 细胞治疗产品阿基仑赛（axicabtagene ciloleucel）已于 2021 年获得国家药品监督管理局批准上市，用于治疗二线或以上系统性治疗后复发或难治性大 B 细胞淋巴瘤成人患者，包括弥漫性大 B 细胞淋巴瘤（DLBCL）非特指型、原发性纵隔 B 细胞淋巴瘤、高级别 B 细胞淋巴瘤和滤泡淋巴瘤转化的 DLBCL。

除了上述两种类型细胞/基因产品外，全球首个肿瘤浸润淋巴细胞（tumor infiltrating lymphocyte，TIL）产品 lifileucel（AMTAGVI®）于 2024 年通过 FDA 加速批准上市，适用于 PD-1/PD-L1 治疗后进展的晚期黑色素瘤成人患者（如果 BRAF V600 基因突变阳性，接受过 BRAF 抑制剂±MEK 抑制剂治疗）。此外，溶瘤病毒产品 talimogene laherparepvec（Imlygic®）已于 2015 年被 FDA 批准用于黑色素瘤的治疗。目前处于研发阶段的细胞/基因产品还有 CAR-NK、CAR-巨噬细胞、CAR-Treg 等。

四、肿瘤疫苗

肿瘤疫苗（tumor vaccine）主要是以肿瘤特异性抗原、肿瘤相关抗原及促癌分子作为免疫原，将其注入体内后激活抗肿瘤特异性的 T 细胞和 B 细胞，产生特异性抗肿瘤效应。肿瘤疫苗分为肿瘤预防性疫苗和肿瘤治疗性疫苗。预防性疫苗如人乳头瘤病毒（human papilloma virus，HPV）疫苗和乙型肝炎病毒（hepatitis B virus，HBV）疫苗，已知宫颈癌的发生和 HPV 某些亚型感染密切相关，而 HBV 感染与肝癌的发生密切相关，两种预防性疫苗在肿瘤高发人群中的应用已证实可显著降低相关肿瘤的发病率。

九价人乳头瘤病毒（6，11，16，18，31，33，45，52，58 型）疫苗于 2014 年获得美国 FDA 批准，用于预防人乳头瘤病毒引起的 9～45 岁女性患者的以下疾病：①由 HPV 16、18、31、33、45、52 和 58 型引起的宫颈癌、外阴癌、阴道癌、肛门癌、口咽癌和其他头颈癌；②由 HPV 6 型和 11 型引起的生殖器疣（尖锐湿疣）；③由 HPV 6、11、16、18、31、33、45、52 和 58 型引起的癌前病变或发育异常病变（宫颈上皮内瘤变 2/3 级、宫颈原位腺癌、宫颈上皮内瘤变 1 级、外阴上皮内瘤变 2 级和 3 级、阴道上皮内瘤变 2 级和 3 级、肛门上皮内瘤变 1、2 和 3 级）。用于预防人乳头瘤病毒引起的 9～45 岁男性患者的以下疾病：①由 HPV 16、18、31、33、45、52 和 58 型引起的肛门、口咽和其他头颈癌；②由 HPV 6 型和 11 型引起的生殖器疣（尖锐湿疣）；③由 HPV 6、11、16、18、31、33、45、52 和 58 型引起的癌前病变或发育异常病变（肛门上皮内瘤变 1、2 和 3 级）。

肿瘤治疗性疫苗主要分为4种类型：细胞疫苗、外泌体疫苗、蛋白质和多肽疫苗、基因疫苗。细胞疫苗又分为肿瘤细胞疫苗、树突状细胞疫苗与融合细胞疫苗。外泌体疫苗属于亚细胞疫苗，主要来源于树突状细胞和肿瘤细胞，它虽然不是完整的细胞，但同样可以提呈抗原且含有共刺激分子等。蛋白质和多肽疫苗、基因疫苗是可以人工提取或合成的疫苗。治疗前列腺癌的树突状细胞相关疫苗普列威（provenge）于2010年经美国FDA批准上市。

五、其　他

手术、放射治疗等方法都是目前常用的肿瘤主要治疗手段。在外科治疗中，在术前或术后使用化疗或免疫药物可能使手术切除效果更好。临床上和外科手术相关的肿瘤化疗原则如下。

新辅助化疗（neoadjuvant chemotherapy）是局部治疗[手术和（或）放疗）]前所给予的化疗，又称术前化疗或诱导化疗（induction chemotherapy），适用于局部晚期的患者。目前已证实，经过有效的新辅助化疗，可以使肛管癌、膀胱癌、乳腺癌、喉癌、骨肉瘤和一些软组织肉瘤手术范围缩小，提高生存率。

辅助化疗（adjuvant chemotherapy）在术后进行，目的是消灭术后体内可能存在的微小病灶，减少复发和转移，延长缓解期和生存期。通常从术后2～4周开始，大多用4～6个疗程。若术后有明显残留病灶，疗程应增加。

放射治疗的发展也日新月异。随着技术的不断发展，体部立体定向放疗、质子放疗等逐渐走进人们的视野。放射性核素也是目前研究热点之一，部分种类已经在临床应用，放射性核素的临床试验也在逐步开展。

放射性核素治疗（radionuclide therapy）：通过核衰变发射α/β/γ等射线，释放能量，来抑制或破坏靶病灶周围病变组织的一种治疗方法，包括人工放射性核素、天然放射性核素。放射性核素治疗具有疗效好、无创伤、不损伤正常组织或损伤轻微等优点，如^{131}I治疗分化型甲状腺癌、^{89}Sr治疗骨转移癌。此外，放射性核素结合抗体也已经在临床应用，如^{131}I结合CD20抗体的托西莫单抗（tositumomab）和钇-90结合CD20抗体的替伊莫单抗（ibritumomab），上述两种单抗都被用于治疗恶性淋巴瘤。

除了上述疗法，一些辅助药物如免疫调节剂也应用于临床，如白介素作为免疫调节剂用于肿瘤的生物治疗。白介素主要由T细胞、B细胞、NK细胞及单核-巨噬细胞产生，可促进NK细胞的增殖，增强其活性。主要用于治疗肾癌、黑色素瘤及癌性胸腹水，也用于其他恶性肿瘤和免疫功能低下患者的综合治疗。不良反应主要有发热、寒战、肌肉酸痛、毛细血管渗漏综合征等。

六、小　结

肿瘤治疗手段主要分为化疗、靶向、免疫、细胞基因治疗、肿瘤疫苗等。肿瘤的药物治疗近年来发展迅速，新的靶点、技术、作用机制加速迭代，日新月异。肿瘤的治疗需要内科、外科、放疗等多学科的联合来共同发挥作用。系统治疗方面，目前临床上免疫药物、化疗、靶向药物的二联、三联等联合方案常见。临床试验中，新药的出现，往往也和已上市药物的联合使用来共同发挥作用。随着临床试验中首次人体试验和首创性新药越来越多，肿瘤患者的治疗也出现越来越多的可能性。

（编委：李　宁，参编者：汤骐羽）

第三节　肿瘤特殊不良事件及临床管理

不良事件是临床试验安全性方面的重要指标，特别是针对新药临床试验最为突出，主要原因是临床试验的中心数目较多、样本量大、周期时间较长。抗肿瘤药物的相关不良反应发生率较高，也容易产生罕见的不良反应，因此抗肿瘤药物不良事件的评估及报告尤为重要。

在临床试验期间，对于受试者出现与试验相关的不良事件，包括有临床意义的实验室异常值，研究者和临床试验机构应当保证受试者得到妥善的医疗处理，并将相关情况如实告知受试者。研究者意识到受试者存在合并疾病需要治疗时，应当告知受试者，并关注可能干扰临床试验结果或者受试者安全的合并用药。在临床试验和随访期间应建立完善的不良事件临床管理体系，从而保证受试者的安全性与权益。

一、常见的抗肿瘤药物不良事件

（一）免疫相关不良事件的定义

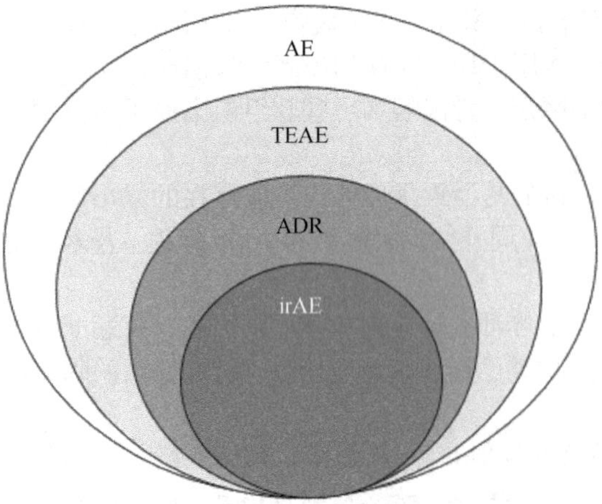

图 16-1 irAE 的定义及关系

当前，免疫相关不良事件（immune-related adverse event，irAE）被建议定义为抗肿瘤药物/治疗临床试验中，经判定与免疫机制有因果关系的所有级别的药物不良反应。虽然称为免疫相关“不良事件”，但 irAE 实际是因抗肿瘤药物作用机制导致的免疫机制介导引起的“不良反应”。irAE 基于药物警戒标准和 MedDRA 术语编码进行识别和表征，是不良事件、治疗中出现的不良事件（treatment emergent adverse event，TEAE）和不良反应的子集（图 16-1）。

（二）抗肿瘤药物常见的不良事件

抗肿瘤药物的相关性不良反应发生率较高，在临床试验和随访期间，研究者应密切关注受试者可能出现的不良事件，若受试者出现异常症状，研究者应及时评估并进行处理。下面列举了几类抗肿瘤药物中常见的不良事件（表 16-1～表 16-4）。

表 16-1 免疫药物常见的不良事件

药物名称	常见不良事件
帕博利珠单抗	肺部炎症；腹泻/结肠炎；天冬氨酸转氨酶（aspartate transaminase，AST）或丙氨酸转氨酶（alanine transaminase，ALT）升高或胆红素升高；1 型糖尿病（T1DM）或者高血糖症；垂体炎；甲状腺功能亢进症；甲状腺功能减退；肾炎和肾功能不全；心肌炎；疲劳等
卡瑞利珠单抗	发生率（≥1/10）：反应性皮肤毛细血管增生症，各种皮疹包括斑状皮疹、斑丘疹、丘疹样皮疹、皮疹瘙痒、红斑性皮疹、脓疱疹；甲状腺功能减退症；乏力；转氨酶升高（AST、ALT）等。反应性皮肤毛细血管增生症大多在开始研究用药后 1～2 个月内发生，早者可在用药后数天即出现，晚者可在用药后 5 个月左右出现 发生率（≥1/100，＜1/10）：瘙痒；发热；蛋白尿；咳嗽；肺炎；甲状腺功能亢进症；腹泻；恶心；食欲下降；骨骼肌肉疼痛；贫血；白细胞降低；中性粒细胞降低；血小板下降；血胆红素升高；γ-谷氨酰转移酶升高；血碱性磷酸酶升高等
纳武利尤单抗	肺部炎症；腹泻或结肠炎；AST 或 ALT 升高或总胆红素（total bilirubin，TBil）升高；肌酐升高；垂体炎；甲状腺功能亢进；甲状腺功能减退；肾上腺功能不全；糖尿病；皮疹；心肌炎；史蒂文斯-约翰逊综合征；中毒性表皮坏死松解症等
特瑞普利单抗	肺炎；AST 或 ALT 升高或总胆红素升高；腹泻或结肠炎；肌酐升高；甲状腺功能减退、甲状腺功能亢进、垂体炎、肾上腺功能不全、高血糖或 1 型糖尿病；皮疹；血小板减少症；血淀粉酶升高或脂肪酶升高；胰腺炎；乏力；贫血；皮疹；发热；白细胞计数降低；咳嗽；瘙痒；食欲下降等
信迪利单抗	肺炎；AST 或 ALT 升高或总胆红素升高或直接胆红素升高；腹泻或结肠炎；肌酐升高；甲状腺功能减退、甲状腺功能亢进、垂体炎、肾上腺功能不全、高血糖或 1 型糖尿病；皮肤毒性；血小板减少症；血淀粉酶升高或脂肪酶升高；胰腺炎；心肌炎；脑炎；皮疹；贫血等

表 16-2　靶向药物常见的不良事件

药物名称	常见不良事件
贝伐珠单抗	胃肠道穿孔、胃肠道瘘形成、非胃肠道瘘；出血；高血压；动脉血栓栓塞、静脉血栓栓塞；充血性心力衰竭；伤口愈合并发症；蛋白尿等
曲妥珠单抗	发热；恶心、呕吐；腹泻；感染；咳嗽加重；头痛；乏力；呼吸困难；皮疹；心功能不全；血液学毒性；肺炎等
安罗替尼	出血事件和发生血栓/栓塞事件；高血压；气胸；腹泻；牙龈口腔肿痛；手足综合征；QT 间期延长；蛋白尿；高脂血症等

表 16-3　细胞毒性药物常见的不良事件

药物名称	常见不良事件
注射用紫杉醇（白蛋白结合型）	最常见的不良反应（≥20%）：脱发；中性粒细胞减少；感觉神经毒性；ECG 异常；疲劳/乏力；肌肉痛/关节痛；AST 升高；碱性磷酸酶升高；贫血；恶心；感染和腹泻；过敏反应等
培美曲塞	中性粒细胞减少；白细胞减少；贫血；血小板减少；结膜炎；恶心、呕吐；腹泻；便秘；厌食、消化不良；疲劳；皮疹；脱发；味觉障碍等
异环磷酰胺	血液学毒性：骨髓抑制，主要是白细胞减少，其次是血小板减少；恶心和呕吐；脱发；泌尿系统：尿道毒性有出血性膀胱炎、尿痛、尿频和其他膀胱刺激症状；中枢神经系统：最常见有嗜睡、精神错乱、幻觉等
卡铂	血液学毒性：骨髓抑制，主要是白细胞减少、血小板减少及中性粒细胞减少；注射部位疼痛；过敏反应（皮疹，偶见喘咳），发生于用药后几分钟之内；周围神经毒性：指或趾麻木或麻刺感；耳毒性；视物模糊；黏膜炎或口腔炎；恶心及呕吐；便秘或腹泻；食欲减退；脱发及头晕等

表 16-4　细胞/基因治疗常见的不良事件

细胞/基因治疗	常见不良事件
溶瘤病毒	流感样症状和注射部位局部反应，其中流感样症状常表现为体温升高、肌痛、疲劳、恶心、腹泻、呕吐、头痛等。局部反应常表现为疼痛、皮疹、红斑、外周水肿等
CAR-T 细胞疗法	全身：发热±寒战，不适感，乏力，厌食，肌痛，关节痛，恶心，呕吐，头痛 皮疹；氮质血症；胃肠：恶心，呕吐，腹泻；呼吸道：呼吸急促，血氧降低 心血管：心动过速，脉压增大，低血压，心排血量升高（早期），潜在的心排血量降低（晚期）；凝血：*D*-二聚体升高，低纤维蛋白原血症±出血；肝脏：转氨酶升高，高胆红素血症；神经：头痛，精神状态变化，混沌，精神错乱，唤词困难或弗兰克失语症，幻觉，震颤，步态改变，癫痫等

（三）抗肿瘤药物常见的免疫相关不良事件

肿瘤免疫治疗在肿瘤治疗中逐渐应用广泛，而治疗过程中出现的 irAE 也不容忽视，这些 irAE 可能在首次给药后不久即出现，或在末次给药后几个月时才出现，可能同时影响一个以上身体系统。早期识别并正确处理 irAE 对实现免疫抗肿瘤效应最大化和改善患者结局具有重要作用。肿瘤免疫治疗中常见的 irAE 包括免疫相关性肺炎、结肠炎、心肌炎、肝炎、肾炎和肾功能障碍；免疫相关性内分泌疾病：甲状腺功能减退、甲状腺功能亢进、肾上腺功能不全（包括继发性肾上腺皮质功能不全）、垂体炎（包括垂体功能减退）、糖尿病和糖尿病酮症酸中毒；免疫相关皮肤反应：如皮疹等；血小板减少；神经系统毒性等。

二、免疫相关不良事件的临床管理

（一）免疫相关不良事件的发生机制

irAE 的发病机制仍未明确。一些可能的机制包括针对肿瘤和健康组织共同携带的抗原 T 细胞活性增强，预先存在的自身抗体的水平升高，炎症细胞因子的水平升高，以及在表达细胞毒性 T 细胞抗原 4（CTLA4）的正常组织（如垂体）中，抗体与 CTLA4 直接结合导致补体介导的炎症反应增强（图 16-2）。

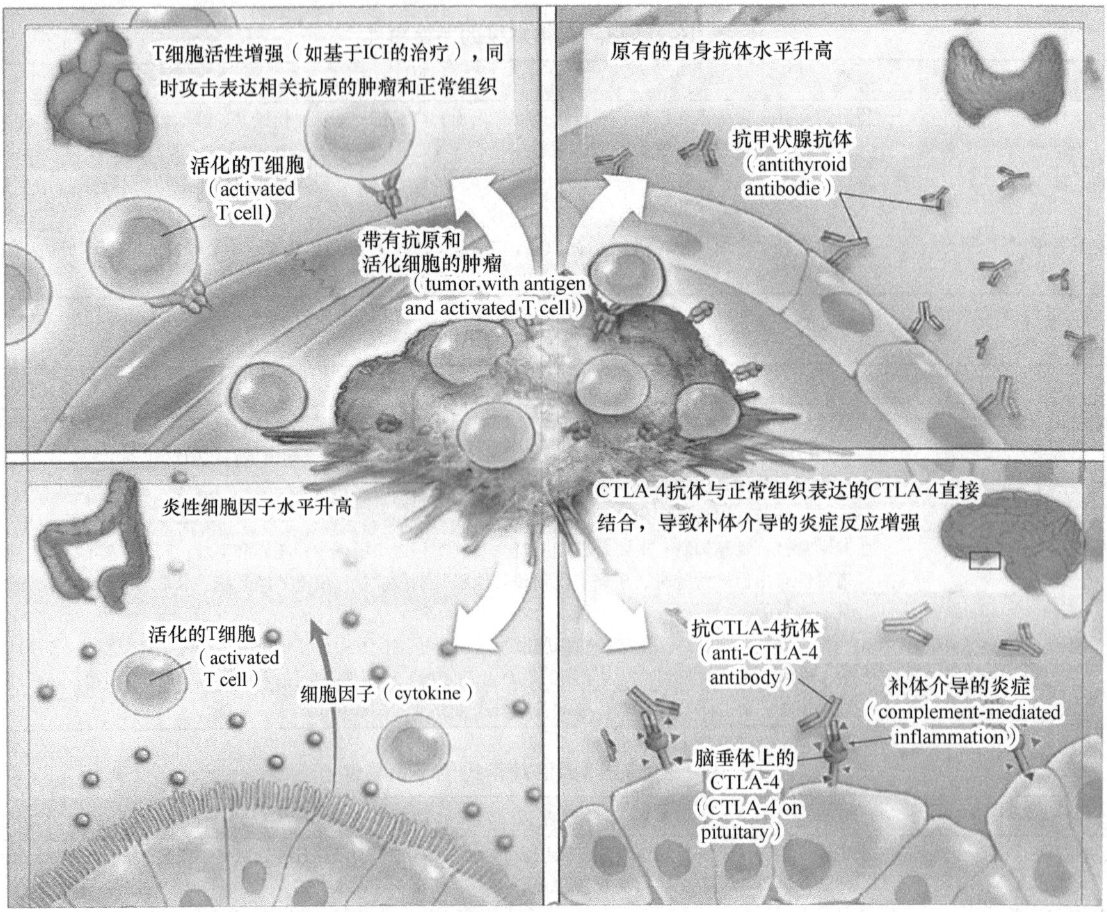

图 16-2　irAE 的发生机制

（二）免疫相关不良事件的总体治疗原则

在接受免疫治疗前、治疗过程和生存期中，患者及其家庭护理者需要接受及时和最新的教育，了解关于免疫治疗、作用机制和可能发生 irAE 的临床情况的知识，如果出现和治疗有关的新发症状，需要高度怀疑 irAE（表 16-5）。

表 16-5　irAE 的总体治疗原则

分级	住院级别	糖皮质激素	其他免疫抑制剂	免疫检查点抑制剂（ICI）治疗
G1	无须住院	不推荐	不推荐	继续使用
G2	无须住院	局部使用糖皮质激素，或全身使用糖皮质激素，口服泼尼松，0.5～1mg/（kg·d）	不推荐	暂停使用
G3	住院治疗	全身糖皮质激素治疗，口服泼尼松或静脉使用 1～2mg/（kg·d）甲泼尼龙	对糖皮质激素治疗 3～5 天后症状未能缓解的患者，可考虑在专业医师指导下使用	停用，基于患者的风险/获益比讨论是否恢复 ICI 治疗
G4	住院治疗，考虑收入重症加强护理病房（ICU）治疗	全身糖皮质激素治疗，静脉使用甲泼尼龙，1～2mg/（kg·d），持续 3 天，若症状缓解逐渐减量至 1mg/（kg·d）维持，后逐步减量，6 周左右减量至停药	对糖皮质激素治疗 3～5 天后症状未能缓解的患者，可考虑在专业医师指导下使用	永久停用

注意：一旦出现可疑不良反应，无论程度，都不要轻易排除 irAE。

（三）常见免疫相关不良事件的管理原则

irAE 的管理包括五大要点：预防、评估、检查、治疗及监测。应了解 irAE 的毒性谱，识别免疫相关风险因素，在基线进行相关检查，治疗中和治疗后密切随访，并完善检查，与基线结果进行对比。应结合临床症状、实验室检查及影像学检查等，若考虑为免疫相关不良反应，应尽早干预，对症处理，并监测 irAE 的缓解情况，密切关注，从而减少免疫抑制的并发症的发生。下面列举了几种常见的 irAE 管理原则（表 16-6～表 16-11）。

表 16-6 肺毒性

毒性监测	高危人群	管理原则
在 ICI 治疗期间，每 4～6 周复查静息或活动时血氧饱和度，以及常规肺部影像学检查；根据异常结果，给予相应处理 既往有肺部疾病，如 COPD、非特异性间质性肺炎（nonspecific interstitial pneumonia，NSIP）、结节病或肺纤维化等的患者，不定期行肺功能和六分钟步行试验（6 minute walking test，6MWT） 必要时可以考虑肺部活检	1）接受 EGFR-TKI 联合 ICI 治疗的驱动基因敏感突变阳性的 NSCLC 患者 2）先前存在慢性阻塞性肺疾病（COPD）、肺纤维化、鳞癌、既往接受过胸部放疗、联合治疗的患者，或目前存在肺部活动性感染的患者 3）接受 ICI 治疗前外周血嗜酸性粒细胞绝对数（AEC）较高的患者	分级目前多按照影像学及临床症状两者之一或两者结合进行分类 对于病情进展迅速、影像学提示可能为弥漫性肺泡损伤的这一类疾病，即使刚诊断时为 2～3 级，也需要密切关注、及时处理并按更高等级的肺炎进行治疗以改善预后

表 16-7 胃肠毒性

毒性监测	管理原则
消化道是 irAE 最常见的受累部位。不同作用靶点药物引起的消化道 irAE 发生率不同，不同瘤种的消化道 irAE 发生率不同；消化道 irAE 最常见的表现是腹泻，其他包括腹痛、便血、恶心、呕吐、体重下降、发热等 实验室检查可出现 C 反应蛋白升高、贫血、低白蛋白血症，少部分患者可出现自身免疫性抗体如抗中性粒细胞胞质抗体等阳性； 同时，需除外其他病因，包括感染性肠炎，如艰难梭菌感染、巨细胞病毒结肠炎等机会性感染；缺血性结肠炎；其他药物导致的结肠炎，如非甾体抗炎药等	尽早识别、及时足量治疗、快速升级、改善预后。根据腹泻的次数进行严重程度分级，给予分层治疗 皮质类固醇是中重度消化道 irAE 的主要治疗，如中度患者治疗有效，激素可在 2～4 周减停；重度患者可在 4～8 周减停。如皮质类固醇治疗效果不佳，需及时调整其剂量/剂型，必要时快速升级至英夫利西单抗（infliximab，IFX）或维多株单抗

表 16-8 皮肤毒性

毒性监测	管理原则
每次查房均行皮肤、黏膜检查，尤其针对具有自身免疫性皮肤病史的患者；及时记录病变的类型和程度；根据异常结果，给予相应处理 监测受累的体表面积（body surface area，BSA）和病变类型，摄影记录。如有指征，行皮肤活检	根据不同症状（斑丘疹/皮疹、瘙痒、大疱性皮炎）有相应的治疗推荐 首选短期局部使用相对强效的皮质类固醇（相对于长期使用弱效的糖皮质激素）

表 16-9 内分泌毒性

鉴别诊断	管理原则
甲状腺：在 ICI 治疗期间，每 4～6 周复查一次甲状腺功能监测（TFT），然后根据症状，每 12 周复查一次 根据异常结果，给予相应处理 如果促甲状腺激素（TSH）高，不定期查抗甲状腺过氧化物酶自身抗体（anti-thyroid peroxidase autoantibody，anti-TPOAb） 如果 TSH 低，不定期查促甲状腺激素受体抗体（thyroid stimulating hormone receptor antibody，TRAb）	甲状腺功能异常：发生甲功异常的患者通常不需要停止 ICI 治疗，如果是原发性甲状腺功能减退，需要补充 L-T4，具体治疗方案参见继发性甲状腺功能减退。如果患者表现为甲状腺毒症（如心率>100 次/分且无低血压），可以短期使用 β 受体阻滞剂改善症状。如果 TSH 受体抗体阳性或甲状腺吸碘功能亢进，需给予抗甲状腺药物治疗（如甲巯咪唑） 高血糖：如考虑 1 型糖尿病，需同时评估酮症酸中毒（DKA）。与 ICI 相关的 1 型糖尿病的发生很少见（1%～2%），但如果不使用胰岛素治疗，可能会危及生命。管理和监测应由内分泌科团队指导。皮质类固醇治疗不推荐用于治疗 1 型糖尿病，因为没有足够证据表明它能有效逆转 ICI 相关 1 型糖尿病，而且它可能会使血糖控制更复杂

表 16-10　输液反应

概述	处理原则	预防性处理
多数ICI输液反应是轻微的，伴有低热、皮疹、寒战、头痛或恶心。ICI严重的输液反应发生率一般＜1%	对轻微或中度的输液反应需要对症治疗、减慢输液速度或暂停输液 对严重的、危及生命的输液反应推荐参考各种输液反应指南迅速处理 对3或4级输液反应患者建议永久停药，对再次发生的输液反应也需要考虑永久停药	之前未发生严重输注反应或者未与化疗联用的情况，不推荐常规预防性应用皮质类固醇

表 16-11　心脏毒性

概述	治疗原则
出现特征 ICI 相关心血管不良反应包括冠状动脉疾病、心力衰竭、心房颤动、心肌炎和心包疾病；CTLA-4 抑制剂相对更多出现血管炎如颞动脉炎 肺癌患者似乎更容易出现心肌炎和心包受累 恶性黑色素瘤患者更多出现心肌炎和血管炎	病情严重患者（有心律失常、心肌标志物和超声心动图异常，但血流动力学稳定）和危及生命（出现恶性心律失常、严重心肌病和血流动力学异常）的患者，均需要立刻停用ICI治疗，尽早给予甲泼尼龙每日1g冲击治疗，持续3～5日直到病情开始好转后减量
诊断原则 防微杜渐：一旦出现胸闷、胸痛等临床症状，应尽快完成炎症指标、心肌酶、脑利尿钠肽（brain natriuretic peptide，BNP）、超声心动图等无创评估 “头疼查脚”：患者出现骨骼肌乏力、疼痛等情况，或抽血发现肌酸激酶明显升高，注意筛查心肌损害的相关指标	危及生命患者给予甲泼尼龙冲击治疗后 如 24h 内病情无缓解迹象，可加用人免疫球蛋白及抗人胸腺免疫球蛋白或英夫利西单抗治疗，而近期也有个案报道提示血浆置换或其他一些抵抗炎症因子的生物制剂可能有效
高危人群 合并使用心脏毒性药物（VEGF TKI） 患有自身免疫疾病（如系统性红斑狼疮、类风湿性关节炎等） 有基础心脏疾病（如冠心病、心肌炎、化疗后心力衰竭等）	如果患者出现持续顽固性心力衰竭，除血管活性药物外，可以尝试动脉内球囊反搏或体外膜肺氧合支持治疗

案例 16-1

某项目受试者2017年11月17日因发生刺激性干咳伴有气促2月就诊，诊断：右肺小细胞肺癌（局限期），既往治疗经过见表16-12。

表 16-12　既往治疗经过

治疗时间	治疗方案
2017年11月23日至2018年3月8日	一线化疗：依托泊苷 180mg d1～3，顺铂 45mg d1～3，5周期。复查CT（2018年1月5日）：评价部分缓解
2018年3月26日至2018年5月7日	右肺肿物、右锁骨上纵隔淋巴结及淋巴引流区放疗
2018年3月26日至2018年5月7日	EP方案化疗（依托泊苷 100mg d1～4，顺铂 40mg d1～3）2周期
2018年5月30日至2018年7月4日	纳武利尤单抗 200mg+口服依托泊苷 50mg

2018年7月中旬（免疫治疗后1个半月）反复出现发热，白天正常，夜间为重，伴有咳嗽，胸闷气促，少痰，一般38℃左右，2018年7月22日最高体温39.5℃。2018年7月25日行影像学检查见图16-3，请问应如何处理？

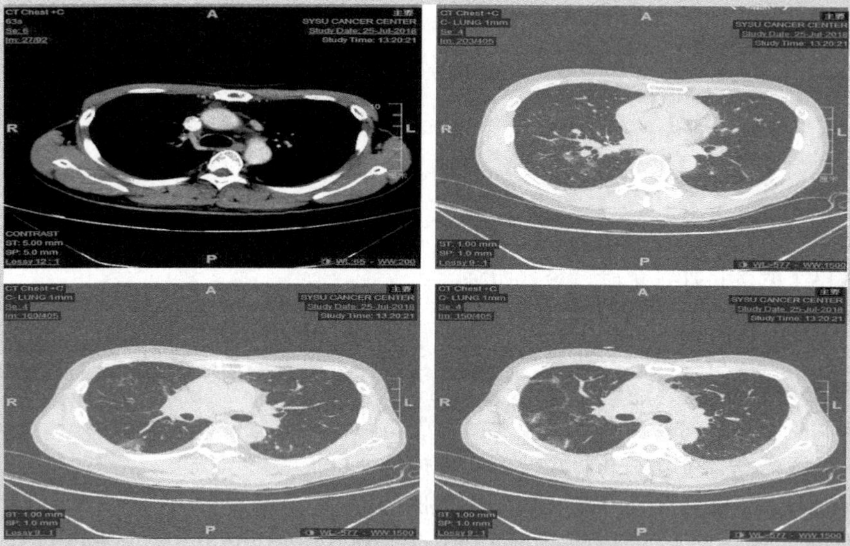

图 16-3　2018 年 7 月 25 日影像学检查

案例 16-1 解析

结合受试者的临床症状和影像学，考虑为免疫性肺炎，建议行胸部高分辨率 CT，血常规、肝肾功能、电解质、肺功能分析暂停 ICI 治疗，静脉滴注甲泼尼龙，1～2mg/（kg·d），治疗 48～72h 后，若症状改善，激素在 4～6 周内按照每周 5～10mg 逐步减量；如不能完全排除感染，需考虑加用经验性抗感染治疗 3～4 周后复查胸部 CT 临床症状和影像学缓解至≤G1，免疫药物可在评估后使用（参考方案要求及与申办者的沟通结果）。研究者应在研究病历中及时记录免疫性肺炎的开始时间、分级、与研究药物的相关性、处理措施、对研究药物的采取措施等，并及时跟进免疫性肺炎的转归。

（编委：江　旻，参编者：傅志英）

思　考　题

1. 肿瘤药物临床试验终点指标主要分类有哪些？
2. 简述剂量爬坡试验包含的内容。
3. 临床试验设计中，传统 3+3 设计的优缺点有哪些？

第十七章　心血管疾病药物临床试验

教学目标

1. 基本概念

（1）掌握以下概念：桥接试验、替代指标。

（2）熟悉以下概念：安全性指标。

（3）了解以下概念：高血压、高脂血症、冠心病、动脉粥样硬化性心血管疾病。

2. 基本理论和基本知识

（1）掌握常见心血管药物的分类、经典心血管药物临床试验设计要点。

（2）熟悉心血管急危重症药物临床试验的设计要点。

（3）了解常规心血管药物的作用机制和安全性信息。

3. 基本技能

（1）熟悉查阅心血管疾病相关临床试验指南、指导原则。

（2）了解心血管药物临床试验主要风险。

第一节　心血管疾病药物临床试验的设计与实施要点

一、心血管疾病药物临床试验概述

（一）心血管病的流行趋势

随着社会经济的发展，人口老龄化和不健康的生活方式严重影响我国居民健康，导致心血管病的发病率持续增长。心血管病日益加重居民和社会的经济负担，已被公认为重大的公共卫生问题。而根据《中国心血管健康与疾病报告 2022》统计，目前心血管病死亡占农村和城市居民总死亡的比例分别高达 48%和 45.66%，高于肿瘤及其他疾病，是城乡居民总死亡的首要原因。据该报告推算，我国约有 3.3 亿人罹患心血管疾病（cardiovascular disease，CVD），其中包括 1300 万脑卒中患者，1139 万冠心病患者，500 万肺源性心脏病患者，890 万心力衰竭患者，487 万心房颤动患者，250 万风湿性心脏病患者，200 万先天性心脏病患者和 4530 万下肢动脉疾病患者。此外，成人高血压患病人数为 2.45 亿，血压正常高值人数为 4.35 亿。我国 ≥35 岁居民血脂异常总体患病率为 34.7%，≥40 岁居民血脂异常总体患病率为 43%。全球疾病负担（global burden of disease，GBD）2017 中国资料显示，低密度脂蛋白胆固醇（low-density lipoprotein cholesterol，LDL-C）水平升高是除高血压和高钠饮食以外的心血管疾病第三大归因危险因素。因此开发心血管疾病新药，提高心血管疾病的治疗率和控制率，加强心血管病防治工作刻不容缓。

（二）心血管药物的分类

常见的心血管药物根据药物属性可以分为小分子药物、大分子药物、细胞治疗产品、疫苗和植物药五类，根据适应证可以分为抗高血压药物、抗心肌缺血药物、抗心律失常药物、调脂药物、抗血栓药物、心肌营养代谢药物等六类。

（三）心血管疾病药物研发的趋势

尽管心血管疾病现有的治疗药物已经较为普及，但由于目标人群庞大，针对高血压、冠心病、心律失常、心力衰竭等常见心血管疾病的药物治疗远远不足以满足患者需求，供需之间仍存在巨大差距。我国 2010～2020 年共提交 101 个创新药新药上市申请，其中 58 个创新药获得批准，主要治疗类别分别为肿瘤、感染、内分泌紊乱和心血管疾病，心血管病创新药批准 2 种。美国 FDA 2010～2019 年批准的 289 个新分子实体（new molecular entity, NME）和 89 个生物制品许可申请（biologics license application，BLA）中，前五大治疗领域分别是肿瘤学、感染、中枢神经系统疾病、内分泌紊乱和心血管疾病（图 17-1）。因此，心血管疾病药物研发依然是目前的热点领域。然而欧洲心脏病学会统计数据发现，高昂的研发成本是导致心血管药物研发艰难的重要因素。心血管药物研发依赖于大量的临床试验支撑，这也造成企业在研发新药时往往面临巨大的成本负担。与此同时，心血管疾病新药研发还面临诸多挑战：心血管疾病可能具有多种亚型，其中每种亚型可能分别具有特殊的功能和独有的病理生理学机制。有研究已经证实心力衰竭和动脉粥样硬化均是由不同的亚型组成，且每种亚型都是通过一个主要的、独特的病理生理学机制驱动。因此，将心血管疾病重新分类或分层，然后根据不同亚型的发病机制来研发对应的治疗药物可能是改善心脏病学领域药物紧缺现状的一个合理、有效的途径；由于心血管疾病的复杂性，单一靶标药物往往不足以达到治愈目标，但若是根据疾病的不同发病机制联合应用双（多）靶标药物，可能更有益于提高药物疗效，改善患者预后，减少不良反应的发生。因而双（多）靶标药物研究不仅是未来心血管研究的重要发展趋势，也是创制新药的活跃领域；在 2012～2018 年的全球上市新药总数中，以丹参、人参、黄芪为代表的天然产物来源新药上市数量占比（26.09%）非常接近于化学药新药所占比例（28.26%），揭示植物来源的药物有望成为心血管药物研发新的热点领域。

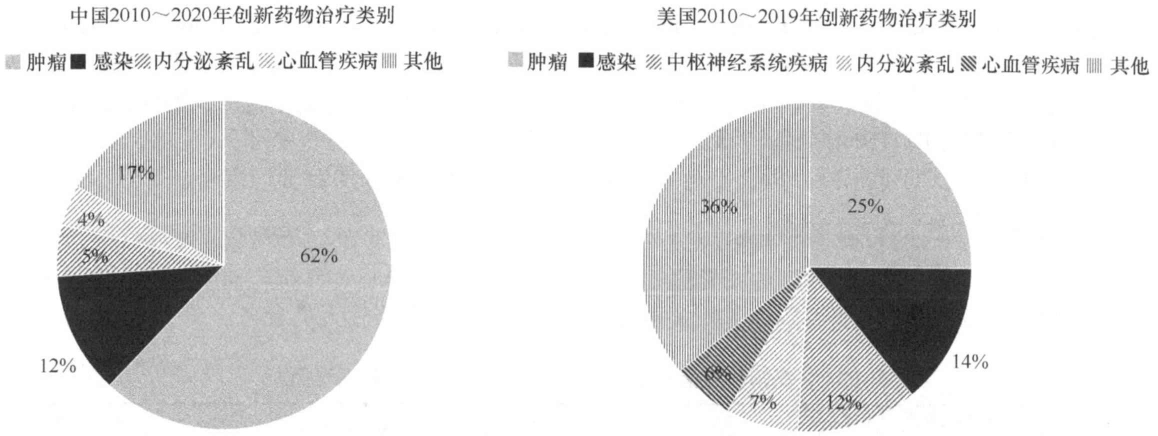

图 17-1　中美创新药物治疗类别比例比较

二、心血管疾病相关临床试验指南、指导原则介绍

（一）国内指南和指导原则

心血管疾病作为新药研发的活跃领域，有大量新药临床试验和循证医学研究，因此，国家药品监督管理局药品审评中心制定了一系列的指导原则（表 17-1），这些指导原则分别从适应证、具体药物、特殊人群（儿童）、中药等角度，指导心血管新药临床试验的规范化开展。同时，国内心血管疾病的临床专家也制定了一些指南或专家共识，阐明常见心血管疾病药物临床试验的设计要点，如《口服抗高血压药物临床试验的有效性评价中国专家共识》系统介绍了口服抗高血压药物临床试验的有效性指标（血压下降水平、血压下降相对率、动态血压）、靶器官保护作用、心血管事件的发生率与病死率等，对于设计和实施抗高血压药物临床试验具有参考价值。

表 17-1　心血管疾病药物临床试验相关指导原则

序号	指导原则名称	发布日期
1	中药、天然药物治疗冠心病心绞痛临床研究技术指导原则	2011/12/8
2	治疗 2 型糖尿病新药的心血管风险评价指导原则	2012/5/15
3	治疗脂代谢紊乱药物临床研究指导原则	2012/5/15
4	中药新药用于慢性心力衰竭临床研究技术指导原则	2017/12/27
5	急性心力衰竭治疗药物临床试验技术指导原则	2018/4/19
6	治疗脂代谢紊乱药物临床试验技术指导原则	2020/12/31
7	治疗动脉性肺动脉高压药物临床试验技术指导原则	2022/1/12
8	治疗儿科动脉性肺动脉高压药物临床试验技术指导原则	2022/1/12

（二）ICH 指导原则

ICH 指导原则总体上分为四大类：质量指导原则（quality guidelines）、安全性指导原则（safety guidelines）、有效性指导原则（efficacy guidelines）和多学科指导原则（multidisciplinary guidelines），目前有 150 项指导原则。ICH 指导原则涉及心血管疾病领域主要包括《E12A：抗高血压新药临床评价原则》（E12A: Principles for Clinical Evaluation of New Antihypertensive Drugs）和《E14: 非抗心律失常药物 QT/QTc 间期延长及致心律失常潜力的临床评价》（E14: The Clinical Evaluation of QT/QTc Interval Prolongation and Proarrhythmic Potential for Non-Antiarrhythmic Drugs）。《E12A：抗高血压新药临床评价原则》分为 8 个部分，分别是前言、有效性评价的一般原则、研究人群、抗高血压疗效的评价、安全性评估、和其他抗高血压药物的联合应用、固定复方制剂及附录。《E14: 非抗心律失常药物 QT/QTc 间期延长及致心律失常潜力的临床评价》分为 5 个部分，包括简介、临床试验、临床试验 ECG 数据的分析、不良事件及监管结论、说明书和风险管理策略。

（三）美国和欧盟的指导原则

FDA 和 EMA 制定了一系列的指导原则（表 17-2），用于指导心血管新药临床试验。国家药品监督管理局药品审评中心组织翻译了相关指导原则，供我国新药研发人员参考。

表 17-2　美国和欧盟心血管疾病药物临床试验相关指导原则

序号	指导原则中文名称	指导原则英文名称	发布日期
1	心律失常药物的临床研究，心房颤动附录	Addendum to the Guideline on Antiarrhythmics on Atrial Fibrillation and Atrial Flutter	2010 年 7 月 EMA 发布
2	高血压指征：药物说明书中心血管结局声明	Hypertension Indication Drug Labeling for Cardiovascular Outcome Claims	2011 年 3 月美国 FDA 发布
3	治疗肺动脉高压药物的儿科临床研究	Paediatric Addendum to CHMP Guideline on the Clinical Investigations of Medicinal Products for the Treatment of Pulmonary Arterial Hypertension	2011 年 12 月 EMA 发布
4	治疗脂代谢紊乱药物的儿科临床研究	Guideline on Clinical Investigation of Medicinal Products in the Treatment of Lipid Disorders	2013 年 12 月 EMA 发布
5	预防脑卒中和非瓣膜性心房颤动患者系统性栓塞药品的临床研究	Guideline on Clinical Investigation of Medicinal Products for Prevention of Stroke and Systemic Embolic Events in Patients With Non-valvular Atrial Fibrillation	2014 年 6 月 EMA 发布
6	治疗高血压病药物的儿科临床研究	Paediatric Addendum to the Note for Guidance on the Clinical Investigation on Medicinal Products in the Treatment of Hypertension	2015 年 2 月 EMA 发布
7	治疗静脉血栓病药物的临床研究	Guideline on Clinical Investigation of Medicinal Products for the Treatment of Venous Thromboembolic Disease	2015 年 2 月 EMA 发布

续表

序号	指导原则中文名称	指导原则英文名称	发布日期
8	对急性心力衰竭的治疗药物临床研究儿科 CHMP 指南	Paediatric Addendum on the CHMP Guideline on Clinical Investigation of Medicinal Products for the Treatment of Acute Heart Failure	2015 年 5 月 EMA 发布
9	用于非手术患者的静脉血栓栓塞（VTE）预防药品临床研究指导原则	Clinical Investigation of Medicinal Products for Prevention of Venous Thromboembolism （VTE） in Non-surgical Patients	2015 年 10 月 EMA 发布
10	慢性心力衰竭治疗药物临床研究指南	Guideline on Clinical Investigation of Medicinal Products for the Treatment of Chronic Heart Failure	2016 年 01 月 EMA 发布
11	急性冠脉综合征治疗新药的临床研究指南	Guideline on Clinical Investigation of New Medicinal Products for the Treatment of Acute Coronary Syndrome （CPMPEWP57098）	2016 年 04 月 EMA 发布

三、心血管疾病药物临床试验设计要点和质量控制

（一）方案设计要点

1. 人群诊断标准　常见心血管疾病的诊断标准采用最新的指南或教科书的标准定义。

（1）高血压：通常采用《中国高血压防治指南》中的定义，即在未使用降压药物的情况下，诊室收缩压（systolic pressure 或 systolic blood pressure，SBP）≥140mmHg 和（或）舒张压（diastolic pressure 或 diastolic blood pressure，DBP）≥90mmHg。根据血压升高水平，将高血压分为 1 级、2 级和 3 级。根据血压水平、心血管危险因素、靶器官损害、临床并发症和糖尿病进行心血管风险分层，分为低危、中危、高危和很高危 4 个层次。美国已经将高血压诊断标准下降至 130/80mmHg，但我国目前维持原有诊断标准 140/90mmHg 不变，将血压水平 120～139/80～89mmHg 定义为正常高值血压。目前有少量正常高值血压人群药物治疗的临床试验正在进行中。

（2）冠心病：根据内科学教科书的定义，冠心病分为心肌梗死型、心力衰竭型、心律失常型，因此具体的定义各不相同。

（3）高脂血症：通常参考《中国成人血脂异常防治指南》中的定义及分层标准（表 17-3），根据干预药物的靶标，选择总胆固醇、LDL-C 或三酰甘油（TG），少量新药会选择高密度脂蛋白胆固醇（high-density lipoprotein cholesterol，HDL-C）和脂蛋白 a。对于合并多种危险因素的心血管疾病，特别是患有动脉粥样硬化性心血管疾病（atherosclerotic cardiovascular disease，ASCVD）的患者，其血脂水平可选择更低水平，如低密度脂蛋白（low density lipoprotein，LDL）≥1.8mmol/L。

表 17-3　血脂水平的分层标准（单位：mmol/L）

分层	TC	LDL-C	HDL-C	TG	non-HDL-C
理想水平		2.6	3.4		＞1.04
合适水平	＜5.2	＜3.4	＜4.1	＜1.7	
边缘水平	5.2～＜6.2	≥3.4～＜4.1	≥4.1～＜4.9	≥1.7～＜2.3	
升高	≥6.2	≥4.1	≥4.9	≥2.3	≥1.55
降低					＜1.04

2. 有效性指标　心血管疾病作为慢性疾病，理想的有效性指标是远期预后即心血管死亡或心血管不良事件。考虑到新药研发的成本和周期，结合已有的充分证据，目前倾向于选择替代指标作为药物临床试验的有效性指标。所谓替代指标，即用一些可以在相对短时间内测量的客观指标来替代绝对终点，如用血压变化值或血压达标率替代血管损伤，用 LDL-C 变化值替代动脉粥样硬化改善结局，用心脏超声指标的变化值替代心脏功能的绝对改善等。在选择有效性指标时，应充分考虑临床治疗的需求，听取临床专家的意见。

3. 安全性指标 心血管药物临床试验的安全性指标（safety parameter），主要包括下列信息。①资料收集：包括人口学数据及病史采集。②基本生命体征及体格检查：包括静息坐位血压和心率测量。③实验室及辅助检查：12 导联 ECG 检查。④记录试验过程中的不良事件。结合药物特征，从各个器官系统进行评估，对于某些不良事件，可能会重点关注，如抗高血压药物的低血压反应，抗心律失常药物的致心律失常作用等。

4. 观察时间 根据每种心血管药物的作用时间和相关适应证的需求，观察的时间也各不相同。例如，高血压，根据 ICH《E12A：抗高血压新药临床评价原则》，药物对血压的影响和量效关系应通过短期研究（4～12 周）来描述，这种短期研究可采用安慰剂对照。同时，也应进行长期研究（≥6 个月），从而明确药物的长期有效性及停药反应；同时 ICH-E1 建议，对于长期用药，1500 名（其中，300～600 个患者观察 6 个月，100 个患者观察 1 年）患者的数据量通常足够。目前国内抗高血压药物临床试验的观察时间一般为干预 8～16 周。而治疗高脂血症的 PCSK-9 抗体由于半衰期长，一般观察时间可长达一年甚至更长时间。

（二）试验的主要风险和质量控制

心血管临床试验的主要风险一方面来自患者往往合并多种疾病或危险因素，因此在设计入选标准、排除标准时要兼顾目标适应证和患者安全，在选择合并用药和禁止用药时也要有针对性地考虑。另一方面，心血管疾病的评估指标应尽可能选择客观且容易溯源的指标，以高血压为例，早期以水银血压计测量值作为诊断指标和有效性评估方法，但听诊法不易做到标准化，且溯源困难，目前可存储测量数据甚至实时连接云端的电子血压计已成为优先考虑的诊断评估工具。24h 动态血压更是已普遍应用于高血压临床试验，可排除白大衣高血压及偶测血压的误差。

（编委：黄志军）

第二节　心血管疾病药物临床试验案例分析

一、经典的心血管药物临床试验

案例 17-1

某企业公布了阿利沙坦酯治疗轻、中度原发性高血压的有效性和安全性的Ⅱ期临床试验结果。该试验采用多中心随机、双盲双模拟、阳性药物平行对照设计。经两周安慰剂导入期后，从 401 例诊断为轻、中度原发性高血压受试者中筛选出 283 例受试者进入最终试验。283 例受试者按 1∶1∶1∶1 随机分配至 ABCD 4 组，分别是 A 组（阿利沙坦酯 80mg 组）70 例、B 组（阿利沙坦酯 160mg 组）69 例、C 组（阿利沙坦酯 240mg 组）73 例（试验组）和 D 组（氯沙坦钾 50mg 组）（对照组）71 例。4 组受试者每次均口服 4 片研究药物，每日 1 次，持续治疗 8 周。将各组受试者治疗 2、4、8 周后的坐位舒张压和收缩压相对基线的变化值，以及治疗有效率[收缩压/舒张压＜140/90mmHg，或收缩压下降 20mmHg 和（或）舒张压下降 10mmHg]作为评价指标。结果分析显示，治疗 8 周后试验组 ABC 三组的收缩压和舒张压与对照组 D 组相比基线明显下降，下降值分别为 9.12/6.30mmHg、11.04/7.22mmHg、11.76/8.57mmHg 和 12.39/8.41mmHg，提示随着阿利沙坦酯剂量增加血压绝对下降值增加，各组间差异无统计学意义。此外，4 组与研究药物治疗期间有关的不良事件发生率差异无统计学意义。

请思考以下问题：

为何选择随机双盲阳性药物平行对照设计？

案例 17-1 解析

抗高血压的创新药物一般通过Ⅰ期、Ⅱ期和Ⅲ期临床试验三个阶段来完成有效性与安全性的确证，提供上市的依据。Ⅰ期临床试验通常选择健康志愿者，完成药动学等研究，初步阐明药物在体内的吸收分布和代谢规律，提供临床大致的治疗剂量范围。Ⅱ期在高血压患者中进行，通常选择随机双盲安慰剂对照，会选择几个剂量开展研究，Ⅱ期可获得初步的疗效结果和安全性结果，最终推荐 1～2 个剂量作为 Ⅲ期的依据。Ⅲ期临床试验一般选择经典的随机双盲对照的设计，与已经上市的阳性药对比时，可以选择非劣效或等效设计。在本案例中，即选择了多中心、随机、双盲双模拟、阳性药物平行对照设计，最终的结果符合预期，支持了该品种的上市。

二、心血管药物在不同种族人群的桥接试验

案例 17-2

某企业针对血脂异常人群开发了靶向 PCSK-9 的 RNAi 干扰药物英克司兰钠（inclisiran），该药在欧美日开展了 13 项临床试验，针对杂合子型高胆固醇血症、ASCVD 和 ASCVD 高危人群，获得了 EMA 和 FDA 的批准上市。为了寻求在我国上市，该企业发起了 2 项研究：“一项在接受了降 LDL-C 治疗但 LDL-C 仍升高的中国受试者中评价英克司兰钠单次皮下注射治疗的药动学和药效学的安慰剂对照、受试者、研究者和申办者双盲、随机研究（ORION-14，登记号：CTR20210304）”和“一项在已接受饮食控制和最大耐受剂量他汀类药物（无论有无联合其他降脂治疗）仍伴有 LDL-C 升高的 ASCVD 或 ASCVD 高危的亚洲患者中，评价 KJX839 有效性和安全性的多中心、随机、双盲、平行组、安慰剂对照研究（ORION-18，登记号：CTR20202214）”。

请思考以下问题：

为何该企业选择在中国仅开展 2 项临床试验作为注册上市的依据？

案例 17-2 解析

在国际同步药物研发中，某区域已经注册批准的新药在不同国家不同区域应用时可能会因为种族差异原因导致其药物在安全性、有效性及剂量反应关系等方面存在差异。因此为了推动全球新药同步开发，ICH 于 1998 年发布的 E5 指南中提出了桥接试验（bridge study）的概念，即若能证明药物对不同种族人群具有相似性，即可将该药物已有药动学/药效学、疗效、安全性等临床试验数据外推至新区域的目标种族，在新区域仅进行小规模附加试验，说明药物在该新区域人群中的安全性、有效性，以节约医疗资源、缩短研发时间。我国国家食品药品监督管理总局 2017 年以成员身份加入 ICH，2018 年成为 ICH 管委会成员。加入 ICH 后，我国在参与 ICH 指导原则制订的同时，也在逐步实施 ICH 指导原则。因此，该案例中为了申请在我国上市，拟开展 2 项桥接试验（ORION-14，ORION-18）。国外已经上市的新药，在向我国申请上市时，不需要重复所有的上市前临床试验，而将重点放在我国人群的有效性和安全性上即可。

三、心血管复方药物临床试验

案例 17-3

某企业开发了依那普利叶酸片，拟用于治疗伴有血浆同型半胱氨酸水平升高的原发性高血压。该试验采用随机、双盲、单药治疗为对照、平行试验设计。从 7 个研究中心纳入 456 例 1、2 级原发性高血压受试者，随机分配至依那普利 10mg 组、依那普利叶酸片 10/0.4 组（依那普

利 10mg/叶酸 0.4mg）和依那普利叶酸片 10/0.8 组（依那普利 10mg/叶酸 0.8 mg），口服，每日 1 次，持续治疗 8 周。结果发现高同型半胱氨酸血症的发生率在本研究原发性高血压受试者中高达 75%。3 组受试者经治疗后血压均显著下降（均 $P<0.01$），降压疗效在 3 组间及各组内不同同型半胱氨酸水平者之间差异均无统计学意义。与依那普利组相比，2 组依那普利叶酸片组（10/0.4 和 10/0.8）在降低高同型半胱氨酸患者中的血压或同型半胱氨酸水平上疗效更加显著[OR（95%置信区间）：3.0（1.7～5.5），P=0.000 和 3.3（1.8～5.9），P=0.000]。相反，2 组依那普利叶酸片组在低同型半胱氨酸患者中疗效与依那普利组比较差异均无统计学意义[OR（95%置信区间）：1.0（0.3～2.9），P=0.997 和 1.7（0.5～5.2），P=0.372]；同时，2 组依那普利叶酸片组在高同型半胱氨酸患者中降低血压及同型半胱氨酸水平的疗效上均显著优于低同型半胱氨酸患者组[OR（95%置信区间）：7.5（2.6～21.2），P=0.000 和 3.5（1.4～8.7），P=0.0071]。此外，在高同型半胱氨酸患者中，2 组依那普利叶酸片组（10/0.4 和 10/0.8）降低血压及同型半胱氨酸疗效均显著优于单用依那普利（均 $P<0.01$）；而对于低同型半胱氨酸患者，只有依那普利叶酸片（10/0.8）在降低同型半胱氨酸疗效仍显著优于单用依那普利（P=0.016）。由此得出结论：①高同型半胱氨酸血症在中国高血压患者中发病率较高；②依那普利叶酸片可有效控制伴有同型半胱氨酸升高的高血压患者的血压及降低同型半胱氨酸水平；③在同型半胱氨酸水平较低的患者中，依那普利叶酸片总体疗效和依那普利片无明显差异，但在控制同型半胱氨酸水平方面仍优于依那普利。

该研究最终作为批准依那普利叶酸片上市的关键性研究，但批准意见中附加条件，要求企业在监测期内开展一项以心脑血管事件为终点指标的研究。

请思考以下问题：

为何监管部门要提出该附加要求？

案例 17-3 解析

依那普利叶酸片为依那普利片和叶酸片的复方制剂，两者分别作为降压药和叶酸补充剂已经上市多年。依那普利叶酸片作为复方制剂的开发，必须具有充分的立题依据。企业递交的文献资料中证明高同型半胱氨酸血症和高血压均为心脑血管事件的高危因素，同时降低血压和血液中同型半胱氨酸浓度可以降低心脑血管事件的发生率。然而，在企业递交的临床试验报告中，我们看到，该研究仅仅证明了复方制剂可以有效降低血压和同型半胱氨酸浓度，并未对心脑血管事件的发生做监测。我们知道，血压与心脑血管事件的发生有相关性是基本明确的，同型半胱氨酸与心脑血管事件的相关性当时亦有大型临床研究的文献报道。因此，血压和同型半胱氨酸可以被认为是心脑血管事件发生的替代终点指标。替代终点指标仅仅提示一种趋势或者可能性，但是最终确证还需要以终点指标作为研究终点。因此，我们看到，监管部门基于当时国内新药研发现状和企业实力，基于该研究观察到的实际结果，批准上市适应证为治疗伴有血浆同型半胱氨酸水平升高的原发性高血压。该产品上市后，企业发起了一项大规模随机、双盲、依那普利单药治疗为对照的临床研究，共有 20 702 例既往无心梗和卒中病史的高血压患者参加了该研究，结果表明与依那普利单药治疗相比，依那普利叶酸片可以降低该人群卒中和心肌梗死的发生率，验证了该复方制剂最初的立题假设。

四、心血管急危重症药物临床试验

案例 17-4

某企业研发注射用盐酸尼非卡兰，拟用于心室颤动的患者。该企业设计了以胺碘酮为对照的临床试验。在 2007 年 8 月至 2009 年 4 月研究期间，共有 403 名心肺骤停患者被送至研究中心急诊室。其中，有 30 名首次除颤失败或者心室颤动复发的患者纳入研究。最终胺碘酮组的除颤成功率为 67%（10/15），尼非卡兰组成功率为 53%（8/15）；胺碘酮组的出院存活率为 53%（8/15），尼非卡兰组为 21%（4/15）（$P=0.06$）。值得注意的是，尼非卡兰组 4 例幸存者都可以重新开始正常的日常生活，而胺碘酮组 10 例幸存受试者中仅 2 例可以。这种差异可能部分归因于与尼非卡兰相比，胺碘酮从给药到除颤成功的时间更长。结论，在院外心肺骤停患者除颤方面，胺碘酮可能优于尼非卡兰。但是，从保存脑功能的角度来看，尼非卡兰并不逊色于胺碘酮。

请思考以下问题：

尼非卡兰通常用于心血管急危重患者，在试验设计中，应该充分考虑哪些因素？

案例 17-4 解析

第一，在急危重患者中开展的临床试验，应充分考虑受试者保护，避免使用安慰剂作为对照。如果采用安慰剂对照，应在有充分基础治疗的基础上，或者该研究药物是目前尚无其他有效治疗的情况下唯一可能对受试者有益的治疗方式。

第二，突发心血管危重情况很有可能发生在急诊室，有可能出现患者无法开展知情同意的情况，如昏迷且可能无家属陪同。在临床试验方案中，应该把该种情况受试者入组的条件描述清楚，并且该方案需要伦理委员会审查通过。

第三，对于危重患者，往往是多种治疗方式并存，在方案设计的过程中应尽可能收集多种疗效评价指标供后续分析。

第四，为保障受试者安全，应尽可能考虑减少暴露于研究中的患者数量。

（编委：黄志军，江 波）

思 考 题

1. 经典的心血管药物临床试验一般选择何种临床试验设计？
2. 心血管急危重临床试验设计应该充分考虑哪些因素？
3. 心血管药物临床试验的安全性指标一般包括哪些因素？
4. 心血管临床试验的主要风险包括哪些方面？

第十八章 抗感染药物临床试验

教学目标

1. 基本概念

（1）掌握以下概念：抗感染药物，药动学，药效学。

（2）熟悉以下概念：抗菌药物药动学/药效学指数。

（3）了解以下概念：社区获得性细菌性肺炎、医院获得性细菌性肺炎、单纯性和复杂性尿路感染、复杂性腹腔感染、急性细菌性皮肤及皮肤结构感染。

2. 基本理论和基本知识

（1）掌握抗感染药物临床试验的目的、意义和申请开展临床试验的前提。

（2）熟悉针对不同适应证临床试验总体考虑的相同点和不同点。

（3）了解抗感染药物疗效评价内容。

3. 基本技能

（1）熟练查阅抗感染药物相关临床试验指南、指导原则。

（2）了解治疗探索性临床试验、治疗确证性临床试验设计中的一般考虑。

第一节 抗感染药物临床试验概述

一、概 述

（一）抗感染药物的定义

抗感染药物（anti-infective agent）是指用于治疗细菌、真菌、病毒等各种病原体所致感染的药物，包括抗菌药物、抗病毒药物、抗结核药物和抗寄生虫药物等，主要以口服、肌内注射和静脉滴注等方式全身应用。

（二）抗感染药物的应用与研究现状

细菌耐药已经成为全球性的公共卫生问题，引起各国和全社会的高度关注。多重耐药菌、广泛耐药菌甚至全耐药菌的出现导致治疗失败、病死率上升等严重后果，对人类健康造成严重威胁。同时，由于药物研发要求的提高和研发成本的不断上升，新型抗菌药物研发进程显著滞后于耐药性的发展速度。进入 21 世纪以来，包括 WHO、FDA 等在内的全世界多个组织均颁布了抑制耐药性发展的措施和计划，我国也制定了多项关于合理使用抗菌药物的政策措施，如抗菌药物临床试验指导原则、抗菌药物分级管理和建立抗菌药物临床应用监测网等。抗病毒药物的发展在近十年来同样突飞猛进，目前已在临床应用并有确切疗效的抗病毒药物已有 20 余种，包括抗巨细胞病毒药物、抗肝炎病毒药物、抗疱疹病毒药物、抗流感病毒药物、抗新冠病毒药物等。尽管新型抗感染药物发展迅速，目前临床抗感染药物仍不能满足治疗需求，同时也出现了耐药问题，我国药品审评中心建议在抗病毒药物开展以感染患者为对象的临床试验前，应首先制订耐药监测计划。鉴于以上问题，新的抗感染药物研发仍面临紧迫需求。

（三）抗感染药物临床试验的目的与意义

临床试验可以评估抗感染药物的安全性和有效性，为药物注册、临床应用及说明书的撰写提供依据。抗感染药物的临床试验按研究目的可分为四类，分别为临床药理学试验、治疗探索性临床试验、治疗确证性临床试验和临床应用试验。临床药理学试验的目的是评价耐受性和安全性，明确并描述药物临床药动学及药效学特征，探索药物间相互作用，评估药物在特殊人群中的耐受性和安全性，评价药物的心脏毒性等。治疗探索性临床试验的目的是探索试验药物潜在的目标适应证及其合适的剂量和给药方案，探索剂量-暴露-效应关系，为疗效和安全性确证性研究的设计提供证据与依据。治疗确证性临床试验是确证候选药物的疗效，在更有代表性的大范围人群中表征候选药物的安全性，建立剂量-暴露-效应关系，为支持注册提供获益/风险关系评价基础。临床应用试验进一步加深了对一般人群、特殊人群和（或）外部真实世界环境中药物的获益/风险关系的理解，并根据上市后数据完善临床给药方案。

二、临床试验前提

开展临床试验前，应进行充分的药学研究和非临床研究，以熟悉试验药物的药学特点、抗病原体活性、药理学特征、潜在的毒性靶器官等信息，并充分应用在临床试验的设计、实施和分析中。对不同类的抗感染药物，临床前研究的关注点有所差异。

（一）抗菌药物药效学有关的微生物学研究

抗菌药物药效学研究如下。①抗菌谱。②作用机制及影响因素。③体外杀菌活性：最低抑菌浓度（minimum inhibitory concentration，MIC），最低杀菌浓度（minimum bactericidal concentration，MBC），杀菌曲线，亚抑菌浓度（subinhibitory concentration，SIC）等。④抗生素后效应（post-antibiotic effect，PAE）。⑤耐药性及其形成机制。⑥联合抗菌作用：两种以上抗菌药物联合使用可能出现不同药效学结果，包括协同、相加、拮抗和无关作用。⑦细胞内和亚细胞浓度。⑧动物体内抗菌活性。

（二）抗病毒药物非临床病毒学研究

抗病毒药物非临床病毒学研究如下。①作用机制研究；②抗病毒活性研究，包括体外抗病毒活性、血清蛋白存在条件下的体外抗病毒活性、抑制指数（inhibitory quotient，IQ）和体内抗病毒活性等；③细胞毒性及治疗指数；④体外联合用药的活性分析；⑤耐药性研究，包括体外耐药病毒株的选择、基因型分析、表型分析和交叉耐药性等。

三、临床试验基本要求

（一）耐受性试验

抗感染药物耐受性试验一般在健康受试者中进行，以获得药物的人体安全性数据，并为后续各项试验提供相对安全的剂量范围，对受试者、剂量、分组、试验原则、观察指标及观察时间均有相应的设计要求。在完成单剂耐受性结果评估后方可进行多剂耐受性试验，多剂耐受性试验剂量一般包括临床拟推荐的最高剂量，依据药物特征、非临床研究结果和临床目标使用对象等决定给药时间与给药频次。

（二）药动学试验

药动学试验往往与耐受性试验同步开展，用于阐明药物在人体的吸收、分布、代谢和排泄规律，为制订合理的临床方案提供依据。通常最先进行健康受试者单次和多次给药的药动学试验、开展进食对口服制剂药动学影响的试验，且应在探索性试验前完成。物料平衡、药物代谢产物的药动学试验、目标适应证患者的药动学试验、特殊人群的药动学试验、药动学/药效学试验、药物相互作用研究、组织分布及穿透性研究可同时或随后陆续开展。在目标适应证患者中还可开展群体药动学或群体药动学/药效学研究，探索影响药动学或药效学参数的因素，为后续临床试验方案设计、说明书完善等提供参考。

（三）药动学/药效学研究

抗菌药物药动学/药效学指数（PK/PD indices）包括%T>MIC、C_{max}/MIC 和 AUC/MIC。不同类抗菌药物的药动学/药效学指数不同，一般来说，喹诺酮类、氨基糖苷类、两性霉素 B 等浓度依赖性抗菌药，体内杀菌活性与 C_{max}/MIC 和 AUC/MIC 更相关；β-内酰胺类等时间依赖性抗菌药，则与%T>MIC 更相关。抗病毒药物的常见药效学指标为病毒载量和持续病毒学应答等，也可以选择与试验药物药理机制密切相关的酶的活性为药效学指标。

（四）治疗探索性和治疗确证性临床试验

抗菌药物治疗探索性临床试验一般采用不同剂量设计，并以阳性药或安慰剂为对照，以初步评价药物剂量-效应关系。

抗菌药物治疗确证性临床试验是一种事先提出假设并对其进行检验的随机对照试验。一般采用阳性药为对照，采用非劣效性临床试验设计。抗病毒药物一般采用优效性临床试验设计。

（五）药物相互作用

抗感染药物的药物相互作用包括药动学相互作用、药效学相互作用和体外相互作用，药物相互作用试验的目的是认识其他药物对抗感染药物的抗病原体活性和临床反应的影响及抗感染药物的配伍禁忌，需要根据抗感染药物的特性选择具体的试验方法。

（六）说明书撰写基本要点

说明书中的各部分内容均需从完成的临床试验中获取，其中的用法用量应与关键性临床试验中使用的用法用量一致，不良反应、禁忌、注意事项等部分内容则来自该产品所有临床试验及上市后的相应信息。

（编委：张　菁，参编者：李　鑫）

第二节　抗细菌药物临床试验

一、社区获得性细菌性肺炎、医院获得性细菌性肺炎/呼吸机相关细菌性肺炎

（一）概述

细菌性肺炎（bacterial pneumonia）是肺实质的急性细菌性感染，是最常见的感染性疾病之一，根据发病场所的不同，分为社区获得性细菌性肺炎（community-acquired bacterial pneumonia，CABP）和医院获得性细菌性肺炎（hospital-acquired bacterial pneumonia，HABP）。CABP 是常见的社区感染，我国成人 CABP 的重要病原体为肺炎支原体和肺炎链球菌。HABP 病死率较高，革兰氏阴性菌在致病菌中的比例显著高于 CABP。以下针对细菌性肺炎的抗菌药物临床试验设计要点的讨论主要基于我国 2020 年 10 月和 12 月发布的《医院获得性细菌性肺炎/呼吸机相关性肺炎抗菌药物临床试验技术指导原则》及《社区获得性细菌性肺炎抗菌药物临床试验技术指导原则》。

（二）总体考虑

1. 定义 CABP　发病于社区，为肺实质急性细菌性（包括非典型病原体）感染，常伴随发热、咳嗽、咳痰、呼吸困难、畏寒、寒战、胸痛或低血压等症状，胸部影像学检查表现为新出现的单叶/多叶肺浸润影。HABP 为入院 48h 后新发生的急性肺实质感染。呼吸机相关细菌性肺炎（ventilator-associated bacterial pneumonia，VABP）为经口或经鼻气管插管方式接受机械通气至少 48h 的患者出现的急性肺实质感染。HABP/VABP 的临床表现为发热或低体温、畏寒、寒战、咳嗽、呼吸道脓性分泌物、胸痛或呼吸困难、胸部影像学显示肺新发或进展性浸润。

2. 目标病原菌　CABP 的常见病原菌为肺炎支原体、肺炎链球菌、流感嗜血杆菌、肺炎衣原体、嗜肺军团菌和肺炎克雷伯菌等。HABP/VABP 的常见病原菌为肺炎克雷伯菌、铜绿假单胞菌、鲍曼不动杆菌和金黄色葡萄球菌等。

3. 目标人群　临床试验目标人群是具有前文所述临床综合表现的 CABP、HABP/VABP 患者，且可在临床试验的抗菌治疗中获益者。

4. 疗效评估　包括临床疗效、微生物学疗效和综合疗效评估，需注意临床疗效和微生物学疗效的一致性。

（三）临床试验方案设计及评价

1. 试验设计　随机、双盲、非劣效或优效性（仅在采用阳性药物作对照时适用）设计。不宜采用安慰剂对照，除非两组受试者在标准抗菌治疗基础上，分别给予试验药或安慰剂，即加载优效设计。

2. 试验人群　CABP 临床试验人群为临床诊断或高度怀疑为 CABP 的 18 岁及以上的患者，推荐使用 PORT/PSI（patient outcomes research team，PORT，pneumonia severity index，PSI）评分系统对入组受试者进行分层匹配。HABP/VABP 临床试验人群包括临床诊断为 HABP 或 VABP 的 18 岁及以上的患者，其中至少 50%的受试者入组时正在接受机械通气治疗。推荐使用 APACHE Ⅱ、SOFA 等病情严重程度评分系统对入组受试者进行评分。非劣效试验以全因死亡率为终点时需入组足够数量的重症患者以满足统计分析敏感性。

3. 主要纳入标准

（1）CABP

1）临床标准：症状、体征、实验室检查结果等。

2）影像学标准：入选前 48h 内新的浸润影，呈单叶或多叶分布。

3）微生物学标准：痰或呼吸道分泌物标本的微生物学检查结果。

（2）HABP/VABP

1）需要针对 HABP 或 VABP 接受抗生素治疗。

2）临床标准：症状、体征、实验室检查结果等。

3）影像学标准：入选前 48h 内新发的或进展性的浸润影。

4）微生物学标准。

4. 主要排除标准

（1）CABP：HABP 或 VABP；吸入性肺炎；病毒性肺炎；肺孢子菌肺炎；已知有支气管阻塞、结构性肺病、肺恶性肿瘤者；活动性肺结核病者（已知或疑似）；感染性休克必须使用血管收缩剂者；需进行有创机械通气治疗者；PORT/PSI V 级且需入住 ICU 者。

（2）HABP/VABP：CABP；病毒性肺炎。

5. 特殊人群　受试人群应包含两种性别（男、女），各种族以及老年患者。如已在肝、肾损伤患者人群中进行了试验药物的药动学研究并确定了合适的给药方案，在Ⅱ、Ⅲ期临床试验中，可考虑入选这些患者。

6. 合并用药　一般情况下，在判定为治愈访视之前，研究期间不允许合用抗菌谱覆盖试验药物目标病原菌的其他抗菌药。如果试验药物抗菌谱窄且无法覆盖主要病原菌，可合并使用抗菌谱与试验药物不同的抗菌药物，但需要在研究方案中事先确定。不应合并使用可能影响在研药物消除与代谢的其他药物，可以合并使用不影响试验药物抗菌活性的对症治疗药物。

7. 疗效评价

（1）疗效评估标准

1）临床疗效：分为临床治愈、临床无效和不确定。

A. 临床治愈：在治疗结束后访视时所有入组时 CABP/HABP/VABP 的症状、体征均已消失，或恢复至感染前状态。实验室检查等非微生物学指标亦恢复正常。胸部影像学检查显示肺部炎症吸收或部分吸收，但不再需要继续使用针对 CABP/HABP/VABP 的抗菌药治疗。

B. 临床无效：符合下列任一情况者，为临床无效。①在治疗结束后访视时 CABP/HABP/VABP 基线症状体征或实验室检查异常持续存在或恶化，或一度改善后再次恶化。②入组后疾病进展，或出现 CABP/HABP/VABP 新的相关症状或胸部影像学改变。③出现 CABP/HABP/VABP 并发症，如脓胸、肺脓肿等。④需要使用该研究药物以外的抗菌药物作补救治疗。⑤给予研究药物后 30 天内出现的任何原因引起的死亡。

C. 不确定：因缺少数据，无法确定治愈或无效。

2）微生物学疗效：以细菌培养结果为准，分为清除、假定清除、未清除、假定未清除和不确定。

A. 清除：治疗后来自原感染部位的标本培养阴性，即基线病原菌被清除。

B. 假定清除：对于临床疗效显示为治愈的患者，由于症状体征的消失使可培养的标本无法获取，或获取标本方法对康复期患者而言侵袭性过强，则该细菌学结果为假定清除。

C. 未清除：治疗后自原感染部位的标本细菌培养仍获基线病原菌。

D. 假定未清除：对于临床疗效为失败的患者，其细菌培养未作或不可能作的情况下，可假定基线病原菌未清除。

E. 不确定：临床疗效为不确定，未重复做细菌培养。

基线病原菌清除或假定清除者属微生物学有效，未清除或假定未清除者属微生物学无效。

3）综合疗效：仅在细菌培养阳性病例中进行，分为痊愈、无效和不确定。

A. 痊愈：在治疗结束后访视时患者临床治愈，且细菌清除或假定清除。

B. 无效：在治疗结束后访视时患者临床无效，和（或）细菌未清除或假定未清除。

C. 不确定：在治疗结束后访视时患者临床疗效和微生物学疗效两者中任一为不确定或两者均为不确定。

（2）疗效终点

1）CABP

A. 主要终点：试验药物治疗完成后 5～10 天时的临床结局；入组临床研究的 28 天全因死亡率。

B. 次要终点：入组并接受试验药物 3～5 天时的临床应答，即接受试验药物后的临床反应；试验药物治疗结束时的疗效评价。

2）HABP/VABP

A. 主要终点：入组临床试验 14～28 天中的固定时间点的全因死亡率或疾病相关并发症发生率。

B. 次要终点：治疗结束后 7～14 天访视时的临床结局；住院天数；需要机械通气的天数；治疗结束后访视时的微生物学疗效或综合疗效。

二、单纯性尿路感染、复杂性尿路感染

（一）概述

尿路感染（urinary tract infection，UTI）是一种以白细胞尿和经尿培养证实有微生物病原为特征的临床综合征，是最常见的感染性疾病之一，根据有无复杂因素分为单纯性尿路感染（uncomplicated urinary tract infection，uUTI）和复杂性尿路感染（complicated urinary tract infection，cUTI）。不同于其他细菌感染，微生物学特征对于 UTI 而言尤为重要，因此在开展相关的药物临床试验时需要着重考虑。以下针对 UTI 的抗菌药物临床试验设计要点的讨论主要基于我国 2020 年 12 月发布的《单纯性尿路感染抗菌药物临床试验技术指导原则》和《复杂性尿路感染抗菌药物临床试验技术指导原则》。

（二）总体考虑

1. 定义 uUTI 是一种以白细胞尿和经尿培养证实的菌尿为特征的临床综合征，伴有下腹部不

适、尿频、尿急、尿痛等尿路刺激症状，也称急性膀胱炎，发生于泌尿道解剖正常和不伴有全身症状或体征的女性患者。

cUTI 以白细胞尿和经尿培养证实有微生物病原为特征，伴有局部或全身症状及体征，包括发热、寒战、全身不适、胁腹痛、背痛和（或）肋脊角疼痛或触痛，同时存在尿路功能或解剖结构异常、导尿管置入或免疫力低下等复杂因素。

2. 目标病原菌　uUTI 的常见病原菌主要为大肠埃希菌，少数为奇异变形杆菌、腐生葡萄球菌等。cUTI 的常见病原菌主要为肠球菌、变形杆菌、克雷伯杆菌、铜绿假单胞菌等。

3. 目标人群　预计可以从抗菌治疗中获得益处的 UTI 患者，其临床综合表现见前文所述。

4. 疗效评估　建议以临床和微生物学应答结果作为主要疗效终点，在固定时间点（完成试验药物治疗后至少 5 天时间窗）进行评估。

（三）临床试验方案设计及评价

1. 试验设计　随机、双盲、非劣效或优效设计，其中 cUTI 试验设计应为多中心。采用阳性药物对照，不宜采用安慰剂对照试验，除非是加载优效设计，或延迟治疗的安慰剂对照设计。

2. 试验人群　临床诊断确定且年龄在 18 岁及以上的 UTI 患者，其中 uUTI 试验人群只包含尿路解剖功能正常的女性，cUTI 试验人群至少包含 30%肾盂肾炎患者。

3. 主要纳入标准　进入研究前 72h 内，出现下列症状或体征中的至少 2 项：排尿困难、尿频、尿急、耻骨上疼痛，尿检显示白细胞尿和菌尿，此外，uUTI 还应包括年龄≥18 岁，女性；cUTI 还应合并尿路功能或解剖结构异常、导尿管置入或免疫力低下等复杂因素。

4. 主要排除标准

（1）uUTI：有全身感染征象；存在复杂因素；在进入研究前 48h 内使用过其他有效抗菌药物。

（2）cUTI：在入组前 72h 内接受过有效抗菌药治疗＞24h 者；使用非研究抗菌药治疗者，或在临床试验期间有可能继续接受抗菌药预防性治疗者；前列腺炎；肾移植；uUTI。

5. 特殊人群　均应包含老年患者，其中 cUTI 临床试验应包括男、女两种性别患者。

6. 合并用药　在判定为治愈访视之前，研究期间不允许合并使用抗菌谱覆盖试验药物目标病原菌的其他抗菌药。如果试验药物抗菌谱窄且无法覆盖主要病原菌，可合并使用抗菌谱与试验药物不同的抗菌药物，但需要在研究方案中事先确定。不应合并使用可能影响在研药物消除与代谢的其他药物，可以合并使用不影响试验药物抗菌活性的对症治疗药物。

7. 疗效评价

（1）疗效评估标准：分为临床、微生物学和综合疗效。

1）临床疗效

A. 临床应答（成功）：在治疗结束后访视时入组时呈现的 Uuti、cUTI 或肾盂肾炎的症状体征缓解或消失，无新的症状出现，尿液脓细胞检查指标恢复正常。

B. 临床失败：在接受研究药物治疗后，患者 cUTI 或肾盂肾炎的症状体征未缓解或有新的症状出现，尿液脓细胞检查指标仍异常。

C. 不确定：因缺少数据，无法确定临床成功或失败。

2）微生物学疗效

A. 微生物学成功：在治疗结束访视时，入组时尿培养病原菌（基线病原菌）被清除或菌量减少至 10^3 CFU/ml。

B. 微生物学失败：在治疗期间或治疗完成后的任一时间尿培养基线病原菌生长≥10^3CFU/ml。

C. 不确定：因缺少尿培养结果，无法确定其疗效。

综合疗效仅在细菌培养阳性病例中进行，分为痊愈、无效和不确定。

（2）疗效终点

A. 主要终点：临床和微生物学应答结果。

B. 次要终点：在随机后 21～28 天的临床和微生物评估；在每个固定时间点的临床和微生物评估。

三、复杂性腹腔感染

（一）概述

复杂性腹腔感染（complicated intra-abdominal infections，cIAI）可累及多个脏器，形成局限性或弥漫性感染。感染自空腔脏器扩展至腹膜腔内，形成腹膜炎或者脓肿，可导致机体的血流动力学、呼吸、微循环及代谢紊乱。针对感染病灶除了需要进行清创和引流等控制措施外，还需要恰当应用抗菌药物。以下针对细菌感染所致的复杂性腹腔感染的抗感染药物的临床试验设计重点根据《抗菌药物临床试验技术指导原则》和我国 2021 年 2 月发布的《复杂性腹腔感染抗菌药物临床试验技术指导原则》。

（二）总体考虑

1. 定义 cIAI 是指源于腹部脏器，扩散至腹膜腔或腹膜后腔隙的感染，或可在感染局限后在病灶或穿孔脏器周围形成单个或多个脓肿，并伴有全身症状和体征，主要包括腹腔脓肿、肠穿孔、腹膜炎、阑尾炎伴穿孔或阑尾周围脓肿、胆囊炎伴穿孔或脓肿、憩室炎伴穿孔、腹膜炎或脓肿。

2. 目标病原菌 cIAI 的致病菌包括需氧革兰氏阴性菌、革兰氏阳性菌和厌氧菌，常见病原菌为大肠埃希菌等肠杆菌科细菌、肠球菌属、链球菌属及拟杆菌属细菌等。

3. 目标人群 能够从抗感染治疗中受益的 cIAI 患者，其临床表现如前所述。

4. 疗效评估 试验药物的有效性评估包括临床和微生物学疗效评估。在疗效评价中，应综合性评价二者疗效（即临床与微生物）并关注其一致性。

（三）临床试验方案设计及评价

1. 试验设计 cIAI 的研究设计应当包含随机、双盲、阳性抗菌药对照这几大要点，可选取非劣效或优效设计，出于伦理方面的考虑，除非是加载研究，即在受试者给予一种标准治疗药物的基础上，试验组再给予试验药物，对照组再给予安慰剂，否则不应针对该适应证进行安慰剂对照研究。试验应遵循随机化、多中心和双盲的原则，除非有充分的理由和措施能良好控制疗效评价偏倚，否则不建议采用单盲或开放试验。申办者和研究者在设计时应充分考虑纳入患者的病因和年龄分布，以免在一项临床试验中招募过多阑尾炎相关的 cIAI 患者或集中在某一年龄段。

2. 试验人群 应包括上述所描述的各类 cIAI 患者，且由阑尾炎穿孔和阑尾周围脓肿所致 cIAI 的患者比例应不超过总例数的 50%。在临床试验的早期阶段，不适合纳入受试者人群的对象包括儿童、妊娠及哺乳期的女性，可纳入部分年龄在 65 岁以上的老年患者。关于特殊人群的考量参考细菌性肺炎临床研究。

3. 主要入选标准

（1）受试者必须在入组的 24h 内，或在给予第一剂抗菌药物的 24h 内，安排或已完成为了诊治 cIAI 而行的开腹手术、腹腔镜手术或腹腔脓肿经皮穿刺引流。

（2）对于术前入组的受试者，只有在高度怀疑或确诊腹腔内感染时，才能给予试验药物，并且在基线时已获得或计划获得来自感染部位的腹腔内培养标本。

（3）出现一个或多个 cIAI 的全身症状或体征：如腹腔脓肿、肠穿孔、腹膜炎、阑尾炎伴穿孔或阑尾周围脓肿、胆囊炎伴穿孔或脓肿、憩室炎伴穿孔、腹膜炎、脓肿、发热、低血压、腹痛、恶心呕吐、体检发现腹部肿块、精神状态改变等。

4. 主要排除标准

（1）在入组前 72h 时内已经接受可能有效的全身性抗菌药物治疗大于 24h 者。

（2）手术后入组，但术前已接受可能有效的全身性抗菌药物治疗超过 1 剂。

（3）上消化道穿孔等不属于腹腔感染范畴的感染性疾病。

5. 合并用药 对于试验药物抗菌谱能够覆盖 cIAI 所有病原菌的患者，在被判定为治愈访视之前的临床试验阶段，不应联合应用其他针对 cIAI 目标病原菌的抗菌药物。否则，这类患者将根据已联合应用的其他抗菌药物的使用时间和情况，被排除在有效性评估人群外，或被视为治疗无效。但对于试验用药物可能无法覆盖 cIAI 所有致病菌的患者，在研究期间可以合并使用抗菌谱与试验药物不同的其他抗菌药物，但需要在研究方案中事先确定。在研究期间不应合并使用可能影响在研药物消除与代谢的其他药物，不影响试验药物抗菌活性的药物可以联合使用。

6. 疗效评价

（1）疗效评估标准

1）临床疗效

A. 临床应答（成功）：在治疗结束后访视时，该患者入组时已存在的 cIAI 临床症状和体征较前已好转或痊愈，或转归至感染发生前的状态，未产生新症状，同时非微生物学方面的检查指标也转归为正常，或没有需要进一步治疗的症状和体征。

B. 临床失败：在接受试验药物治疗后，患者死亡，或出现手术部位伤口感染；或基于 cIAI 症状或体征恶化而判断出现 cIAI 并发症或 cIAI 复发，且需行计划外手术或经皮穿刺引流治疗；或由于 cIAI 症状或体征的恶化而开始使用非临床试验的其他抗感染药物治疗。

C. 不确定：由于数据不充分，不可判定临床成功或失败。

2）微生物学疗效

A. 微生物学成功：在治疗结束后访视时确定入组时获自腹腔感染原始部位培养病原菌（基线病原菌）被清除；或临床疗效显示为治愈，认为没有必要重复培养。

B. 微生物学失败：在治疗结束后访视时确定入组时获自腹腔感染原始部位培养病原菌（基线病原菌）持续存在；或临床疗效为失败且无法重复进行微生物学培养者。

C. 不确定：因缺少培养结果，无法确定其疗效。

3）综合疗效：只在患者细菌培养结果为阳性的情况下实行该评价，分为临床和微生物学应答（成功）、失败和不确定。

（2）疗效终点

1）主要终点：cIAI 治疗药物有效性评估的主要疗效终点为临床应答结果，在随机分组后 28 天左右时进行评估。

2）次要终点：试验药物治疗结束时的临床结局和微生物学疗效；治疗结束后访视时的微生物学疗效和综合疗效。

四、急性细菌性皮肤及皮肤结构感染

（一）概述

皮肤及皮肤结构感染（skin and skin structure infection，SSSI）是化脓性致病菌侵犯表皮、真皮和皮下组织引起的炎症性疾病。病灶广泛并伴发热等全身症状，或有合并症者，属复杂性感染；不伴以上情况者为单纯性皮肤感染。为了进一步规范急性细菌性皮肤及皮肤结构感染（acute bacterial skin and skin structure infection，ABSSSI）抗菌药物的临床试验，特别是由除真菌和寄生虫性的多重耐药菌引起的感染，以下将以代表性的复杂性皮肤及软组织感染（complicated skin and soft-tissue infection，cSSTI）为例对抗细菌药物临床试验研究设计进行介绍，针对该临床试验设计要点的讨论主要基于我国 2020 年 9 月发布的《急性细菌性皮肤及皮肤结构感染抗菌药物临床试验技术指导原则》。

（二）总体考虑

1. 定义 急性细菌性皮肤及皮肤结构感染主要包括蜂窝织炎/丹毒、伤口感染、皮肤大脓肿。它是一种细菌性感染，根据硬结累及范围、红斑或水肿面积进行计算，其病灶范围≥75cm^2；患者同时存在全身症状，如淋巴结肿大或发热（口温≥38℃）等。

2. 目标病原菌 ABSSSI 的常见病原菌包括金黄色葡萄球菌（甲氧西林敏感和耐药菌株）、化脓性链球菌及其他链球菌等。

3. 目标人群 临床试验人群应包括 ABSSSI 患者，具有前述的临床表现，并且在抗感染治疗中能够受益的患者。

4. 疗效评估 可选择非劣效性试验设计用于评价 ABSSSI 临床试验的有效性；当对照组使用有效的阳性抗菌药物时，也可以接受优效设计。试验药物的有效性评估包括临床疗效、微生物学疗效和综合疗效评估。

（三）临床试验方案设计及评价

案例 18-1

一项评估 A 药治疗成人复杂性皮肤及软组织感染的临床疗效、微生物学疗效及安全性的临床试验。

请思考以下问题：

（1）该临床试验设计为哪种类型？

（2）试验人群包括哪些？

（3）入排标准有哪些？

（4）剂量如何选择？

（5）该试验的对照药物是什么？（已知 A 药属于噁唑烷酮类抗生素）

（6）如何进行药动学/药效学评价？

（7）疗效评价和安全性评价包含哪些内容？

1. 试验设计 ABSSSI 的研究设计的要点应当包含随机、双盲、阳性抗菌药对照，可选取非劣效或优效设计。出于伦理方面的考虑，除非是加载研究，否则不应针对该适应证进行安慰剂的对照研究。

2. 试验人群 试验人群为临床诊断为 ABSSSI 的成人患者。其中，皮肤大脓肿患者的总比例应≤30%，因为手术切开引流可能会影响对其治疗成效的判断。在临床试验的早期阶段，不适合纳入受试者人群的对象包括儿童、妊娠及哺乳期的女性。

3. 主要纳入标准

（1）临床诊断符合以下任一 ABSSSI 诊断及病灶定义

1）蜂窝织炎/丹毒、伤口感染和皮肤大脓肿。

2）合格的病灶定义为上述感染病种具有下列感染征象之一：根据硬结累及范围、局部充血（红斑）或水肿面积进行计算，其病灶范围≥75cm^2。

（2）符合下列任一项全身反应者

1）发热：口温<35℃或≥38℃。

2）淋巴系统受累及，如感染病灶淋巴引流区或附近区域淋巴管炎或淋巴结发生肿大。

3）周围血常规白细胞计数相比参考值增高或降低或中性粒细胞百分比高于参考值，或中性粒细胞杆状核细胞≥15%。

（3）可收集微生物学检验标本的受试者。

4. 主要排除标准

（1）确诊或疑似的骨髓炎患者。

（2）确诊或疑似的脓毒性关节炎患者。

（3）感染部位带有人工装置且无法移除的患者。

（4）中性粒细胞减少症等免疫缺陷者感染者。

（5）原有慢性皮炎或其他慢性炎症性皮肤损，也许会干扰其诊疗判断者。

（6）存在复杂性感染，如糖尿病足或压疮溃疡感染等。

（7）对生命造成威胁的感染或需急诊进行手术的感染。

（8）除节肢动物外的由人类或动物咬伤造成的感染。

（9）在登记入组之前的 72h 内，已经接受≥24h 预期有效的抗菌药物全程诊疗的患者。

5. 药动学/药效学评价　同 HABP/VABP 章节。

6. 剂量选择　根据试验药物的早期和非临床研究结果综合确定。

7. 对照药选择　临床试验中的阳性对照药应选择已获得国家监管机构批准的临床用于 ABSSSI 的标准治疗药物。

8. 合并用药　在被判定为治愈访视之前的临床试验阶段，不应联合应用其他针对 ABSSSI 目标病原菌的抗菌药物。否则，这类患者将根据已联合应用的其他抗菌药物的使用时间和情况，被排除在有效性评估人群外，或被视为治疗无效。

9. 疗效评价

（1）疗效评估标准

1）临床疗效

A. 临床治愈：在治疗结束后访视时，该患者入组时已存在的 ABSSSI 临床症状和体征较前已好转或痊愈，或转归至感染发生前的状态。同时非微生物学方面的检查指标也转归为正常或感染体征显著好转。

B. 临床无效：对应以下任一情况者。①ABSSSI 基线症状体征或实验室检查在治疗结束后访视时持续出现异常或恶化，或一段时间好转后再度恶化。②入组后发生新的与 ABSSSI 有关的感染体征或原发疾病持续进展。③治疗还需应用除试验药物外的抗菌药，作为补救措施。

C. 不确定：由于数据不充分，不可判定治愈或无效。

2）微生物学疗效：以细菌培养结果为准，分为清除、假定清除、未清除、假定未清除和不确定。微生物学有效的情况为基线病原菌清除或假定清除，无效的情况为未清除或假定未清除。

3）综合疗效：只在患者细菌培养结果为阳性的情况下实行该评价，综合评价和分析临床及微生物学疗效，分为痊愈、无效和不确定。

（2）疗效终点

1）主要终点：试验药物治疗结束后 7～14 天的临床结局。

2）次要终点：试验药物首次给药后 48～72h 的早期临床反应。早期临床反应评估结果可分为临床应答、临床失败和不确定。

10. 安全性评价　对于每例不良事件，需要描述发生时间、严重程度、持续时间、处理措施和事件转归，并分析判断与试验药物的关联性及是否达到严重不良事件的判定标准。

案例 18-1 解析

（1）该研究为一项多中心、随机、双盲双模拟、平行、阳性对照的Ⅲ期临床试验。

（2）试验人群为 720 例患有轻到中度的 cSSSI 并需要全身用口服抗菌药治疗的成年患者。

（3）诊断和主要入选标准：18～75 岁的男性或女性受试者，符合下列条件之一的皮肤及软组织感染。①伤口感染、创伤后感染、外科伤口感染、感染性溃疡（单向长度≥5cm）。②大脓肿（直径≥5cm）。③蜂窝织炎（感染面积≥75cm^2）。同时存在以下局部和全身症状。①至少伴有 2 项局部细菌性感染体征：炎性分泌物；局部发热；红斑；疼痛或触痛；肿胀或硬结。②至少伴有下列各项全身症状中的 1 项：发热（如腋温≥37.0℃，或口腔温度≥37.5℃，或直肠温度≥38.0℃），或中性粒细胞>75%或杆状核中性粒细胞≥15%，或白细胞计数≥参考值范围上限或≤参考值范围下限。筛选期时，可采集到感染部位标本进行涂片及培养者。受试者整体健康状态良好，无严重的心肝肾造血功能障碍。

主要排除标准：仅由革兰氏阴性菌所致的或无全身症状或伴血流感染的皮肤及软组织感染等；非细菌所致的皮肤及软组织感染者、周围血管病变所致的缺血性溃疡及糖尿病患者足部溃疡等；筛选期伴随严重肝功能、肾功能不全或血小板计数偏低等实验室检查或其他检查异常者；有免疫功能缺陷等既往疾病、现病史或过敏史者或不适于用口服抗菌药进行治疗者；入组前抗菌药或激素等使用不符合方案要求者；不适合接受口服药物治疗者或存在会严重影响口服药物吸收的胃肠疾病者等。

（4）根据临床前动物体内药动学/药效学研究显示，A 药的最佳药动学/药效学指数为AUC/MIC。综合Ⅰ/Ⅱ期研究确定了A药Ⅲ期临床试验给药方案，并在Ⅲ期临床试验中开展A药的群体药动学研究，并考察不同因素（如性别、年龄、体重、肝肾功能指标等）对A药药动学的影响。同时，根据群体药动学模型获得A药在皮肤及软组织感染成人患者的稳态暴露水平相关药动学参数，结合微生物学疗效和（或）临床疗效进行暴露水平与效应间关系探索，结合安全性指标进行暴露水平与安全性间的关系探索，从而为不同患者群体给药方案的制订提供依据。

（5）临床前研究及Ⅰ期临床试验中，A药均显示出良好的安全性，目标适应证为复杂性皮肤及软组织感染的Ⅱ期临床试验结果也显示A药800mg给药剂量的临床有效率与安全性良好。基于此，该Ⅲ期试验剂量确定为试验药A药800mg及对照药利奈唑胺600mg，q12h给药。

（6）该临床研究选择利奈唑胺作为对照药，它与A药同属噁唑烷酮类抗菌药，2007年获得国家批准上市，用于治疗复杂性皮肤及软组织感染、社区获得性肺炎（CAP）、确诊或疑似的由MRSA导致的医院获得性肺炎（HAP）及万古霉素耐药肠球菌（VRE）等革兰氏阳性（G^+）球菌造成的感染。

（7）该临床试验疗效评估采用临床疗效（治愈、无效）、微生物学疗效（清除、假定清除、未清除、假定未清除、不确定）和综合疗效（痊愈、无效）进行评价。临床评价包括感染症状和体征的评估及实验室检查等内容，在治疗结束后访视（EOT）时间点进行评估。微生物学评价仅评价基线细菌学培养阳性菌的病例，包括感染分泌物的涂片、细菌培养、血培养，对革兰氏阳性菌的药敏试验。采用局部病灶直接或针刺吸取方法以获得感染分泌物。并首先在患者入组中心的实验室按操作步骤培养和鉴别病原菌，进行纸片法的药敏试验，然后将分离出的病原菌送到中心实验室进行进一步的检测。安全性评价一般包括生命体征、体格检查、不良事件、实验室检查和ECG等。

对于抗细菌药物临床试验的药敏折点制订、药动学/药效学评价、剂量选择、对照药选择及安全性评估方面的考量见本章第五节。

（编委：张　菁，参编者：黄晓岚）

第三节　抗结核药物临床试验

一、概　　述

结核病（tuberculosis）是由结核分枝杆菌引发的慢性感染性疾病，大部分为肺结核，严重威胁着人类健康。结核病治疗需要联合使用多种药物且治疗时间较长，标准四联疗法为利福平、异烟肼、乙胺丁醇和吡嗪酰胺联合用药，常规标准治疗疗程长达18～24个月，短程标准治疗也需9～12个月。随着耐多药和广泛耐药结核分枝杆菌的不断出现与快速传播，结核病治疗变得更加艰难。在此形势之下，近几年只有贝达喹啉、德拉马尼和普瑞马尼被批准进入中国市场，用于治疗耐多药和广泛耐药结核病。由此可见，国内尚缺乏自主研发的抗结核新药，抗结核药物新药研发是当务之急。

以下关于抗结核药物临床试验设计要点的讨论主要基于《抗肺结核药物临床试验技术指导原则》。

二、总体考虑

1. 定义 结核病是由结核分枝杆菌（简称结核菌）引起的一种慢性感染性疾病，按照感染部位分为肺结核与肺外结核。

2. 目标病原菌 抗结核药物临床试验目标病原菌为结核分枝杆菌。需依据研发药物的预期用途考虑敏感菌、多耐药、耐多药、广泛耐药和利福平耐药菌。

3. 目标人群 抗结核药物临床试验目标人群为成年结核病患者，可根据药物预期用途分为敏感结核和（或）耐药结核。

4. 疗效评估 有效性评估包括临床疗效、病原学疗效和综合疗效评估，需注意临床疗效和病原学疗效的一致性。

三、临床试验方案设计及评价

1. 试验设计

（1）优效性设计：所有受试者均接受最佳抗结核背景治疗，同时随机加入试验用药或匹配的安慰剂，如果试验表明试验药物联合优化的背景治疗方案优效于安慰剂联合优化背景治疗方案，或者将一种或多种试验用药构成的治疗方案与某种标准治疗方案相比较，试验药物治疗方案优效于标准治疗方案，则可以证明试验用药的疗效。

（2）非劣效性设计：用试验用药取代由多种药物构成的标准治疗方案中的一种药物。在初治敏感结核病的治疗中，可将给药时间少于6个月的试验用药或治疗方案与给药时间达到6个月的标准治疗方案进行比较。如果不足6个月的试验用药治疗方案的结果在6个月标准治疗方案的预定界值范围内，则可以证明其非劣效性。

2. 试验人群 试验人群应为成年结核病患者，包括敏感性结核病患者或耐药性结核病患者。

3. 主要入选标准 首先确定入选的患者是初治还是复治、敏感还是耐药型结核菌，还需要确定入选临床试验之前的治疗疗程，主要入选标准如下。

（1）细菌学：通过涂片显微镜检查或其他快速诊断试验发现感染部位分离样本中含有结核菌；在患者入组时采集的感染部位样本中至少一个样本的病原学培养确诊结核病；如耐药患者需要分子生物学或表型药物敏感实验确认耐药。

（2）影像学（radiology）：有活动性结核影像，如肺结核包括浸润性病变、有或无空洞等肺部病变。

（3）HIV阴性。

（4）受试者一般应无严重肝、肾、心血管及造血系统疾病，无精神疾病、非孕妇等。

4. 主要排除标准

（1）针对当前的活动性结核病已经接受了2周或2周以上治疗的患者（针对耐药性结核菌的试验除外）。

（2）入选了初治敏感结核病患者，如后来细菌学检查确定为耐药结核菌。

（3）确定是否需要排查HIV阳性患者，或者正在抗病毒治疗。

（4）是否排除乙肝大三阳患者，即乙肝核心抗体（抗HBC）、乙肝表面抗原（HBsAg）、乙肝e抗原（HBeAg）三项阳性。

（5）肝胆疾病。

（6）肾病史或肾病相关表现。

（7）如研发药物有可能影响QT间期，需确认入组患者是否有QT间期延长综合征家族史及正在服用导致QT间期延长的药物，并排除ECG有异常，使用试验药物会带来较高风险者。

（8）有严重的并发疾病且可能影响转归评估的患者。

（9）研究者临床判断证实的对任何试验药物或相关物质过敏史等。

5. 疗效评价

（1）治疗探索性临床试验

1）主要疗效指标：细菌学。

A. 通过早期杀菌活性试验评估每天采集的感染部位样本细菌的数量，评估药物的杀菌活性。

B. 培养阴转：培养阴转相关终点的定义是按一定时间间隔所采集的样本中，连续 3 次培养阴性，可在治疗强化期结束或治疗结束前 2～3 个月评估培养阴转。对于疗程较短的研究（如 3～4 个月），可采用第一次培养阴转并连续培养阴转的时间作为疗效终点。在最初的至少 28 天内连续地收集标本开展菌落计数也可以反映治疗方案的杀菌能力。

2）次要疗效指标：影像学和临床症状，以肺结核为例。

A. 影像学：需要有用于评估肺部疾病范围和严重程度的影像学结果（标准后前像及侧位胸片或 CT 扫描影像）。

B. 临床症状体征：包括肺结核的临床体征和症状（如咳嗽、咳痰、咯血、发热、胸痛、消瘦、盗汗等）。

（2）治疗确证性临床试验

1）主要临床终点：包括存活率，临床转归及治疗结束后连续 12 个月内的培养阴转率，次要终点包括影像学，症状及复发率等。

2）替代终点：治疗期间培养阴性。可通过治疗期间培养结核菌的阴转率来证明疗效，可以是转阴时间分析或固定时间点的阴转率分析。

对于抗结核药物临床试验的药敏折点制订、药动学/药效学评价、剂量选择、对照药选择及安全性评估方面的考量见本章第五节。

（编委：张　菁，参编者：卞星晨）

第四节　抗真菌药物临床试验

一、概　　述

过去数十年，抗真菌药物临床试验主要集中于治疗侵袭性真菌病（invasive fungal disease，IFD）的临床试验。与抗细菌药物不同的是，不同种属真菌病原菌感染所致疾病类型具有不同的倾向性，代表性的感染类型包括隐球菌性脑膜炎、念珠菌血症、侵袭性曲霉病，考虑到不同病原菌对抗真菌药的敏感性，感染类型等因素，不同治疗方法的研究是抗真菌药物临床试验的重要研究课题，以下将以代表性的 IFD 为例对抗真菌药物临床试验研究设计进行介绍。

二、总 体 考 虑

1. 定义　IFD 系指真菌侵入人体，在血液、组织或器官中生长、繁殖并导致炎症反应及组织损伤的感染性疾病。

2. 目标病原菌　主要目标病原菌为念珠菌（包括光滑念珠菌、热带念珠菌、白念珠菌、近平滑念珠菌）、曲霉菌、隐球菌等。曲霉菌和念珠菌是血液病患者 IFD 最常见致病菌。真菌血症以念珠菌多见，肺部 IFD 以丝状真菌（霉菌）为主。对于体外抗真菌谱有限的试验药物，疗效研究将限定在特定真菌病原体相关的 IFD。对于广谱抗真菌药物，一般一项临床疗效研究仅针对同一种属所致的 IFD（如曲霉菌属或念珠菌属）。每个种属内可能存在对抗真菌药物固有耐药的物种，如念珠菌属中白念珠菌、近平滑念珠菌、热带念珠菌、光滑念珠菌具有不同的流行病学特征，在研究设计中应予以考虑。

3. 目标人群　针对侵袭性真菌感染的抗真菌药物临床试验的目标人群是确诊、临床诊断或拟诊患者。确诊一般需要无菌部位镜检阳性证据，临床表现或放射学检查表明存在感染。临床诊断IFD需要有至少1项宿主因素（如中性粒细胞缺乏、使用免疫抑制剂、IFD病史、患有HIV或遗传性免疫缺陷）、1项临床标准（如CT、支气管镜检符合IFD特征）及1项微生物学标准（如镜检或培养阳性）支持临床诊断。不同病原菌的易感人群有所差异，导致临床试验在入排标准中对目标人群选择也有所不同。隐球菌病的临床试验一般仅限于中枢神经系统的隐球菌感染，侵袭性曲霉病常见于严重免疫功能低下的患者，尤其是严重和长期中性粒细胞减少症的患者，以及异体造血干细胞移植患者，同时还需考虑是否入组合并有HIV感染患者。

4. 疗效评估　IFD疗效评估包括临床症状和体征、微生物学及影像学定期评估。微生物学检查如GM/G试验所提示的IFD血清学标志与抗真菌疗效相关，其水平持续上升提示预后不良，持续降低则提示治疗有效，在疗效评估中需注意临床疗效和微生物学疗效的一致性。

三、临床试验方案设计及评价

1. 试验设计　抗真菌药物临床试验采用随机、双盲、阳性药物对照，非劣效性或优效性设计，仅在加载优效设计的情况下方可采用安慰剂对照试验，即两组受试者需在标准治疗基础上，分别接受试验药和安慰剂。

一般情况下，尽可能选取单药治疗方案，可以是静脉序贯口服给药，单药治疗有利于对试验药物进行安全性评价。如选择联合治疗方案，需有体外数据证明两药联合可能产生协同作用，如可能，还需要有动物体内数据支持两药联合能够带来获益。联合用药时，需从药动学和药效学角度考虑药物相互作用，如具有相互作用，需避免联合使用或进行剂量调整。可以设计联合给药相比于两药单药治疗的优效性试验，不仅能评价两药的协同疗效，也有助于对试验药物进行安全性评价。单药治疗有效性较高的情况下，联合用药达到优效较为困难，此时可采用非劣效性设计。在治疗探索性和治疗确证性临床试验中，同时开展患者体内的药动学、群体药动学及药动学/药效学研究。

2. 试验人群　试验人群为确诊、临床诊断或拟诊为IFD的18岁及以上患者。

3. 主要入选标准　IFD确诊患者，通过宿主因素、临床标准和微生物学标准临床诊断或拟诊为IFD患者。

4. 主要排除标准

（1）处于妊娠期或哺乳期女性。

（2）已知的药物过敏史或对试验用药物任何成分有严重过敏反应。

（3）QT/QTc延长高风险患者，如基线QTcF≥500ms。

（4）肝功能不全，如总胆红素≥3倍正常值上限，ALT或AST≥5倍正常值上限，或有已知的肝硬化或慢性肝衰竭。

（5）同时使用西罗莫司、依非韦伦、利托那韦、阿司咪唑、西沙必利、利福平、利福布丁、麦角生物碱、巴比妥类、卡马西平、匹莫齐特、奎尼丁、新斯的明、特非那定、酮康唑等对肝药酶有影响的药物。

（6）在给药前7天内使用试验药物以外的抗真菌药物超过4天，或给药前96h内接受系统性抗真菌治疗超过48h。

（7）预期存活少于30天。

（8）肌酐清除率＜50ml/min或在研究期间需要透析的中重度肾功能不全的患者。

5. 疗效评价

（1）疗效评估终点

1）有效

A. 完全缓解：患者在观察期内存活，IFD相关影像学异常、症状、体征全部消失，微生物学疗效提示真菌清除。对于曲霉菌病或侵袭性念珠菌病患者要求原感染部位再次或反复活检、培养真菌阴性；对于肺曲霉病患者，胸部CT异常表现消失或只存在瘢痕的影像学表现；对于隐球菌病患者要求血中或脑脊液中、原感染部位病原菌清除。

B. 部分缓解：患者在观察期内存活，IFD相关影像学异常、症状、体征有所改善，微生物学证据提示真菌清除。对于曲霉菌病或侵袭性念珠菌病患者要求原感染部位再次或反复活检、培养真菌阴性；对于肝、脾念珠菌病患者，需退热且影像学稳定；肺曲霉病患者需要影像学病灶直径缩小25%以上，若病灶直径缩小<25%，则需全部临床症状体征缓解或肺活检证实无菌丝且培养阴性。

2）无效

A. 疾病稳定：患者在观察期内存活，IFD相关症状和体征无改善，且临床、影像学和微生物学综合评估未提示疾病进展。对于念珠菌病患者可持续从血液或其他无菌标本中分离出念珠菌；而曲霉菌病患者则可持续从感染部位分离出霉菌或镜检可见菌丝；隐球菌病患者持续脑脊液或其他感染部位标本培养阳性。

B. 疾病进展：临床、影像学和微生物学综合评估提示疾病进展，包括临床症状及体征加重或恶化（如感染性休克、播散性真菌病），影像学出现新发病灶或原感染病灶加重或扩大，可持续分离出真菌或活检阳性。

C. 死亡：与IFD直接或间接相关各种原因导致死亡。

（2）疗效终点

1）主要疗效终点：在治疗结束时，治疗结束后2～12周内固定时间点产生的临床应答，如全因死亡率。

2）次要疗效终点：每个评估时间点的患者的临床应答和微生物学应答，安全性与耐受性。

（编委：张　菁，参编者：卞星晨）

第五节　抗感染药物临床试验中特殊要点

无论是抗细菌、抗结核或是抗真菌药物临床试验，在药敏折点制订、药动学/药效学评价、剂量选择、对照药选择及安全性评价方面具有共性，在此一并说明。

1. 药敏折点　在临床试验阶段，抗菌药物对目标病原菌药物敏感试验折点研究应综合前期非临床研究，主要从Ⅲ期临床试验中获取临床药动学/药效学靶值。如尚不能获得靶值，可采用先前获得的动物及体外药动学/药效学靶值作为初步的药动学/药效学界值，结合流行病学界值，综合分析后推荐药敏折点。具体可参照《抗菌药物折点研究技术指导原则》中相关内容。

2. 药动学/药效学评价　采用体外药动学/药效学模型、动物感染模型来评价药物药动学/药效学特征。在Ⅱ、Ⅲ期临床试验中应考虑开展群体药代动力学（population pharmacokinetics，PPK）研究，定量描述试验药物在患者体内药动学过程，确定主要影响药动学的生理或病理因素。回顾性分析患者体内药物暴露量与所观察到的临床和微生物疗效之间及与药物相关不良事件的定量关系，从而为不同患者群体给药方案的制订提供依据。在CABP、HABP/VABP临床试验中，可考虑进行药物在肺组织的穿透性研究，评价药物在肺组织能否达到杀菌靶浓度；在uUTI及cUTI的Ⅰ期临床试验中，应包含尿排出测定，试验药物在尿液中能否达到杀菌靶浓度；在uUTI及cUTI的Ⅱ期临床试验中，也应包含血、尿药物浓度测定，以探索药物暴露量与安全性和疗效之间的关系；在临床研究早期就应评估肾功能减退对血、尿药物浓度的影响。

3. 剂量选择　治疗确证性临床试验的剂量确定，应综合试验药物的非临床和早期临床研究结果而定，包括非临床毒理研究、动物体内药效学研究；Ⅰ期临床试验人体药动学特征和安全性、耐受性；Ⅱ期临床试验的安全性和有效性。应在开始Ⅲ期临床试验之前评估药物在特定人群中的药动学特征，以确定是否需要调整剂量。

4. 对照药选择　对照药或背景方案的选择在某种程度上取决于临床试验设计（试验是为了证

明药物的优效性或非劣效性）和目标受试者（如对药物敏感或耐药）。一般而言，对照组应采取已上市药物组成的标准治疗方案且须获得国家监管机构批准用于该适应证。

5. 安全性评价　可参见国家药品食品管理局颁布的《抗菌药物临床试验技术指导原则》中的相关内容，或美国卫生及公共服务部、国立卫生研究院、国家癌症研究所颁布的常见不良事件评价标准（Common Terminology Criteria for Adverse Events，CTCAE）中相关内容进行安全性评估。在临床试验过程中应收集所有不良事件信息及安全性实验室数据，无论受试者是否在使用药物，均应在每次访视时予以评估，所有不良事件需随访至消失或稳定或缓解。如果在其他适应证中已评价相同或更高的剂量和治疗持续时间，则可使用这些适应证的安全性数据支持。

（编委：张　菁，参编者：卞星晨）

第六节　抗流感病毒感染药物临床试验

一、概　　述

流行性感冒（influenza），简称流感，是由流感病毒引起的一种急性呼吸道传染病，几乎每年冬季在温带气候地区及全年在热带气候地区会发生不同程度的流行或暴发，历史上曾出现过多次流感大流行，对公共卫生形成挑战。

对于流感，治疗原则主要为尽早隔离、对症治疗、抗病毒治疗。有效的疫苗是控制流感传播的核心，抗病毒药物一般用于治疗确诊的流感疾病，并在某些情况下用于疾病暴露前或暴露后的预防。多种抗病毒药物已被批准用于治疗甲型和乙型流感，如金刚胺类、神经氨酸酶抑制剂、核酸内切酶抑制剂等，部分药物获得了预防适应证。

本节内容主要针对甲型（A 型）和乙型（B 型）流感病毒所致疾病（包括季节性和大流行性流感，以及无并发症的单纯性流感和重症流感）进行治疗和预防药物的临床试验中出现的特定试验及试验设计问题，不适用于丙型（C 型）流感治疗和预防药物，以及流感疫苗或疫苗佐剂的临床试验。

二、总 体 考 虑

流感防治药物的临床试验一般是在自然发生的流感疾病传播情况下进行，以评价流感药物的疗效和安全性。需要注意的是，对治疗季节性流感有效的药物可能对大流行性流感无效或同样有效。因此，应通过从非临床研究产生的数据及疾病流行时所收集到的临床数据，探索药物对不同病毒株或病毒亚型的潜在反应差异（包括从人感染中分离出的禽类毒株）。

申办者在制订新药的研发策略时，应考虑到在研发过程中如若出现公共卫生突发事件，如何为尽快满足临床治疗需求提供支持性信息。同时，建议在相应新药研发过程中提前制订转变为流行和大流行情况下进一步探索及证实药物疗效的方案。

因为感染人群的广泛多样性，患者的合并疾病可与流感疾病本身和治疗相互作用，所以在合适人群中进行充分盲态、严格对照的试验来产生可靠的安全性数据非常重要。申请者应该提供临床试验的毒性分级方案。

三、临床试验设计

（一）早期临床试验

早期临床研究首先包括 I 期人体药动学和耐受性研究。人体药动学研究应关注给药途径的不同。对于抗流感病毒药物，可以考虑多种给药途径：口服、注射用药、吸入给药和鼻内给药。对于口服和注射给药途径，推测作用部位的浓度与药物血浆浓度有关，但还不能以此推测抗病毒作用。

但是，对于吸入和鼻内给药，在流感的预防或治疗中，与药物血浆浓度相比，其抗病毒作用与上呼吸道，以及气管、支气管、细支气管和肺上皮的药物浓度可能更相关。需关注的是，人禽流感或新型流感毒株很可能在呼吸系统之外复制，此时应考虑抗病毒药物需达到有效的全身暴露。

对药物的药效学进行评估，明确起效时间、效应维持强度等，为制订给药方案提供依据。病毒学应答或临床终点可用作暴露-应答和药物起效时间评价中的应答度量标准。鼻洗剂中的病毒滴度已用作病毒学应答的测量指标；但是，鼻洗剂中的病毒滴度减少不能作为关键性试验的主要终点支持药物审批。应当根据所有得到的数据评估各种指标与主要疗效终点之间的关系。

应当探索任何药物暴露相关的毒性，以评估暴露与不良事件之间的关系，确定最高耐受暴露量，确定在一定的暴露量下发生不良事件的概率。该信息还可以指导特殊人群的剂量调整。

（二）治疗探索性临床试验

Ⅱ期临床剂量探索试验的主要疗效终点可为病毒学指标，如病毒转阴时间或有临床意义的病毒载量的变化，以临床症状改善作为次要终点。临床剂量-应答试验（dose-response trial）是一类适当的、良好对照的试验，如果在适当的人群中测定了适当的终点，该类试验就可以提供充分的有效性证据。另外，通过临床剂量-应答试验还可以获得暴露-应答试验（exposure-response trial）数据，即研究药物暴露量和疗效/安全性指标的关系的研究，后者可以为不同剂量、剂量方案或剂型的批准提供信息支持。

1. 挑战试验（challenge studies） 挑战试验是对健康志愿者进行染毒并在染毒前（预防试验）或后（治疗试验）给予试验用抗病毒药物并观察有效性的试验。与自然发生的流感病毒相比，挑战毒株为减毒病毒，它产生的症状要轻微一些。挑战试验中的药效学终点包括临床呼吸症状、流出鼻涕的重量及鼻清洗液中病毒载量的定量检测值等。

挑战试验可以提供有用的暴露-应答和安全性信息，并且还有利于证明在流感季节之外的控制条件下药物在人体的抗病毒活性。但是，挑战毒株产生的症状要轻微一些，因此挑战试验不能作为支持上市许可的疗效试验。基于伦理学、安全性和防护问题，应严格受试者选择且避免使用高致病性或未知致病性的新型毒株。仅在其他常规试验无法开展的时候，才考虑进行。

2. 重症流感探索性研究特殊考虑 重症流感患者的药物剂量选择应有充分临床数据支持，可以基于非临床药效、人体药动学及单纯流感人群探索性试验数据的综合分析，也可以进行重症人群的剂量探索试验，或在 Ⅲ 期试验中设置多个剂量组以明确重症患者合适的给药剂量。

3. 流感大流行期间探索性试验特殊考虑 出于解决临床急需，可考虑平台设计等灵活的方式进行探索性试验。平台试验（platform trial）是随着时间的推移而进行的，试验周期是长期的甚至是永恒的，没有固定的停止日期，干预措施可以根据主研究方案的决策规划加入或离开平台试验。在平台试验中可以相同的设计（包括患者人群、背景治疗、终点指标、统计分析方法）直接对比不同药物、不同疗法（包括不同剂量、不同疗程、不同联合治疗方案等），快速获知多种治疗方法的安全有效性概貌，以便尽快筛选安全且有效的临床治疗药物。

（三）治疗确证性临床试验

1. 试验设计

（1）无并发症的单纯性流感患者治疗性试验：应使用安慰剂对照的优效性设计，而不是阳性药对照的非劣效性设计。但除了安慰剂对照的试验之外，在其他方面健康的成人和儿童中也可使用已批准的抗病毒药物（作为对照）进行优效性试验。

（2）重症流感患者治疗性试验：在尚无确证有效且获批的重症流感治疗药物的情况下，建议采用随机、双盲、安慰剂平行对照、以统一的背景治疗为基础的加载治疗优效性设计，以证明试验用新药加上背景治疗的疗效优于统一的背景治疗（仅获批用于单纯性流感的药物超说明书用于治疗重症流感住院患者也可视为统一的背景治疗）。

目前虽然仍尚无抗流感病毒药物获得重症流感适应证，基于重症流感患者病情较重，安慰剂对照有其伦理问题，故如后续有确证有效的药物上市可作为标准治疗。如果拟开发试验药物与标准治疗作用机制相似，可以考虑阳性药对照的非劣效设计。

（3）预防性试验：预防性试验设计应包括以下两点内容。①记录流感传播后在社区中的干预，以了解药物在一般意义上的预防作用。②记录对暴露于确诊的或临床疑似病例的家庭或机构（如医院、养老院）的干预，以观察暴露前或后预防的作用。样本量和风险-获益评估可能受暴露程度的影响。例如，同一居住单元的住户或疗养院的暴露风险可能大于随机招募的社区居民。

在从公共医疗机构获得了关于药物预防的明确建议的情况下（如疗养院中开始暴发流感后），将不可能进行单纯安慰剂对照。一般情况下，可以考虑进行以标准治疗为基础的安慰剂对照的加载比较试验。

最直接的家庭流感预防的暴露后试验设计是接触所有存在症状的指示病例的人均接受相同的处理（即所有患者均不使用任何阳性药物进行治疗，所有患者均使用同一试验药物进行治疗，或所有患者均使用特定的选择性干预进行治疗）。然后，以家庭为单位随机分配到试验用药物组或对照药物（如安慰剂）组，这样就可以使同一家庭的所有接触者均接受相同的分配。应事先确定筛选家庭的标准，该家庭应具有多个成员，以及年龄分类适当。当在筛选家庭中报告有指示病例（即流感患者）时，该家庭就应当被随机分配至一个治疗组。有如下三种可能的设计：①指示病例未进行治疗，而且家庭中的所有接触者均随机分配至同一治疗（安慰剂或试验药物）组；②指示病例进行治疗，而且家庭中的所有接触者均随机分配至安慰剂或试验药物组；③指示病例均随机分配至安慰剂或试验药物组，家庭中的所有接触者不进行抗病毒治疗（发现感染后可考虑给予抗病毒治疗）；④具有 4 个组的析因试验，析因试验（factorial trial），即考察某些条件（子）对目标变量影响的试验，可以用于回答关于流感传播的问题，在该设计中，阳性病例和家庭接触者均被随机分配至治疗组或安慰剂组，包括指示病例（治疗或未治疗）与治疗或未治疗的接触病例的 4 个组合。

1）治疗的指示病例和给予预防的接触者。

2）治疗的指示病例和给予安慰剂的接触者。

3）未治疗的指示病例和给予预防的接触者。

4）未治疗的指示病例和给予安慰剂的接触者。

2. 试验人群及入排标准

（1）无并发症的单纯性流感患者治疗性试验：尽管流感影响到整个人群，考虑到易操作性等因素，Ⅲ期临床试验可以在最初健康的、无并发症的流感人群中进行。但是申请者也应该对具有流感并发症高风险的人群进行研究。处于严重流感并发症风险的人群中，可能难以进行安慰剂对照试验，建议进行剂量-应答试验或者相对阳性对照或标准治疗的优效性试验以进行疗效比较。

对于治疗性试验，入选标准应包括临床流感样症状的发生，入选时受试者快速病毒学实验室检测阳性。

（2）重症流感患者治疗性试验：试验人群选择为确诊流感并符合重症标准的患者。在入排标准的确定方面，要结合试验可操作性综合考量入选患者的病情严重程度，不建议入选病情过重、预期寿命过短的患者。已有试验采用临床评分量表作为评估工具进行患者入选，使用此类量表应注意本地化验证。

无并发症的单纯性流感患者不应与重症流感患者纳入同一试验。试验人群应是随机入组的，临床试验中应对试验人群按照性别、年龄、发病时间、合并疾病情况、地域等因素进行规定或分层登记/随机。

（3）预防性试验：研究应在以下人群中进行。

暴露后预防试验：已确诊流感患者的密切接触者（根据主要疫区隔离管理的定义）。

暴露前预防试验：存在较高暴露/感染风险的人群（如医护人员或住院非流感患者）。

对于入排标准，预防性药物的临床试验由于用药涉及的人群范围可能较广，其入选标准不宜过严，排除标准不宜过多，否则可能会影响临床试验的代表性和外推性。建议包括具有并发症高风险的人群，具体参见治疗性试验受试人群中具有并发症高风险的人群范围。

（4）儿童：出于以下考量，不能从成人试验外推抗病毒药物在儿童的疗效。①成人中可能存在事先暴露和对病毒具有免疫保护，这可能影响流感疾病和治疗应答，因此不同于儿童；②儿童与成人的病毒清除方式可能不同。故在儿童中仅进行药动学和安全性试验将不足以支持药物获批用于儿科人群。为了获得相应适应证，申办者必须在儿科人群中进行具有临床疗效终点和完整安全性评价的严格控制的临床试验。

对于婴幼儿，出于伦理考虑，可参考大龄儿童患者的疗效和安全性数据，只进行单臂的疗效和安全性试验。

（5）其他考量：疫苗接种状况可能影响疗效评估，所以它应作为一个入选标准、基线参数或分层因素。最近接种过活病毒疫苗的人一般不得参加试验。另外，新药对灭活疫苗的影响也不一定与以前的药物一致。因此，疫苗接种状况的认真记录和相互作用的适当分析是试验设计、执行和解释的重要部分。

3. 盲法 由于临床有效性终点的主观性，以及流感自然变化与药物有益或不良作用之间的潜在混淆性，强烈推荐使用双盲试验设计。

4. 给药方案 对于一些药物，可以考虑多种给药途径。由于给药途径不同，可能会出现不同的剂量、安全性和疗效问题。

对于重症流感试验，以试验组为背景治疗加载试验药物，以对照组为背景治疗加载安慰剂，研究者可根据诊疗规范决定具体的背景治疗及持续时间。申办者及研究者应结合目标人群病情严重程度、伦理等综合考虑，决定背景治疗是否包括抗流感病毒药物（如神经氨酸酶抑制剂），并在方案中明确规定。

建议制订明确的延长治疗标准及延长治疗方案，对于已完成原定疗程但存在病毒持续复制证据的，可酌情考虑延长治疗。

注意药物相互作用，对合并用药和既往用药进行登记。对于病情较严重患者的试验，允许挽救治疗，并应在方案中进行明确定义。

5. 疗效终点 一般考虑：病毒学指标不可作为主要终点用于流感抗病毒药物的审批。因为在流感试验中，病毒学参数未显示能够可靠地预测临床结局，所以临床试验通常直接评估临床结局。但对于治疗和预防试验，病毒学指标为重要的次要终点，其可以用作试验入选标准或评价内容的一部分。

伴随使用症状缓解药物（如非甾体解热镇痛药）可能增加终点评价的难度，如果使用，需在方案中明确规定，给药需标准化，且应进行用药的监测，以使合并用药所引起的偏倚减到最小。

对于无并发症的单纯性流感患者治疗性试验、重症流感患者治疗性试验、预防性试验的疗效终点应考虑内容见表 18-1。

表 18-1　不同试验疗效终点考虑

试验类型	主要疗效终点	次要疗效终点
无并发症的单纯性流感患者治疗性试验	建议为达到事先定义的症状改善的时间。主要终点症状包括发热加一组流感症状（如头痛、身痛、咽痛、鼻塞、流涕）	建议为恢复至正常活动的时间和体温或主要终点所包括的其他各个症状消退的时间
重症流感患者治疗性试验	目前尚无确定的公认的主要终点选择。首选临床结局（如全因死亡率），或采用开始治疗至临床改善（恢复）的时间（time to clinical improvement/recovery，TTCI/TTCR）、在预先指定的时间点基于临床状态等级量表评估的临床状态改善情况等	应为对疾病临床症状和体征、临床转归和结局、病毒学转归、肺部影像学转归及药物安全性的综合评估

续表

试验类型	主要疗效终点	次要疗效终点
预防性试验	实验室确诊伴或不伴有症状的流感的发生。一般选择RT-PCR 和（或）血清病毒培养用于鉴定实验室确诊的流感病例	受实验室确诊时间限制，对有或没有流感样症状的所有受试者进行的补充分析可能是有用的次要终点 对实验室确诊的流感感染的所有受试者（无论是否出现症状均视为“预防失败”）进行分析可能是一个有价值的次要终点

6. 安全性指标及风险控制　除常规安全性监测指标外，需针对药物特点制订相应观察项目。生物制品需要检测免疫原性。安全性评估（如生命体征、实验室检查、ECG 等）应按照与疾病严重程度和试验药物已知的潜在风险相匹配的时间表进行。

申办者应关注可能增加毒性风险的药物相互作用，并提出控制策略和制订风险控制措施。

应制订风险控制措施，根据已识别风险、潜在风险、未知风险及系统性风险制订相应措施，特别是在应急状态下药物临床研发时，可能存在很多未知风险，包括药物相互作用等，应全面考虑处置措施。

7. 试验周期和观察时间点　在治疗试验开始后不久的时间段内及在预防试验中假定的暴露后进行集中深入的临床评估非常重要。流感典型的自限性病程导致不能在较晚的时间点观察药物的治疗作用。预防和治疗试验应当包括足够长的随访，以检测症状暂时改善后的复发情况、迟发的不良事件或耐药病毒的出现情况。试验方案应当包括经常性的自我评估，而观察者的评估频率可以较少或根据自我评估的结果来决定。监测时间点应根据病情严重程度、疾病特征、监测项目等确定。

8. 病毒学检测和耐药性监测　治疗性试验进行疗效评价时需使用有确切病毒学证据的受试者，即确诊为甲型或乙型流感病毒感染的受试者。判断药物的预防作用需考察经实验室证实的流感的发生情况。申办者应使用公认的能够提供确切病毒学证据的检测方法，目前建议为中心实验室进行病毒培养、RT-PCR 或血清学抗体检测。申办者在评价抗流感药物治疗效果的试验中，应当在基线时（给药前）、治疗期间（以一定的时间间隔）和治疗后进行病原学检测。病毒清除时间为有价值的次要终点，应关注检测时间和频率。

9. 统计学考虑　除了临床试验方案之外，申办者还应当提供 SAP 以进行审评。统计学考虑应当在临床试验方案和 SAP 中事先说明。

案例 18-2

某抗病毒感染药物为探究治疗成人甲型流感患者的安全性和疗效，进行了Ⅱ/Ⅲ期临床试验。

Ⅱ期设计：研究分为 3 个阶段，包括筛选期、治疗期（5 天）和随访期（16 天）。就诊当天通过快速抗原检测筛选甲型流感病毒感染阳性且确认合格的受试者，以 1∶1∶1∶1 随机接受试验药 100mg BID、200mg BID、400mg QD 或安慰剂治疗。

Ⅲ期设计：计划入组 400 例通过快速抗原检测甲型流感病毒感染阳性的甲型流感患者，以 2∶1∶1 的比例随机接受该抗病毒感染新药（400mg QD）、奥司他韦胶囊（75mg BID）或安慰剂治疗，共给药 5 天。

受试者通过日记卡记录流感症状（包括体温及 7 项流感症状）评分。分别于访视 1 给药前、访视 2、访视 3 和访视 4 收集受试者鼻咽拭子，进行病毒学检测测定病毒载量和培养法测定病毒滴度（TCID50）。

请思考以下问题：

该抗流感病毒感染药物临床试验的入选人群、设计方法、疗效指标分别是什么？

案例 18-2 解析

该抗病毒感染药物临床试验入选受试者为快速抗原检测甲型流感病毒感染阳性的甲型流感患者。

Ⅱ期设计方法为随机、双盲、安慰剂对照。

Ⅲ期设计方法为随机、双盲、安慰剂或奥司他韦对照。

主要疗效评价指标：流感症状缓解时间，次要评价指标：测定病毒载量和培养法测定病毒滴度。

（编委：许重远，参编者：杨红英）

第七节 慢性乙型、丙型病毒性肝炎治疗药物临床试验

一、总体考虑

慢性乙型肝炎（chronic hepatitis B，CHB）和慢性丙型肝炎（chronic hepatitis C，CHC）是我国最常见的慢性传染性疾病之一，其发病率高、病程长、治愈困难，如不经有效治疗，最终可导致肝硬化、肝衰竭和肝细胞癌（hepatocellular carcinoma，HCC）等严重后果，因而是重要的公共卫生问题。CHB 和 CHC 发展为肝硬化、肝衰竭、HCC 乃至死亡通常是一个缓慢的长期过程，这使得该类药物注册临床试验存在诸多困难。同时抗病毒治疗药物可能并不适用于所有 HBV 或 HCV 慢性感染的人群，因此在临床试验中需要重点考虑试验目标人群的选择、主要疗效指标的确定及临床试验的疗程等基本问题。

二、临床试验设计

（一）早期临床试验（健康受试者）

早期临床研究应包括人体耐受性研究、人体药动学和药动学/药效学、药物相互作用研究。其研究目的是评价研究药物的人体耐受剂量范围、药动学特征及暴露/效应关系，为制订后期纳入患者临床研究给药方案提供依据。

1. 人体耐受性试验 包括单次给药和多次给药耐受性试验。试验在健康志愿者中进行。抗体类药物可以单次给药进行耐受性试验。试验可以是开放、基线对照的，也可以采用随机化和盲法以提高观察结果的有效性，以排除受试者之间的主观症状的干扰及研究者判断症状时的主观因素影响。

由于抗 HBV 的药物多需要长期给药，因此，除非受药物的毒性或药理作用所禁忌，在多次给药耐受性试验中给药的时间应足够长，直至达到稳态（通常最少连续给药 7 天），若药物及其代谢物血浓度不能达稳态，则应适当延长。

2. 人体药动学和药动学/药效学 试验对象为健康受试者。需要考察的因素包括单次给药后药动学特征、多次给药后药动学特征、药物代谢转化特征、食物影响，观察不同剂量组的线性关系、达到稳态时间、蓄积特征，并尽量观察到细胞内活性药物的暴露量，部分药物在健康受试者中可获得药效学指标，如 TLR7 和 TLR8 激动剂。

药动学参数包括 $T_{\max}$、$C_{\max}$、半衰期、从给药开始外推至无穷大的 AUC、药物经过尿液或粪便的累计排泄率、清除率、蓄积指数、谷浓度、达稳态时间等。

应当遵循现行相关的指导原则，进行药动学研究，充分探索其药动学特性及主要活性代谢产物特征，如药动学特征的个体间变异及其相关原因、年龄和性别差异、特异性转运体或代谢酶基因型差异，食物影响、药物相互作用、肝功能，以及肾功能的影响等。

3. 药物相互作用研究 早期临床试验应针对药物体内处置过程的关键环节，如关键代谢酶或

转运体的底物、诱导剂或抑制剂等，开展药物相互作用研究。随着 CHB 和 CHC 抗病毒治疗药物的不断发展，可能需要联合其他药物共同使用，以达到治疗目标。如果联合应用的药物在体内处置过程的关键环节可能存在药物相互作用，则还应在大量患者联合用药之前进行相关的药物相互作用研究。应在后期探索性和确证性临床研究中开展群体药动学分析，探索联合用药的临床影响，并确证研究药物的给药剂量。

（二）探索性试验

治疗探索性临床试验阶段的主要目的是收集新药短期抗 HBV 活性的数据并进行初步安全性观察，为疗效确证临床试验设计中确定给药剂量和给药方案提供依据，并可以进行适用人群的探索。

该阶段多采用随机、对照的试验设计。建议对受试者进行严格筛选，以保证受试者的同质性。对照药可采用安慰剂或公认的标准治疗方案，但对于治疗时间较长的试验设计，出于伦理学角度，建议采用公认的标准治疗方案作为对照。

（三）治疗确证性临床试验

治疗确证性临床试验是评价一个新药有效性和安全性的最终决定性阶段，研究内容涉及剂量效应关系的进一步探索，或对更广泛人群、疾病的不同阶段，或合并用药的研究。疗效确证性试验目的在于在探索性试验基础上进一步确证 CHB 和 CHC 患者临床获益情况，为研究药物获得上市许可提供足够的证据，以下以 CHB 举例。

1. 入组人群　针对 HBV 功能性治愈的Ⅲ期试验的设计需要仔细考虑入组人群。建议对初治和核苷酸类似物(nucleostide analogues，NUC)巩固期的人群分别进行临床试验(HBeAg 阳性和 HBeAg 阴性的患者可亚组分析)。

处于免疫激活期、HBV DNA 水平＞2×10^4IU/ml（HBeAg 阳性者）或 2×10^3IU/ml（HBeAg 阴性者），以及存在肝脏炎症的患者最需要治疗，给予有效的治疗也最容易获得持续的 HBV DNA 抑制或 HBsAg 清除；与此相反的是特殊人群，如免疫耐受期患者、肝硬化患者、肝移植患者和儿童，在对这些人群进行评估之前需要较为可靠的有效性和安全性数据。

2. 试验设计　原则上应尽可能进行随机、双盲试验，以减少潜在的偏倚。应该在有典型疾病特征的患者中，评价试验性治疗药物的效果。在同一试验中，若包括多个患者群体，应考虑到入组人群的异质性，进行亚组分析，如按 HBeAg 是否阴性、有无肝硬化、性别、HBV 不同基因型和（或）获得感染的方式等进行分层，并保证每一亚组足够数量的样本量。按照预先计划执行的确证性亚组分析才能对某个亚组的疗效进行确定的统计推断，其分析结论才可能作为药物申请注册上市的依据。反之，事后的分层分析结果只能作为以后研究的线索。

建议在评估新药疗效时，采用阳性对照的设计，并说明所选阳性对照药的依据和理由。合适的阳性对照药应当是当前临床普遍使用，疗效得到设计良好的优效性试验确认并定量，并可以在新的阳性对照试验中保持其原有的疗效。为此，在进行新药的临床试验设计时，既要考虑阳性对照药原有效性试验的重要设计特点（入选标准、用药方案、主要终点等），还应充分考虑到有关的临床和统计实践的进展。

在已有有效的抗 HBV 药物上市的前提下，在长期临床试验中采用安慰剂对照是不合乎伦理的。但在某些特殊目的的试验中，使用安慰剂对照确定药物疗效的试验设计是可接受的，仍然建议在安慰剂对照之外，同时设置阳性药物对照，进行三臂设计的临床试验，以便合理评价和对比新药的疗效及安全性。以 HBsAg 转阴为主要治疗目标的临床试验，目前可以采用安慰剂对照，并根据受试人群的选择情况，考虑联合使用 NUC 类药物作为基础治疗。

3. 疗效终点　治疗确证性临床试验主要终点的设定决定于新药的治疗目标。CHB 患者治疗目标是最大限度地长期抑制 HBV 复制，减轻肝细胞炎性坏死及肝纤维化，延缓和减少肝衰竭、肝硬化失代偿、HCC 及其他并发症的发生，从而改善生活质量和延长生存时间。

CHB 的进展是一个缓慢的过程，既往常采用组织学应答或包含组织学应答的联合应答作为新药临床试验中的替代终点；但组织学评价需要受试者至少经受两次肝活检以评价疗效，获益与风险需进一步权衡。目前已经有大量的临床研究数据支持 HBV DNA 减少和组织学改善之间的关系，新药只要能够成功抑制病毒载量就可以很大程度改善其组织学结局。因此，在治疗确证性临床试验中，可以选择病毒学应答作为主要替代终点，疗程至少应为 48 周，并进行持续应答的观察。

以下指标可考虑作为治疗确证性临床试验疗效终点。

（1）治疗能够抑制 HBV DNA（定义为小于 LLOQ，TND），类似于目前长期应用的 NUC。

（2）在有限疗程结束后，HBV DNA 持续（6 个月以上）抑制（小于 LLOQ、TND）。

（3）在有限疗程结束后，HBV DNA 持续（6 个月以上）抑制（小于 LLOQ、TND）并伴有 HBsAg 转阴（小于 0.05IU/ml），伴或不伴 HBsAb 的血清学转化。

HBsAg 转阴对于临床治疗是一个重要的目标，目前也被认为是获得 HBV 功能性治愈的标志。已经有证据证明，HBsAg 的转阴是一个良好的与预后改善相关的替代指标，如与减少包括肝硬化、肝衰竭和肝癌等乙型肝炎并发症相关，还与治疗的持续抗病毒应答有关，HBsAg 转阴的患者在停止治疗后复发风险低。

获得 HBsAg 转阴固然是理想的试验终点指标，但也必须认识到，实现这一终点是有难度的，建议临床试验设计和目标应答率应根据患者和新药作用机制的特点进行调整。例如，在未实现 HBsAg 转阴的患者中，若在有限疗程（如≤2 年）治疗后，新的治疗方法可以在停药后持续抑制 HBV DNA 复制，也应该被认为是对当前治疗方法的改进。

在选定主要终点后，仍需要次要终点数据的支持，包括必要的组织学、病毒学、血清学、生化学及联合指标（如 HBeAg 转阴、HBeAg 阳性患者的 HBeAg 血清学转换、ALT 正常）。需要计算各指标的应答率及随时间变化的趋势，关注有无病毒耐药及药物不良事件的发生。对于具有有限疗程的药物，主要疗效终点——病毒学持续性应答的最佳评价时间是停止治疗后的 6 个月或更长时间。

此外，评估疗效终点的最合适时间点取决于药物的作用机制和半衰期。相对长期的随访可能有助于确认治疗应答的持久性和评估临床预后。

4. 统计方面的考虑事项 每个研究都应当有足够把握度以显示试验药物的有效性（非劣效或优效）。根据具体情况和统计学原则确定合理的界值，保证足够的样本量，并要详细说明确定的依据。另外，在确定样本量时，还必须考虑安全性评价的需要。对所有人群的研究结果包括意向治疗人群（ITT）、符合方案人群（PPS）和亚组人群的结果均应进行分析。具体如下。

分析人群：所有参加随机列队并且在试验过程中接受至少一次指定治疗的患者都应该被包括在基本疗效分析中。在任何一组中，经过随机化但未接受治疗的患者的可能性都应控制在最小。

疗效分析：基本的分析应该比较试验治疗队列之间应答者的比例，这一分析可用于证明试验药物的有效性。对于亚组，基本疗效终点的分析应考虑到重要的人口学基线特征，如地理区域、性别、种族、不同年龄组、HBV 基因型、HBeAg 血清学状态、HBV DNA 监测、基线体重、体重指数（body mass index，BMI）、基线 ALT、基线纤维化/肝硬化，以及对先前治疗方案的应答（如果适用的话）。这些分析的目的是探索基本疗效终点结果在这些亚组之间是否具有一致性。如果 HBeAg 阳性和 HBeAg 阴性患者被纳入试验，还应分析 HBeAg 状态对治疗结果的影响。

处理缺失数据：应尽量避免患者中断试验的情况。当患者退出试验难以避免时，申办者应解释缺失数据的原因，并尽量确定未完成试验患者的最终状态。患者数据缺失或其他治疗结果缺失会给分析造成偏差，因为未完成试验的患者与留在试验中的患者，在测量到的和未测量到的指标上可能存在显著的差异。处理分析中缺失数据的主要方法应在试验方案或 SAP 中预先规定。应采用敏感性分析证明，基于对缺失数据的假设，主要分析结果是可靠的。

5. 随访评价 用于治疗 CHB 的抗病毒新药进行注册时，建议确定可以暂时停止治疗的时间点，制订终止治疗的明确标准和阐明整个系统性随访持续时间的理由。

一般情况下，对于达到治疗目的而停药的受试者，应进行治疗结束后 24～48 周持久应答的随访评价，评价指标仍采用病毒学、血清学、生化学和（或）组织学应答指标。对于 NUC，患者用药 48 周时达到治疗目的而停药者可能并不多，因此对患者的随访评价在上市后应继续进行，在申请再注册时提供随访结果，以得到对药物评价的完整的数据。

建议在批准上市后继续进行长期抗病毒治疗临床转归的临床实践队列研究，应当随访和分析肝衰竭、HCC 和肝脏相关性死亡的发生率。

案例 18-3

评价磷酸安泰他韦胶囊联合英强布韦片治疗成人慢性丙型肝炎的疗效和安全性的Ⅱ/Ⅲ期临床研究。

（1）研究目的

Ⅱ期研究阶段：以治疗结束后 12 周时实现持续病毒学应答（sustained virological response，SVR）的受试者百分比（SVR12）为衡量指标，评价不同剂量磷酸安泰他韦胶囊联合英强布韦片治疗成人各基因型慢性丙型肝炎的疗效。

Ⅲ期研究阶段：以治疗结束后 12 周时实现持续病毒学应答的受试者百分比（SVR12）为衡量指标，验证磷酸安泰他韦胶囊联合英强布韦片治疗成人各基因型慢性丙肝的疗效。

（2）研究设计

Ⅱ期研究阶段为剂量探索性试验阶段，采用多中心、随机、平行、开放设计，计划入组约 120 例受试者，其中经治受试者和代偿性肝硬化受试者均不超过 24 例。

Ⅲ期研究阶段为多中心、随机、双盲、安慰剂对照设计，计划入组约 400 例受试者，其中经治受试者和代偿性肝硬化受试者均不超过 80 例。

药动学次研究计划在Ⅱ期研究阶段每组纳入 8～12 例受试者进入药动学次研究，所有参与Ⅱ期研究阶段的受试者均有资格参加药动学次研究，在基线/第 1 天访视及治疗期第 2 周访视时进行密集的药动学采样（在给药前及给药后的 24h 内），测定安泰他韦及其主要代谢产物（如有）、英强布韦（如有）及其主要代谢产物（HEC110114.02、GS.7977、GS-566500 和 GS-331007）的血药浓度，评价安泰他韦和英强布韦的药动学特征。

案例 18-4

评价 NCO-48F 在中国健康受试者中单中心、随机、双盲、安慰剂对照的单次口服给药剂量递增的安全性、耐受性、药动学和食物影响。

（1）研究目的：评价健康受试者单次口服 NCO-48F 的安全性和耐受性。

（2）研究设计

1）单次给药：单中心、随机、双盲、安慰剂对照、单次剂量递增试验设计，预计入组 48 例健康受试者，剂量爬坡设计如表 18-2 所示。

表 18-2 单次给药剂量爬坡设计

剂量组	剂量	递增比例	例数（研究药物+安慰剂）	剂量组	剂量	递增比例	例数（研究药物+安慰剂）
1	2mg	起始剂量	8（6+2）	4	20mg	100%	8（6+2）
2	4mg	100%	8（6+2）	5	60mg	200%	8（6+2）
3	10mg	150%	8（6+2）	6	180mg	200%	8（6+2）

2）食物影响：单中心、随机、开放性、单剂量、两周期、两序列、交叉研究，评估食物对 NCO-48F 药动学特性的影响，计划入组 12 例受试者（表 18-3）。

表 18-3 食物影响给药设计

受试者分组	给药周期		
	第 1 周期	清洗期	第 2 周期
空腹-餐后组	空腹给药	14 天	餐后给药
餐后-空腹组	餐后给药		空腹给药

（编委：许重远，参编者：古安城）

第八节 抗 HIV 病毒治疗药物临床试验

一、总体考虑

人类免疫缺陷病毒（human immunodeficiency virus，HIV）即属于逆转录病毒，是获得性免疫缺陷综合征（acquired immunodeficiency syndrome，AIDS）的病原体，HIV 感染是一种可控的慢性病毒感染，分为急性期、无症状期、艾滋病期。HIV 具有高度的变异性，极易产生耐药性，联合用药是临床抗 HIV 治疗的基本原则，目前治疗 HIV 感染的最有效措施是高效抗反转录病毒治疗（highly active anti-retroviral therapy，HAART），即通过三种或三种以上的抗病毒药物联合使用，减少单一用药产生的耐药性，将患者体内的 HIV 载量控制在现有检测方法的 LLOQ 以下，使机体免疫功能部分甚至全部恢复，从而改善预后，有效控制病情。国内的 HAART 药物有核苷类反转录酶抑制剂（nucleotide reverse transcriptase inhibitor，NRTI）、非核苷类反转录酶抑制剂（non-nucleoside reverse transcriptase inhibitor，NNRTI）、蛋白酶抑制剂（protease inhibitor，PI）、整合酶链转移抑制剂（integrase strand transfer inhibitor，INSTI）及膜融合抑制剂（fusion inhibitor，FI）五大类。

二、临床试验设计

（一）早期临床试验

早期临床试验对短期安全性和耐受性进行评价，提供药动学和药效学信息，可以通过多个独立的研究或者将药动学、药效学、安全性和耐受性研究组合进行评价，为初始探索性治疗试验选择合适的剂量范围及给药方案。

1. 单药临床研究 对于抗 HIV 感染药物的首次人体试验，通常在健康成年人中进行单剂量和（或）多剂量递增试验，在获得健康受试者的初步安全性和药动学研究数据基础上，考虑进行 HIV 感染患者的药动学和药效学研究。通过早期短程单药治疗的浓度-病毒动力学及浓度-安全性研究，初步获得药物的有效性和安全性剂量范围。一般来说，给药剂量提供的暴露量应超过药物对相关 HIV 基因型/亚型经蛋白结合调整的细胞培养物 EC_{50} 值的数倍。

在 HIV 感染者中进行的早期药效学试验，对于 HIV 初治或经治无耐药患者通常采用随机、对照设计，在多个剂量水平下比较新药和安慰剂的疗效。疗效评估指标为在短期内 HIV RNA 水平相比于基线值的降低，可进行用药数天到 2 周的评估，评估的时长取决于药物的种类和细胞耐药性数据，同时进行短期的安全性评估。应在能评估药物疗效的前提下，尽量减少单药治疗的周期从而降低耐药性的风险。

对于部分耐药或多发耐药的患者，通常采用功能性单药治疗随机对照设计，在多个剂量水平下比较新药和安慰剂的疗效。功能性单药，即将一种新药添加到不能产生完全病毒抑制的治疗方案中，不适合长期治疗，可在治疗 2 周或更短的时间内进行初步的疗效评估。在最初的安慰剂对照试验中提示了药物的疗效后，患者可以继续进行长期的开放性治疗以评价药物的安全性，应答的持久性及耐药性。

2. 联合给药临床研究 HIV 患者治疗时多与其他抗反转录病毒药物联合使用，因此，需在能检测到不同剂量抗病毒疗效差异和耐药性选择风险的情况下进行联合给药研究。联合给药采用随机、双盲、对照的试验设计，根据适应证选择受试人群，在较高 $CD4^{+}$ T 细胞计数的患者中获得有价值的疗效和安全性数据后考虑纳入重度免疫缺陷的患者或具有症状的患者。根据目标人群的不同，试验设计有所不同，如对初治或经治无耐药者，应进行规范的剂量探索试验，疗程至少为16～24周，主要终点为HIV-RNA水平低于LLOQ的患者比例。如为多发耐药人群，可进行灵活的临床试验设计，可采用更短的疗程。

3. 药物相互作用 除与多种抗反转录病毒药物联合治疗外，也可能联合使用针对各种机会性感染或肿瘤等并发症的治疗药物，因此，在早期临床试验开展阶段应关注联合用药过程中可能发生的具有临床意义的药物相互作用。优先开展与HIV伴随感染治疗用药物、激素类避孕药物、代谢异常治疗药物、胃食管反流治疗药物和药物依赖管理所用药物的药物相互作用研究，并优先研究无合理替代治疗和存在相互作用可能的临床常用药物。

（二）治疗确证性临床试验

治疗确证性临床试验，即通过大样本、随机、对照研究设计，确证药物在特定目标人群中的疗效和安全性。

1. 研究设计 初治或经治无耐药患者，首选的是随机、盲法、标准治疗对照的非劣效试验。患者随机分组，对照组接受三种药物治疗的标准疗法，试验组则接受新药替换标准疗法中某一种药物，疗程至少48周。

多发耐药患者，在研究药物为一种新药时，考虑进行随机、安慰剂对照的优效试验，由于长时间使用失败方案增加了对新药或背景药物耐药的风险，可在给药后1～2周评估主要疗效指标，随后在优化背景治疗的基础上，所有患者接受新药，在24周时进行第二次评估。如果同时有两种新药可供研究，可采用析因设计的随机对照优效试验。

部分耐药患者，常采用随机、双盲、阳性对照的非劣效试验设计，对照组通常使用在大型随机试验中研究过的药物，疗程为24～48周。也可采用添加治疗优效试验设计，由已批准药物组成的新方案和由已批准药物联合新药组成的方案。两组患者需要有足够数量的药物来构建一种完全抑制病毒的治疗方案。

2. 关键设计点讨论 对照组的选择，参考ICH发布的《E10：临床试验中对照组的选择和相关问题》，抗HIV病毒治疗药物进行试验时，选择的治疗方案应符合当时公认的临床实践标准，避免将次佳方案作为对照。

抗反转录病毒治疗方案，选择基础治疗方案或联合治疗方案，一般至少使用三种阳性药物，通常新药组和对照组采用相同的背景治疗。对于初治或经治无耐药患者，NRTI新药可与方案中另外两个NRTI其中的一个进行比较。根据同类药物临床试验及临床医师的广泛认可，阳性药物对照可选用替诺福韦、拉米夫定或恩曲他滨。当在非劣效试验中研究NRTI时，第三种药物应选用依非韦伦或其他类似的NNRTI，而不应选PI药物。

如果新药和对照药背景治疗不同（如分别为替诺福韦/恩曲他滨和阿巴卡韦/拉米夫定），研究开始前应充分讨论并取得共识，基础治疗方案应同时作为分层因素，必须采用双盲双模拟方式以支持双盲研究设计。对部分耐药或多发耐药的患者，没有标准的治疗方案，阳性对照药既取决于研究目标人群的基线特征，也取决于阳性对照药物已有的临床试验数据的充分性。

3. 研究终点的选择

（1）主要疗效终点：对于初治或经治无耐药的患者，可选择48周时HIV-RNA水平低于LLOQ（50拷贝/毫升）的患者比例。

对于多发耐药的患者，可选择在早期时间点（最长2周），HIV-RNA较基线下降超过0.5 log10的患者比例。其他终点，如较基线降低1 log10患者的比例。

对于部分耐药的患者，可选择48周时HIV-RNA水平低于LLOQ的患者比例。如果一种药物预期优于现有药物，可采用24周的时间点进行优效比较。

（2）次要疗效终点：可选择接受过治疗的患者的病毒载量较基线的平均变化，$CD4^+T$ 细胞计数相对于基线的变化等。

（3）安全性终点：应进行常规安全性评估，并结合非临床研究、同靶点同作用机制药物已有的临床安全性数据及新药已开展的临床研究数据，设置特殊针对性的安全性检查。最好对患者进行 96 周或更长时间的随访，继续收集试验药物的安全性有效性数据，尤其是初治患者或经治无耐药患者。

4. 分层因素 应考虑根据重要的基线因素对患者进行分层，包括但不限于以下因素：病毒载量（＜100 000 拷贝/毫升或≥100 000 拷贝/毫升）、CD4^{+}T 细胞计数（＜200/mm^{3}或≥200/mm^{3}）。此外，因为可能在高基线病毒载量患者中出现明显的抗病毒疗效差异，因此在初治患者中开展的研究应部分患者，其基线病毒载量≥100 000 拷贝/毫升。基线耐药性评分（表型、基因型或总体敏感性）可作为有治疗史患者试验的分层因素。

案例 18-5

恩沃利单抗（ASC22）注射剂联合抗逆转录病毒疗法（ART）治疗人类免疫缺陷病毒感染患者的多中心、随机、盲法、安慰剂对照Ⅱ期临床研究。

（1）研究目的

1）主要目的：与安慰剂对比，评价 ASC22 注射剂联合 ART 治疗 HIV-1 感染患者的安全性、耐受性和免疫重建，为Ⅲ期临床试验设计提供依据。

2）次要目的：评价 ASC22 在 HIV-1 感染患者中的药动学；评价 ASC22 在 HIV-1 感染患者中的功能性治愈；探索 ASC22 对免疫相关指标的影响；对病毒库的影响；对 CD4^{+} T 细胞（CD45RA，CCR7）的影响；对 CD8^{+}T 细胞（CD45RA，CCR7）的影响。

（2）研究设计：多中心、随机、单盲、安慰剂对照Ⅱ期研究

ASC22 给药组：受试者将接受每 4 周 1 次 1mg/kg 或 2.5mg/kg 皮下注射 ASC22，并接受包括服用整合酶抑制剂（INSTI）的标准 ART 治疗，共持续 12 周。

安慰剂组：受试者每 4 周 1 次皮下注射 0.9%生理盐水并配合标准 ART 治疗，共持续 12 周。

（3）终点指标

1）主要终点指标：治疗 4 周、8 周、12 周时，试验组 CD4^{+}T 细胞/CD8^{+}T 细胞值相比基线的变化情况；

2）次要终点指标：略。

（编委：许重远，参编者：杨新云）

思 考 题

1. 在抗流感病毒感染药物的临床试验中，对于重症流感探索性研究，应该特殊考虑哪些方面？
2. 关于无并发症的单纯性流感患者治疗性试验的试验人群及入排标准有哪些？
3. 对于重症流感患者的治疗性试验，应采取怎样的试验设计？
4. 本节抗流感病毒感染药物临床试验的适用范围是什么？
5. 为什么不能从成人试验外推抗病毒药物在儿童的疗效？
6. 简述抗 HIV 治疗药物临床试验的主要疗效终点指标。
7. 在抗流感病毒感染药物确证性试验中，无并发症的单纯性流感患者治疗性试验、重症流感患者治疗性试验、预防性试验的主要疗效终点考虑分别是什么？
8. 抗流感病毒感染药物临床试验的试验周期和观察时间点应该如何确定？
9. 抗流感病毒感染药物的预防性试验设计应包括什么内容？
10. 抗感染药物临床试验主要包含哪些内容？
11. 抗菌药物药效学有关的微生物学研究包括哪些？
12. 对于医院获得性细菌性肺炎/呼吸机相关细菌性肺炎，疗效评估标准及疗效终点包括哪些？

第十九章 内分泌与代谢性疾病药物临床试验

教学目标

1. 基本概念

（1）掌握以下概念：低血糖风险，非劣效性临床试验。

（2）熟悉以下概念：降糖药物临床试验相关主要疗效终点和次要或探索性疗效终点。

2. 基本理论和基本知识

（1）掌握内分泌与代谢性疾病的药物临床研发总体考虑。

（2）掌握糖尿病药物临床试验的设计要点。

（3）掌握糖尿病药物临床试验安全性风险评估相关内容。

3. 基本技能

（1）熟悉糖尿病药物临床试验实施及质量控制要点。

（2）了解内分泌与代谢性疾病药物临床试验相关技术指导原则。

第一节 内分泌与代谢性疾病药物分类或适应证分类

内分泌与代谢性疾病种类繁多，涉及面广，常见疾病包括糖尿病、高尿酸血症和痛风、骨质疏松症、性腺疾病、垂体疾病、甲状腺疾病、肾上腺疾病、肥胖/代谢综合征、营养代谢疾病和内分泌代谢罕见病等。因此治疗药物及其使用方法亦是纷繁复杂。随着我国工业化、城镇化、人口老龄化和生活方式的转变，糖尿病等内分泌与代谢性疾病已成为影响居民健康和社会发展的重大公共卫生问题，且发病率逐年升高，2015～2017 年我国成人糖尿病患病率已达 11.2%，其中 2 型糖尿病占 90%以上，已经成为世界上糖尿病患者人数最多的国家。

（一）内分泌与代谢性疾病临床试验质量相关法规及指导原则

内分泌与代谢性疾病临床试验主要指临床试验药物的适应证为内分泌与代谢性疾病的临床试验，旨在发现或验证某种试验药物的临床医学、药理学及其他药效学作用、不良反应，或者试验药物的吸收、分布、代谢和排泄，以确定药物的疗效与安全性的系统性试验。

内分泌与代谢性疾病临床试验质量遵循药物临床试验质量管理一般原则，包括 2020 年正式实施新修订的 GCP（国家药品监督管理局、国家卫生健康委员会 2020 年第 57 号）。国际法规包括 ICH-GCP 等。相关主要指导原则详见表 19-1。

表 19-1 内分泌与代谢性疾病药物临床试验相关主要指导原则

名称	颁布时间	颁布部门
治疗糖尿病药物及生物制品临床试验指导原则	2012/5/15	药品审评中心
治疗 2 型糖尿病新药的心血管风险评价指导原则	2012/5/15	药品审评中心
利拉鲁肽注射液生物类似药临床试验设计指导原则	2020/5/28	药品审评中心
治疗脂代谢紊乱药物临床试验技术指导原则	2020/12/31	药品审评中心
中药新药用于糖尿病肾脏疾病临床研究技术指导原则	2020/12/31	药品审评中心
治疗绝经后骨质疏松症创新药临床试验技术指导原则	2021/1/18	药品审评中心
每日一次基础胰岛素生物类似药临床试验设计指导原则	2022/1/28	药品审评中心

续表

名称	颁布时间	颁布部门
胰岛素类产品生物类似药的药学研究与评价技术指导原则	2022/4/1	药品审评中心
成人2型糖尿病药物临床研发技术指导原则	2023/2/21	药品审评中心
2型糖尿病口服药物复方制剂研发指导原则	2023/8/2	药品审评中心

（二）内分泌与代谢性疾病治疗药物分类

《内分泌与代谢性疾病合理用药指南》（2014版）涉及相关治疗药物超过300种。以糖尿病为例，糖尿病的常用治疗药物有各类口服降糖药、GLP-1受体激动剂、胰岛素及其类似物等。按药理作用分类，目前临床常用的降糖药如下所示。①胰岛素促泌剂，包括磺脲类和氯茴苯酸类，代表药物有格列吡嗪、格列美脲、格列齐特、瑞格列奈等。②噻唑烷二酮类胰岛素增敏剂，代表药物有罗格列酮、吡格列酮等。③双胍类，代表药物为二甲双胍、苯乙双胍。④α-葡萄糖苷酶抑制剂，代表药物有阿卡波糖、伏格列波糖和米格列醇等。⑤胰岛素及类似物，根据来源可分为动物胰岛素和人胰岛素，人胰岛素为短效胰岛素，可通过与鱼精蛋白的结合制成中长效制剂，代表药物为门冬胰岛素、赖脯胰岛素（超短效胰岛素）、甘精胰岛素、地特胰岛素（长效胰岛素）；德谷胰岛素为新型超长效胰岛素类似物；预混胰岛素和预混胰岛素类似物。⑥GLP-1受体激动剂，为新型降糖药，代表药物有利拉鲁肽、艾赛那肽、司美格鲁肽等。⑦DDP-4抑制剂，代表药物有西格列汀、沙格列汀、利格列汀、维格列汀、阿格列汀等。⑧SGLT-2抑制剂，代表药物有达格列净、恩格列净等。⑨中药/天然药物，代表药物有桑枝总生物碱片、金芪降糖片等。

（三）内分泌与代谢性疾病临床试验适应证分布情况

2013～2021年，以内分泌与代谢性疾病为适应证的临床试验登记数量占国内全部临床试验总项目数的12.9%。2013～2021年国家药品监督管理局药品审评中心药物临床试验登记和信息公示平台注册项目中，内分泌与代谢性疾病临床试验的适应证分布详见表19-2。

表19-2　内分泌与代谢性疾病适应证及药物类型分布情况

适应证	化学药物	生物制品	中药/天然药物	总计
糖尿病	45.23%	10.39%	0.85%	56.47%
血脂异常症	16.31%	1.98%	1.02%	19.31%
高尿酸血症、痛风	9.36%	0.56%	0.51%	10.43%
骨质疏松症	2.99%	2.26%	0.40%	5.65%
生长激素缺乏症		1.92%		1.92%
甲状旁腺疾病	1.75%			1.75%
甲状腺疾病	1.36%	0.28%		1.64%
肥胖症	0.79%	0.45%		1.24%
性早熟	0.50%	0.06%		0.56%
消化道内分泌肿瘤	0.23%	0.06%		0.29%
肢端肥大症	0.23%			0.23%
库欣综合征	0.17%			0.17%
肾上腺功能不全	0.17%			0.17%
厌食症	0.11%			0.11%
肾上腺皮质增生症	0.06%			0.06%
总计	79.26%	17.96%	2.78%	100.00%

按新药和仿制药类别进行统计，新药与仿制药占比几乎各占一半，新药临床试验占比51%、

仿制药占比为 49%。

内分泌与代谢性疾病临床试验药物分类包括化学药物、生物制品、中药/天然药物，以化学药物为主，常见药物试验剂型包括片剂（含肠溶片、迟释片、分散片、缓释片、控释片、口崩片、咀嚼片）、注射剂、胶囊剂（含缓释胶囊）、混悬剂、口服溶液、凝胶剂、颗粒剂等。以糖尿病为适应证的新药（非生物等效性）临床试验为例，按药物类型统计，其化学药物占比 63%、生物制品占比 34%、中药/天然药物占比 3%；按药理作用分类，登记数量排名前三位的降糖类药物分别为胰岛素及其类似物、GLP-1 受体激动剂、DDP-4 抑制剂。

（编委：吴建才）

第二节　研究内容及研究阶段的总体性概述

一、总 体 考 虑

药物上市的根本目的是解决内分泌与代谢性疾病患者的需求。药物研发应该以患者需求为核心，以临床价值为导向已经成为普遍共识。以 2 型糖尿病临床试验为例，受试者的选择应聚焦临床需求，符合临床实际和治疗目标。

（一）全程、全面兼顾多种代谢异常进行研发

2 型糖尿病患者常合并代谢综合征的一个或多个组分，如高血压、血脂异常、肥胖等，而包括高血糖在内的代谢综合征各个组分的异常有共同的病因如胰岛素抵抗。体内代谢是一个复杂、互相影响的过程，其他代谢异常也会使 2 型糖尿病并发症的发生风险、进展速度及危害显著增加。降糖药物的临床研发，应从药物研发立项开始就考虑到试验药物对高血糖之外的代谢综合征各个组分的影响，通过临床研究探索试验药物对包括糖代谢在内的整个代谢过程的影响，以不引起或增加其他代谢异常风险为安全底线，同时探索其潜在获益。

例如，当前已有研究显示，多个 GLP-1 受体激动剂（GLP-1 receptor agonist，GLP-1 RA）不仅可显著改善血糖控制，还可以改善脂代谢异常、高血压和体重。对于合并肥胖的 2 型糖尿病患者，当生活方式干预无效时，则可使用此类药物同时进行血糖及其他代谢异常的控制。

（二）建立科学、严谨的整体研究计划

降糖药物新药的研发需以临床需求为导向，通过明确药物作用机制及特点，在研发之初建立整体研究计划。新药开发需要通过体外、体内等药效学研究，充分阐明试验药物的作用机制和药理学特征。这一方面有助于在早期探索性研究中对所关注的合理药效学指标进行验证；另一方面有利于早期识别试验药物潜在风险或提示其他临床获益，确定更加合理的潜在获益人群。

2 型糖尿病药物的主要治疗目的为改善患者血糖控制。有效降糖是监管机构批准降糖药物上市最核心的条件之一。血糖改善是降糖药物开发的首要目的，但作为慢性病长期用药，其不应作为药物开发的唯一目标及研发终点。安全、平稳降糖是目前降糖药物评价的重要关注内容。以磺脲类药物为代表的胰岛素促泌剂在降低血糖方面具有明确的疗效，但低血糖是此类药物一直以来最突出的安全性问题；虽然近年来上市的新降糖机制药物如 SGLT2i 等，在单独使用时未增加低血糖发生风险，但也暴露出了增加泌尿/生殖系统感染风险等缺点；此外，2 型糖尿病患者可能同时伴有多种合并症及并发症且本身发生心血管、肾脏等疾病的风险较高，试验药物需要通过临床安全性数据的汇总，证实试验药物长期应用后不会进一步增加相关风险而导致严重的结局。因此，在降糖药物研发过程中应全面收集安全性数据并予以分析，以综合评估药物的获益和风险。

糖尿病的并发症和合并症是 2 型糖尿病患者临床治疗中选择降糖药的重要依据。近年来，已有多种 GLP-1 RA 通过心血管结局试验（cardiovascular outcomes trials，CVOT）证实了可以降低伴有

动脉粥样硬化性心血管疾病的成人 2 型糖尿病患者的主要心血管不良事件发生风险，部分 GLP-1 RA 在改善体重方面显示了良好的疗效；SGLT2i 除了在具有心血管疾病高危因素的成人 2 型糖尿病患者中有心血管获益外，还在具有慢性肾病（chronic kidney disease，CKD）和心力衰竭的成人 2 型糖尿病患者中被证实具有改善肾脏和心力衰竭临床结局的作用。这些除降糖研究以外更多的临床研究数据为上述药物的临床定位及获益人群的用药选择提供了充分、有力的证据。鼓励在临床研发过程中，根据药物作用特点，有计划地纳入潜在获益人群，充分探索试验药物降糖以外的临床获益。

（三）适时开展药物相互作用及特殊人群用药研究

建议在临床研发中尽早开展药物相互作用及特殊人群用药研究，为给药方案是否需要调整及获益风险评估提供充分依据。

1. 药物相互作用研究 2 型糖尿病患者常伴有其他代谢异常或基础疾病，患者会接受一种或多种其他药物，多重用药可能增加药物相互作用的风险，因此鼓励在研究过程中积极探索试验药物与常用合并用药的相互作用。此外，二甲双胍目前仍然为临床指南中被广泛推荐的一线用药，建议在新药开发的早期考虑试验药物与二甲双胍联合用药的可行性，开展与二甲双胍联合用药对药动学影响研究。

2. 特殊人群用药研究 糖尿病肾病是糖尿病患者主要的慢性并发症之一，我国 20%～40%的糖尿病患者合并糖尿病肾病，其中 2 型糖尿病患者在诊断时即可伴有糖尿病肾病。随着肾脏微血管病变进展，患者逐渐出现微量白蛋白尿等早期肾脏病变表现，进而由于肾脏功能失代偿引起更严重的肾脏损伤，而糖尿病肾病已成为 CKD 和终末期肾病的主要原因。针对糖尿病肾病在 2 型糖尿病患者中较为广泛等患病特点，为实现试验药物适用范围可以覆盖更加全面的人群，建议尽早在肝、肾功能损伤患者中开展研究，尤其关注试验药物在不同肾功能水平患者中的获益风险。

2 型糖尿病患者以中、老年为主，在考虑合并用药及肝、肾功能的同时，也鼓励在研究中纳入不同年龄段的研究人群，如年龄≥65 岁以上的老年患者；近年来青少年 2 型糖尿病患病率逐渐增加，若药物对生长发育无影响，在成人患者中获得相对充分的数据后，可考虑在合适的研究中按年龄逐步纳入小于 18 岁的人群。

二、不同研发阶段具体考虑

（一）临床药理学研究

通常，临床药理学研究包括人体耐受性试验、药动学和药效学试验等。这些研究一般在健康志愿者中确定基本的药动学参数，如 AUC、C_{max}、T_{max}、半衰期、表观清除率、表观分布容积等。由于糖尿病患者存在很高的肾小球滤过率改变、胃肠转运和吸收的延迟或缺陷及与常用药物相互作用的可能性，因而除了在健康志愿者中进行研究外，药动学研究也可能适用于目标患者人群。推荐在Ⅱ期剂量-探索试验期间获得 E-R 的数据。

（二）治疗探索性临床试验

治疗探索性临床试验的研究目的是探索目标适应证后续研究的给药方案，为有效性和安全性确证的研究设计、研究终点、方法学等提供基础。治疗探索性临床试验一般采用随机、双盲、对照设计。如果采用安慰剂对照，应考虑因目前该适应证领域在临床上已有多种有效治疗药物可供选择，可能会面临伦理学、可接受性等问题。如果采用阳性对照，应考虑该阳性药是否具有充分的临床有效性和安全性证据，是否能够反映临床标准治疗。

（三）治疗确证性临床试验

治疗确证性临床试验的研究目的是确证有效性和安全性，为支持注册提供获益/风险关系评价基础，同时确定剂量与效应的关系。治疗确证性临床试验一般采用随机、双盲、对照设计。对照药的选择原则与治疗探索性临床试验相同。

（编委：吴建才）

第三节　临床试验设计要点

内分泌与代谢性疾病分类广泛，针对每种疾病的药物临床试验研究也各有侧重和特点，其研究内容、阶段和总体原则见本章第二和第三节的阐述。本节以治疗糖尿病药物为例，参考美国 FDA 和中国国家药品监督管理局相关的技术指导原则建议，介绍此类药物的临床试验设计要点。其他类疾病药物临床试验研究，可参考相应疾病治疗指南及药品监管部门的相关技术指南进行设计。

一、试验设计和实施的总体考虑

（一）血糖控制和糖尿病相关合并症治疗的优化

个体化治疗是糖尿病患者合理化控制血糖的根本。因此，一些研究允许患者在随机入组之前使用其他降糖治疗，以确保入选患者的糖尿病控制水平可以达到临床研究目的。这样的研究常允许入选患者使用一种特定种类的降糖药物（如 2 型糖尿病患者以二甲双胍作为基础治疗），随机化期间加用试验药物（或生物制品）或加用安慰剂。随机分组后加用新的非试验药物或在基线药物许可范围内改变药物实际剂量，可能会混淆有效性和安全性的结果和判断。为了结果的可解释性应该仔细记录这些其他治疗引起的任何变化。

一般建议在设计随机分组之前加入 6～8 周的导入期，允许进行糖尿病患者教育，优化饮食和运动的依从性，目的是考虑到代谢控制参数的稳定性（如 HbA1c 等），以便能够最准确地评价药物不同剂量的有效性。另外，糖尿病患者常合并代谢综合征的一个或多个组分，如高血压、血脂异常、肥胖等，应该按照现行医疗标准充分控制糖尿病合并症，纳入与临床试验方案相吻合的入选标准中。

（二）不同类型糖尿病的试验设计考虑

1. 1 型糖尿病　在早期，胰岛素是治疗 1 型糖尿病患者最基本的降糖疗法。因此，除非是胰岛素类似物或其他胰岛素受体配体，1 型糖尿病患者的试验性治疗（即相应的安慰剂，若适用的话），一般是在联合胰岛素治疗的基础上开展研究。

2. 2 型糖尿病　为满足暴露量及获益风险评价要求，2 型糖尿病非胰岛素制剂的关键临床试验需要至少完成 2 项研究，通常为一项确证试验药物单药治疗安全性和有效性的临床试验，以及一项确证试验药物联合二甲双胍治疗获益和风险的临床试验。两项研究原则上均应采用双盲、随机、对照研究设计。

（三）单药治疗及现有治疗基础上的研究设计考虑

1. 新药作为单药治疗的研究　单药治疗研究的目的为确证试验药物的绝对疗效，通常不应明显低于现有治疗药物中有临床意义的历史数据。

大多数能入选作为新的治疗用药物研究的 2 型糖尿病患者，可以单用或与其他降糖药物联合使用。研发单独给药治疗 2 型糖尿病的新药，可以在未使用过任何药物治疗，且通过饮食和运动来控制血糖的受试者中进行。倘若这些受试者在研究期间能连续保持良好的代谢控制，那么他们能够参加长达至少 24 周的安慰剂对照和剂量对照研究。同样，使用低剂量单药治疗并且血糖控制良好的患者可以中止其药物治疗，并在严格的血糖监控的条件下，入组某试验单药治疗的安慰剂对照研究，必要时给予补救治疗。

2. 现有治疗基础上的新药研究　对于服用两种或两种以上降糖药物来控制血糖的受试者，在Ⅱ期或Ⅲ期临床试验时可采用随机研究，在研究中用试验药物或相应的安慰剂替代正在服用的药物。在此类Ⅱ期临床试验中，可进行多种剂量调整及剂量探索，通常治疗的时间为 12～16 周。

将试验药物作为附加治疗的Ⅲ期临床试验，经典的设计不是用试验药物替代现有的治疗药物，而是将试验药物加入现有治疗中。通常情况下，这些研究设计为安慰剂对照的优效性试验或阳性药物对照的非劣效性试验。

二甲双胍仍然是目前2型糖尿病患者的基础治疗药物，因此在新药研发的过程中，还应开展一项与二甲双胍联合的用药研究，以支持药物上市；为保证临床研究中患者属于经过充分二甲双胍治疗无效的患者，建议二甲双胍剂量≥1500mg/天或为受试者最大耐受剂量（见第十章介绍）。在临床试验过程中，需对受试者进行健康生活方式（包括运动和饮食）的指导。

二、研究人群与样本量考虑

（一）研究人群

在治疗糖尿病药物的临床试验设计时，首先要根据药物不同治疗机制来选择有代表性的目标治疗人群。

大部分糖尿病患者为1型糖尿病（免疫介导的或特发性的）或者2型糖尿病（具有复杂的病理生理学，合并有渐进性的胰岛素抵抗和B细胞衰竭）。1型和2型糖尿病均有遗传基础。糖尿病还可能与妊娠激素环境、遗传缺陷、其他的内分泌疾病、感染和某些特定药物相关。

另外，糖尿病人群容易并发某些疾病（心血管疾病、视网膜病变、肾脏病变和神经病变等），如与糖尿病相关的心血管疾病风险的升高，是导致这些人群心血管疾病发病和死亡的首要病因，所以只有长期的比较性的安全性数据才可以用来评估这些常见但又非常重大的疾病在试验组和对照组之间的发生率。

对糖尿病患者进行严格的血糖控制可以显著减少慢性糖尿病并发症的发生和进展。例如，过高的心血管风险在1型和2型糖尿病患者中均存在，但是1型糖尿病患者胰岛素的绝对缺乏使其必须将胰岛素治疗作为直接挽救生命的治疗，对其进行长期的心血管风险评价可能不切合实际。对于2型糖尿病而言，有足够的证据支持长期良好的血糖控制可以降低微血管并发症的风险，血糖改善是降糖药物开发的首要目的，但作为慢性病长期用药，其不应作为药物开发的单一目标及研发终点。

另外，还需考虑是否纳入不同人种，老年患者、儿童和青少年患者、肝肾功能不全患者等特殊人群的必要性和标准。

（二）样本量与研究持续时间

在以HbA1c从基线的改变作为主要疗效终点的优效性试验设计中，样本大小的计算应该以双侧显著性检验为基础，设定显著性水平为0.05，把握度至少为0.80。效应大小应代表有临床意义的差异。以阳性药为对照药的非劣效性临床试验（以阳性药作为对照，目的是确证虽然试验药的疗效低于阳性对照药的疗效，但差异在可接受的范围之内）的样本大小应该以单侧显著性检验为基础，设定显著性水平为0.025，把握度至少为0.80。因为计算依赖非劣效界值，设计应提供界值的选择依据，通常，可接受的HbA1c非劣效界值是0.3%或0.4%，该值不应大于阳性对照药在之前进行的安慰剂对照试验中的疗效的保守估计值。

研究持续时间应基于药物的作用机制和作用强度来设置，依据安全性观察需要，通常建议整体试验周期不少于12个月。如试验药物前期数据提示某些重要安全性风险，尤其是对于全新靶点药物而言，除在关键研究中针对相关风险进行重点观察外，也可能需要更长周期的安全性观察时间。通常建议安慰剂组治疗时间不超过6个月，后续可转至试验药物治疗。无安慰剂对照的试验药物治疗期间所获得的安全性数据是对安慰剂对照试验期间安全性数据的补充。

三、研究评估和终点

对于新药的广泛开发，特别是治疗性产品新类型的开发，在早期临床研究阶段进行全面的安全性评估是十分关键的。在早期试验中应设计稳妥的方案进行监测，最初采用单一剂量，在小范围受试者中进行适当的安全性监测。安全性监测不仅包括血糖相关的参数，还包括通过临床前研究、体外研究结果或其他同类药（如果有）中观察到的已确定的潜在风险。

（一）药动学/药效学

为尽量减少其他因素对研究结果的干扰，建议首先在健康人群中开展首次人体试验，探索试验药物单次及多次剂量递增研究，探索药物初步的耐受性、安全性、药动学及免疫原性等特征。药动学参数包括 AUC、C_{max}、T_{max}、半衰期等。在充分评估受试者获益风险的情况下，多次给药剂量递增研究也可在患者中进行药动学/药效学相关研究，药效学指标可包括 HbA1c、空腹血糖、餐后 2h 血糖等指标，鼓励基于药物机制开发生物标志物作为药效学指标。推荐在Ⅱ期剂量-探索试验期间获得 E-R 的数据。

推荐在糖尿病患者中研究具有较窄治疗指数的药物与可能联合给药的药物之间的相互作用。在研发进餐时口服给药的治疗用新药时，应该评估食物对药动学的影响。

（二）降糖相关疗效终点

1. 主要疗效终点　HbA1c 较基线的变化仍是当前降糖药物临床试验中公认的替代终点，作为关键研究中的主要疗效终点评估药物降糖效果。临床研究中，通常采用经稳定剂量治疗后 6 个月为主要疗效评估的时间点。对于需要采用剂量递增方案的药物，试验药物主要疗效评估时间点的确定还需要考虑包括递增至目标剂量的时间、目标剂量疗效稳定期、对照药选择、对照组患者伦理等多个影响因素。根据对照药的不同，选择优效性或非劣效设计。以安慰剂为对照的研究采用优效性设计，HbA1c 较基线的变化（减去安慰剂效应后）除符合优效性设计的一般统计原则外，还应具有临床意义，通常点估计值不应低于 0.5%。以阳性药比较的非劣效研究，可接受的 HbA1c 非劣效界值不高于 0.4%。

2. 次要或探索性疗效终点　通常包括不同随访时间的 HbA1c 较基线变化、空腹血糖、空腹胰岛素、餐后 2h 血糖、HbA1c 达标比例等。

鼓励在部分或全部受试者中采用连续葡萄糖监测（continuous glucose monitoring，CGM）中计算出的葡萄糖目标范围时间（time in range，TIR）、葡萄糖高于目标范围时间（time above range，TAR）、葡萄糖低于目标范围时间（time below range，TBR）等参数，作为次要疗效终点进一步反映血糖波动情况和药物的药效学特征。

3. 支持其他临床获益终点　体重、血压、血脂、血尿酸、尿微量白蛋白-肌酐比值（ACR）、肝转氨酶等指标不仅可作为安全性观察指标，也可作为降糖药物开发其他临床获益的疗效指标，建议综合胰岛素抵抗相关指标及上述指标综合评价药物获益风险。此类指标在试验方案中作为安全性或疗效指标，应取决于试验药物前期研究结果：一般情况下，可作为安全性指标评价试验药物是否引起或增加其他代谢异常风险；如早期研究中提示试验药物具有除降糖以外的一种或多种潜在临床获益，则可作为次要疗效终点继续观察，为后续开展其他临床获益的相关研究提供支持。通常，由于研究目的不同导致疗效指标、评估周期等方面均可能有所差异，如计划在降糖药物关键研究中同时确证其他临床获益，对人群选择、统计学假设、样本量等方面将存在较大挑战，因此如计划证实降糖以外的其他临床获益，建议开展另外的关键研究。

四、安全性评估

（一）暴露量要求

目前我国降糖药物通常建议在首次申报上市时，试验药物的暴露量达到 500 人年以上。

使用安慰剂对照试验（尤其是在长期研究中）可能有较高的脱落率，这使得研究结果评价复杂化。因此，有必要采用有效的非药物干预措施来提高受试者的保留率，应尽力采取所有可能的措施来最大限度地降低脱落率。在随机分组前及试验过程中，应向所有患者提供健康生活方式方面的指导。

（二）安全性风险评估

1. 低血糖风险 低血糖风险是降糖药物临床研发安全性风险评估的必要指标之一。对于接受药物治疗的糖尿病患者，低血糖诊断标准为血糖<3.9mmol/L。记录低血糖发生率、严重程度等，可同时采用低血糖分级进行归纳及分析。1级低血糖：血糖<3.9mmol/L且≥3.0mmol/L。2级低血糖：血糖<3.0mmol/L。3级低血糖：没有特定血糖界限，伴有意识和（或）躯体改变的严重事件，需要他人帮助的低血糖。

2. 心血管影响 鼓励小分子药物参考ICH E14（The Clinical Evaluation of QT/QTC Interval Prolongation and Proarrhythmic Potential for Nonantiarrhythmic Drug）开展QT间期影响研究。

建议对Ⅱ、Ⅲ期研究进行荟萃分析，参考《治疗2型糖尿病新药的心血管风险评价指导原则》，分析试验组与对照组的心血管风险差异；上市后真实世界中心血管不良事件收集及评价；心血管结局试验（cardiovascular outcomes trials，CVOT）；基于临床研究中心血管风险评估，决定是否需要开展CVOT研究来评价药物的心血管安全性或心血管获益。

3. 其他需要关注风险 试验药物对血脂、血尿酸、血压、体重的影响和对脂肪肝和肾脏的影响；试验药物对糖尿病视网膜病变的影响（快速降糖有关）；新靶点药物需要结合非临床研究结果、药物作用机制和已有临床研究中的发现确定有无需要特殊关注的潜在风险；已有同类靶点上市/在研，还需关注同类靶点药物的安全性风险，如GLP-1相关靶点药物还需关注胃肠道效应、胰腺安全性、甲状腺安全性，以及对心率和血压的影响等。

（三）全生命周期管理

降糖药物作为慢性病长期用药，应注意药品的全生命周期管理，结合产品和疾病特点，制订上市后风险分析与管理计划（risk management plan，RMP），并在上市后严格执行和不断完善；通过对于长期安全性数据收集及分析，必要时应进行说明书修订。

（编委：李劲彤）

第四节 实施及质量控制要点

内分泌与代谢性疾病临床试验实施及质量控制要点原则上遵循临床试验的共性标准，本章节以治疗血糖控制不佳的2型糖尿病患者的多中心、随机、双盲、安慰剂对照的有效性和安全性Ⅲ期临床试验为例来阐述该类临床试验实施及质量控制要点。

一、临床试验的实施过程

（一）知情同意书的签署

研究者将在筛选访视时与候选受试者会面，在进行任何研究程序前，须获取受试者的书面知情同意。若受试对象为儿童，应当征得其监护人的知情同意并签署知情同意书，对于能够理解研究性质，并且有能力做出同意参加临床试验的决定时，还应获得儿童本人许可。筛选的受试者均须签署知情同意书，知情同意书中受试者和（或）监护人（如需要）、研究者、公正的见证人（如需要）的签字和签署时间、签署版本等符合GCP要求。知情的过程需要在研究病历中记录，通常需要记录的信息包括知情的时间、知情的对象、知情的地点、知情过程中受试者提出的问题及研究者对问题的解答等。

（二）受试者的健康教育及自我血糖监测

研究期间研究者将对受试者持续进行糖尿病健康教育，并进行健康饮食及运动指导；研究者应仔细询问并了解患者的生活和疾病状态，如遇不合理生活习惯（如节假日暴饮暴食等），须及时反复进行糖尿病教育和健康运动指导。受试者参加临床试验期间应定期进行自我血糖监测（self-monitoring of blood glucose，SMBG）（早餐前的空腹血糖监测）。受试者需要被告知，如发生低血糖症状或高血糖症状，则应联系研究中心，由研究者判断是否需要到研究中心进行血糖复测或在研究者规定的时间内再次进行自我血糖监测。在每次访视时，研究者需仔细查阅受试者日志，根据受试者日志的记录情况对其下一阶段的用药及血糖监测提供建议。

（三）受试者筛选入组及方案执行

1. 筛选期　在筛选访视时，将对方案入选/排除标准中提及的重点病史、既往治疗情况和其他方案要求的筛选步骤进行评估，并将采集实验室检查所需的样本。在筛选期进行的流程和评估通常包含人口统计学资料收集、生命体征测量、身高、体重测量、BMI、病史及伴随治疗/用药收集（包括糖尿病史及糖尿病治疗史的收集、既往病史、伴随疾病、伴随治疗/用药）、饮食运动指导、血糖监测培训、低血糖事件问诊及记录等。

实验室检测项目如血常规、血生化、妊娠、尿常规、病毒学检查、HbA1c、空腹血糖（fasting blood glucose，FBG）、C 肽检测、胰岛素、胰高血糖素、免疫原性检测、血脂谱检测等。若某些检测在研究中心无法完成，方案设计时可考虑采用中心实验室检测。HbA1c 通常为 2 型糖尿病Ⅲ期临床试验的主要终点指标，为避免室间差异带来的偏倚，通常疗效评价会基于中心实验室检测的 HbA1c 结果来进行。

2. 重复检测与受试者重新筛选　如研究方案许可，且有证据显示导致某受试者排除研究的原因已改变，可对不符合研究入选标准的受试者进行重新筛选。在再次筛选评估中，应确定需复测项目并完成相应检查以确定入组合格性，一般对同一受试者仅允许重复筛选一次。

3. 导入期　如研究方案设计了安慰剂导入期，符合条件的受试者将分发安慰剂进入试验的安慰剂导入期。研究者将告知潜在的合格受试者按方案规定时间服用安慰剂。如果在导入期采用单盲设计，即受试者不知道自己的用药种类，研究者及其他研究相关人员应避免向受试者透露该阶段所使用的研究药物为安慰剂。安慰剂导入期还将为受试者提供方案规定的设备、资料及指导。例如，①血糖仪和检测用品，以及如何进行 SMBG 测量及血和尿酮测量的指导；②受试者日记（如用于记录关于低血糖、SMBG 读数和血酮测量值的信息）；③标准糖尿病指南的节食和运动建议；④关于低血糖识别与管理的指导，并告知受试者，应将所有可能的低血糖发作及指尖血糖测量结果记录到受试者日记中；⑤关于识别和监测酮症相关重要事件体征和症状及酮体监测和疾病日管理重要性的建议；⑥其他方案规定的事项。

4. 治疗期　符合条件的受试者将返回研究中心接受第 1 天（基线）访视，确认入选/排除标准，并将受试者随机分配到试验的治疗组之一（按方案规定的分配比例）。受试者将按照方案的随访设计要求接受治疗。研究者按照方案流程和时间规定对受试者进行访视，直至试验完成或受试者提前终止临床试验。治疗期的关注及管理要点如下。①依从性管理，主要包括受试者用药依从性、受试者随访日期的依从性。②受试者安全性管理，重点关注研究中的不良事件、严重不良事件、SUSAR。③关键数据的管理，确保关键疗效数据的采集符合方案要求、关注所有评估量表的数据采集完整、科学、严谨、及时。④合并用药管理，需要避免使用方案规定的禁用药，避免合并用药产生对疗效评估的影响，也特别需要关注合并用药与不良事件的关联性。⑤挽救治疗，在双盲治疗期用药剂量稳定后，受试者仍出现研究者确认的血糖控制不佳，当 FBG 结果达到方案规定的血糖挽救阈值，由研究者根据受试者病情、临床诊疗常规决定受试者是否使用方案规定的挽救治疗。⑥低血糖，研究治疗期间，研究者需指导受试者发现和处理可能的低血糖事件。受试者应将发生的低血糖事件及自测血糖值如实记录于日记卡中。研究者需根据受试者低血糖发生情况，给予临床常规处理。必要时，可下调一个研究用药剂量级别。

5. 延长治疗期　如方案设计延长治疗期，受试者完成双盲治疗期后，如未接受挽救用药，将进入方案规定的延长治疗期；如受试者已接受挽救治疗，将结束研究治疗而不进入延长治疗期等。在延长治疗期，如受试者接受研究治疗血糖控制不佳，可不启动挽救治疗且研究者可决定其退出研究。

（四）安全性信息处理与报告

安全性事件包括新发事件、较基线时严重程度加重或发生频次增多的事件，或异常诊断结果，包括实验室检查异常。所有不良事件和特殊报告情况（无论是否严重）的报告时间为从收到署名并注明日期和时间的知情同意书起（或方案明确规定首次服用过试验用药品的时间），至受试者完成末次研究相关程序止（包括终止研究药物治疗的受试者）。应将数据记录到源文件，并将所有不良事件记录到病例报告表中。针对特别关注的不良事件如低血糖事件，当受试者出现可疑的低血糖症状时，如出现颤抖、潮热、眩晕、无力、肢冷、焦虑、头晕、饥饿、心悸或视物模糊等，应尽可能立即测定血糖。将关于可能的低血糖事件的信息记录到单独的低血糖病例报告表，并且将研究者认为是不良事件的情况记录到不良事件病例报告表。如果低血糖发作符合严重不良事件标准，则必须将事件记录到严重不良事件病例报告表页面。对于低血糖事件，申办者在报告时还应提出其可能的诱发因素（如漏餐和运动）及发生特点（如发生和持续时间）。对于药物临床试验期间发生的 SUSAR 和研发期间安全性更新报告，申办者应根据《药物临床试验期间安全性数据快速报告的标准和程序》中按有关程序和规范要求向药品审评部门、伦理委员会等进行报告并留存有相关记录。

（五）试验用药品管理

试验用药品的接收、储存、分发、使用、回收、退还及未使用药品的处置（如授权销毁、返还申办者），运输和储存等环节需严格按方案执行并留有记录。糖尿病临床试验基础治疗用药和挽救药物为非试验用药品，其管理同试验用药品。研究者应将挽救药物的使用在原始病历中进行详细记录，包括用药原因、用药剂量、用药时间、用药频率等。即使挽救药物治疗已开始，受试者仍应按照试验方案规定继续进行访视直至完成临床试验。如受试者存在对挽救治疗禁忌的情况，则应提前退出研究，不使用或停止使用挽救药物。

（六）生物样品管理

生物样品采集、处理、储存、转运等各环节的管理需遵守相应的规定并保存记录。生物样品的采集、处理、储存和转运的条件需符合临床试验方案的要求。样本容器的标识易于识别和具有唯一性，且不泄露受试者隐私及制剂种类。生物样品管理各环节的异常情况应及时评估、处理和记录。要特别注意的是，生物样本的使用与管理应符合《人类遗传资源管理条例》相关要求。

二、内分泌与代谢性疾病临床试验质量控制要点

糖尿病药物临床试验作为临床试验的重要组成部分，质量控制应遵守 GCP 及药物临床试验数据现场核查要点等。

（一）质量控制的主要原始文件

伦理委员会保存相关文件、临床试验合同、知情同意书、原始病历（临床试验期间相关医疗记录应记录在住院或门诊病历中，如试验期间已建立电子病历系统，临床试验相关医疗数据应可在相应信息系统中溯源）、受试者筛选入选记录、生命体征检查记录、身高、体重、BMI、体格检查、ECG、实验室检测（如空腹血浆血糖、餐后血浆血糖、HbA1c、C 肽检测、血常规、血生化、病毒学检查、尿常规、妊娠试验等）、生物样本管理记录、受试者日记卡、血糖仪和血糖试纸发放和使用记录、SMBG 监测记录、安全性信息报告记录、合并用药/治疗记录、试验药物管理记录等资料。

（二）内分泌与代谢性疾病项目质控重点

1. 受试者是否符合入选排除标准　查阅原始病历或其他支持性证据，逐一核实纳入研究的受

试者是否符合方案的入选标准及不符合排除标准，重点核对：如纳入研究的糖尿病患者是否符合方案规定的糖尿病类型（如 2 型糖尿病应排除患有非 2 型糖尿病，如 1 型糖尿病、明确的单基因突变糖尿病、胰腺损伤所致的糖尿病或其他继发性糖尿病）；糖尿病患者既往用药记录是否符合方案要求（如既往服用二甲双胍治疗的记录），并提供既往用药治疗的医疗记录；筛选期 HbA1c 的值是否在方案规定范围内；是否接受了排除标准中用药或治疗，如使用或研究期间计划使用全身性糖皮质激素治疗、胰高血糖素样肽-1（GLP-1）类似物或受体激动剂、胰岛素、控制体重的药物（包括减肥药）或接受减肥手术等。

2. 主要及次要疗效指标的评价和溯源　糖尿病临床试验主要疗效指标如 HbA1c 水平相对基线的变化等；次要疗效指标如不同随访时间的 HbA1c 较基线变化、空腹血糖、空腹胰岛素、餐后 2h 血糖、HbA1c 达标比例等，如有涉及疗效指标的修改，是否有足够的证明材料佐证。如果涉及第三方实验室应核对检测报告/评估结果是否与总结报告一致，关注数据传输、结果报告的方式，研究者与第三方实验室交接过程记录是否完整，是否存在数据修改及修改依据是否充分。

3. 安全性信息的判断、处置及记录情况　核对是否有漏记或隐瞒 SUSAR、严重不良事件、药物不良反应、不良事件的情况，与试验用药相关性的判断（尤其是判断无关的情形）依据是否充分，不良事件的相关记录是否完整，是否与总结报告一致。不良事件如低血糖事件，应对各种低血糖事件（重度低血糖事件、无症状低血糖事件、有记录的症状低血糖事件等）发生例数、百分率和频次进行分析。特别关注的不良事件（adverse event of special interest，AESI）如心血管疾病事件、低血糖事件、糖尿病酮症酸中毒（DKA）、酮症酸中毒、代谢性酸中毒或其他酸中毒相关的不良事件、截肢、胰腺炎、UTI 严重不良事件（包括尿毒症和肾盂肾炎等），核实是否按方案要求进行了记录和报告。

4. 临床试验用药的使用和记录情况　核实药物管理全过程。糖尿病临床试验涉及基础用药和挽救用药，药物管理由经研究者授权的专人负责储存、管理、分发、回收和销毁等。挽救药物应遵医嘱服用，根据受试者血糖情况，由研究者决定并按方案适时调整服用剂量。伴随药物发生改变时（包括抗糖尿病治疗和补救治疗），须在每次访视时记录伴随药物的变化，病例报告表应进行相应记录。

5. 临床试验实施过程中执行方案的一致性　试验过程是否依从方案，任何的方案违背是否有解释并记录和报告，重大方案违背是否在总结报告和统计报告中有所体现。符合退出或停止治疗要求的受试者是否按方案要求退出研究等。

6. 核实 EDC 系统录入信息具有原始支持性证据　核实 EDC 中数据录入时间与病历记录时间逻辑关系是否一致。

（编委：吴建才）

第五节　案 例 分 析

案例 19-1

某企业准备开展一项随机、平行对照、开放的意向治疗设计的Ⅲ期临床试验，试验设计如下：在预混胰岛素或基础胰岛素（QD 或 BID）±二甲双胍控制不佳的 2 型糖尿病受试者中，比较德谷门冬双胰岛素注射液（试验组 1000 例）BID±二甲双胍与门冬胰岛素 30 注射液（对照组，500 例）BID±二甲双胍治疗的有效性和安全性。主要疗效指标：经过 16 周治疗后，HbA1c（%）相对于基线的变化。

请回答以下问题

该试验设计方面有无问题？

案例 19-1 解析

本研究作为一项治疗 2 型糖尿病的Ⅲ期治疗确证性临床试验，在研究人群、样本量、对照组选择及研究终点指标的选择都符合此类研究的试验设计的要求。但存在的主要问题在于：对于Ⅲ期治疗确证性临床试验，参照国家药品监督管理局药品审评中心发布的《成人 2 型糖尿病药物临床研发技术指导原则》，本研究设定研究持续时间不够[主要疗效指标：经过 16 周治疗后，HbA1c（%）相对于基线的变化。]。主要原因如下：主要疗效终点 HbA1c（%）较基线的变化仍是当前降糖药物临床试验中公认的替代终点，作为关键研究中的主要疗效终点评估药物降糖效果。临床研究中，通常采用经稳定剂量治疗后 6 个月为主要疗效评估的时间点。另外，整体研究持续时间应基于药物的作用机制和作用强度来设置，依据安全性观察需要，通常建议整体试验周期不少于 12 个月。如试验药物前期数据提示某些重要安全性风险，尤其是对于全新靶点药物而言，除在关键研究中针对相关风险进行重点观察外，也可能需要更长周期的安全性观察时间。

案例 19-2

某企业准备开展一项多中心、随机、双盲、安慰剂平行组对照设计的Ⅲ期临床试验，试验设计如下：对接受了至少 8 周的单纯接受饮食控制和体育锻炼的 2 型糖尿病患者进行筛选，一共随机入组 207 例受试者，分别接受长效 GLP-1 类降糖药物 0.1mg、0.2mg 或安慰剂（1∶1∶1）每周一次皮下注射治疗，评价有效性和安全性，研究时间包括 24 周的核心治疗期及 28 周延伸治疗期。主要疗效指标：用药 24 周后，试验药 0.1mg、0.2mg 对空腹血糖的改善优效于安慰剂组。

请回答以下问题

该试验设计方面有无问题？

案例 19-2 解析

本研究作为一项治疗 2 型糖尿病的Ⅲ期治疗确证性临床试验，采用安慰剂对照的优效性设计，在研究人群、对照组选择符合此类研究的试验设计的要求。对于Ⅲ期治疗确证性临床试验，参照国家药品监督管理局药品审评中心发布的《成人 2 型糖尿病药物临床研发技术指导原则》，本研究设计存在的主要问题有以下两点。

1. “对空腹血糖的改善”不能作为主要疗效指标，HbA1c（%）较基线的变化仍是当前降糖药物临床试验中公认的替代终点，作为关键研究中的主要疗效终点评估药物降糖效果。

2. 随机入组 207 例受试者，试验药两个剂量组计划入组例数共 138 例，样本量不够。在以 HbA1c（%）从基线的改变作为主要疗效终点的优效性试验设计中，样本大小的计算应该以双侧显著性检验为基础，设定显著性水平为 0.05，把握度至少为 0.80。效应大小应代表有临床意义的差异。目前我国降糖药物通常建议在首次申报上市时，试验药物的暴露量达到 500 人年以上。使用安慰剂对照试验（尤其是在长期研究中）可能有较高的脱落率，这使得研究结果评价复杂化。因此，有必要采用有效的非药物干预措施来提高受试者的保留率，应尽力采取所有可能的措施来最大限度地降低脱落率。在随机分组前及试验过程中，应向所有患者提供健康生活方式方面的指导。

案例 19-3

某项治疗糖尿病药物多中心Ⅲ期临床试验中，某中心筛选入组了 60 例受试者，研究者均未记录知情同意过程，研究者认为受试者已经签署知情同意书，就表明自愿加入研究而且知情同意书受试者声明部分已有相关内容，故无须再记录知情同意过程。

请回答以下问题

对于这个问题，研究者理解正确吗?

案例 19-3 解析

研究者理解不正确。知情同意过程的记录及签署知情同意书是临床试验的关键环节，知情同意过程要体现研究者充分知情及受试者仔细考虑后自愿加入研究，包括受试者可能会提出与研究相关的问题及研究者的解答，需要详细记录在原始记录中。

（编委：李劲彤）

思　考　题

1. 治疗不同类型糖尿病新药临床试验设计考虑要点有哪些?
2. 成人 2 型糖尿病药物临床试验中安全性风险评估主要包括哪些方面?

第二十章　神经与精神类疾病药物临床试验

教学目标

1. 基本概念

（1）掌握以下概念：精神分裂症、抑郁症、增效治疗、AD。

（2）熟悉以下概念：巩固期（稳定期）治疗、维持期（康复期）治疗、复燃、复发。

（3）了解以下概念：全病程治疗、精神疾病的诊断和统计手册、DSM精神疾病用临床定式检查、简明国际神经精神访谈。

2. 基本理论和基本知识

（1）掌握常见神经与精神类疾病药物临床试验的设计原则、实施要点及质量控制。

（2）熟悉常见神经与精神类疾病的药物种类。

（3）了解常见精神障碍的疾病类型。

（4）了解AD创新药物临床试验设计的评估指标和药物临床试验过程中管理。

3. 基本技能

（1）掌握常见神经与精神类疾病药物临床试验的设计方法和要求。

（2）了解查询国内外神经与精神类疾病药物的临床试验指导原则的方法。

第一节　精神类疾病药物临床试验

一、精神类疾病药物的临床试验概述

依照《疾病和有关健康问题的国际统计分类（十一次修订版）》诊断系统，精神障碍主要分为以下类别：神经发育障碍、精神分裂症或其他原发性精神病性障碍、紧张症、心境障碍、焦虑及恐惧相关障碍、强迫及相关障碍、应激相关障碍、分离性障碍、喂养及进食障碍、排泄障碍、躯体痛苦和躯体体验障碍、物质使用和成瘾行为所致障碍、冲动控制障碍、破坏性行为或去社会障碍、人格障碍及相关人格特质、性欲倒错障碍、做作障碍、神经认知障碍、影响归类他处的障碍或疾病的心理行为因素、与归类他处的障碍或疾病相关的继发性精神行为综合征。

常见精神类疾病药物大致分为以下几类：①抗精神病药物；②抗抑郁药；③心境稳定剂；④抗焦虑药；⑤镇静催眠药；⑥认知改善药。

本章节参考临床药理学研究、治疗探索性临床试验、数据分析报告与数据监管原则、上市后研究的要求、法规要求、伦理原则等各阶段与其他各类创新药研发具有共性的部分，同时参考GCP、ICH及其他国内外组织已发布的相关指导原则。精神类疾病药物的研究目的要明确，研究路径要清晰。因为目前精神疾病的疾病机制尚未明确，所以在药物试验设计过程中，建议咨询有丰富临床试验经验的精神科专家和统计学专家，讨论并最终确定试验方案。我们以治疗精神分裂症和抑郁症的药物为例阐述精神疾病药物临床试验设计的相关问题。

二、抗精神病药物的临床试验设计、实施要点及质量控制

精神分裂症（schizophrenia）是一组病因尚未完全阐明的，以认知、思维、情感、行为等多方

面精神活动的显著异常为主要特征的重性精神障碍。其由复杂病理机制导致的不同症状群构成，临床表现可由阳性症状群（包括幻觉、妄想、言语及行为紊乱）、阴性症状群（包括社交退缩、情感淡漠、快感缺失）、认知功能障碍（包括工作记忆、信息加工、注意力/警觉、学习、推理和社会认知等方面）、情感症状和兴奋激越等一种或多种症状群组成。

抗精神病药物（antipsychotic drug），指用于治疗精神分裂症与各种原因引起的精神病性症状的一类药物，分为第一代（典型）抗精神病药物和第二代（非典型）抗精神病药物。第一代抗精神病药物多为单纯的多巴胺 D_2 受体阻断剂，以氯丙嗪、奋乃静为代表；第二代抗精神病药物可作用于 5-羟色胺（5-hydroxytryptamine，5-HT）、多巴胺、去甲肾上腺素（norepinephrine，NE）等多种受体，代表药物有氯氮平、奥氮平，目前抗精神病药物研发的焦点主要集中于第二代抗精神病药物领域。

基于诊疗指南，精神分裂症的“全病程治疗”是一个长期的过程，包括以下三个阶段：①急性期治疗，主要目的是控制精神病性症状、减轻相关症状的严重程度；②巩固期（稳定期）治疗，主要目的是防止已改善的症状复发，建议继续急性期所用的药物治疗方案巩固治疗至少 6 个月；③维持期（康复期）治疗，主要目的是维持症状持续缓解、预防疾病复发、恢复社会功能，建议首发患者维持治疗至少 2 年，复发一次的患者维持治疗 3～5 年，复发多次的患者维持治疗 5 年以上甚至终生维持治疗。

因为目前尚未明确精神疾病发病机制和作用靶点，所以抗精神病药物以临床症状的缓解作为主要疗效指标。因精神疾病需要长期服用药物，抗精神病药物除了证明药物能够缓解症状且短期安全性良好的基础上，还应考量药物在“全病程治疗”中能够较好地控制住症状，具备相对长期的安全性。

（一）试验目的

抗精神病药物治疗确证性临床试验主要研究目的如下。

1. 证明药物对于疾病整体症状（不进行精神分裂症阳性或阴性症状群的区分，并非指疾病的全部症状）的疗效。

2. 证明药物对疾病部分证候群（某一种或几种症状）的疗效，如精神分裂症的阳性症状群、阴性症状群、认知功能障碍、严重兴奋与攻击行为等的治疗作用。

（二）试验设计及类型

1. 试验设计　交叉设计不适用于精神分裂症患者的临床试验。确证性试验应采用双盲、随机、平行对照试验。如果采用优效设计，可选阳性对照药或安慰剂对照。如果采用非劣效设计，即三臂试验，建议采用试验药物、阳性对照药和安慰剂三组设计，安慰剂可以作为内部质量控制的标准，保证研究结果的可靠性。建议选择药理学机制与试验药物相似的上市药物作为阳性对照药。针对全新靶点/机制药物的试验，可以选择国内已上市、确保安全有效、有循证证据、临床应用广泛的治疗药物作为阳性对照药，建议首选原研药品。

在安慰剂对照的临床试验中，为将受试者风险最大程度地降低，应严格执行试验方案规定的退出与终止程序。必要时，可考虑在精神科病房内开展此类临床试验，实施严密管理与监测，严格执行停药规则，严格执行预定的退出与终止标准，积极准备抢救设备及药品。

2. 试验类型　根据试验观察期的长短又可分为短程试验和长程试验。

（1）短程试验：证明试验药物具有缓解疾病整体或主要症状的短期疗效：观察期（双盲治疗期）通常需要至少 6 周，首选设计为 6 周或 8 周的临床试验。疗效指标为终点的症状评分与基线评分之间的差值。

（2）长程试验：证明药物具有维持症状缓解、预防疾病复发的长期疗效。

长程试验有以下两种常用设计方法。

1）平行对照试验[安慰剂和（或）阳性对照药]：首选使用阳性对照药的平行对照试验，如果没有被批准用于所选目标人群的药品，则应选择临床治疗指南中的“金标准”药物作为阳性对照药。如果试验目的是证实非劣效性，则阳性对照药应为在精神分裂症的维持治疗中已明确疗效的药物。考虑到精神分裂症的自然病程，建议平行对照试验的期限应为 12 个月，通常不少于 6 个月，可以是短程试验的延续。主要疗效终点与短期试验相同。

2）随机撤药试验：包括以下两个阶段。

第一阶段：滴定导入期、剂量稳定期，采用开放、非对照设计，建议所有受试者均服用试验药物持续治疗 12 周，至少 6～8 周。

第二阶段：达到药物治疗精神疾病的相对稳定状态符合相关试验要求（见下文）的受试者进入双盲期，随机分为试验药组或安慰剂组，分别观察两组的复发情况。受试者持续接受治疗，直至达到预先规定的复发标准或研究结束标准：如在观察到多少起复发事件之后结束试验，或在期中分析结果阳性（试验药组优于安慰剂组）的情况下结束试验。建议在试验方案中阐述依据，并根据药物特征和研究目的来确定合理的观察期（并非强制规定的截止时间点）。建议随机治疗时间足够长，以确保症状加重患者达到足够数量（满足复发事件率），使得试验药与阳性对照药或安慰剂的对比达到合理的统计学要求。

从第一阶段进入第二阶段研究的受试者须符合以下标准：稳定期内药物使用剂量无变化，或者剂量变化在方案事先规定的允许范围内；未出现复发事件；阳性与阴性症状量表（the positive and negative syndrome scale，PANSS）总分＜70（可根据研究目的进行适当调整），和（或）PANSS 量表中与研究目的相关或相关性强的综合征的单项评分≤3 分（可根据研究目的进行适当调整）。

（三）受试人群

因为精神疾病的试验受试人群的特殊性，建议设立独立研究者判定其精神状态和民事行为能力，按照相关的法律法规获得试验参与者、监护人的知情同意。Ⅱ期和Ⅲ期临床试验暂时不纳入早发精神分裂症（起病年龄小于 18 岁）和老年患者（年龄大于 60 岁）。

1. 建议根据研究目的选取受试者 如果研究目的是确证药物对精神分裂症整体症状的疗效，通常建议选择：初次发作未用药的患者；或多次发作、处于急性发作期且目前未接受药物治疗的患者；如患者正在接受抗精神病药治疗，应设计合适的导入期对既往药物进行清洗。

如果研究目的是确证药物对精神分裂症某一种或几种症状群的疗效，应设计合理的入排标准筛选受试者，考虑因素包括但不限于：病史、病程、症状严重程度量表评分条件等。

如果采用加载试验设计，还应考虑基础治疗药物条件。如共病或联合用药的患者可能会对临床试验结果造成影响，需要制订合理且明确的排除标准，排除上述混杂因素。

2. 排除标准 排除标准通常包括除精神分裂症之外有其他符合诊断标准的精神疾病；有脑器质性疾病史或合并症如帕金森综合征；有癫痫病史（除外幼年时的发热惊厥史）；有恶性肿瘤病史或合并症；有严重的或不稳定的心血管、肝脏、肾脏、血液、内分泌等疾病或可能干扰试验评估的疾病；近 1 年诊断为酒精或物质依赖；存在自伤或伤害、攻击他人的行为或风险；有恶性综合征病史；对试验药物或相关药物有过敏史；妊娠期或哺乳期妇女；接受过电休克疗法（electroconvulsive therapy，ECT）或者系统心理治疗等。

3. 常用于筛选受试人群的诊断系统 国际疾病分类（international classification of diseases，ICD）及精神疾病的诊断和统计手册（the diagnostic and statistical manual of mental disorders，DSM）。

4. 常用的诊断性量表 如基于上述两种诊断系统开发的《DSM 精神疾病用临床定式检查》（structured clinical interview for DSM disorders，SCID）或《简明国际神经精神访谈》（mini-international neuropsychiatric interview，MINI），均已被广泛认可及验证，可作为临床试验的诊断标准化工具。

5. 可根据研究目的来确定量表评分的筛选标准 证明药物对精神分裂症整体症状的疗效，通常建议：PANSS 总分≥70 分；临床总体印象量表-疾病严重程度（clinical global impressions scale-severity，CGI-S）评分≥4 分；量表单项分的要求可根据研究目的进行调整，在试验方案中予以明确规定。

证明药物对精神分裂症某一种或几种症状群的疗效，通常建议：PANSS 量表中与研究目的相关或相关性强的关键条目的单项评分≥4 分；必要时，与研究目的不相关或相关性弱的关键条目的单项评分≤3 分。

如果选择其他诊断系统、诊断标准化工具、基于量表评分的严重程度筛选标准等，应在试验方案中阐述依据。

（四）评估指标

针对精神分裂症的诊疗，尚缺乏可靠的实验室指标、生物标志物等客观指标，目前主要采用经过反复验证且信效度良好的量表，来评估疾病严重程度及抗精神病药的疗效、不良反应等。

主要疗效指标（量表评分）的前后差异（试验观察终点相对于基线的变化值），将其统计学分析结果作为评价药物疗效的最主要的依据。目前精神疾病评估量表种类繁多，PANSS 量表是抗精神病药物研发中应用最为广泛的评估工具，可用于评定精神分裂症不同类型症状的有无及其严重程度，包含量表使用手册、项目和评分标准等详细的操作标准。PANSS 量表总分作为主要疗效指标评估工具，症状群评定量表评分作为次要疗效指标评估工具。

长程试验的研究目的为证明药物维持疗效，可将疾病复发相关的指标作为主要疗效指标，或延续观察短程试验的主要疗效指标。试验的关键次要疗效指标是基于主要疗效指标（量表评分）计算所得的有效率、缓解率和复发（复燃）率。

其中关于受试者用药的临床疗效判定如下。

有效（response）：指治疗后症状减轻、显示出有临床意义的疗效。通常定义为主要疗效指标（量表评分）变化率≥50%。

缓解（remission）：是指治疗后症状完全消失/或几乎完全消失，并且能够维持一段时间（通常为 6 个月）。

复发（recurrence）：是指在症状缓解并维持一段时间之后，再次出现主要精神病性症状。复发在药物临床试验中能够较全面且客观地反映疾病症状与药物疗效间的关系。

复燃（relapse）：是指在症状缓解时停止药物治疗后，发作时的症状即刻或几乎即刻再次出现甚至较前加重。

复发时间（time to recurrence）：指自症状缓解后，首个复发事件发生的时间。在随机撤药试验中，复发时间指自随机分组至双盲期治疗中记录到首个复发事件的时间。

目前针对精神分裂症的有效（率）、缓解（率）、复发（率）、复燃（率）、复发时间等指标，尚缺乏统一的量化标准。建议试验设计时进行充分的文献汇总和调研，结合国内外指南及专家共识，在试验方案中明确可操作的量化标准及依据。

抗精神病药常见的安全性风险包括但不限于：锥体外系不良反应、糖脂代谢异常、血液学异常、心脑血管不良反应、中枢神经系统症状、恶性综合征、自杀风险、性功能障碍等。建议在临床试验中，除了监测上述已知安全性风险，还需针对试验药物的药理学机制及受试者特征，同时评估及监测其他潜在的安全性风险。

（五）合并治疗

通常为了临床试验的外部效度，试验期间允许限制性使用治疗不良反应的药物，治疗基础疾病的药物及某些催眠药物。建议明确严格地规定临床试验中的合并用药情况，试验药之外的抗精神病药、心境稳定剂、抗抑郁药、抗焦虑药、抗癫痫药及其他干扰试验的药物应该被排除在外。

精神科临床上常见的辅助治疗手段包括心理咨询、物理治疗及康复治疗等。由于这些方式本身可能有助于缓解症状，同时也可能导致一定的安慰剂效应，尤其是当各个研究中心无法统一使用上述手段时，会导致对试验药物的客观评价产生相应影响。建议根据研究目的及药物特征，在试验方案中对辅助治疗手段的使用予以明确规定，如能使用，应当详细记录试验过程中实施的所有辅助治疗方式，并在试验结果分析时仔细讨论其对药物安全性有效性评价的影响。

（六）数据管理和统计分析

请参考本书相关章节。

（七）特殊人群试验

1. 老年人 需要特别关注药物与老年患者相关的安全性问题，尤其是心脑血管不良反应、中枢神经系统症状及代谢障碍等，此部分与其他章节无特殊差异。

2. 儿科人群 精神分裂症通常起病于青壮年，在儿童中患病率相对较低，且由于症状不典型、确诊难度大，无须专门在精神分裂症儿童患者群体（≤12 岁）中进行针对该适应证的研究，但需要评价其在青少年中的有效性和安全性。在开展抗精神病药的治疗确证性临床试验时，由于不同受试人群的筛选标准、评价标准、安全性监测及注意事项等方面均有较大差异，因此不建议同时纳入成人和儿科人群患者。建议首先证明该试验药物治疗成人精神分裂症的有效性及安全性之后，可以考虑扩展其适应证范围至儿科人群（具体方法参考相关指导原则）。如缺乏在成人群体的安全有效性数据，不建议直接在儿科人群中开展该药的临床试验。

在儿科人群中开展抗精神病药的临床试验时，需特别注意以下几点：评估该年龄段人群的临床表现，其症状与成人具有一定相似性，同时也存在一些年龄相关的症状特点；应尤其重视该年龄段人群自杀风险的评估与监测；儿科人群对病症的理解程度及表达能力不如成人，应采用合适的交流手段和评估工具（如针对儿科人群研发的评估量表）进行信息数据收集和报告。

三、抗抑郁药的临床试验设计、实施要点及质量控制

抑郁症（depression）主要表现为显著而持久的心境低落、思维迟缓、意志活动减退，可伴有认知功能损害和躯体症状，严重者可出现精神病性症状、运动性激越、木僵、自杀行为等，是常见的情感（心境）障碍之一。抑郁症病程迁延，具有高复发性，发作间歇期可完全缓解，或存在不同程度的残留症状。

抗抑郁药（antidepressants），即用于治疗抑郁症的药物，包括经典抗抑郁药和新型抗抑郁药两大类。经典抗抑郁药主要指“杂环类”，包括三环类和四环类抗抑郁药。新型抗抑郁药按作用机制划分为如下几类：选择性 5-HT 再摄取抑制剂；选择性 5-HT 及 NE 再摄取抑制剂；NE 及特异性 5-HT 能抗抑郁药；选择性 NE 再摄取抑制剂；5-HT 拮抗剂和再摄取抑制剂；NE 和多巴胺再摄取抑制剂；选择性 5-HT 再摄取激活剂；可逆性单胺氧化酶抑制剂；新型非单胺类抗抑郁药等。尽管经典抗抑郁药疗效肯定，但其安全性有所欠缺，容易出现心脏毒性，尤其在过量中毒时致死率较高，已经不再作为首选用药。新型抗抑郁药在疗效性、安全性、给药方式等方面均具有一定优势，是目前抑郁症的一线治疗药物，也是全球药物研发的热点领域之一。

基于诊疗指南，抑郁症的“全病程治疗”是一个长期的过程，包括以下三个阶段：急性期治疗、巩固期（稳定期）治疗和维持期（康复期）治疗，建议在充分缓解抑郁症状的同时，尽可能维持症状持续缓解、预防疾病复发、恢复社会功能。

（一）试验目的

抗抑郁药临床试验主要研究目的分为以下情况。

1. 证明药物对抑郁症核心症状（心境低落、思维迟缓、意志活动减退）的疗效；或者证明其能有效治疗核心症状的基础上对伴发症状（认知功能损害、躯体症状等）有疗效。

2. 序贯性证明药物在急性期控制症状的效果，及其在巩固期、维持期减少症状复发的疗效。

（二）试验设计及类型

1. 试验设计　抗抑郁新药研发的药物临床试验包括人体耐受性、药动学、药物相互作用、人体药效学、剂量效应探索性研究、疗效确证研究等内容，也可按照临床试验进程分为Ⅰ、Ⅱ、Ⅲ、Ⅳ期。其中治疗确证性临床试验通常在确定剂量与剂量范围的基础上，采用随机、双盲、平行组设计。根据试验目的、评估指标等，通常的试验设计分类如下。

（1）优效性试验，可选阳性对照药或安慰剂对照。

（2）非劣效性试验，即三臂试验，建议采用试验药物、阳性对照药和安慰剂三组设计。一般选择与受试药有相似药理学机制的上市药物，疗效肯定且安全，临床应用广泛，在相关专业领域内得到认可的治疗药作为阳性对照药物，首选原研药物，用于证明受试药的疗效及安全性。

2. 试验类型　根据试验观察期的长短又可分为短程试验和长程试验。

（1）短程试验：证明试验药物具有缓解急性期症状的作用，为证明其疗效能够全程覆盖一次抑郁发作，需达到足够长的观察期（双盲治疗期），通常设计为6～8周。

（2）长程试验：证明药物具有维持症状缓解、减少疾病复发的疗效。建议根据药物特征和研究目的来确定合理的观察期，通常不少于6个月，并非强制规定的截止时间点。

长程试验的常用设计方法有以下两种。

1）平行对照试验[安慰剂和（或）阳性对照药]：可以是短程试验的延续，可选定与短程试验相同的主要疗效指标，因治疗失败而导致的脱落率/复发率可纳为关键次要疗效指标。

2）随机撤药试验：用于观察维持疗效，包括以下两个阶段。

第一阶段：采用开放、非对照设计，建议所有受试者均服用试验药物持续治疗8～12周。

第二阶段：符合要求的受试者（治疗有效，即量表评分变化率≥50%）进入双盲期，随机分入试验药物组或安慰剂组，观察两组的复发情况。

3）增效治疗试验：增效治疗（augmentation treatment）仅用于单药治疗后抑郁症状缓解不充分时，使用一种药物增加另一种药物的抗抑郁疗效。单独使用增效药物治疗抑郁症时，通常无法获得具有临床意义的症状改善。在增效治疗临床试验实施前，应进行相关药物的相互作用研究。

增效治疗试验应纳入对单药治疗“部分有效”而非“完全无效”的患者（试验方案中应明确“部分有效”的判定标准及依据），须通过短程试验和长程试验获取数据以证实疗效。

A. 短程增效治疗试验：证明增效药物的短程疗效。可采用平行对照研究，受试者接受开放的基础抗抑郁药治疗，同时随机接受增效药物或安慰剂治疗持续4～6周。

B. 长程增效治疗试验：证明短程增效的疗效能够维持。可采用类似于抑郁症单药维持疗效的随机撤药试验设计：在初期基础抗抑郁药联合增效药物治疗阶段后，挑选符合要求（增效治疗有效，量表评分变化率≥50%）的受试者进入下一阶段，之后随机进入增效联合治疗组或基础抗抑郁药治疗组。

（三）受试人群

1. 根据研究目的选取受试者　建议选择中度及中度以上严重程度的抑郁症患者作为受试人群，以证明试验药物有可接受的获益/风险比，注意排除具有明显自杀倾向的患者。一方面，此类患者能体现我国临床就医/服药人群的现状，具有较广泛的代表性。另一方面，也可以避免试验中可能产生的安慰剂效应影响药物安全性及有效性的评价。如果选择轻度抑郁症患者作为受试者，需在试验方案中给出选择依据。

2. 常用于筛选受试人群的诊断系统及常用的诊断性量表　参照本章节抗精神病药物部分。

3. 可根据研究目的来确定量表评分的筛选标准　通常，“中度及中度以上”严重程度是基于临床常用量表评分的分值来进行筛选，标准如下：汉密尔顿抑郁量表-17项（Hamilton rating scale for depression-17，HAMD-17）评分≥18分；蒙哥马利-艾森贝格抑郁量表（Montgomery-Asberg depression rating scale，MADRS）评分≥22分；临床总体印象量表（clinical global impression scale，CGI）评分≥4 分；可根据研究目的确定量表单项分的要求，并在试验方案中明确规定。

（四）评估指标

针对抑郁症的诊疗，尚缺乏可靠的实验室指标、生物标志物等客观指标。目前主要采用经过反复验证且信效度良好的量表，来评估疾病严重程度及抗抑郁药的疗效、安全性等。

建议重点分析主要疗效指标（量表评分）的前后差异（试验观察终点相对于基线的变化值），如减分值、减分率，将其统计学分析结果作为评价药物疗效最主要的依据。HAMD-17 和 MADRS 是抗抑郁药物研发中应用最为广泛的评估工具，这两个量表在评估维度方面有所差别，根据试验目的、药物作用机制和适应证特点等来进行选择。此外，CGI、认知功能评价量表、行为活动评定量表、生活质量评价量表、激越/冷静评估量表、性功能评价量表、社会功能水平评定量表、社会经济学评价量表、临床治愈评估和情感量表、9 条目患者健康问卷抑郁量表等自评量表也越来越多地应用于疗效评估中。

试验的关键次要疗效指标中，基于主要疗效指标（量表评分）计算所得的有效率、缓解率和复发（复燃）率。其中关于受试者用药的临床疗效判定如下。

有效：指治疗后抑郁症状减轻，显示出有临床意义的疗效。通常定义为主要疗效指标（量表评分）变化率≥50%。

缓解：指治疗后抑郁症状完全消失或几乎完全消失。通常定义为主要疗效指标（量表评分）达到某个数值，如 HAMD-17 评分≤7 分，或 MADRS 评分≤12 分。

复发：指在本次抑郁发作症状缓解并维持一段时间（通常为 6 个月）之后，再次出现有临床意义的抑郁症状。

需注意的是，如果试验中使用其他“有效”“缓解”定义，应将定义在方案中详细阐明并提供依据。

抗抑郁药常见的安全性风险包括但不限于：自杀风险、糖脂代谢异常、心脑血管不良反应、5-HT 综合征与恶性综合征、中枢神经系统症状、撤药反应和药物依赖性、认知功能障碍、性功能障碍、血液学异常、锥体外系反应、长期安全性等。

（五）合并治疗

应根据研究目的及药物特征，在试验方案中对辅助治疗手段的使用予以明确规定。

抑郁症临床治疗中常用的辅助治疗方式包括但不限于：心理咨询、健康教育、社会支持、支持性心理治疗、康复治疗。常用的物理治疗手段，如生物反馈、小脑电刺激、改良电休克治疗（modified electron convulsive therapy，MECT）、重复经颅磁刺激（repeated transcranial magnetic stimulation，rTMS）、深部脑刺激（deep brain stimulation，DBS）、迷走神经刺激（vagus nerve stimulation，VNS）等。其他治疗方式，如运动疗法、音乐疗法、光照治疗、针灸推拿等也已在临床上得到应用（有些治疗尚未获得抑郁症治疗的适应证）。由于这些方式本身可能有助于缓解症状，同时也可能导致一定的安慰剂效应，尤其是当各个研究中心无法统一使用上述治疗手段时，会导致对试验药物的客观评价产生相应影响。

（六）数据管理和统计分析

请参考本书相关章节。

（七）特殊人群试验

1. 老年人 老年人（WHO 定义为≥65 岁）中出现抑郁症的比例并不小，且由于老年抑郁患者的药动学和（或）药效学特性不同于成人患者，更需有可靠的临床研究数据来支持这部分人群的药物有效剂量和安全性信息。在抗抑郁药的临床试验中，建议根据试验药物的药理学特点、治疗定位及目标人群特征等，考虑纳入部分老年患者或单独开展老年患者临床试验的可能性，针对老年抑郁障碍患病人群进行药动学研究，以确定适合于该年龄段人群的安全剂量范围。

2. 儿童和青少年　儿童和青少年抑郁症与成人抑郁症在临床表现上具有相似性，将抗抑郁药的适应证范围扩展至儿童和青少年是符合实际临床需求的。建议根据试验目的及试验药物的药理学机制，可考虑在抗抑郁药的临床试验中纳入部分儿童和（或）青少年患者，或者单独开展儿童和（或）青少年患者临床试验。应在儿童和青少年患者群体分别开展独立的临床试验，如果一项试验同时包括儿童和青少年，应按年龄组进行分层，样本量计算应考虑证明每一年龄组的疗效性和安全性。

已批准用于成人抑郁症的药品，申请将适应证范围扩展至儿童和（或）青少年抑郁症人群时，应开展适宜的临床试验（具体方法设计参考国内外相关指导原则），以此证明该药用于此年龄段人群的疗效性及安全性，药物上市后可进一步研究其对儿童和（或）青少年生长发育、学习以及性功能的长期影响。

在儿童和青少年中开展抗抑郁药的临床试验时，需特别注意以下几点：由于该年龄段人群具有较高的自杀风险，应尤其重视受试者自杀风险的评估与监测；该人群对病症的理解程度及表达能力不如成人，应采用合适的交流手段和评估工具；尤其是测定主要疗效终点（如抑郁症的核心症状和体征评分等）时，建议使用经过验证和年龄适合的评分量表，如儿童抑郁评定量表-修订版；建议事先在试验方案中定义“有效”和“缓解”，可将整体和（或）功能方面的结果作为次要终点进行评估。

四、小　　结

目前大多数精神疾病的发病机制及病理生理特点仍尚未十分明确，缺乏可靠的客观检测指标/生物标志物用于该疾病的诊疗。目前精神类疾病药物的临床试验主要采用经过反复验证且信效度良好的量表，来评估临床症状的缓解情况、疾病严重程度、药物的疗效及不良反应等。研究者或评估者在使用各类量表前需通过量表一致性培训，确保其在数据收集阶段能公正、客观、一致地实施测量，以保证评估结果的可靠性。精神类疾病药物可能存在的安全性风险包括但不限于锥体外系反应、体重增加、代谢紊乱、自杀风险等，需在药物试验中对上述已知安全性风险进行重点监测。随着医学科学技术的进步，精神疾病相关的药物基因组学、神经影像学、神经免疫组学、微生物学等领域的研究正在逐步进展中，将来可在合理依据的支撑下考虑将生物标志物等客观监测指标纳入精神类疾病药物的临床试验中。

案例 20-1

鲁拉西酮与利培酮对照治疗精神分裂症的随机、双盲、双模拟、平行对照、多中心临床试验（方案摘要）。

（1）试验目的：评价鲁拉西酮治疗精神分裂症的安全性和有效性。

（2）入选标准如下所示。①受试者签署书面知情同意书。②取得知情同意当天 18 岁≤年龄＜66 岁的受试者。③受试者符合精神分裂症 DSM-Ⅳ-TR 的主要诊断标准。④筛选时和基线检查时，PANSS 评分符合以下要求。70≤总评分≤120，且下列 2 项或多项得分≥4 分（中度）：妄想、概念紊乱、幻觉行为、猜疑/被害及不寻常思维内容。⑤受试者同意且研究者判断该受试者可以在试验期间停止使用之前的抗精神病药物。⑥受试者在知情同意前至少 3 个月有稳定的居住环境，并同意在出院后恢复类似的居住环境。⑦受试者在筛选期和基线期 CGI-S 评分≥4 分。其他详见方案。

排除标准：①经研究者判断认为不适合参加临床试验；②除精神分裂症之外有其他符合诊断标准的精神疾病；③受试者患有任何中枢神经系统器质性疾病（不包括精神分裂症）；④受试者目前患有严重的躯体疾病，包括但不限于代谢系统疾病（如 1 型糖尿病）、心血管系统疾病、血液系统疾病、肺脏/肝脏/肾脏/胃肠道/泌尿系统疾病、恶性肿瘤等；⑤HIV 血清学阳性，或有 HIV 血清学阳性病史；⑥妊娠期或哺乳期妇女；⑦存在自伤或伤害、攻击他人的行为或风险；⑧患有严重药物过敏史或超敏反应史，或已知的对利培酮过敏，或有利培酮过敏史；⑨抗精神病药物难治受试者，即经2种或多种且分属2种不同类别的市售抗精神病药物治疗无效（假定剂量充分，过去一年内至少使用8周）；⑩受试者知情同意前3个月内接受过电休克治疗或者系统心理治疗。

（3）试验方法：确认受试者筛选合格后，将受试者随机分为2组。试验组为鲁拉西酮组，服用鲁拉西酮片（低剂量组为40mg/天，高剂量组为80mg/天）和利培酮模拟片，对照组为利培酮组，服用利培酮片（低剂量组为4mg/天，高剂量组为6mg/天）和鲁拉西酮模拟片，每天晚饭后服用，连续服药6周。

（4）评价指标

1）主要疗效指标：与基线相比，第6周PANSS总评分的平均变化。

2）次要疗效指标：①与基线相比，第6周CGI-S评分的平均变化；②减分率（与基线相比，第6周PANSS总分变化达到20%或者更高）；③第6周PANSS阳性分量表、PANSS阴性分量表、PANSS一般性精神病理学分量表相较于基线值的平均变化；④第6周CGI-I的平均评分。

3）安全性评价指标：①严重不良事件；②不良事件；③与基线相比，第6周AIMS、BARNES、SAS量表的评分平均变化；④与基线相比，第6周血清催乳素（PRL）浓度平均变化；⑤实验室检查值、生命体征、体重及12导联ECG；⑥导致中止试验的不良事件。

（编委：李 卓，参编者：唐 慧）

第二节 神经系统疾病药物临床试验

一、神经内科学的药物临床试验概述

目前神经内科类疾病是全球主要致死疾病，全世界生物医药和医疗界科学家多年来致力于神经内科学领域的疾病治疗研究，相应治疗措施的药物临床试验研究也日趋增多。神经内科学药物临床试验设计的关键是选择合适的结局/疗效判定指标，使用不同的疗效判定指标，其结果可能会完全不同。随着相关药物临床试验的开展，疗效判定指标的选择原则也随之发展，逐渐演变为从患者角度出发，通过更科学合理的神经内科学临床试验设计和更可靠的结论，来确定是否有效。国内外对神经内科学药物临床试验的指导原则略有不同，国内对于该类疾病药物临床试验指导原则本着“以说明书为目标导向”的临床研究模式，整个临床研究计划要设定明确的终极目标与清晰的研究路径，每个具体的临床试验应有明确的研究目的。在每个临床试验结束后，应及时进行阶段性获益与风险评估，以决定终止或继续进行临床研究。临床试验应科学地进行设计、实施和分析，保证试验过程规范、结果科学可靠，并完整真实地呈现在临床试验报告中。而国外神经内科学药物临床试验指导原则旨在提供有效证据的适应性临床试验的设计、实施和分析，满足四个关键原则：错误结论的可能性应得到充分控制，治疗效果的估计应足够可靠，设计的细节应完全预先规定，试验的完整性应适当保持。

神经内科学药物主要有脱水降颅内压药物、抗凝溶栓剂、扩张血管药物、抗癫痫病药物、抗帕金森病药物、抗凝血凝集剂等。

本节以神经内科学中的治疗急性缺血性脑卒中和AD药物为例，在从患者角度出发选择合理疗效判定指标的基础之上，参考国内外神经内科学药物临床设计的指导原则，展开介绍此类药物临床试验设计和实施。

二、急性缺血性脑卒中治疗药物的临床试验设计、实施要点及质量控制

脑卒中临床症状为出现突然发生的神经功能局灶性缺损的症状，该症状持续超过24h，无血管

原因外的其他原因。脑卒中是全球主要死亡原因之一，同时也是单病种致残率最高的疾病。国内外对于治疗脑卒中药物的研发活跃，临床对脑卒中治疗药物的需求也比较大。

其中药物治疗仅是脑卒中治疗的一部分，临床试验仅在有适当基础治疗的情况下才能进行。由于该适应证现有治疗的特点，对拟用于急性缺血性脑卒中的新药，在进行临床试验时，需要特别注意试验设计、对照药物选择等问题。原则上，为客观评价新药疗效、安全性，减少偏倚，对于治疗急性缺血性脑卒中药物的临床试验，最好采用随机、盲法（双盲或单盲）、平行组对照设计。

（一）试验目的

急性缺血性脑卒中是由于脑供血动脉闭塞或狭窄引发脑组织坏死，是脑循环障碍性疾病，具有起病急、病情变化快等特点，脑梗死体积较大和神经缺损程度较为严重可导致认知功能障碍、偏瘫等，致残率较高，可危及患者生命。现阶段临床患者在进行溶栓取栓、抗小板聚集、调脂、稳定斑块等治疗后，认知及行为功能障碍仍然存在。

目前，急性缺血性脑卒中的新药研发仍然以溶栓和神经保护治疗为主，该疾病药物的临床试验旨在确定药物的疗效和安全性，为急性缺血性脑卒中治疗提供临床有效性证据。

（二）试验设计及类型

脑卒中临床试验多采用随机、盲法、平行对照试验设计，如为溶栓药物，可以进行阳性对照的非劣效性试验设计，但建议神经保护等其他类药物采用优效性试验设计（如安慰剂对照）。如评估新制剂或联用药物，也可考虑对每一种单独治疗及联用药物的研究进行分析设计。加载试验是在已有治疗方案（如溶栓治疗）的基础上，加入新的处理方案。

（三）受试人群

应根据药品申报适应证的研究确定目标人群，并体现遴选标准。被选中/排除的标准必须与特定的研究药物假定的作用机制联系在一起。既要贴近实际目标治疗人群，又要考虑试验条件的限制，兼顾广泛性和选择性的平衡。结合药物作用机制、非临床试验和前期临床试验的数据，选择合适的受试者，同时要考虑试验条件的限制。此外，既要考虑药物作用机制的平衡，又要考虑药物作用机制的平衡立足于调研目的，在选择时要综合考虑人群特征和疾病特征。

（四）对照治疗

试验应选择包括安慰剂对照、阳性药物对照或不同剂量组间对照在内的合适的对照组。选用非劣效性试验的阳性对照药物要慎重，其一般选用原则是适宜的阳性对照，适宜的阳性对照药物应通用，通过设计良好的优效性试验数据确认其疗效并定量，在新的阳性对照试验中能使其保持原有疗效。相关临床和统计实践的进展情况也应在试验设计中得到充分考虑。包括神经保护剂在内的其他类药物，目前尚无充分的临床证据证实其疗效，其临床试验建议选用安慰剂作为对照。

（五）基础治疗

脑卒中的临床治疗是长期的综合治疗，可以在适当的基础治疗的情况下进行药物临床试验，但应尽量控制基础治疗对试验药物有效性和安全性评价的影响，应注意基础治疗与试验药物的临床定位及作用特点的相关性，避免使用与试验药物作用机制相似的药物，另外，所有受试者都要保证所有基础治疗（包括药物治疗和康复措施）在受试者用药前、用药期间、用药后访视期间的规范化，做到组间一致，并可比较。

（六）有效性终点

有效性终点指标必须清晰，具有可评性，具有较高的连贯性，具有客观性和可识别性。临床试验改善血流和神经保护治疗的主要目的是促进神经功能的恢复，提高受试者的日常生活能力，改善受试者的总体结局。考虑到受试者在脑卒中的症状、严重程度和恢复方式的异质性，建议联合使用不同的评估工具，使之在结果上形成相互支持。

（七）安全性评估

全面收集临床试验中发现的不良事件，分析其与治疗剂量、用药时间、缓解时间、年龄等有关因素的关系。对不良事件/不良反应也应结合患者的相关特征进行详细分析，如基线时的一般情况（如年龄、性别、肝肾功能等）及疾病的严重程度等。脑卒中的治疗药物必须足够安全，应充分评估包括死亡、出血、脑水肿和脑疝等不良事件在内重要安全问题。出血是很重要的一个并发症，如颅内出血，有导致死亡率上升的危险。应评估所有的出血类型，对每一种出血的严重程度、出血部位等都要进行详细的分析。其他需要认真记录的潜在不良事件还包括癫痫发作、心脏传导障碍、心律不齐、影响凝血和纤维蛋白溶解、低血压/高血压、体温过高、血糖过高、严重感染、深静脉血栓形成、肺栓塞和静脉血栓栓塞、呕吐、焦虑、幻觉、兴奋和肝肾功能损害等。

三、阿尔茨海默病创新药物的临床试验设计、实施要点及质量控制

AD是一种以渐进性记忆障碍、认知功能减退伴日常生活能力下降和行为改变为特征的神经退行性疾病，其发病率随着年龄增长而不断增高。AD是最常见的痴呆类型，占60%～80%。痴呆及相关认知功能障碍疾病已成为全社会医疗支出及经济负担的重要原因之一，是全人类面临的重大的公共卫生事件。

对于AD的治疗，目前仍以改善临床症状为主。我国关于抗AD的新药研发自2006年以来进展缓慢，相关药物临床研究的经验更是显得捉襟见肘。2007年版的《治疗阿尔茨海默病药物临床试验技术指导原则》，对规范和优化我国AD药物临床试验、提高技术水平均起到了重要作用。神经生物学相关的药物从研发到上市是一个复杂且漫长的过程，可能要经历十余年甚至数十年的时间，而且充满了不确定性因素。AD药物临床研究周期长，脱落率和死亡率较高，在分析数据、得出结论时应谨慎考量。特别是要充分考虑受试者的特点、疾病特征、药物本身的特性及这些因素对临床试验研究结果的影响，才能对AD患者进行药物临床试验。AD表型复杂，对研究中的入组、排除标准缺乏客观、明确的诊断依据。老年人对药物安全性要求较高，合用药物较多，对不良反应的观察和记录研究要有完备的手册，对突发事件也要有相应的预案。

（一）试验目的

AD药物临床试验应在设计、实施和结果分析等过程中得到全面管理，确保AD临床药物科学性、规范性和高质量研发。

（二）潜在受试人群

AD是一个连续的临床生物学实体，从无症状和病理改变的正常状态，到无症状的轻微病理改变，再到记忆减退的轻度认知功能损害阶段和中度的AD病理改变，最后到痴呆的严重的AD病理改变和临床表现阶段。有研究认为，AD临床前期的AD阶段可能维持15～20年，是AD防治的关键时间窗口，对这一阶段人群的药物干预或治疗，可能有效延缓AD病理生理过程和认知功能损害的出现，给患者带来最大的益处。随着临床诊断技术和临床研究的进步，AD治疗策略由AD治疗阶段前移到了AD预防阶段。除了以改善症状药物为主，本章节还针对药物临床试验中期望控制病程或具有疾病修饰效果的药物进行了一定的讨论和说明，并在痴呆症状发生前的各个阶段协助研究者开发AD治疗药物。

（三）评估指标

生物标志物是指与疾病筛查、诊断、病情进展和预后有一定的相关性，生物学、影像学指标具有敏感性和特异性。理想的AD生物标志物应具有高敏感度（85%）和特异度（>75%），不仅能反映AD的神经病理学改变，还能够作为追踪病情进展的手段，并且具有廉价、易操作等适用性。

（四）特殊人群试验

老年研究对象的特点：①与衰老正常生理过程相重合的疾病病理生理过程；②并发合并症较多，其相互影响的管理和相关药物；③不良反应的发生高于青少年1～2倍的药效学和药动学特点；④老年人自我调养能力下降，遵医嘱服药有一定困难等。抗AD临床试验需要注意的几个问题，如老年人随着年龄增长，各脏器功能逐渐发生退行性变化，从而影响机体对药物的吸收、分布、代谢和排泄，特别是肾脏清除率下降、肝脏生物转化作用下降等，都是抗AD临床试验需要注意的问题。因此，抗AD临床试验需要注意的是这些药动学行为的改变，直接影响药物的药效改变，使药物在组织中的浓度改变及有效药物浓度维持时间改变，导致药物不良反应的发生。同时，老年人合并疾病和合并用药常见，约有25%的老年患者合并多种疾病而可能同时使用4～6种药物，尤其是联合应用抗AD新药和某些对肝酶活性有影响的药物时，可能会出现严重不良反应，因此研究手册中应包括针对可能出现的严重不良反应的详细应急预案。

（五）药物临床试验过程中管理

针对中重度AD患者的药物临床研究需要考虑其日常护理和药物管理，如要求护理人员按试验要求督促或协助患者服用试验药物，如实记录和反映患者的不良反应，对日常护理人员进行登记管理，并对其进行临床药物试验相关的说明或教育等。还需对其进行相应的临床护理，老年人为抑郁症、焦虑症、失眠症等精神障碍易感人群，在临床药物试验过程中应予以适当照顾，并将受试者相应的药物处理记录在案，必要时应剔除研究。

（六）临床试验过程中潜在措施

反复强调受试者在试验成功（如中期评估）中所扮演的重要角色，并将在研究过程中所预期的风险和利益充分告知受试者和照料者。为鼓励来院复诊的患者提供交通工具或费用，采取更灵活的复诊时间，采取多种复诊方式（增加复诊家属的电话次数等），并行居家安全指导，确保受试者安全，减少意外发生，免费提供其他医疗服务等。

（七）临床试验数据分析

研究人员应采用更科学的数据分析技术，以最大程度地利用现有数据，因为AD药物临床试验通常研究周期较长，脱落率和非药物相关的死亡率较高。可供选择的统计分析方法有以下几种。①意向分析法：对随机化分组的受试者全部作为组员进行统计分析，对所有就诊过程中未能观察到的病例数据，在统计分析时将其中最接近的一项观察数据结转到最终的检测结果，进行意向性疗效分析。②符合分析计划资料的方法：凡符合检测方案，依从性较好的病例（检测服药数量80～120例），在检测过程中未服用违禁药物，并将病例报告单上规定的填写内容填写完整的病例，统计分析其药效。③安全资料分析法：对其不良事件和不良反应的发生、生命体征和化验指标的正常异常变化进行分析，所有随机化后接受试验药物并至少有一次安全性评价的病例。主要分析内容应包括个案脱落分析、基线值同质性分析、有效性分析和安全性分析等方面，根据研究目的、设计方法和观察资料的性质等特点选择统计分析方法。

四、小　　结

目前，神经内科学领域的临床试验常见的脑卒中在神经科疾病首位，AD、多发性硬化、癫痫等依次呈后排列，且数量呈逐渐上升趋势。神经病学领域临床试验过程应该更加制度化、透明化，在执行过程中应该严格遵照GCP，强化对临床试验的监管，保证试验的规范化运行，促进脑卒中和多发性硬化等临床试验质量的提高，使多中心临床试验的实施更加便捷和可行。脑卒中等神经系统疾病发病率高，相关临床试验数量庞大且质量不齐，具体试验质量把控不够，故加强专业人员对临床试验实施过程中的督促指导，在试验开始阶段对试验计划和实施严格审核，可提升临床试验的应用价值。

案例 20-2

谷红注射液多中心、随机、双盲、安慰剂平行对照临床试验，用于评估其治疗急性缺血性脑卒中的有效性和安全性。

1. 受试者入选标准 ①年龄在 18～75 周岁，不限性别；②符合《中国急性缺血性脑卒中诊治指南 2018》急性缺血性脑卒中诊断规范；③发病＞4.5h 且≤72h；④初次发病，或既往卒中未遗留明显后遗症[本次发病前改良 Rankin 量表(mRS)评分≤1]；⑤美国国立卫生研究院卒中量表（NIHSS 评分）为 4～16 分；⑥患者本人或其监护人理解并自愿签署知情同意书。

2. 受试者排除标准 ①本次脑卒中已接受或拟采用血管开通治疗的患者，如溶栓、取栓、超早期血栓抽吸和支架成形术等。② 患有脑瘤、脑炎、脑脓肿等疾病，或证实有出血性脑卒中、硬膜外血肿、硬膜下血肿。③严重意识障碍（NIHSS 评分Ⅰa 项＞2 分）。④严重高血压或低血压的患者。⑤ 伴有出血性疾病或有出血倾向者。⑥筛选时肝功能：ALT 或 AST＞正常值上限 2.0 倍。肾功能：血清肌酐（Scr）＞正常值上限 1.5 倍。⑦有精神疾病史或痴呆的患者。⑧其他器官或系统性疾病严重患者，或合并恶性肿瘤者。⑨有滥用药物或酒精史。⑩对两种以上药物过敏或已知的试验药物成分过敏者。⑪哺乳或妊娠的，或在试验期间有生育计划的妇女。⑫筛选前三个月参加过其他临床试验的人员。⑬研究人员认为不适宜参与本项研究者。

3. 治疗方案

试验组：谷红注射液，一次 20ml，用 250ml 0.9%氯化钠注射液稀释后缓慢静脉滴注（滴速为 30～40 滴/分），每日 1 次，连续使用 10 天。

对照组：谷红注射液模拟剂，一次 20ml，用 250ml 0.9%氯化钠注射液稀释后缓慢静脉滴注（滴速为 30～40 滴/分），每日 1 次，连续使用 10 天。

4. 基础治疗 研究期间，《中国急性缺血性脑卒中诊治指南 2018》推荐的治疗药物和《中国缺血性卒中急救期诊疗指南 2017》允许使用，但溶栓药和神经保护剂除外。

（1）一般处理和治疗药物：如退热、脱水剂、降压、降脂、降糖、营养加持、抗生素治疗。甘露醇由于具有自由基清除作用，因此仅限于作为脱水剂用于降低颅内压。

（2）改善脑血液循环药物

1）抗血小板药：包括阿司匹林、氯吡格雷等。

2）抗凝药：包括一般肝素、低分子肝素、类肝素、口服抗凝剂（如华法林）和凝血酶抑制物（如阿加曲班）等。

3）降纤药：包括降纤酶、巴曲酶、安克洛酶、蚓激酶、蕲蛇酶等。

4）扩容药：包括晶体液（如葡萄糖、氯化钠注射液等）、血液制品（如全血、血浆、白蛋白等）、人工胶液（如明胶、右旋糖酐、琥珀酸明胶等）等。

5. 疗程及访视点

疗程：10 天。

访视点如下。

筛选期：访视 1 为第–2～0 天。

治疗期：访视 2 为治疗第 5±1 天、访视 3 为治疗第 10±1 天。

随访期：访视 4 为发病后（30±2）天、访视 5 为发病后（90±3）天。

6. 合并用药及治疗

研究期间：指受试者从开始随机化到发病后 90 天或最后一次访视的时间。

研究期间允许的合并用药及治疗如下。

（1）受试者如果患有基础疾病需要长期用药，研究期间可继续使用。

（2）当受试者出现不良反应时，可由研究人员决定是否需要使用对症治疗药物。

7. 有效性终点

（1）主要有效性终点：发病后 90 天 mRS 评分≤2 分的受试者所占的比例。

（2）次要有效性终点

1）发病后 90 天 BI 评分≥75 分的受试者所占的比例。

2）治疗第 5 天、治疗第 10 天、发病后 30 天、发病后 90 天受试者 NIHSS 评分较基线降低 4 分的受试者所占的比例。

3）发病后 90 天 mRS 评分≤1 分的受试者所占的比例。

4）发病后 90 天新发的血管性事件（包括缺血性脑卒中、出血性脑卒中心肌梗死、血管性死亡）发生率。

8. 筛选检查

1）血妊娠检查（仅育龄期女性进行检查）。

2）头颅 CT/MRI。

9. 安全性终点

1）不良事件。

2）生命体征：血压、体温、呼吸、脉搏。

3）体格检查、神经系统详细体检。

4）化验：血常规、尿常规+尿沉渣镜检、便潜血、肝功能、肾功能、凝血功能、血脂、血糖、电解质、心肌标志物等。

5）12 导联心电图。

10. 样本量　某既往治疗急性缺血性脑卒中注射液的随机、双盲、安慰剂对照的临床试验，结果显示：发病后 90 天 mRS 评分≤2 分的受试者比例，安慰剂组为 66%，试验组为 73%，优势率（OR）为 1.37。假设谷红注射液与某注射液疗效相同，双侧检验，显著性水平为 5%，在各参研中心安慰剂组 mRS 评分≤2 分的受试者比例服从正态分布，平均值为 66%，标准差为 3.3%（即 99.7%的时间偏离平均在±10%以内），样本量计算结果为 1520 例，试验组与对照组按 1∶1 分配，则每组需要 760 例，以脱落率 20%算，本次试验样本量拟为 2000 例，即试验组∶对照组=1∶1=1000 例∶1000 例。

（编委：周　淦，参编者：解清清）

思 考 题

1. 简述抗精神病药物的治疗确证性临床试验的试验类型。
2. 简述抗抑郁药常见的安全性风险。
3. 抗抑郁药的药物临床试验中评估疗效时，通常如何定义有效、缓解、复发？
4. 简述抗精神病药物的治疗确证性临床试验的研究目的。
5. 简述抗抑郁药的药物临床试验中常用的疗效评估指标。
6. 精神分裂症的“全病程治疗”包括哪几个阶段？
7. 急性缺血性脑卒中治疗药物的临床试验中受试者选取的方向是什么？
8. 简述急性缺血性脑卒中治疗药物临床试验的有效性终点的设置。
9. AD 创新药物临床试验所涉及的特殊人群有哪些？

第二十一章 其他系统药物临床试验

教学目标

1. 基本概念

（1）熟悉以下概念：功能学指标、形态学指标、最佳矫正视力。

（2）了解以下概念：GnRH 激动剂、去势率、放射性核素、放射性体内诊断药物。

2. 基本理论和基本知识

（1）掌握消化系统药物、泌尿系统药物、皮肤疾病药物、放射性药物及眼科药物临床试验的特点和主要设计要点。

（2）熟悉其他系统药物的分类和特点。

3. 基本技能

（1）掌握消化系统、眼科药物临床试验设计要点及质量控制方法。

（2）能运用试验设计要点对实际的药物临床试验方案进行分析。

第一节 其他系统药物的分类、特点与试验设计要点

其他系统药物还包括消化系统疾病治疗药、泌尿系统抗菌药、前列腺癌促性腺激素释放激素（gonadotropin-releasing hormone，GnRH）激动剂、皮肤外用药、放射性核素及眼科用药等。本章主要介绍消化系统药物、泌尿系统药物、皮肤病药物、放射性体内诊断药物及眼科药物的临床试验。

一、消化系统药物临床试验

消化系统疾病是常见病、多发病，主要疾病包括急性胃炎、慢性胃炎、消化性溃疡、功能性消化不良等。本节以消化系统疾病中的溃疡性结肠炎药物为例，介绍药物临床试验设计和实施。

1. 疾病基本概况 溃疡性结肠炎（ulcerative colitis，UC）是一种病因尚不十分清楚的慢性非特异性肠道炎症性疾病，最常发生于青壮年期。临床症状主要有腹痛、腹泻、黏液脓血便等。UC 的治疗目标在于诱导并维持缓解及黏膜愈合，防治并发症，改善生命质量。通常根据疾病活动严重程度、病变累及范围、治疗反应等选择治疗方案。传统治疗药物主要包括氨基水杨酸制剂、糖皮质激素、免疫抑制剂等。对于传统治疗无效、不能耐受及糖皮质激素依赖的中重度活动性 UC 患者，可选择肿瘤坏死因子拮抗剂。溃疡性结肠炎药物临床试验是指在溃疡性结肠炎发病人群中开展的治疗药物的临床试验。

2. 临床试验设计要点

（1）试验设计：随机、双盲、安慰剂或阳性对照设计。随机分组时考虑采用分层随机化的方法，也可以在一项研究中同时评价诱导和维持治疗的有效性，如采用随机撤药设计，或持续治疗设计。

（2）试验人群：首先要考虑受试者分级，明确目标人群。其次要考虑临床试验中疗效指标的评价，如 UC 患者主要评价临床症状和黏膜炎症这两方面。其他还可以考虑新颖设计、多区域临床试验、种族敏感性等。受试者的选择，应该尽可能接近预期的目标治疗人群，关注疾病活动性的严重程度、病变范围、既往治疗的疗效等。

（3）对照组选择：对照组的选择应有充分依据，并符合伦理。对于活动性 UC 治疗的一线适应证，需要与标准一线治疗进行直接比较。对于二线适应证（在标准一线治疗失败或不耐受之后），可选择安慰剂或阳性对照。给药方案根据前期临床试验数据、量效关系及整体获益风险评估，合理

选择。诱导缓解治疗的有效性研究，持续时间通常为6～12周。为证明有效性的维持，研究总持续时间（包括诱导阶段）应至少为12个月。

（4）有效性评估：包括主要疗效指标和次要疗效指标，UC疾病临床试验主要终点应包括症状缓解和内镜缓解两方面，可采用以下单一主要终点——达到临床缓解（即同时达到症状缓解和内镜缓解）的受试者比例，也可采用以下共同主要终点——达到症状缓解的受试者比例和达到内镜缓解的受试者比例。在共同主要终点分析中症状缓解和内镜缓解均应具有统计学意义。由于内镜缓解所需时间通常长于症状缓解所需时间，因此评估内镜终点的时间点可能与临床症状终点的时间点不同。根据药物特点及试验设计选择次要疗效指标，推荐（但不限于）：达到内镜缓解的受试者比例、达到症状缓解的受试者比例、同时达到内镜缓解和症状缓解的受试者比例、达到内镜单项评分为0的受试者比例、对于在基线时正在使用糖皮质激素的受试者，达到撤离激素的缓解的受试者比例、黏膜炎症的组织学评价、炎症生物标志物评价、各类量表评估、相关外科手术或住院的受试者比例等。

（5）安全性评估：原则上遵循安全性评价的共性标准。UC通常需要长期治疗，因此需要有足够的暴露量和暴露时间进行安全性观察，应特别关注以下安全性评价内容：①UC治疗药物通常具有免疫调节剂的作用，应特别关注发生严重感染、自身免疫疾病和肿瘤等风险的可能性；②对于生物制剂应关注治疗期间是否产生抗体，以及抗体是否影响长期有效性和安全性。

二、泌尿系统药物临床试验

泌尿系统疾病主要包括泌尿系统先天性畸形、创伤、感染、结核、尿路梗阻、尿路结石及男性生殖系统肿瘤等疾病。根据临床需求，泌尿系统药物的研究主要集中在用于前列腺癌的GnRH激动剂和UTI抗菌药的研发。本节主要以晚期前列腺癌药物的临床试验为例进行介绍。

1. 疾病基本概况 前列腺癌是常见的泌尿系统肿瘤，其疾病进程主要依赖于雄激素信号通路，雄激素去势治疗（androgen deprivation therapy，ADT）是前列腺癌的标准治疗方法之一。GnRH激动剂是去势治疗的重要手段。

2. 临床试验设计要点

（1）试验设计：GnRH激动剂在晚期前列腺癌中的有效性评价是考察血清的睾酮水平达到去势的程度，可采用单臂研究设计。若采用随机对照研究设计，可考虑与阳性药对照，评估试验药物对比参照药的非劣效研究设计。

（2）试验人群：建议选择访视时血清睾酮≥150ng/dl（1.50ng/ml 或 5.2nmol/L）人群。GnRH激动剂在首次给药早期由于促黄体生成素（luteinizing hormone，LH）及睾酮激增，患者出现“肿瘤闪烁”（tumor flare）多种症状，如肿瘤增大、骨痛、尿路梗阻等，但这些不良反应很难在早期前列腺癌患者中出现。建议尽可能入组晚期前列腺癌受试者。同时应对既往接受GnRH激动剂的时间及末次给药时间予以限定。

（3）有效性评估：主要终点指标是血清睾酮的持续去势率，持续去势率定义为在接受试验治疗期间，从第28日至试验治疗周期结束，血清睾酮水平达到或低于50ng/dl（1.735nmol/L）的累积概率。次要终点为显著去势率，即血清睾酮浓度≤20ng/dl（0.7nmol/L）。

（4）安全性评估：临床研究过程中应尽可能收集全面的安全性信息，包括注射给药后30天内，重点关注该类药物已知不良反应，如注射部位反应（水肿、疼痛、红斑等）、心血管事件等，以及晚期患者可能出现的骨痛、脊髓压迫等。

（5）药动学/药效学评价：GnRH激动剂是化学合成多肽，结构和生理状态的GnRH相似，但与受体的亲和力显著增加，且不易被酶降解。当高浓度的GnRH激动剂长期持续给药时，将刺激LH的水平及睾酮水平增加，导致垂体上受体数目下调和受体脱敏，从而降低LH的分泌及睾酮水平，达到生物化学去势的目的。由于GnRH激动剂特殊的作用机制，GnRH受体下调/脱敏后低剂量GnRH激动剂可维持去势的水平，因此药物的药动学/药效学呈非线性关系。

（6）基于注册分类的考虑

1）创新药：鼓励对现有 GnRH 激动剂未能解决的临床问题开展研发。对新活性成分产品需按照创新药研发的一般要求完成基础和临床研究。有效性评价可采用药效学指标。

2）改良型新药：对于活性成分和已上市产品相同的，对其结构、剂型、工艺、给药途径等进行优化。拟按照改良型新药申报的品种和同类产品相比应体现明确的临床优势，如长效 GnRH 激动剂在保证疗效一致的前提下能显著降低治疗频率，减少注射部位不良反应，改善患者依从性。基于产品变更的特点可考虑采用单臂研究或随机对照研究。

3）仿制药：具有与原研药品相同的活性成分、剂型、规格、适应证、给药途径和用法用量，拟按照仿制药研发产品，应和原研产品开展以药动学为指标的生物等效性研究。

三、皮肤病药物临床试验

皮肤病的种类很多，临床上最常见的有感染性皮肤病（包括细菌感染性皮肤病、真菌感染性皮肤病、病毒感染性皮肤病和立克次体感染性皮肤病等）、变态反应性皮肤病（如临床上常见的接触性皮炎、湿疹或荨麻疹等）、物理性皮肤病（如强烈的日光晒或对光过敏，或烫伤、冻伤等物理因素导致的皮肤病）、职业性皮肤病（有些患者职业较特殊而可能发生各种皮肤病）、内分泌调节皮肤病（如寻常痤疮）、自身免疫性皮肤病（如大疱性皮肤病、遗传性皮肤病、角化性皮肤病和原因不明的红斑鳞屑性皮肤病等）。

皮肤病治疗药物的临床开发应遵循药物临床试验的一般原则，包括国内药物临床试验相关技术指导原则和 ICH 相关技术指导原则，可参考《局部给药局部起效药物临床试验技术指导原则》《单纯性和复杂性皮肤及软组织感染抗菌药物临床试验指导原则》《急性细菌性皮肤及皮肤结构感染抗菌药物临床试验技术指导原则》《皮肤外用化学仿制药研究技术指导原则（试行）》《阿达木单抗注射液生物类似药临床试验指导原则》《注射用奥马珠单抗生物类似药临床试验指导原则（试行）》《托珠单抗注射液生物类似药临床试验指导原则》等指导原则。

根据药物临床试验登记与信息公示平台，目前已登记的皮肤病临床试验项目的适应证包括银屑病、荨麻疹、特应性皮炎、斑秃、痒疹、天疱疮、痤疮等。本节以单纯性和复杂性皮肤及软组织感染为例简要介绍皮肤病治疗药物临床试验的设计和实施。

1. 疾病基本概况 由于皮肤及软组织感染的多样性，很难对每一种疾病分别进行研究。很多类型的皮肤及软组织感染常常是由相同的致病菌引起（如浅表皮肤软组织感染、脓疱疮、丹毒、疖和疖病、蜂窝织炎及单纯脓肿，均主要由化脓性链球菌或金黄色葡萄球菌引起），且对相似的抗菌药物治疗产生相似的效应，因此可在对皮肤及软组织感染的研究中对该系列疾病进行研究，或可在两种宽泛类别中进行研究。分类的名称为“单纯性皮肤及软组织感染”及“复杂性皮肤及软组织感染”。

（1）单纯性皮肤及软组织感染包括单纯性脓肿、脓疱疮、疖和疖病、痈、丹毒及蜂窝织炎。在临床试验中应不包括通过简单外科处理即可治愈的感染，如孤立（意指单一孤立区域的感染）的疖肿或毛囊炎。对于单纯性皮肤及软组织感染，金黄色葡萄球菌和化脓性链球菌是两种最常见的致病菌。

（2）复杂性皮肤及软组织感染包括累及深层软组织的感染或需要有效外科干预治疗的感染，如感染性溃疡、烧伤及大且严重的脓肿或伴随导致治疗效果复杂化的严重基础疾病。在某一解剖部位的浅表感染或脓肿，如直肠区域，由于厌氧菌或革兰氏阴性致病菌累及该部位的风险较高，故应被视作复杂性感染。对于复杂性皮肤及软组织感染，可能的致病菌数量众多，且取决于临床病情、损伤/感染的部位、患者个体的既往病史等因素。另外，临床上也存在一些难以归类至以上两大感染类型中的情况。

2. 临床试验设计要点

（1）试验设计：试验应为随机、多中心、双盲、良好对照的临床试验，如果不得不进行单盲或者开放性试验，则需探讨可能存在的偏倚及如何消除。

（2）试验人群：试验人群应符合相应感染，包括男性和女性患者。在进行单纯性或复杂性皮肤及软组织感染的研究时，应力争纳入更多种类的病种，应入选数量具有可比性的脓疱疮、单纯性脓肿、痈、丹毒及蜂窝织炎患者。对于复杂性皮肤及软组织感染，应入选相似数量的感染性溃疡、复杂性或广泛性脓肿及深层软组织感染的患者。在开始治疗前，所有患者应接受细菌学样本的采集。

（3）对照组选择：非劣效性临床试验中应选择国家药品监督管理局已批准的药物，建议为当前治疗指南中推荐使用的药物。应明确规定试验中使用的对照药物，或给予一个或两个对照药备选。另外，对经不同途径给药的药物进行比较也是适当的。例如，可将局部使用的试验药物与某一获得批准的一线口服药物进行比较，或可将口服试验药物与某一获得批准的静脉给药的一线药物进行比较，需考虑诸如设盲等方面的问题。在单纯性和复杂性皮肤及软组织感染患者中，常使用被认为是“标准治疗”的辅助治疗。应明确规定哪些辅助治疗是被允许的、哪些可能导致患者被排除。为达到正确设盲以及随机化，研究药物组及对照药物组中辅助治疗的使用情况应具有可比性。

（4）有效性评估：应对每例患者分别进行临床和细菌学评价。疗效的选项应是治愈（或细菌学疗效为“清除”）或未治愈（或未清除），将所有无法评价的患者视为无法评价。综合的有效性结果，被判定为临床治愈及细菌学清除的患者被称为总体治愈。其他所有结果的组合均被视为无效。

（5）安全性评估：临床试验中出现的任何临床不良事件和实验室检查结果的异常均需详细记录，对其与研究药物的关联性进行评价，并对所有不良事件的严重程度进行判断。对于临床试验中正常的症状、体征、实验室检查或其他特殊检查也要进行恰当分析，以发现其中包含的安全性信号。

（6）药动学/药效学评价：如果以往未开展此类研究，则应通过感染的体外模型或动物模型评估药物的药动学/药效学特征。临床试验开始之前，需要确立与抗菌活性相关的及与获得预期终点目标所需的药动学/药效学指标。临床前药动学/药效学的评估结果应与Ⅰ期临床试验时的药动学结果综合考虑，以确立Ⅱ期和Ⅲ期临床试验评估时的最佳给药方案。

四、放射性体内诊断药物临床试验

1. 疾病基本概况　放射性体内诊断药物（diagnostic radiopharmaceutical，以下简称放诊药物）是用于获得体内靶器官或病变组织的影像或功能参数，进行疾病诊断的一类体内放射性药物，可用于体检筛查、疾病诊断、器官结构/功能评估和患者管理。一般由两部分组成：放射性核素和与放射性核素结合、将放射性核素递送至体内特定部位的非放射性成分（配体或载体）。多数情况下，放诊药物与特定的临床设备联合使用，在适当的用法用量及设备工作参数条件下提供诊断信息。

放诊药物通常不具有治疗效果，而辐射安全性是关注的重点，放射性辐射暴露所带来的安全性风险包括细胞损伤，形成恶性肿瘤和基因突变等。因此，临床试验的开发和实施需要考虑对受试者的安全性影响及对环境和医务人员的辐射安全性影响。

放诊药物的使用应该对诊断思路、治疗决策和临床转归预测发挥有明确临床意义的作用，而不会导致过度检查和治疗等不必要的风险，以及因临床意义不明确的检查结果异常造成被检查者不必要的焦虑。

放诊药物临床试验开发还需考虑影像学方面的技术性能，在产品开发早期，应对成像条件、影像评估方法进行研究；在上市申请时，除证明有效性外，还应能证明技术性能的稳健性。

2. 临床试验设计要点

（1）试验设计：放诊药物临床试验应对图像处理、影像评估标准及所建立方法的可重复性进行研究。应探索影像上靶区域的选择、对器官影像进行分段分析的方法、区别正常或病变组织的影像特征（如对比度、清晰度、相对密度等）及分析方法（如确定肿块属于良性还是恶性的判断方法）等。

（2）试验人群：选择有代表性的目标人群，如选择目标适应证的患者或已知存在结构或功能异常的患者，以评估药物在目标区域（如恶性病变，缺血区域等）的摄取和保留，并基于所采集的信息提供技术有效性的初步证据。根据诊断目的不同，放诊药物的预期用药人群可能包括普通人群（体检筛查）、疑似疾病人群（确诊）、患者（结构或功能评估、疾病管理）等，试验方案需详细说明入排标准和研究方法。

（3）试验药物：试验药物一般为完整的放诊药物或未标记的载体或配体及药品内其他成分。当拟开发药物中非放射性成分的绝对量或相对于标记的配体或载体浓度很大时，应考虑给予受试者低比活度的放诊药物，或模拟临床实践中的最差（风险最高）情况，给予放诊药物的整瓶内容物进行耐受性、药动学和药效学的评估，或两种情况均需要进行评价。这种情况下，应谨慎设计首次人体剂量及剂量递增方案。剂量范围研究阶段的目的是确定在不显著降低成像性能的情况下可以给予受试者的最低剂量，评估给药方式、饮食或生理疾病状态、患者体位、图像采集时间、采集角度、仪器设置参数等因素的影响。根据拟开发药物的核素和配体/载体，以及非活性成分的类型及量的具体情况，可进行个性化的剂量研究。

（4）有效性评价：有效性评价包括诊断性能、对诊断思维的影响、对患者管理的影响和临床结局等，评价指标的选择依据其所涉及适应证的临床价值决定，一般可能是诊断性能或临床结局等。

（5）安全性评价：安全性评价应包括对试验药物的全身安全性及基于其特定作用部位或靶点的局部安全性，对于放诊药物，辐射安全性是临床试验的重要考察内容，其推荐剂量应为满足成像条件所需的最小放射性剂量。

五、眼科药物临床试验

眼睛是人体最重要的感知器官之一，至少 80%的外界信息都是经眼睛获得。近年来，随着人口老龄化、电子产品的普及导致用眼方式的改变、过敏原增加、生活习惯不当等各类因素的影响，导致近视、干眼、青光眼、黄斑变性、白内障等眼部疾病的发病率逐年升高。目前眼科用药临床需求集中于近视（1.7 亿青少年儿童）、干眼症（又称为干眼，2.1 亿人）、湿性老年黄斑变性（超过 500 万人）、慢性葡萄膜炎（144 万人）等，以往药物多用于缓解症状，随着基础研究的进步，眼用制剂新药的研发与应用需求的日益增加，眼科进入创新药时代。本节主要以黄斑变性、近视、干眼为例介绍眼科药物临床试验的特点及设计要点。

（一）黄斑变性临床试验

1. 疾病基本概况 黄斑位于视网膜的中心位置，是视网膜的重要组成部分。临床上，黄斑变性可分为年龄相关性黄斑病变、遗传相关性黄斑病变和近视性黄斑变性。其中年龄相关性黄斑病变最常见，好发于 50 岁以上的中老年人，发病率随年龄的增加而增高，是中老年人致盲的最主要原因，双眼可先后发病，也可同时发病，主要表现为视物模糊、视力下降等症状，其病理改变是黄斑区形成玻璃膜疣或脉络膜新生血管。遗传相关性黄斑病变好发于青少年，病情发展较为缓慢，主要表现为视力逐渐下降。近视性黄斑变性好发于高度近视患者，主要表现为视力突然明显下降。

黄斑变性主要表现为视物变形、视力下降、试验中心有盲点等。黄斑变性的病因尚未明确，可能与年龄、遗传、环境等因素有关。①年龄因素：随着年龄的增长，视网膜色素上皮细胞出现代谢障碍，导致视网膜逐渐萎缩，使得黄斑变性的发病率越高。②遗传因素：关键性蛋白基因（如 LOC 基因、TLR3 基因等）表达异常，导致黄斑变性。③环境因素：由于长期受到烟尘、强光等外界因素的刺激，导致视网膜受到损伤，其结构功能发生改变，从而发生黄斑变性。黄斑变性治疗的首要目标是改善视功能或最大限度地减少患者视功能的丧失或延缓进展。

2. 临床试验设计要点

（1）试验设计：治疗确证性临床试验设计应考虑对照、随机和盲法，统计学设计及考虑应参考国内外相关统计学技术指导原则和 ICH。根据试验药物研发的目的和当前的标准治疗，选择合理的对照治疗。统计学比较可以是非劣效性、等效性或优效性。

（2）试验人群：试验人群应能够充分代表目标适应证人群的患者特征。目标适应证的选择应综合考虑试验药物的作用机制及疾病治疗的需求。根据目标试验人群、试验药物的作用特点和研究目的等因素综合评估设计入选受试者的视功能损伤与形态学的严重程度。

（3）有效性评估：根据黄斑变性的临床症状、病理学等特点，该类疾病治疗药物的有效性评价指标通常包括研究者评估的功能学和形态学指标，以及受试者评估的视力相关的生活质量评估。其中功能学指标包括最佳矫正视力（best corrected visual acuity，BCVA）较基线的改变、视觉电生理检查振幅、色觉敏感度和视野阈值等功能学指标变化。形态学指标包括中心视网膜厚度、视网膜血管的总病变面积、荧光素渗漏、脉络膜新生血管面积等病灶大小相对基线的变化情况。视力相关生活质量的评估，一般采用美国国家眼科研究所25项视觉功能问卷（NEI VFQ-25）来评估受试者对视觉相关生活质量和功能的感知。研究者和受试者两方面的评估能更为准确地反映试验的疗效结果。

（4）安全性评估：黄斑变性为长期药物治疗的慢性疾病，需同时评估用药局部安全性和全身安全性。安全性指标的设计应基于对研究药物作用机制、给药途径（如玻璃体内注射或植入）、局部和系统吸收情况、非临床安全性信息、同类药物已知安全性信息和潜在风险等综合评估后确定。

安全性评价指标包括临床实验室检查（血液学、尿液、组织等）、生命体征、ECG、眼科检查（眼内压测定、间接检眼镜、裂隙灯检查等）、不良事件、严重不良事件和死亡等。对于特殊给药途径（如玻璃体内注射或植入、缓释制剂植入物等）的试验药物，应分析异常实验室检查和眼科检查等的发生与给药操作的相关性，以及眼局部不良事件等的发生情况。由于眼科疾病的特殊性，在收集眼局部不良事件和严重不良事件时应同时包括研究眼（即根据入选/排除标准选择的接受研究治疗的眼）和对侧眼。

（二）近视临床试验

1. 疾病基本概况　近视是最常见的眼科疾病，被列为世界三大疾病之一。2010年，全球近视患病人群达到18.39亿，占世界总人口的27%，高度近视人群1.70亿，占2.5%。近视是屈光不正的一种，是指眼在调节放松状态下，平行光线进入眼内，通过眼的屈光系统屈折后，焦点落在视网膜之前，导致视网膜上无法形成清晰像的一种屈光状态。常见的近视分类有三种：①根据屈光度大小，可分为轻度、中度及高度；②根据屈光成分，可分为屈光性近视和轴性近视；③根据病程进展和是否发生病理学改变，可分为单纯性近视和病理性近视。轴性单纯性近视常见于儿童和青少年，近视度数一般在–6.00D以内，进展缓慢，大部分患者无眼底病理变化。病理性近视一般近视度数较高，且伴有不同程度的眼底改变，除引起远距视物模糊外，还可能引起黄斑出血、视网膜脱落、撕裂、脉络膜新生血管化等严重并发症。

关于近视形成的发病机制目前尚未明确。除外遗传因素，不良用眼习惯、调节过度、周边视网膜远视性离焦、形觉剥夺、神经递质等也可能在近视的发生发展中扮演着重要角色。框架眼镜是目前矫正儿童和青少年近视的主要方式。角膜接触镜（软性角膜接触镜、硬性透气性角膜接触镜、角膜塑形镜、多焦点软性接触镜等）可延缓近视进展。但目前并无明确有效的近视治疗用药，该疾病存在着巨大的临床需求。

2. 临床试验设计要点

（1）试验设计：对于控制近视进展药物的治疗确证性临床试验，建议采用随机、盲法、安慰剂对照的优效性设计，也可采用有确切疗效和安全性数据的治疗方法作为阳性对照的研究设计。

除药物潜在疗效外，视力的改善受多种因素影响，如遗传、近距离用眼时间、电子设备使用时间、睡眠时间和质量、阳光下户外活动的时间等均是影响近视进展的重要因素，因此试验设计时应尽可能对潜在的影响因素予以充分考虑，在试验方案中明确影响因素的定义和分层，可通过填写量表、医生评估等控制影响因素。

（2）试验人群：由于影响近视进展的因素较多，应依据试验药物特点选择具有代表性的适宜受试者人群。试验方案中除须明确入选受试者的年龄、种族、性别、疾病状态和严重程度外，还应考虑受试者的生活环境、遗传等影响近视进展的因素。

双眼低中度单纯性近视是儿童及青少年近视的最常见类型，此类人群是控制近视进展药物临床试验的主要目标人群。人眼屈光系统的生长发育从婴幼儿到学龄期与全身生长发育相协调，屈光状态处于动态变化中。因此，基于对儿童及青少年屈光系统发育的特点、用药的必要性和安全性，以及完成临床试验眼科检查的配合度等因素，建议选择 6 岁以上儿童。

（3）有效性评估

1）治疗探索性临床试验疗效终点：治疗探索性临床试验可以对多种疗效评价指标（如屈光度、眼轴长度、角膜曲率等较基线的变化值）进行研究。由于近视进展是慢性和长期的，因此短期疗效评价指标的参考意义较为有限。如选择短期疗效评价指标，需提供相关的研究数据支持。

2）治疗确证性临床试验疗效终点：治疗确证性临床试验应结合近视进展导致的形态学和功能学改变，来评价试验药物的疗效，需在试验方案中明确具有临床意义的有效性的标准。由于目前对于具有临床意义的控制近视进展的标准缺乏共识。但与对照相比屈光不正的进展减少 50%，或 3 年治疗后组间屈光度差异超过 0.75D，可被认为具有临床意义。因此建议以屈光度较基线的变化值或联合屈光度和眼轴长度较基线的变化值为主要疗效终点评价指标。

（4）安全性评估：近视的病程进展一般呈慢性，通常需长期给药控制。因此安全性评估除应涵盖常规的安全性监测指标包括临床实验室检查（血液、尿液、组织）、生命体征、ECG、近视相关的眼科检查（矫正视力、眼内压测定、眼底检查、裂隙灯检查等）等，还需重点关注长期用药产生的局部不良反应，以及因系统吸收或某些特殊情况而产生的全身不良反应。

（三）干眼临床试验

1. 疾病基本概况 干眼是目前影响视觉与生活质量最常见的眼表疾病。既往曾有“办公室综合征”“角结膜干燥症”等不同名称。现有流行病学研究显示，近年来干眼在我国的发病率逐渐上升，其发生率在 21%～30%，干眼在我国的发病率与亚洲其他国家类似，较其他人种高。干眼是由于泪液分泌不足、蒸发过多或泪液中的成分异常导致的眼部不适及视功能障碍，其主要危险因素有老龄、饮食、女性、高海拔、空气污染、共患病（如过敏性眼病、角膜屈光手术、翼状胬肉、糖尿病、类风湿性关节炎、狼疮等）、不良用眼习惯（眼药水滥用、长时间近距离使用电子设备）等。

目前国内已获批用于干眼治疗的药物有地夸磷索钠滴眼液和环孢素滴眼液（Ⅱ），其他针对干眼的常用的药物治疗主要有人工泪液、润滑膏剂、局部抗炎及免疫抑制剂（常用药物为糖皮质激素、非甾体抗炎药及免疫抑制剂）、自体血清、雄激素、促泪液分泌药物等。其治疗目标针对轻度干眼患者主要是为缓解眼不适症状，对于严重干眼患者则主要是保护患者的视功能。

2. 临床试验设计要点

（1）试验设计：建议采用随机、双盲、对照设计。为减少偏倚，随机分组时可以考虑采用分层区组随机化的方法。

（2）试验人群：受试者应符合《中国干眼专家共识（2020 版）》的诊断标准确诊为干眼者。干眼常与许多疾病相伴发，且许多疾病的症状和体征与干眼相似，包括视疲劳、眼表过敏、结膜炎、倒睫等，在诊断过程中应仔细鉴别诊断。干眼症状受生理、心理及神经感觉的影响，主观性较强，常与体征不一致。因此临床上主要依据干眼的体征的严重程度分为轻度、中度和重度。受试者基线干眼严重程度，可能影响临床试验用药治疗后疗效评估，因此在方案中应明确各检查指标的具体标准，如干眼患病时长、眼表疾病指数（OSDI）、泪膜破裂时间（TFBUT）、泪液分泌试验（Schirmer test）、角膜荧光素染色评分等。其他可能增加受试者风险或可能影响试验结果的病史、治疗史、手术史、过敏史等应排除。

（3）有效性评估：有效性评估指标可选择如下。①体征指标：角膜荧光素染色评分（下方区域和总评分）。②症状指标：视觉模拟评分（VAS，包括眼睛干涩、烧灼/刺痛感、瘙痒、异物感、眼睛不适、畏光、疼痛）；眼表疾病指数量表评分（OSDI）；眼部不适评分（ODS）。方案中明确有效性指标的评价方法和时间点。

（4）安全性评估：原则上遵循安全性评价的共性标准，包括症状、体征、实验室和检查等，如不良事件/严重不良事件、生命体征、血常规、血生化、尿常规、妊娠试验、12 导联 ECG、视力检查、眼压、裂隙灯检查、眼底检查、结膜充血评分等。方案中明确安全性检查方法和时间点。

（编委：丁雪鹰　张　黎）

第二节　临床试验实施与质量控制

一、消化系统药物临床试验的实施与质量控制

（一）溃疡性结肠炎药物临床试验实施与质量控制要点

1. 统一评价指标　评价指标必须是经过临床验证的、学界公认的终点指标。溃疡性结肠炎药物治疗临床试验疗效指标分为主要疗效指标和次要疗效指标。

（1）主要疗效指标：主要疗效指标的终点应包括症状缓解和内镜缓解两个方面。症状缓解终点：Mayo 评分中排便次数（stool frequency，SF）和便血（rectal bleeding，RB）单项评分均为 0；或 RB 单项评分为 0，SF 单项评分≤1 且较基线降低至少 1 分。内镜缓解终点：UCEIS≤1 分；或 Mayo 评分中内镜单项评分为 0 或 1 分（排除“易脆”）。可采用单一主要终点：达到临床缓解（即同时达到症状缓解和内镜缓解）的受试者比例，也可采用共同主要终点：达到症状缓解的受试者比例和达到内镜缓解的受试者比例，且应达到统计学意义。在一项研究中同时评价诱导缓解治疗和维持缓解治疗的有效性时，通常将两个时间点的分析都作为主要分析。由于内镜缓解所需时间通常长于症状缓解所需时间，因此评估内镜终点的时间点可能与临床症状终点的时间点不同。

（2）次要疗效指标：次要疗效指标应根据药物特点及试验设计进行选择。适用于使用单一主要终点时可采用达到内镜缓解的受试者比例或达到症状缓解的受试者比例。适用于使用共同主要终点时采用同时达到内镜缓解和症状缓解的受试者比例。对于在基线时正在使用糖皮质激素的受试者，达到撤离激素的缓解的受试者比例。通常定义为在特定时间点达到缓解，且在此前一定时间窗内无激素暴露（如第 52 周达到缓解，且在第 40～52 周未使用激素）。此外，推荐（但不限于）以下疗效指标：达到内镜单项评分为 0 分的受试者比例、临床症状和内镜检查的单项评分或总评分较基线的变化、黏膜炎症的组织学评价，如达到组织学正常的受试者比例。炎症生物标志物评价，如粪便钙卫蛋白正常的受试者比例、C 反应蛋白正常的受试者比例等、在维持治疗开始至结束时持续处于缓解的受试者比例等。仅症状评分和生物标志物评价，采用达到缓解或应答的时间。其他还包括健康相关生命质量评价，使用经验证的生命质量评估量表，如炎症性肠病调问卷（IBDQ）相对基线的变化等及 UC 相关外科手术或住院的受试者比例。

2. 盲法保证　在溃疡性结肠炎药物临床试验中，盲法是非常重要的，它可以帮助保证试验结果的客观性和准确性。溃疡性结肠炎药物临床试验一般选择双盲类型。在试验开始前，需要制订详细的盲法操作程序，包括试验药品的分配、标签设计、盲法破坏的条件和方法等，确保盲法的操作过程严格按照程序进行。此外还需要对所有参与盲法操作的人员进行培训和监管，让他们能够充分理解盲法的重要性和操作程序，并能够正确执行，并在执行中注意盲法的保密性，确保盲法的正确执行和试验结果的真实性和准确性。

（二）溃疡性结肠炎药物临床试验常见实施问题

药物临床试验实施过程中常见问题包括方案依从性、原始记录、数据溯源、病例报告表的填写、知情同意书、试验药物的管理及样本管理等方面。除此之外，在有效性评价方面，溃疡性结肠炎药物临床试验中，为减少偏倚，采用黏膜炎症内镜评价时推荐采用中心阅片，应由两名及以上经过培训的消化内镜专家进行盲态下评价。单独内镜检查仅能提供对黏膜视觉外观的评估。鼓励进行黏膜炎症的组织学评价，以了解缓解的深度。为保证组织学样本的处理质量，要求严格遵循病理样本标准操作规程。为减少组织病理学评价的差异，病理读片应采用中心阅片，建议由两名及以上经过培训的病理专家进行双盲读片。在安全性评价方面，溃疡性结肠炎通常需要长期治疗，因此需要有足够的暴露量和暴露时间进行安全性观察。

临床试验中应特别关注：①溃疡性结肠炎治疗药物通常具有免疫调节剂的作用，通常要关注发

生严重感染、自身免疫疾病和肿瘤等风险的可能性。②若为生物制剂，需关注治疗期间是否产生抗体及抗体是否影响长期有效性和安全性。③特别关注合并用药情况。因为合并使用免疫抑制剂可能增加机会性感染和恶性肿瘤等严重不良反应的风险，并降低检测免疫原性的能力。

案例 21-1

某质子泵抑制剂药物Ⅲ期临床试验中，在受试者第三次随访时，研究者发现其门诊就诊记录本上出现了 H_2 受体拮抗剂类的方案违禁用药，药品开具时间为第二次随访后，受试者提供了一份本人签字说明："开具的药品为家人使用，受试者本人未使用。"经询问，患者指出签字说明是 CRC 电话指导书写的。

该案例中首先在研究者随访前，CRC 应提前与受试者沟通，如有额外用药或不良事件情况发生需要及时报研究者记录，有需要则应增加随访，如发生合并用药则需要上报方案违背。在无法确认是否受试者使用了违禁用药时，CRC 不可以随意指导受试者做签字说明，且该说明非有效说明。

二、放射性体内诊断药物临床试验的实施与质量控制

（一）放射性体内诊断药物临床试验实施与质量控制要点

1. 统一评价指标 用于评价诊断性能的影像评估终点一般包括客观影像特征和有临床意义的影像判读。对于公认具有临床价值的诊断技术，常用的主要评价指标是灵敏度、特异度或二者的复合指标。对于不同的检查人群，对灵敏度或特异度的侧重可存在差异。在缺乏真实性标准的情况下，临床结局可作为放诊药物临床试验的主要终点。例如，试验药物预期用于结肠癌患者管理，临床试验主要终点可以是衡量症状及功能变化或生存情况的有效性变量。阳性和阴性预测值、似然比也是重要的评价指标，但这些参数受到受试者患病率的影响，一般不作为主要评价指标，但可作为证明其临床价值的次要评价指标。有些情况下，诊断药物被用于筛选对某些特定干预反应较好的人群。例如，用于筛选具有某特异受体的肿瘤患者，辅助决策该人群的适当治疗方案。放诊药物作为整体诊疗方案的一部分，其临床试验可能与特定的治疗方案同时开展，此时可以将临床终点或广泛认可的替代终点作为主要评价指标。建议在不确定时，与审评机构共同讨论终点评价指标的选择。

2. 盲法保证 放诊药物一般采用盲法进行影像评估，以证明依据所获得的影像所做出的诊断是可稳定重复的，并且排除了影像评估的偏倚。作为证明有效性的主要影像评估应由多名独立阅片人在完全盲态或结局盲态的条件下做出，或者可通过序贯揭盲的方式采用这 2 种盲态条件下的影像评估。次要成像终点的评估，建议采用与主要成像终点相同的盲态评估方式。盲态阅片人的阅片顺序应随机，应明确表达影像评估结果的术语的含义、并进行标准化，以保证阅片人之间的一致性。

（二）放射性体内诊断药物临床试验常见实施问题

药物临床试验实施过程中常见问题包括方案依从性、原始记录、数据溯源、病例报告表的填写、知情同意书、试验药物的管理及样本管理等方面。放射性体内诊断药物实施过程中药物的管理具有相对特殊性，与其他药物不同，放射性药物的管理通常必须具备特殊资质及条件，因此一般不能在中心药房统一管理，而实行科室自行管理方式，放射科或核医学科对放射药物的保存和运输具有专业资质，但往往会忽视临床试验药物管理过程中相对详细的药物接收、发放、回收的记录，药物存储的环境记录等环节。

案例 21-2

多中心、随机、双盲、安慰剂平行对照评价 X（放射性药物）注射液对去势抵抗性前列腺癌骨转移患者的耐受性、有效性和安全性的 Ⅱb 期临床研究，主要研究目的为评价该药物对

去势抵抗性前列腺癌骨转移患者的耐受性、有效性和安全性。

（1）入选标准：①组织学或细胞学确诊的前列腺腺癌患者；②符合欧洲泌尿科学会提出的CRPC诊断标准；③经骨显像识别且由CT或MRI确认至少存在两处骨转移灶，但无肺脏、肝脏和（或）脑转移的受试者；④骨转移病灶引起疼痛，且疼痛NRS评分大于4分；⑤年龄大于18岁；⑥病情允许随访观察，患者合作；⑦如配偶为育龄期妇女的受试者，自愿在试验期间采取有效的避孕措施；⑧签署知情同意书。

（2）疗效指标：①数字疼痛量表评分曲线下面积；②数字疼痛量表评分相对于基线的变化；③疼痛缓解率；④镇痛起效时间；⑤镇痛持续时间；⑥新发骨转移灶数量；⑦生活质量测评量表评分相对于基线的变化；⑧总生存期。

（3）对照组的选择：为了能最大限度地减少受试者和研究者造成的偏倚，评价研究药物的有效性和安全性，在基础治疗的前提下选择安慰剂作为对照。

三、眼科药物临床试验的实施与质量控制

（一）眼科药物临床试验实施与质量控制要点

1. 统一评价指标　试验评价指标的选择必须是经过临床试验验证的、学术界公认的终点指标，试验方案应制订统一的评估和测量标准。例如，眼压测量有接触式眼压测量和非接触式眼压测量，方案需要明确眼压测量的方式或设备。

眼科视功能检查常用BCVA检查、电脑验光、近视力检查、眼调节能力检查、VFQ-25视功能量表等。BCVA检查常用ETDRS视力表或者Snellen视力表，临床试验中常用最佳矫正视力作为主要评价指标，常采用的是ETDRS视力表。

若采用眼底影像学检查作为评价指标，应统一影像学检查及评估的标准，主要眼底影像学检查评估的形态学疗效指标有眼底彩照、荧光素血管造影、脉络膜血管造影、光学相干断层扫描、自发荧光等，新生血管性年龄相关性黄斑变性（neovascular age-related macular degeneration，nAMD）一般会测量“黄斑中央小凹厚度”或“黄斑中心凹区厚度”。检查结果由读片中心统一评估，以提高影像评估的一致性和可信度。

在试验开始之前，所有研究人员、操作人员、评估人员均应经过统一的系统专业培训和资格认证（如视力评估认证、眼底影像学检查认证等），并应对视力检查室、仪器设备、系统、软件等评估方法和工具进行验证。

2. 盲法保证　眼科临床试验一般以阳性药物或者安慰剂作为对照，由于眼底注射由眼科医生实施完成，为保障盲法实施，操作中应注意如下方面。

（1）试验药物和对照药物药盒设计：如外包装相同、贴有设盲标签、使用防篡改胶袋密封、药物编盲号等。

（2）研究中心人员授权分工：每家研究中心均须配备盲态和非盲研究者。明确各盲态角色和非盲角色职责。盲态角色包括主要研究者、评价研究者、最佳矫正视力（BCVA）检查师、影像技术人员、研究护士（盲态）、研究协调员（盲态）、采血人员等；非盲角色包括治疗给药研究者、配合注射工作的研究护士、药物管理员、研究协调员（非盲）等。执行给药的研究者及其辅助人员对治疗情况保持非盲。治疗医生实施研究治疗给药同时，还需记录给药期间的不良事件，但不包括评价不良事件的因果关系，这是盲态研究者的职责。如果治疗给药期间或之后不久发生不良事件或严重不良事件，则以设盲方式填写，非盲研究者将只列出不会造成设盲研究中心工作人员揭盲的信息，不评价不良事件的因果关系。确定指定工作职责后，不得在研究中心首例受试者随机化后任何时间转换工作职责（不得从非盲角色变更为盲态角色。在特殊情况下，如果获得申办者批准，盲态角色可变更为非盲角色）。必须尽一切努力限制非盲研究人员的数量，以确保盲态研究的完整性。

（3）非盲文件管理：必须由非盲治疗给药员完成的所有文件，应存放在仅限本研究非盲研究中心工作人员访问的锁定/安全区域。

（4）不同角色之间的设盲与非盲沟通：设盲：盲态研究中心工作人员和非盲研究工作人员、盲态 CRA 和非盲 CRA。非盲信息/问题沟通：非盲研究中心工作人员和非盲 CRA（非盲 CRA 执行研究药物清点并处理涉及非盲研究中心工作人员的研究问题）。

（二）眼科药物临床试验常见实施问题

临床试验在实施过程中常存在方案依从性、原始记录、病例报告表的填写、数据溯源、知情同意书、试验药物、研究人员管理等方面的问题。眼科药物临床试验在实施过程中主要存在以下问题。①给药眼睛错误：试验一般为单眼给药，在实施过程会出现对侧眼（非研究眼）给予试验药物治疗。②给药部位错误：不同眼科注射药物给药的部位不同，分为眼周注射（球结膜下注射、球筋膜下注射和球后注射等）和眼内注射（前房内注射、经睫状体扁平部的玻璃体腔内注射等），试验实施过程中可能出现应为玻璃体内给药，错误予以结膜下给药的情况。③试验药品管理问题：眼底注射的试验药物一般需要从药房向手术室转运，过程中管理不当会导致试验药物超温。④研究人员管理问题：研究中心未授权非盲 CRC，研究治疗后药盒未使用封条密封交由盲态 CRC 转运回收至中心药房，存在破盲风险。

案例 21-3

一项评估在 nAMD 受试者中长间隔玻璃体腔注射试验药物的疗效和安全性的随机、双盲、活性对照的临床研究，主要研究目的为评价试验药物在 nAMD 受试者中的视力疗效。该试验在设计和实施中为保障盲法实施可采取哪些措施？

（1）入选标准的选择：应明确适用于研究眼的入选标准，如研究眼经可靠检查方法（荧光素眼底血管造影、光学相干断层扫描等）确认存在继发于 nAMD 的活动性原发中心凹下脉络膜新生血管（choroidal neovascularization，CNV）或近中心凹的伴有一个与 CNV 活动性相关的中心凹下病变成分的 CNV（如视网膜下积液、视网膜下高折光物质、渗漏或出血的证据）；应限定测定的最佳矫正视力（BCVA）范围和 CNV 的面积占总病变面积的比例等。明确 1 只眼为研究眼（如果双眼均符合标准，可将筛选时 BCVA 评估为较差的眼选定为研究眼）。实施过程中每个中心至少有两位研究者，将一位研究者指定为评估医生，评估医生对每例患者的治疗分组保持盲态，对患者进行眼部评估。另外至少还需一位研究者保持非盲状态，对患者进行研究治疗。

（2）对照组的选择：对于暂无标准治疗药物或治疗方法的临床试验，可选择安慰剂对照，本试验药物为玻璃体腔内注射，安慰剂对照组可以采用假注射形式，以保证试验盲法的实施。

（3）评价指标的选择：对于 nAMD，建议采用 BCVA 较基线改善的字母数作为主要疗效终点。通常“BCVA 较基线改善 15 个字母”被认为是具有显著临床意义，故可基于研究目的，对照的设计，选择“较基线 BCVA 提高≥15 个字母的受试者比例”作为次要疗效终点指标之一。为保证试验的盲法实施，BCVA 检查员对分配的治疗组保持盲态，并对研究眼的位置（右眼或左眼）保持盲态。BCVA 检查员不得查看患者之前访视的病例或视力评分，仅可查看患者之前访视的屈光数据。

（编委：丁雪鹰　张　黎）

思 考 题

1. 请举例说明消化系统临床试验的安全性评估应特别关注的内容？
2. 如何理解皮肤病药物临床试验中的辅助治疗？
3. 放射性体内诊断药物临床试验设计与其他临床试验的主要区别有哪些？
4. 简述放射性体内诊断药物临床试验中试验药物的设计要点。
5. 以眼科药物临床试验为例介绍临床试验的一些常见问题。

第二十二章　中药临床试验

教学目标

1. 基本概念

（1）掌握以下概念：中成药，病证结合，中医证候，临床定位，中药创新药、中药改良型新药、古代经典名方中药复方制剂、同名同方药。

（2）熟悉以下概念：中药人用经验，"审慎"原则。

（3）了解以下概念：核心指标集，电子化患者报告结局。

2. 基本理论和基本知识

（1）掌握中药新药审评证据体系内容，中药新药注册分类内容。

（2）掌握中药临床定位确立的主要方法。

（3）掌握中药临床试验方案设计要点。

（4）熟悉中药临床试验质量控制要点。

（5）了解中药临床试验相关法规及质量相关法规。

3. 基本技能　运用相关知识设计中药临床试验方案。

第一节　中药临床试验的设计、实施要点及质量控制

一、中药临床试验概述

中医药是我国特有的医疗卫生与科技资源，从古至今在我国医疗保健体系中都发挥了重要作用。中药是指在中医理论指导下，用于预防、治疗或调节人体功能的药物。中药按加工工艺可分为中成药和中草药。本章节所涉及的中药临床试验主要指中成药临床试验。中成药是以中药材为原料，在中医药理论指导下，为了预防及治疗疾病的需要，按规定的处方和制剂工艺将其加工制成一定剂型的中药制品，是经国家药品监督管理部门批准的商品化的一类中药制剂。中成药可以是由多味饮片组成的，也可以是中药提取物等在中医药理论指导下组方而成的制剂。

（一）中药注册临床试验相关法规

1984 年颁布的《中华人民共和国药品管理法》作为我国第一部有关药品研制、生产、使用和流通管理的基本法律，首次从法律层面清晰地将中药纳入药品进行管理。1998 年国家药品监督管理局（SDA）正式成立，首次将现代药物研发理念引入中药新药开发，并提出药品注册概念。中药新药注册分类先后经过多次修订，1999 年《新药审批办法》（局令第 2 号）、2002 年《药品注册管理办法（试行）》（局令第 35 号）、2005 年《药品注册管理办法》（局令第 17 号）、2007 年《药品注册管理办法》（局令第 28 号）、2020 年《药品注册管理办法》（局令第 27 号）对中药新药注册分类提出了明确要求。

现行的中药注册分类按照 2020 年国家药品监督管理局颁布的《中药注册分类及申报资料要求》（2020 年第 68 号），将中药注册分为四类，分别为中药创新药、中药改良型新药、古代经典名方中药复方制剂、同名同方药。

1. 中药创新药　指处方未在国家药品标准、药品注册标准及国家中医药主管部门发布的《古代经典名方目录》中收载，具有临床价值，且未在境外上市的中药新处方制剂。

2. 中药改良型新药　指改变已上市中药的给药途径、剂型，且具有临床应用优势和特点，或

增加功能主治等的制剂。

3. 古代经典名方中药复方制剂 古代经典名方是指符合《中华人民共和国中医药法》规定的，至今仍广泛应用、疗效确切、具有明显特色与优势的古代中医典籍所记载的方剂，古代经典名方中药复方制剂是指来源于古代经典名方的中药复方制剂。

4. 同名同方药 指通用名称、处方、剂型、功能主治、用法及日用饮片量与已上市中药相同，且在安全性、有效性、质量可控性方面不低于该已上市中药的制剂。

（二）中药临床试验质量的相关法规

中药新药临床试验质量遵循药物临床试验质量管理的一般原则。早在 1998 年，卫生部颁布 GCP（试行），2003 年 9 月 1 日国家食品药品监督管理局正式实施 GCP（局令 3 号），2020 年 7 月 1 日国家药品监督管理局与国家卫生健康委员会修订的 GCP（国家药监局国家卫生健康委 2020 年第 57 号）施行。2017 年我国加入了 ICH。上述关于临床试验质量的重要节点事件都对中药临床试验的质量提升起到了重要推动作用。

（三）中药临床试验证据体系

总体上，注册上市中药临床试验在有效性、安全性证据方面与化学药、生物药一致，都是通过开展临床试验形成支持其有效性、安全性的循证医学证据。但是中医药学科特点决定了中药临床试验存在一定特殊性，主要表现在中药新药研发模式的特殊性。多数中药新药的研发流程为既往人用经验有效、安全→动物实验有效、安全→临床试验验证，而化学药的研发流程为先了解疾病病理机制→针对病理机制筛选可能治疗药物→动物实验有效、安全→临床试验验证，可见两者主要区别在于成为新药之前是否有人用经验，中药上市前多数已有人用经验。所谓中药人用经验通常在临床实践中积累，具有一定的规律性、可重复性和临床价值，包含了在临床用药过程中积累的对中药处方或者制剂临床定位、适用人群、用药剂量、疗效特点和临床获益等的认识和总结。

基于这种特殊性，为更好支持中药传承和创新，2017 年中共中央办公厅、国务院办公厅印发《关于深化审评审批制度改革鼓励药品医疗器械创新的意见》中明确提出“建立完善符合中药特点的注册管理制度和技术评价体系”。2019 年《中共中央 国务院关于促进中医药传承创新发展的意见》提出“改革完善中药注册管理，加快构建中医药理论、人用经验和临床试验相结合的中药注册审评证据体系”。2020 年国家药品监督管理局发布的《中药注册管理专门规定》提出“中药注册审评应当采用中医药理论、人用经验和临床试验相结合的证据体系，综合评价中药的临床有效性、安全性”。2023 年国家药品监督管理局颁布实施的《中药注册管理专门规定》（2023 年第 20 号）明确提出“中药注册审评，采用中医药理论、人用经验和临床试验相结合的审评证据体系，综合评价中药的安全性、有效性和质量可控性”。这种将中医药理论、人用经验和临床试验相结合的中药新药审评证据体系简称“三结合”审评证据体系。

二、中药临床试验设计总体原则及设计要点

中药临床试验设计遵循循证医学临床试验设计基本原则，如随机、对照、盲法等，受试者权益保护遵循《赫尔辛基宣言》等国际公认伦理原则。2002 年国家药品监督管理局颁布了《中药新药临床研究指导原则（试行）》，2015 年药品审评中心（Center for Drug Evaluation，CDE）颁布了新版《中药新药临床研究一般原则》。

（一）中药临床定位确定

临床定位是指中药新药在拟定目标适应证中预期的治疗作用，该作用应具有公认的临床价值。客观、恰当的临床定位可以降低药物的研发风险。确定药物的临床定位需考虑：适应证疾病发生发展演变规律；适应证疾病现阶段医学进展所能达到的治疗水平；中医药目前在目标适应证治疗中的作用和地位及药物潜在的临床价值；需明确是治疗用药还是预防用药，是影响疾病进程还是改善症

状，是联合现有治疗方法还是单独使用等。例如，以治疗原发性骨质疏松症中药新药举例，在正式开展临床试验前需要明确该中药临床定位，定位于提高骨密度或者改善骨质疏松症导致的腰背痛症状，只有确定其临床定位才能决定临床试验中的主要疗效指标及确定样本量等临床试验方案设计的关键要素。

尽管中药已经在临床上已有大量应用，但是确定中药临床定位并不容易。一般确定中药临床定位有几种途径：如果是中药复方，必须与处方发明人或者实际使用者进行深入交流，在此基础上深入挖掘前期人用经验数据，科学客观评价前期人用经验中药的治疗特点与优势。如果是有效成分类中药，还要参考前期动物及基础药效研究结果，明确其可能的起效机制。如果上述两种方法还不能确定临床定位，可以通过开展小样本临床研究以确定临床定位。

（二）中药临床试验对照设计

为了客观评价中药的临床疗效及安全性，中药临床试验一般要求设计对照，中药临床试验对照一般有安慰剂对照、阳性药对照。合理的对照能够获取比较性的疗效和安全性数据，有助于分析药物疗效和不良反应是药物所致还是由于其他因素所致。

1. 安慰剂对照　从科学性角度看安慰剂对照具有明显优势，使用安慰剂对照应符合伦理学要求，不应损害受试者健康和加重其病情。安慰剂对照试验有严格的使用场景。例如，所研究疾病目前尚无已知公认有效的治疗方法，如无特效药的罕见病、恶性肿瘤晚期；不治疗也会痊愈的自限性疾病，如上呼吸道感染；某些慢性病自然病程反复波动变化，短期不治疗不至于明显影响疾病的预后，如膝骨关节炎；某些易受心理因素影响的疾病，具有精神症状的疾病或精神疾病，如失眠；疗效判断缺少明确客观的检测指标，如各种疼痛类疾病；受试者使用常规治疗存在不能忍受的不良反应，且已证明常规治疗无效或其风险超出预先的估计。急危重症不适宜单纯应用安慰剂，可采用加载试验设计，即在常规治疗基础上加载安慰剂。如果受试药物和安慰剂对人体的固有反应有较大差别而使得临床试验难以保持盲态，则应采用相应的技术尽量保证试验的盲态。同时还要注意的是，采用安慰剂对照不仅可以了解药物的疗效，还能够通过安慰剂效应评价临床试验的整体研究质量，如某项中药临床试验安慰剂疗效明显高于公认疗效，则提示临床试验质量可能存在问题。在双盲试验中，由于中药特殊的气味、性状及颜色，导致中药颗粒剂、口服液等安慰剂的制作非常困难，试验实施中极易破盲。因此有研究尝试以极低剂量（一般为试验药生药含量 1/10 剂量）以模拟试验药的方法进行对照。

2. 阳性药对照　阳性药物原则上应选用有充分临床研究证据，且当前临床普遍使用的同类药物中疗效较好的已上市药物。所选阳性药物应该在说明书标明的适应证人群、剂量、给药途径、给药间隔、给药周期范围内使用，即其说明书适应证应与药物拟定适应证一致，且阳性药物使用的剂量、给药方案必须是该药的最优剂量和最优方案。在选择已上市中成药作为阳性药物对照时，还应考虑药物与阳性药物在功能主治、中医辨证分型上的可比性。在选择化学药品作为阳性药物对照时，在适应病种上应具有可比性。

（三）中药临床试验疗效指标设计

疗效观测指标是用于评价药物有效性的主要观察和测量工具，可以是疾病临床终点（如死亡、残疾、功能丧失）、影响疾病进程的重要临床事件（如心肌梗死、脑卒中的发生），也可以是反映患者社会参与能力（残障）、生存能力（残疾）、临床症状和（或）体征、心理状态等内容的相关量表或其他形式的定量、半定量或定性的指标；也可以是通过某些医疗仪器和设备测量手段获得的数据或检查结果，包括影像学、病理、生化等指标（如病理检查结果、细菌培养、血脂、血压等）。在中药临床试验设计中，疗效指标应分为主要疗效指标和次要疗效指标。

1. 主要疗效指标　主要疗效指标是反映临床试验主要目的的指标。在治疗确证性临床试验中，反映药物有效性的主要疗效指标一般应该是该目标适应证的临床结局指标或公认的替代指标。主要疗效指标的选择需注意：主要疗效指标不能随意确定，应该与药物拟定的目标适应证、临床定位和临床试验目的相一致；主要疗效指标不宜太多，通常只有一个；但有些适应证应选择多个不同维度、相关性较低的主要疗效指标，并应考虑对Ⅰ类错误进行控制；主要疗效指标应具有较好的效度和信度并被广泛采用、容易理解；主要疗效指标应该符合当前国内外相应适应证领域的共识。

2. 次要疗效指标 次要疗效指标是指与临床试验主要目的相关的重要支持性疗效指标，或与次要目的相关的疗效指标。次要疗效指标可以是多个。次要疗效指标可以为疗效确定提供支持，但不能作为疗效确证性依据。如与主要疗效指标相关性较强的次要疗效指标，应当与主要疗效指标之间显示相应的逻辑关系。

3. 中医证候评价 病证结合类中药研究一般应选择中医证候评价作为次要疗效指标中的一项。中医证候中的证是指人体内在的组织、器官、生理功能等方面的异常变化及其综合表现的总体，即所谓的疾病或疾病状态。而候则是指人体外在的特定状态和表现，如面色、舌苔、脉象等。证候是对疾病（泛指非健康）发展到一定阶段的病因、病性、病位及病势等的高度概括，具体表现为一组有内在联系的症状和体征，是中医临床诊断和治疗的依据。中药治疗的适应证可以为现代医学疾病，如高血压、糖尿病、骨质疏松症，但是在选择患病人群时要根据中医功能主治选择特定中医证候人群，如某中成药治疗肝肾阴虚证的 2 型糖尿病，这种将疾病与中医证候结合在一起被称为“病证结合”。中医证候评价可以采用量表方法，即根据某一中医证候相关的症状体征轻重及对中医证候属性确定的贡献度进行赋分。评价中医证候变化的中医证候评价用量表应该是由以能够反映证候动态变化性特征的指标为主构成。如果缺乏信度和效度评价的中医证候评价用量表，中医证候疗效可以采用减分率（消失率/复常率）按二分类资料进行统计比较分析，减分率建议根据适应证临床实际治疗情况预先设定具有临床价值的界值。

现代医学疾病疗效评价指标是否能客观反映中医药疗效，还有较多争议。建立适合中医药的临床疗效评价体系是当前及今后一段时间中医药学科领域内的热点问题之一，国内有学者尝试按照循证医学核心指标集方法来规范中医药临床试验结局指标，所谓核心指标集（core outcome set，COS）即健康或卫生保健特定领域中临床试验必须报告的、最少的、最重要指标集合，研制中医药临床试验核心指标集（core outcome set of traditional Chinese medicine，COS-TCM）是解决中医药临床试验疗效评价指标不一致、不规范、不公认、随意性等问题的重要途径。

（四）中药临床试验疗效指标观测时点设置

疗效指标的访视点一般包括基线访视点、中间访视点、试验结束访视点、随访期的访视点等。不同的疾病，不同的试验目的、不同的疗效观测指标，其访视点的设计要求不同。以发作性疾病的评价为例，评价控制急性发作和评价减少发作频率，其临床访视点的设置完全不同。例如，评价偏头痛急性发作的止痛效果，一般以开始用药后 2h 内头痛及其伴随症状的缓解率作为主要疗效指标，其访视点设置应该设计为 2h。而如果是偏头痛减少发作频率的观察，多以观察 1 个月内偏头痛发作频率的变化为主，其访视点设置应该为 1 个月。如果是评价患者一段时间内的疾病变化情况，如用匹兹堡睡眠量表评价近 1 个月的睡眠情况，则疗效指标访视点的设置也应以月为单位，并且基线取值也应是治疗前 1 个月的病情变化平均取值，此时为获得可靠的基线取值需要较长的导入期。而用于确定药物疗效的最终访视点一般不能少于几个观察时间单位，否则难以获得药物治疗后稳定可靠的疗效。有些疗效指标的变化有其固定的生理周期和规律，如糖化血红蛋白的变化周期一般为 120 天左右，在选该类疗效指标进行观察时，应该以其变化周期为基础设置访视点，访视点的设置间隔也应与其变化周期基本一致。以观察症状体征消失时间等为疗效指标时，其疗效指标访视点应该根据疾病的发病特点，在预计症状体征消失开始到结束，设置较为密集的访视点。当某些疾病的疗程与临床试验周期不一致时，其主要疗效指标的最终访视点应为临床试验周期规定的末次访视点。如果主要疗效指标是疾病的终点（如死亡、残疾、功能丧失）和某些重要的临床事件（如心血管事件、骨折发生），其最终访视点一般应该设置足够长。对自限性疾病或可自行缓解的发作性疾病急性发作期的症状控制治疗为主要目的的临床试验，其主要疗效观测指标的访视点一般不宜超过疾病的自然缓解病程。如果还需要观察疾病是否出现并发症、病情复燃或疾病复发情况，应设置合理的随访期的访视点。

（五）中药临床试验安全性指标设计

中药新药在临床试验前，需依据处方组成、既往临床经验、纳入目标适应证人群特点、药理毒理研究结果，进行安全性方面的临床试验设计与实施。安全性指标不仅包括实验室检查指标，还应当包括所有的症状、体征等临床表现。

1. 必须观察的安全性指标　①所有发生的不良事件（包括症状、体征等）。②一般体格检查（身高、体重、体温、血压、心率、脉搏等）、重要体征检查（如神经系统等其他特殊的临床检查等）。③实验室检查：血常规检查。肝功能相关检测指标：ALT，AST，TBil（当TBil增高时，应追查直接和间接胆红素），碱性磷酸酶（alkaline phosphatase，ALP），γ-谷氨酰转肽酶（γ-glutamyl transpeptidase，GGT）。肾功能相关检测指标：尿常规及尿沉渣镜检，微量白蛋白尿（推荐使用即刻尿白蛋白与尿肌酐的比值，UACR），血清肌酐（Scr）和（或）eGFR（推荐使用简化MDRD公式或CKD-EPI公式），尿*N*-乙酰-β-D-氨基葡萄糖苷酶（尿NAG酶）。心脏功能相关检测指标：十二导联ECG（需常规观察ST-T改变、病理性Q波、各种心律失常、QT/QTc间期）。

2. 视情况增加的安全性指标　除上述必须观察的安全性指标外，还应根据药物具体情况和目标适应证及纳入人群特点等，合理增加相关安全性指标。①增加粪常规和（或）粪便隐血：如受试药物可能导致消化道出血或炎症，或可能对出凝血功能有潜在影响的。②根据处方药味及相关成分：如处方中含有马钱子，应增加神经毒性等相关检查指标。③根据目标适应证及纳入人群特点：如妊娠期、哺乳期妇女用药，应增加全面的子代安全性考察内容等；围绝经期综合征用药，应监测相关激素水平，还应观察对乳腺、子宫内膜、卵巢的影响。④由于药物药理作用可能导致的安全性影响：如具有峻下逐水作用的药物需进行电解质等相关指标的检查。⑤根据既往/前期临床应用经验：既往或前期临床应用或研究中出现异常或可疑的不良反应，应增加相应的安全性指标。例如，前期临床应用/研究中出现可疑的皮肤紫癜，应增加相应的皮肤、黏膜观察并加强对血小板及出凝血指标的监测并增加检测时点等。⑥根据非临床安全性研究结果：如非临床安全性研究结果提示可能对血糖指标产生影响，需增加糖代谢等相关指标。⑦由于证候转化可能导致的安全性问题：如具有补益肾阳作用药物的长疗程使用可能引起补阳太过耗伤阴津导致虚火上炎的，应增加相应不良反应的观察。⑧根据给药途径和剂型的特点：如注射剂、眼用制剂、外用制剂等均应增加相应的与有关给药途径有关的安全性观测指标。⑨联合用药且有安全性风险的或可能存在药物相互作用的，应增加相应的安全性指标。⑩药理毒理研究提示对心脏可能有潜在毒性的、处方含已知具有潜在心脏毒性的、早期临床试验观察到药物可能对心脏有潜在毒性的，需增加心脏肌钙蛋白I或T（cTnI或cTnT），脑钠肽（BNP）或氨基末端脑钠肽前体（N-terminal pro-B-type natriuretic peptide，NT-proBNP）及超声心动图检查。⑪药理毒理研究提示有肾毒性或处方中含有肾毒性报道的药物，早期临床试验观察到药物可能对肾脏有潜在毒性的，需增加血清胱抑素C(cystatin C)、eGFR。⑫临床试验期间视情况需增加的安全性指标：当肝功能检查发现TBil增高时，应追查直接和间接胆红素；当肾功能检查发现尿常规检查尿蛋白阳性且1～2周后复查仍为阳性者，增加24h尿蛋白定量检查。尿沉渣镜检发现血尿且48h后复查仍有血尿者，增加尿红细胞位相检查。连续2次尿NAG酶升高2倍及以上者，增加其他肾小管功能检查指标如尿α_1-微球蛋白（尿α_1-MG）、尿β_2-微球蛋白（尿β_2-MG）、尿视黄醇结合蛋白（RBP）等。

安全性指标检测时点（包括时间窗）的设置需符合疾病发生发展变化的规律、相关指标变化规律及药物的特点等因素。对于大于或等于6个月的长疗程药物，常规安全性指标检测间隔时间一般不应大于3个月，如为中药有效成分和有效部位制剂，常规安全性指标检测时间不应大于1个月。当存在安全性风险或前期临床试验已出现安全性风险信号的情况下，应及时增加检测时点。

三、中药临床试验实施及质量控制

（一）中药临床试验质量管理总体要求

中药临床试验质量遵循临床试验质量管理的一般原则，即我国现行的 GCP 及 ICH-GCP。GCP 对申办者在临床试验中的质量提出了明确要求，申办者负责制订、实施和及时更新有关临床试验质量保证与质量控制系统的标准操作规程，确保临床试验的实施、数据的产生、记录和报告均遵守试验方案。申办者应当建立临床试验的质量管理体系，质量管理体系的内容应涵盖临床试验全过程，包括临床试验的设计、实施、记录、评估、结果报告和文件归档之外，还需结合中药新药临床试验质量的特殊性，建立有针对性质量管理体系，如对中医药物临床试验机构和主要研究者的遴选标准、中药新药临床试验盲法质量控制措施、中医证候信息数据的质量控制方案等。申办者应建立独立数据监查委员会，委员会成员专业背景应涵盖医学、统计学、中药毒理学、临床试验质量等专业背景人员。数据监查委员会的人员组成、运作方式要透明公开。

研究机构建立适合中药新药的质量保证体系：研究机构应建立专门的药物临床试验质量保证部门，并配备专职质量保证工作人员，建立临床试验质量保证日常工作制度及相关标准操作规程，围绕中药新药临床试验中医证候数据质量及可溯源性等关键环节建立有针对性的措施。研究者中医证候数据质量相关培训：在西医药物临床试验机构开展中药新药临床试验的，项目中需要授权有中医专业背景研究者，要对拟参加试验的中医背景研究者进行试验相关内容培训，培训内容应涵盖研究方案纳入标准中医证候诊断及中医证候疗效评价，培训结束应进行培训效果考核，合格者可授权参加试验，同时要保留相关培训证据。建立研究机构层面的整体中医证候数据质量保证体系：中医证候数据如果是纸质源文件要进行文件受控管理，如果是电子源文件，系统本身的安全性、可靠性要符合相关规定。

（二）中药临床试验实施质量控制

1. 安全性数据质量控制 中药新药既往人用经验安全性数据的收集：不同于化学药物、生物制剂，中药新药很多有前期人用经验，因此在临床试验正式实施前，既往人用经验数据对评估药物本身的安全性非常重要；在试验实施过程中这些数据为研究者判断不良事件与药物关系提供了重要的参考价值。申办者应在临床试验实施前把收集到的人用经验安全性数据形成书面报告。

为保证中药新药人用经验安全性数据收集的质量，应满足以下几点：①中药新药处方来源，要说明来源于某位医生或者某医疗机构院内制剂；②数据收集方式，要说明是来源于临床实践或者临床研究；③人用经验数据样本量，如果是临床经验方或院内制剂要说明大体有多少数量级的患者使用，如果是既往临床研究要详细报告参加研究的受试者数量；④人用经验安全性事件与药物关系判断应尽可能详细；⑤人用经验数据与动物实验安全性结果一并作为安全性内容纳入研究者手册，以作为临床试验实施过程中安全性事件评估的重要技术依据。

申办者对 SUSAR 的判断与报告：申办者要负责组织对临床试验中发生的严重不良事件是否为 SUSAR 进行判断。中药新药研发申办者在临床试验实施前应组建高水平的 SUSAR 判断团队。团队成员应由以医学专家、毒理学专家（尤其要有中药毒理专业背景者）为主的人员组成，应建立具有可操作性的书面运行管理机制。运行管理机制要明确：①组织工作章程；②组成人员名单及出席人数最低限制；③要形成正在研究的中药新药不良反应数据库资料，有助于快速、专业判断 SUSAR，如建立本次研究药物中药处方及所有单味中药既往报道数据库，一旦发生严重不良事件能够快速检索；④接到严重不良事件报告后如何快速响应，如第一时间团队成员能够快速响应并进行专业判断，一般要求申办者在接到研究者报告严重不良事件的 24h 内判断严重不良事件是否为 SUSAR；⑤判断结果如何第一时间反馈所有参研单位；⑥如果判断是 SUSAR，如何及时规范上报监管部门；⑦争议解决机制，如团队成员对发生的严重不良事件是否为 SUSAR 时出现争议如何解决。

研究者对临床试验实施过程中发生安全性事件的判断：研究者在实施临床试验过程中要及时、

完整收集所有发生的不良事件，发生严重不良事件要第一时间报告申办者及所在研究机构伦理委员会，要完整记录不良事件的开始时间、结束时间、处理及最后结局。考虑到中药多成分、多靶点特点，以及可能存在既往未被关注的安全性问题，建议中药新药临床试验中对不良事件与药物关系秉承“审慎”原则。所谓“审慎”是在基于前期人用经验安全性数据及动物实验安全性基础上，研究者判断不良事件与药物关系应偏向保守，如试验过程中发生肝功能异常，且无明确其他原因导致肝功能异常，尽管无既往试验药导致肝功能损伤的数据，但是研究者应基于审慎原则判断该肝功能损伤与试验药物的关系为“可能相关”，或者至少是“无法判断”，而不是“肯定无关”，有助于最大限度早期发现试验药物潜在的安全性风险。

2. 有效性数据质量控制

（1）主要疗效指标：主要疗效指标设计是否合理、数据质量是否能够得到保证、数据结果能否达到预期结果是决定新药能否上市的关键性因素。具体涉及中药新药临床试验，以量表为主要疗效指标者较多，因此为保证临床试验的质量有必要对此类主要疗效指标数据采集方式进行规范。在量表数据质量方面，如果是纸质版量表应该对相关量表进行文件受控管理，最大限度保证相关纸质文件数据的采集质量。电子化量表是保证数据质量的重要途径之一，相比传统的量表，电子化量表能更多满足客观、定量、便捷、低成本和持续动态观测的要求，可在一定程度上解决中医药临床试验质控方面的困难，当前国内开展的一些中药新药临床试验中已经在尝试用电子化工具采集主要疗效指标，也取得了较好的效果。电子化患者报告结局（patient reported outcome，PRO）是通过电子化方式获取的患者报告，获取途径包括访谈、在线问卷、量表等，但最主要的方式是通过电子化验证的量表来完成，全球已经有上千种 PRO 量表应用于新药临床试验和其他各种临床研究，其中一些常用量表如 EQ-5D-5L、SF-36 已经经过电子化验证，现已被广泛应用。

（2）中医证候数据：不同于其他化学药及生物制剂，对中医证候的诊断及疗效评价是中药临床试验所特有的。既往对此类中医证候数据只是由研究者在试验实施过程中根据受试者实际情况填写，对中医的四诊关键信息，如受试者的舌象、脉象、面色等无法实现溯源，此种情况也无法达到 GCP 对“源数据”的基本要求。考虑到我国当前中药临床试验现状，为了提升我国中药新药临床研究质量，中药新药临床试验中医证候数据质量应满足如下要求：①建议对中药新药临床试验中产生的中医证候源数据进行客观化记录及保留。试验实施过程中实时记录舌脉象原始采集图像及其相关特征参数，并保证数据的可溯源性。相关原始记录保存应符合国家药品监督管理部门原始研究资料保存要求，能够有效接受现场核查。②建议中药新药临床试验中使用四诊采集仪，所选用四诊采集仪应是得到国家有关部门批准的合格医疗设备，同时应保留四诊采集仪试验期间的校准报告及效期证明。③建议中药新药临床试验中采集的中医四诊信息能够实现与临床试验电子化系统进行数据接口，以实现相关中医四诊信息数据实时抓取。

3. 中药新药临床试验盲法质量控制　在符合伦理学原则下，为证明药物的疗效及考察试验的整体质量，中药新药临床试验设计一般推荐安慰剂作为对照。中药安慰剂的四个基本属性为安全性、适用性、相似性和可控性。考虑到中药药学研究实际情况，在双盲试验中由于中药特殊的气味、性状及颜色，导致中药颗粒剂、口服液等安慰剂的制作存在一定难度，试验实施过程中极易破盲。因此建议在盲法试验中要对中药安慰剂进行质量评价，中药新药临床试验盲法的质量应满足：①中药新药盲法临床试验实施前应对拟使用的中药安慰剂进行盲法效果评价。②对中药安慰剂的相似性评价要从外观、性状、气味、味道等至少四个维度进行评价。③应设计相似性评价量表评价中药安慰剂与试验药的相似度，量表内容可以参照视觉模拟评分或者按照不同等级进行评价。④关于中药安慰剂的评价主体，目前较多采用人工评价，评价人可以为研究者、患者、药学专家或者其他独立专家，至少需要三个独立评价人完成评价，一致性评价的原始记录文件应留档保存。鼓励使用现代技术手段，如电子鼻、电子舌等先进工具进行评价。⑤中药安慰剂建议至少保存至临床试验注册现场核查结束。

第二节 案例解释和分析

案例 22-1 **苏黄止咳胶囊**

案例摘要：中药大品种苏黄止咳胶囊临床定位清晰，适应证为感冒后咳嗽及咳嗽变异型哮喘，其适应证是基于前期人用经验确定，并且围绕上述两个适应证开展了验证性临床试验，研究结果证实苏黄止咳胶囊对上述两个适应证的临床疗效且安全性较好，其临床定位满足了未被满足的临床需求。

案例问题：如何确立中药新药临床定位？

案例分析：苏黄止咳胶囊，属于既往中药注册分类中药6类药，即中药复方制剂，该品种属于中药大品种，所谓中药大品种是指具有显著或确切的临床疗效，满足临床需求，科技含量高，中医药特色显著，所占市场份额较大的品种。苏黄止咳胶囊临床定位清晰，验证性临床试验设计良好。其说明书功效为疏风宣肺、止咳利咽。其中医适应证为风邪犯肺、肺气失宣所致的咳嗽、咽痒、痒时咳嗽，或呛咳阵作，气急、遇冷空气、异味等因素突发或加重，或夜卧晨起咳剧，多呈反复性发作，干咳无痰或少痰，舌苔薄白等。现代医学适应证为感冒后咳嗽及咳嗽变异型哮喘。咳嗽属于临床常见病、多发病，但是导致咳嗽的原因很多，有呼吸系统导致的，有过敏导致的，也有其他疾病导致的继发性咳嗽等，客观来讲中药治疗咳嗽药物不可能对所有的咳嗽有效，而苏黄止咳胶囊在前期人用经验基础上，选择感冒后咳嗽及咳嗽变异型哮喘两个类型咳嗽，其临床定位清晰，后续分别开展了感冒后咳嗽、咳嗽变异型哮喘两个适应证的治疗确证性临床试验，研究结果证实苏黄止咳胶囊对上述两个适应证具有良好临床疗效。尽管针对感冒后咳嗽、咳嗽变异型哮喘两个适应证现代医学有不少治疗药物，但是总体看来这些药物在缓解上述两种类型咳嗽的总体临床疗效并不理想，且存在一定不良反应，苏黄止咳胶囊在快速缓解上述两种疾病导致的咳嗽症状及安全性方面均具有明显优势，因此苏黄止咳胶囊选择此类适应证属于填补治疗空白，满足了未被满足的临床需求，这也是新药研发大力提倡的。

案例 22-2 **芪苈强心胶囊**

案例摘要：中药大品种芪苈强心胶囊，其适应证为治疗冠心病、高血压病所致轻、中度充血性心力衰竭，为验证其临床疗效开展了高质量循证医学研究，其研究结果发表于国际主流医学期刊，为相关中医药相关临床研究提供了重要示范。

案例问题：中药新药如何开展高质量验证性临床研究？

案例分析：芪苈强心胶囊，属于既往中药注册分类中药6类药，该品种属于中药大品种。芪苈强心胶囊，益气温阳，活血通络，利水消肿，用于冠心病、高血压病所致轻、中度充血性心力衰竭证属阳气虚乏，络瘀水停者，症见心慌气短，动则加剧，夜间不能平卧，下肢浮肿，倦怠乏力，小便短少，口唇青紫，畏寒肢冷，咳吐稀白痰等。其临床定位也比较清晰，主要治疗冠心病、高血压病所致轻、中度充血性心力衰竭，中医证候为阳气虚乏者。为客观评价中药临床疗效，开展高质量循证医学研究是非常必要的。为此，严格按照多中心、随机、双盲、安慰剂对照临床试验设计，完成了芪苈强心胶囊慢性心力衰竭（CHF）患者疗效的研究，该研究共有512名慢性心力衰竭患者被纳入研究，并随机分为安慰剂组或芪苈强心胶囊组，以及治疗慢性心力衰竭的标准药物组。主要终点是治疗12周期间血浆氨基末端脑钠肽前体（NT-proBNP）水平的降低或百分比变化。结果在12周的随访中，两组的NT-proBNP水平均较基线水平显著降低，但芪苈强心胶囊组的降低幅度明显大于安慰剂组（P=0.002）；与安慰剂组31.98%的患者相比，芪苈强心胶囊组47.95%的患者NT-proBNP水平降低至少30%（P<0.001）。在纽约心脏协会功能分类、左室射血分数、6分钟步行距离和生活质量方面，与安慰

剂相比，芪苈强心胶囊治疗也表现出了更好的表现。最终得出结论，在标准治疗的背景下，芪苈强心胶囊进一步降低了NT-proBNP的水平。研究数据表明芪苈强心胶囊可以用于CHF的联合治疗。该研究结果于2013年发表在国际心血管领域顶尖杂志《美国心脏病学会杂志》(JACC)，JACC编辑部为此发表评论“让衰竭的心脏更加强劲：中国传统医学给我们的启示”。这项研究在国内外引起了较大反响，也为中医药相关高质量临床研究提供了示范作用。

（编委：元唯安　杨建华，参编者：华　烨）

思考题

1. 中药、化学药新药研发流程的联系和区别有哪些？
2. 中药临床试验的对照药应如何选择？
3. 在安慰剂对照中药临床试验中，盲法的实施应注意哪些问题？
4. 为何中药新药临床试验中对不良事件与药物关系要秉承“审慎”原则？

第二十三章　细胞治疗产品及疫苗临床试验

教学目标

1. 基本概念

（1）掌握以下概念：免疫原性，疫苗效力，初始接种，免疫接种后的不良事件。

（2）特殊关注不良事件。

（3）熟悉以下概念：细胞治疗，干细胞疗法，免疫细胞疗法，应答者，应答率。

（4）了解以下概念：免疫相关的保护，血清转化。

2. 基本理论和基本知识

（1）熟悉细胞治疗产品特征。

（2）熟悉掌握细胞治疗产品临床试验设计要点。

（3）熟悉细胞治疗产品临床试验方案设计的基本内容。

（4）了解细胞治疗药物的主要类型，细胞治疗药物作用机制，了解疫苗的种类。

3. 基本技能

（1）熟悉嵌合抗原受体T细胞临床试验设计。

（2）评估疫苗临床试验方案。

随着生物技术不断进步，越来越多的新型生物疗法用于疾病治疗。新型生物疗法及药物的作用机制各不相同，不良反应也差异巨大。因此，针对该类药物，需要依据其特性，针对性地设计临床试验方案。本章主要介绍细胞治疗药物及疫苗相关临床试验设计的一般要求及考虑要点。

第一节　细胞治疗产品及临床试验概述

细胞治疗药物展现了巨大的临床应用潜力。细胞治疗（cell therapy）是指应用人自体或异体来源的细胞经体外操作后回输入（或植入）人体，用于疾病治疗的过程。体外操作包括但不限于分离、纯化、培养、扩增、活化、细胞（系）的建立、诱导、遗传操作、冻存复苏等。

根据细胞类型的不同，细胞治疗通常可以分为干细胞治疗和免疫细胞治疗。根据细胞来源划分，细胞治疗又可分为异体细胞治疗和自体细胞治疗。此外，部分细胞治疗产品制备过程中，可能涉及基因工程技术改造细胞基因组，因此该类细胞治疗产品还具有基因疗法的特征。

细胞治疗药物不同于既往化学药物或者蛋白药物，其有效成分是一类具有生物学效应的细胞，其制备技术、应用方案和作用机制等方面，具有复杂性、多样性和特殊性，部分细胞治疗产品还具有个体化的特点。因此，细胞治疗药物不能像传统化学药物一样制定统一的临床试验标准和方案。了解细胞治疗产品的基本特征，学习和掌握细胞治疗产品临床试验设计要点，对于指导相关临床试验设计，保障临床研究顺利实施有重要意义。

一、细胞治疗产品主要类别及特征

（一）细胞治疗产品主要类别

细胞治疗产品目前主要分为干细胞治疗产品和免疫细胞治疗产品。

干细胞疗法（stem-cell therapy），即对干细胞进行分离、培养或者定向诱导分化，用于替代衰老或死亡细胞，达到组织修复，恢复机体功能的疗法。干细胞是一类可以自我更新，在一定条件下具备多向分化潜能的细胞，包括胚胎干细胞、成体干细胞和诱导产生的多能干细胞等。干细胞疗法在细胞替代、创伤修复、组织再生领域有巨大应用潜力。例如，目前已经用于临床的干细胞疗法：造血干细胞移植和骨髓移植，用于重建患者因为恶性血液疾病或者大剂量放化疗破坏的造血系统。此外，运用成体干细胞治疗急性心肌梗死、狼疮性肾炎、糖尿病、神经损伤等疾病的临床试验也在开展中。

免疫细胞疗法（immune cell therapy），隶属于免疫治疗范畴，是利用患者自身或者供者来源的免疫细胞或者多能干细胞诱导产生的免疫功能细胞，经过体外培养扩增或活化，部分细胞治疗需经过基因工程改造后，再回输到患者体内，激发或增强机体的免疫功能，从而清除肿瘤细胞或病毒感染等病原体的治疗方法。当前主要的免疫细胞疗法主要有细胞因子诱导的杀伤细胞（cytokine-induced killer cell，CIK 细胞）、肿瘤浸润淋巴细胞（tumor infiltrating lymphocyte，TIL）、CAR-T 细胞及 T 细胞受体修饰的 T 细胞（T-cell receptor-engineered T cell，TCR-T 细胞）等。此外，还存在基于 NK 细胞或树突状细胞等其他免疫细胞的治疗方法。免疫细胞治疗中的 CAR-T 细胞、TCR-T 细胞和 TIL 细胞疗法，在抗肿瘤治疗中已取得了良好效果。目前已有多款 CAR-T 细胞治疗产品在国内外正式获批，用于特定血液恶性肿瘤的治疗。

（二）细胞治疗产品主要特征

案例 23-1

某公司前期研发了一款靶向 CD19 抗原的 CAR-T 细胞，拟用于治疗表达 CD19 抗原的淋巴瘤患者。该 CD19 CAR-T 细胞治疗药物采用个体化制备策略，将患者 T 细胞采集后，经过体外培养，运用慢病毒作为转基因载体，将人工合成的靶向 CD19 抗原的嵌合抗原受体基因导入 T 细胞中，待细胞表达嵌合抗原受体并扩增培养后，回输入患者体内。

请思考以下问题：

该靶向 CD19 抗原的 CAR-T 细胞治疗药物与传统小分子药物相比，具有哪些差异和特性？

细胞治疗药物通过具有功能的细胞发挥治疗或者预防疾病的作用。与传统化学药物或者蛋白抗体类药物相比，细胞治疗药物本身具备体内生存、增殖和分化的潜力，主要有以下几个方面特点。

生产制备方面，细胞治疗药物的起始原料来源多样，成分和制备流程复杂，部分细胞治疗产品具有个体化特点，难以建立普适性的质控流程。因此，对于生产所需原材料，需要严格控制质量，并建立生产操作规范，避免原材料或生产流程中引入外源性污染。细胞产品生产过程中，需要根据具体细胞产品的特有技术进行制备工艺与过程关键点质控设计，采取针对性的风险控制措施。对于细胞药物产品的质量研究，一般选择有代表性的生产批次和关键生产阶段的中间产物样品，对细胞特性、功能性、纯度和安全性等方面进行分析研究，结合终末产品放行检验质控，确保细胞治疗产品符合药品质量管理的一般要求。临床用样品的生产全过程，应当符合 GMP 的基本原则和相关要求。

非临床研究，是药物开发的关键环节之一，非临床研究结果为药物后续临床试验设计提供了研究数据和理论基础。细胞治疗的非临床研究中，动物实验数据外推存在局限性且影响因素较多。细胞治疗产品一般是人源细胞，由于动物模型基因背景和免疫应答的种属差异，人体临床试验安全起始剂量和最大耐受剂量无法根据非临床研究的数据进行预测。此外，动物研究模型体内的细胞药物分布，免疫应答及脱靶反应等数据均与人体临床试验有一定差异。

细胞治疗产品的本质是具有特定功能的活细胞，在体内可以增殖分化甚至长期存在。因此，其药动学和药效学研究与传统小分子或生物大分子药物相比更复杂，基于其在体内可能长期存活的特性，临床研究需要进行长期疗效和安全性监测随访。

部分细胞疗法会运用基因工程手段改造基因组，涉及病毒、转座子等转基因载体使用，可能存在不同于其他药品的临床安全性问题，如病毒可复制传代，外源基因随机整合到细胞治疗产品的基因组，导致细胞恶性转化等。因此，对应细胞产品需检测复制型病毒残留，长期进行遗传毒性和致瘤性监测。

细胞治疗产品的不良反应具有复杂性。细胞治疗药物不良反应的发生率、持续时间和严重性差异较大，与细胞类型、作用活性、靶抗原选择及细胞治疗产品的体内存活、增殖和分布特征密切相关。特别地，免疫细胞治疗产品，可以活化或增强机体免疫系统，引起不同程度的免疫相关不良反应，增加了不良反应复杂性。

细胞治疗产品与其他类型药物相比，具有生产复杂、临床前研究局限、基因插入突变风险、不良反应多样等多方面特性和差异，在临床试验的设计和实施阶段，需要充分考虑细胞治疗药物的特点，确保临床研究顺利安全实施，保障受试者人身安全，尽可能减少风险，增加受试者获益。

案例 23-1 解析

该 CAR-T 细胞治疗产品，具有制备和使用个体化的特点，其制备流程复杂，而且涉及基因修饰，慢病毒载体转导的基因可以整合到细胞基因组。该 CAR-T 细胞可以在体内增殖分化，发挥抗肿瘤效应，同时可以引起免疫系统激活，有可能引起免疫相关不良反应等特点。

二、细胞治疗产品临床试验设计

（一）细胞治疗产品临床试验设计一般性要点

根据 2017 年颁布的《细胞治疗产品研究与评价技术指导原则》规定，细胞治疗产品进行临床试验研究时，同样应该遵循 GCP 的要求。临床试验研究内容原则上应该包括临床安全性评价、药动学和药效学研究。临床试验阶段又根据研究进度可以分为早期治疗探索性临床试验和治疗确证性临床试验。临床试验根据具体细胞治疗产品制备差异及生物学特性差异，可以酌情调整实际临床试验方案。主要考虑的设计要点如下。

1. 细胞治疗产品临床试验的受试者选择 由于细胞治疗药物在体内可以复制扩增，部分细胞治疗药物可以在体内存在数年甚至数十年，受试者的长期安全性具有不确定性。因此，细胞治疗产品通常不建议在健康志愿者中开展。该类临床试验的受试者应选择不能从现有治疗手段中获益的患者。选择患者作为受试者时，还应当根据患者疾病分级分期，结合试验药物的特点综合分析，充分评估患者的风险和受益后纳入试验。在纳入未成年人临床试验受试者之前，应尽量获得成人受试者人群的安全性数据。例如，对儿童和青少年高发的疾病，现有治疗手段无效，也可纳入临床试验，但应提供不首先开展成人研究的依据。一般不纳入孕妇或准备妊娠的育龄受试者。患者知情同意书应当明确告知试验风险，并在试验设计、给药实施等环节尽量减少受试者可能承担的风险。

案例 23-2

该公司计划与临床试验机构合作，开展其 CD19 CAR-T 细胞治疗产品的临床试验。

请思考以下问题：

假如您负责设计该细胞药物临床试验方案，请问什么样的受试者适合参加该临床试验？

案例 23-2 解析

因为 CD19 CAR-T 细胞疗法除了可以有效杀伤特定肿瘤细胞，还可以杀伤正常 B 细胞，引起 B 细胞缺乏；也可能引起炎症因子风暴等免疫系统副作用，严重时甚至危及生命，不良反应较大，因此受试者不纳入健康志愿者。主要纳入现有标准疗法无效的或复发难治的 CD19 阳性血液系统肿瘤患者。

2. 不良反应处理　细胞治疗产品的作用机制、制备流程、回输剂量、是否基因修饰、细胞在体内存续时间、分布范围等因素，均与其临床试验的安全性紧密相关。因此设计实施该类临床试验过程中，需要针对产品特性，规划全面、详细、可操作的不良反应处理方案。此外，细胞产品可在体内长期存在，细胞治疗的部分不良反应，相较于传统小分子药物，可能会在给药后延迟出现，因此不良反应的观察时间应相应延长。

细胞治疗研究发展迅速，临床试验研究者需要及时参考国内外最新研究和临床共识，不断提高细胞治疗安全性风险的认识，及时更新和完善临床试验不良反应处理能力。

3. 研究者培训和程序记录　细胞治疗产品的安全性风险控制，与研究者临床经验和技能水平及整个研究团队的协作密切相关。部分类型的细胞治疗产品涉及特殊途径给药（瘤内给药、局部给药、鞘内注射给药等），操作人员技能水平影响产品临床试验实施。研究者培训对于研究质量控制具有重要意义。对于多中心临床试验，研究者和操作人员进行培训，统一标准，可以降低中心之间因技能水平造成的研究偏倚。此外，标准操作规程的制订，同样有助于保证临床试验过程中的一致性。

4. 停止试验规则制订　细胞治疗临床试验的不良反应难以预测，为了最大程度保护受试者权益，减少面临风险受试者的人数，将临床试验风险控制到合理水平，细胞治疗临床试验需制订试验停止规则。例如，当规定不良事件达到一定严重程度（如严重不良事件或死亡）和比例时，将暂停受试者入组和给药。经过研究者和申办者评估，确定是否需要修订临床试验方案。值得注意的是，临床试验暂停后不一定会终止整个临床研究，在确保安全性前提下，合理调整临床试验方案后，可以恢复试验。

5. 其他考虑要点　某些细胞治疗产品可能经过基因修饰，转基因可能会随着细胞治疗产品长期存在持续发挥作用。对于转基因表达产物应进行相应评估，主要包括基因表达水平和持续时间；基因表达产物的体内分布特点；基因表达产物功能活性分析。此外还应对整合性载体的插入突变风险进行长期随访评估，监测成瘤性。

部分细胞治疗产品为个体化治疗，需要使用患者自身细胞制备细胞产品。由于个体差异性，制备时间、成功率、终产品质量均不完全一样。因此，应根据个体化特点，制订相应试验方案，降低受试者无法按计划接受细胞治疗的可能性，保障受试者权利。例如，规定终末产品阳性率达到一定比例后即可以回输治疗；如果细胞产品生产失败后，是否再次尝试生产等。

（二）细胞治疗产品早期临床试验设计要点

1. 安全性和耐受性　早期临床试验主要目的是评价产品的安全性和耐受性。安全性评估要兼顾细胞产品的早期安全效应（短期不良事件）和长期影响（基因突变、成瘤性等）。早期不良反应除一般性监测生命体征和症状之外，还有细胞治疗产品特定安全效应，如免疫应答反应相关的细胞因子释放综合征、自身免疫反应、移植物抗宿主反应，以及供体来源的传染性疾病，病毒重新激活等。对于有长期活性的细胞治疗产品，需对受试者进行长期随访，以评估药物的迟发性安全风险。

2. 药动学和药效学评价　细胞治疗产品早期临床试验的常见次要目的是初步评估产品活性，主要探索细胞药物在体内的药动学及药效学评价。细胞药物在体内可能扩增分化，因此传统药动学研究方法不适用于细胞治疗药动学研究。可以使用替代观察指标监测细胞药物药动学活性，如使用基因拷贝数或者监测细胞产品在外周血比例变化，以反映免疫细胞数量。细胞治疗药动学主要监测产品增殖、存活、分化、分布等相关生物学特性。

细胞治疗产品药效学评价指标的监测，需要根据产品的特性具体情况具体分析，如免疫细胞治疗产品的基因表达、细胞功能活性、免疫细胞因子释放、免疫原性、抗肿瘤效应等指标变化。干细胞治疗产品的功能活性验证，则可以通过修复或替换的结构组织器官的相关检测指标作为其药效学判断依据，如脑卒中患者神经传导功能恢复情况，糖尿病足创面修复效果，心肌梗死患者心功能恢复情况等。

3. 细胞药物剂量探索 早期临床试验还会对细胞治疗产品的有效剂量范围进行探索，监测不良反应类型和发生率与细胞治疗药物剂量之间的关系，尝试探寻最大耐受剂量。由于临床前动物模型的种属和免疫系统差异，细胞治疗药物的初始给药剂量无法较准确地从动物模型推算，需要结合细胞治疗产品作用机制和类似临床研究经验综合分析，制订初始给药剂量。

值得注意的是，大多数细胞治疗产品为非单一成分，有多种细胞类型，而且同一细胞类型也可能存在不同细胞分化状态。在描述细胞剂量时，需要明确类型、目标细胞阳性率、细胞亚群及比例等，并详细记录，便于后续分析影响细胞治疗有效性和耐受性的影响因素。

在免疫细胞治疗药物中，通过剂量探索确定其生物学活性范围或最佳有效剂量，如果在较低剂量水平可以观察到稳定的生物学活性或临床获益，申请人可能不必确定最大耐受剂量。而且由于个体化生产过程中，部分受试者可能由于细胞产品数量达不到目标暴露量范围，无法确定最大耐受剂量。

细胞治疗首次临床试验建议采用单次给药方案，待初步了解细胞药物不良反应和药效药代特征后，可以考虑尝试多次给药方案。给药剂量递增方案需要参考临床前研究及现有临床数据和经验，结合产品特性，以半对数递增方法递增剂量。受试者之间给药间隔，需充分考虑细胞治疗产品的急性和亚急性不良反应发生时间，设置足够观察随访时间，以降低安全风险。

细胞治疗药物的生产复杂性及个体差异性，早期治疗探索性临床试验阶段获得的有效剂量范围虽然不能完全适用于治疗确证性临床试验阶段，但是可以作为治疗确证性临床试验给药剂量的参考依据。一般建议，治疗确证性临床试验细胞产品剂量不应超出探索性研究的剂量范围。

（三）细胞治疗产品治疗确证性临床试验设计要点

治疗确证性临床试验是在治疗探索性临床试验基础上，进一步确证细胞治疗产品的疗效和安全性，为药物申报上市提供关键的获益和风险评估依据。为确证临床有效性，试验方案需依照对应领域技术指导原则规定目标人群，纳入足够样本量，设置合理对照组，设定疗效终点观测指标。

1. 疗效验证 疗效验证一般优选随机对照试验，纳入受试者需考虑疾病种类、严重程度和疾病阶段等影响组间疗效判断因素。随机对照难以实现时，可以采用单臂试验，但获得的疗效数据和结论需要与已报道的回顾性数据、前瞻性研究、流行病学调查获得的疗效数据进行比较说明。如缺少合适对照药物，或不适用于安慰剂治疗（如肿瘤患者），可以选择当前公认的最佳治疗作为对照。

合理疗效观察终点是细胞产品临床评价的基础，直接反映临床获益的指标有助于药物获批上市。疗效评估方法与标准，根据纳入适应证和细胞药物类别的不同，相应有一定差异。例如，免疫细胞治疗产品用于实体瘤治疗的评价标准，推荐使用实体瘤免疫疗效评价标准（如 immune response evaluation criteria in solid tumors，iRECIST）。如果无法用直接终点指标评价临床有效性，如干细胞疗法产品，无法直接监测干细胞分化为目的细胞的状态，可以采用普遍认可的指标作为替代终点，如通过观察器官或组织的功能恢复情况以判断干细胞疗法有效性。该类替代指标需有临床意义，且与细胞治疗有效性相关。

2. 安全性监测及随访 治疗确证性临床试验阶段同样需要检测产品的安全性，该阶段纳入样本量更大，安全监测时间更长，可以更全面观察细胞产品安全性，是治疗探索性临床试验阶段安全性监测的延续。特别针对长期安全性问题，如成瘤性、基因突变等风险，确证性试验阶段需要制订长期评估和随访计划，并有必要采取措施使风险最小化。根据 2021 年国家药品监督管理局药品审评中心颁布的《免疫细胞治疗产品临床试验技术指导原则》，免疫细胞产品的随访时间根据不同风险等级，结合现有科学认识，推荐随访时间如表 23-1 所示，随着临床研究数据积累，对细胞产品了解深入，随访时间可能会进行调整。

表 23-1　免疫细胞治疗产品随访时间

免疫细胞治疗产品特点	随访时间
（1）无外源基因表达 （2）体外操作不改变细胞存活时间及分化潜能	（1）不短于该细胞在体内的自然存活时间 （2）建议随访 1 年或以上
（1）有外源基因表达 （2）不存在表达载体基因整合或重组风险或风险较低	建议随访 5 年或以上
（1）有外源基因表达 （2）表达载体存在基因整合或基因重组风险	建议随访 15 年或以上

案例 23-3

受试者 A，符合临床试验入组条件，入院接受该公司的 CD19 CAR-T 细胞治疗产品单次静脉回输给药。

请思考以下问题：

请问您作为项目主要研究者，为保护受试者权益，从受试者安全性角度考虑，临床试验监测和随访的注意事项有哪些？

案例 23-3 解析

由于 CAR-T 细胞治疗有效杀伤肿瘤细胞的同时，也可能杀伤正常细胞，引起相应副作用。除一般性监测生命体征和症状之外，短期不良反应需要监测：免疫应答反应相关的细胞因子释放综合征、自身免疫反应、移植物抗宿主反应，以及供体来源的传染性疾病，病毒重新激活等。长期不良反应需要监测：细胞治疗产品的成瘤性，基因突变情况等。此外，需对受试者进行长期随访（建议 15 年或以上），以评估药物的迟发性安全风险。

（编委：王永生，参编者：秦笛源）

第二节　疫苗及临床试验概述

一、疫苗的定义及种类

疫苗（vaccine）是指为预防或控制疾病的发生、流行，或治疗疾病的，用于人体免疫接种的预防性生物制品。疫苗是目前有效的预防性医学措施，通过给人体注射含有微生物病原体的疫苗，使人体产生免疫反应，从而达到预防感染的目的。疫苗已被证明是能控制和消除危及生命的传染病的有效工具，据估计每年可避免 200 万至 300 万人由于病毒感染而死亡。

疫苗的种类繁多，主要包括以下几类。①减毒活疫苗：它是采用人工定向变异的方法，或从自然界筛选出毒力高度减弱或基本无毒的活微生物制成的疫苗。因为病原体在体内有一定的生长增殖能力，所以免疫效果强而持久，如口服脊髓灰质炎疫苗。②灭活疫苗：又称死疫苗，是选用免疫原性强的病原体，经人工大量培养后，用理化方法灭活制成。这类疫苗中的病毒已被杀死，安全性很好，但产生的免疫效果比减毒活疫苗要差，主要诱导特异性抗体产生，常需多次接种。③新型疫苗（核酸疫苗）：该类型的疫苗包括基因工程疫苗等，它是以现代基因工程的手段，由病毒 DNA 的一段无毒序列制成，如现在我国应用的新型乙肝疫苗。这种疫苗安全性好，预防效果与灭活疫苗相似，但要多次强化。④多糖疫苗：由长链糖分子构成，如细菌的多糖荚膜。⑤组分疫苗（亚单位疫苗）：从细菌或病毒培养物中，以生物化学和物理方法提取纯化有效特异性抗原制成的疫苗，如流感疫苗。⑥基因工程疫苗：是用基因工程方法或分子克隆技术，分离出病原的保护性抗原基因，将其转入原核或真核系统使原核或真核系统表达出该病原的保护性抗原，制成疫苗；或者将病原的毒力相关基因删除掉，使原核或真核系统成为不带毒力相关基因的基因缺失疫苗。⑦合成肽疫苗：仿特异性抗原的某些肽链或蛋白人工合成的抗原。⑧抗独特型抗体疫苗：抗病原微生物的抗体（Ab1）作为抗原来免疫，可刺激机体产生对始动抗原的免疫应答，从而产生保护作用。⑨肿瘤新抗原疫苗：细胞癌变过程中出现的新抗原、肿瘤细胞异常或过度表达的抗原物质，能诱导机体产生抗肿瘤免疫应答反应。

肿瘤新抗原疫苗具有毒性小、抗瘤作用特异性强、可诱导机体产生免疫记忆等特点，对预防肿瘤复发具有较强优势，故开发此类疫苗（特别是治疗性肿瘤疫苗）逐步成为抗肿瘤研究的热点。理想抗原应具有较强的肿瘤特异性，能诱导机体产生较强且可控的抗肿瘤 T 细胞反应。根据抗原的组织分布、表达量和中枢耐受特点，肿瘤抗原分为肿瘤相关抗原（tumor-associated antigen，TAA）和肿瘤特异抗原（tumor-specific antigen，TSA）。TAA 一般过量表达于肿瘤，也表达于正常组织，具有较弱的肿瘤特异性，大多存在中枢耐受，具有较弱的免疫原性，主要包括组织分化抗原和肿瘤胚系抗原。TSA 一般是由肿瘤基因组非同义体细胞突变形成的肿瘤新抗原，不表达于正常体细胞，具有较强的肿瘤特异性，不存在中枢耐受，具有较强的免疫原性。TSA 与机体抗肿瘤免疫反应之间的相关性已得到多项研究确认。例如，分析来源于癌症基因组图谱（the cancer genome atlas，TCGA）18 种实体瘤的上千份样本 RNA 序列，结果显示每种肿瘤的新抗原数量与其 T 细胞的细胞毒活性相关的基因表达呈正相关性。

二、疫苗临床研究方案的一般要求

疫苗的获批与新药获批一样需要经过严格的临床试验验证其安全性和有效性。疫苗的临床试验分为Ⅰ、Ⅱ、Ⅲ和Ⅳ期，各期的试验目的明确。Ⅰ期临床试验重点观察在健康人群中的安全性和免疫原性，Ⅱ期评价疫苗在目标人群中是否能获得预期效果（通常指免疫原性），Ⅲ期试验全面评价疫苗的保护效果和安全性，Ⅳ期临床试验是疫苗注册上市后，对疫苗实际应用人群的安全性和有效性进行综合评价。

（一）受试人群

1. 受试者的选择 疫苗Ⅰ期临床试验受试者通常选择健康、免疫功能正常的成人，如是肿瘤新抗原疫苗，建议选择年龄大于 18 岁的肿瘤患者。Ⅱ、Ⅲ期临床试验受试者选择将来免疫接种的目标人群，肿瘤新抗原疫苗建议选择抗原表达阳性肿瘤患者作为受试人群。

2. 受试者入选和排除标准

（1）方案中应有具体的入选和排除标准，受试者应符合年龄要求，且有固定居住地。受试者在知情同意书上签字（如受试者为儿童需征求儿童父母或监护人的同意），疫苗接种史等应记录在案。

（2）排除的对象为不符合医学或其他标准者，如具有心、肾衰竭指征，实验室检测指标异常，孕妇或妊娠期女性，患可疑进行性神经性疾病，癫痫/婴幼儿痉挛，感染过接种病毒的受试者，或在 1～2 周内接种过其他疫苗及长期使用抗生素者。

（3）入选和排除标准还应考虑免疫状态[如过敏体质、免疫缺陷、免疫抑制和（或）免疫机制不成熟]和影响免疫应答的因素（如年龄、烟、酒等）；在试验期间可能离开试验地址的、有社交或语言障碍的或有其他情况影响交流的人也在排除之列。

（4）必要时，应建立第二、三针疫苗接种的禁忌证标准，应包括在第一和第二针后出现严重反应（如神经系统反应、免疫超敏反应等）、48h 内高热超过 40℃、发生过敏反应者需要排除。

（二）效应评估

1. 安全性 安全性评估是临床试验各阶段（Ⅰ、Ⅱ、Ⅲ期）的主要目标、共同主要目标或次要目标。特别是免疫接种后的不良事件（adverse event following immunization，AEFI）和特别关注的不良事件（adverse event of special interest，AESI），前者是指免疫接种后发生的任何不良医疗事件，并不一定与使用疫苗有因果关系，后者是指已知发生的临床重要的不良医学事件（如低渗低反应发作、发热性惊厥）或根据疫苗内容的知识和（或）其与宿主免疫系统的相互作用可能发生的疾病（如自身免疫性疾病、抗体依赖性增强型临床疾病），AEFI 可能是任何不利或意外的迹象，异常的实验室发现、症状或疾病。安全性评估重点监控接种疫苗后 30min 或 60min 内的受试者，避免急性不良反应出现；4 天内需每天记录体征和症状；4～14 天可调整随访时间。建议严重不良事件和任何预先 AESI 的数据收集至最后一次剂量后至少 6 个月。患者用药日记卡除了记录主观症状（如疲劳和肌痛），还应包括一个简单的评分系统，对严重程度进行分级。随访可采用面对面或电话等方式，日记卡记录完整、真实、及时。

2. 免疫原性 免疫原性（immunogenicity）是指疫苗引起可测量的免疫反应的能力，此反应导致出现特异性的体液免疫（由 B 细胞产生抗体）或细胞免疫（由 T 细胞增殖，诱导产生淋巴因子）或二者兼有之，使受种者获得保护，以免受相应传染病的感染。

免疫原性的考察是 I 期临床试验的目的之一，数据包括免疫前、后不同时间血清中抗体浓度的峰值、几何均值、可信区间等。临床开发计划应描述免疫反应的大小，包括评估功能性抗体 IgM、IgG、IgA 产生时间和量（如中和病毒或毒素的抗体；介导杀菌活性或调理吞噬作用的抗体）；免疫原性数据还需收集免疫前、后（如 14 天、28 天……）的 $CD4^+/CD8^+$ T 细胞，血液细胞因子，诱导免疫记忆（即启动免疫系统）引起记忆反应；免疫反应的特异性和交叉反应性；评估连续给药后的抗体亲和力的变化。

3. 疫苗效力 疫苗效力（vaccine efficacy）是直接保护（即接种人群样本中接种引起的保护）的测定值。疫苗效力是衡量未接种正在研究的传染病（ARU）的对照组和接种组（ARV）之间疾病发病率（attack rate，AR）成比例降低的指标。疫苗疗效可以根据接种组中疾病的相对风险（relative risk，RR）值反映，通过（ARU–ARV/ARU）×100%和（1–RR）×100%来计算。这一估计数可称为疫苗的绝对效力。或者，疫苗效力可以定义为衡量接种正在研究中的传染病的对照组和接种候选疫苗的组之间疾病发病率的比例降低的一种指标。这一估计又称为疫苗的相对效力。免疫效力是Ⅲ期的评价指标。

4. 疫苗群体保护效果 应答者（responder）产生免疫反应（体液或细胞反应）达到或超过预定义阈值的试验受试者。无论是否确定了免疫相关的保护（immunological correlate of protection，ICP），以及当达到或超过预定义反应的临床相关性未知时，均可应用此术语。应答率（response rate）是指治疗组中免疫反应满足（或超过）预定义的免疫反应的受试者的百分比。ICP 是指人体接种疫苗后而产生对临床传染性疾病保护的免疫反应，产生免疫反应的类型和数量，被认为是临床疗效的预测。对于某些类型的疫苗，疫苗群体保护效果可能与疫苗诱导的抗感染保护（如甲型和乙型肝炎疫苗）相关的免疫反应的类型和数量有关。ICP 可能是机械性的保护，如中和病毒的抗体或杀菌血清抗体；也可能是非机械性的无因性免疫效应，存在于受疫苗接种保护但不是保护原因的人群，如抗水痘带状疱疹病毒血清免疫球蛋白 IgG，预防带状疱疹。

（三）不良事件监测和报告

不良事件是指临床试验中受试者产生的非预期不良医学事件，与疫苗/接种疫苗不一定有因果联系，对其进行监测和及时报告至关重要。应对不良反应的调查员应进行适当的培训；报告和评价局部和全身性不良反应应采用标准方法，记录应完整。

试验方案中应从以下方面对不良事件报告进行说明：①谁报告（试验者，受试者，父母/监护人）；②如何报告（调查表，日记卡等）；③随访持续时间；④报告间隔时间。

还应详细记录接种疫苗的不良反应，包括局部（如疼痛，硬结，红斑等）和全身反应（如发热，恶心，不适，头痛，过敏反应等）。不良事件的严重程度分为轻度（短暂或轻度不适、不干扰活动）、中度（轻度至中度活动限制）、严重（活动明显限制），或者参照国家药品监督管理局颁布《预防用疫苗临床试验不良事件分级标准指导原则》（2019 第 102 号）进行分级，对所有不良事件进行因果关系审查，并根据 WHO 对事件进行分类：与免疫之间的因果关系不一致、不确定、不可分类。

（四）免疫剂量、免疫程序和接种途径

免疫剂量、免疫程序应经过充分研究（包括非临床研究、早期临床试验、治疗确证性临床试验

等）后予以确认。但可以考虑在Ⅲ期临床试验过程中变更免疫程序（如增加接种剂次），或在上市后再行优化。

为了获得长期保护性，各种免疫程序及接种途径均可接受。接种剂次少、接种间隔短即可快速发挥保护作用的疫苗及给药途径便捷的疫苗，在疫情暴发期间更具有优势。对于需多剂次接种的疫苗，建议自首次免疫后即可开始观察终点事件，用于首剂免疫后保护性的分析。

三、不同阶段疫苗临床研究方案的考虑要点

（一）Ⅰ期临床试验

1. Ⅰ期临床试验的目的，重点是考察疫苗在初始接种（primary vaccination）（旨在建立临床保护的第一次疫苗接种或初始系列疫苗接种）和多次接种后受试者的临床耐受性和安全性，包括疫苗诱发的局部和全身不良反应（ARs），局部 ARs 为注射部位疼痛、红斑和肿胀/硬化；全身 ARs 包括发热、头痛、疲劳、肌痛、关节痛、恶心呕吐、腋窝肿胀或同侧压痛和寒战，ARs 分级为 1 至 4 级。其他指标包括生命体征、实验室指标、ECG 等的改变。次要目的考察不同剂量的免疫原性（IgG 抗体、细胞因子等）、中和抗体、细胞免疫反应、血清转化。血清转化（seroconversion）是指接种疫苗后达到可定量抗体水平，血清抗体浓度或滴度增加。例如，mRNA 的呼吸道合胞病毒（RSV）疫苗接种后，通过测定第 1、2、3、6 和 12 个血清抗 RSV-A 及 RSV-B 的 nAb 滴度与结合抗体（bAb）浓度来评估免疫原性。

例如，呼吸道合胞病毒预灌注 F（RSVPreF3）候选疫苗Ⅰ期临床试验主要目的，考察含有 RSV 融合蛋白（RSVPreF3）稳定的预融合构象的抗呼吸道合胞病毒（RSV）的疫苗在年轻人（YAs；年龄 18～40 岁）和老年人（OAs；年龄 60～80 岁），在第 1 天和第 61 天接种后 91 天内的安全性与反应原性。次要目的即第二个安全性目标是评估 2 剂研究疫苗后 14 个月内的安全性和反应原性。主要的次要免疫原性目标是描述体液和多种体液和细胞介导的免疫反应（CMI）反应。

2. Ⅰ期临床初始剂量采用临床前动物 NOAEL 换算，同时也需考虑临床前动物的免疫原性/效力。如果没有适宜动物模型，用替代方法和（或）体外试验获得的相关数据也可作为支持临床试验初始剂量的依据，如呼吸道合胞病毒（RSV）mRNA 疫苗的剂量选择 12.5μg、25μg、50μg、100μg、200μg。

3. Ⅰ期临床试验受试者数量一般为 20～80 人，安慰剂对照，设定多个剂量，探讨不同剂量受试者耐受性和免疫原性。

4. Ⅰ期临床试验实施步骤流程分为筛选期（–14～0 天）、接种单剂、加强针（28 天）、评估期（1～50 天，每周或每 2 周）和随访期（51～384 天）。安全性评估包括主动发生的不良事件（AE）、严重 AE（SAE）、医疗护理 AE（MAAE）和特殊关注的不良事件(AESI)。实验室指标的检查包括血细胞计数、ALT、AST、TBil、空腹血糖和肌酐等，以评估接种疫苗后任何的毒性影响。不良事件和实验室检测异常变化按国家药品监督管理局发布的量表（2019 年版；附录 2 P7）进行分级。严重不良事件将在最后一次接种后 6 个月内记录。

Ⅰ期临床试验设计由于疫苗种类不同，接种剂量、接种时间、接种途径或疾病发生的危险等，可能存在某些方面的差异。原则上应在成人中进行，排除患有重大危及生命的疾病受试者，建议采用随机、双盲、安慰剂对照设计，高、中、低不同疫苗剂量，一般每组至少 8～10 人。采用适应性设计计划以下前瞻性的调整：不可接受毒性停止规则（如果疫苗相关严重不良事件的概率大于 0.05 将停止临床试验）；免疫原性的早期评估（如果免疫反应的概率大于 0.90，将向监管机构提交一份报告，以推进下一个研究的设计）；根据外部积累的数据纳入其他评估标准。

建立独立的数据监测委员会（4 名专门从事临床试验和数据监测的成员，独立于发起者和临床研究人员）在接种疫苗后第 14 天对安全性、反应原性和早期免疫原性进行了中期数据分析。第 28 天后，由负责设计和统计分析的统计员对安全性、反应原性和免疫原性进行最终分析。

减毒活疫苗（病毒或细菌）可能在接种者和接触过程中造成严重感染，评价应主要考虑排毒、接触传播、遗传稳定性和返祖（毒力回升）。因此，需对研究现场进行严密监控与调查，候选减毒活疫苗早期研究应对疫苗初步剂量范围、免疫应答、感染临床表现和过敏原性（速发、早期和后期）作出评价。

（二）Ⅱ期临床试验

1. Ⅱ期临床试验目的是为证明疫苗在目标人群中的免疫原性（包括细胞和体液免疫）、安全性和反应原性，最低样本量一般为 300 例，一般采用随机、对照研究。

2. Ⅱ期临床试验评价影响宿主免疫应答的因素，包括年龄、性别、母体或已存在的抗体、疫苗剂量、不同剂量的顺序或者间隔、疫苗免疫次数、接种途径等，有条件时也应考虑基因型。

3. 在Ⅱ期临床试验中减毒活疫苗接种后，还应动态监测至第 2、3 周或者更长。

4. 免疫应答：Ⅱ期临床试验应仔细评价疫苗抗原的免疫应答，特别是与保护作用有关的特定免疫原诱导的免疫应答，如抗体水平、型别、亚型、特异抗体功能以抗体滴度出现和持续时间；也应记录其他相关信息，如中和抗体、交叉反应抗体、细胞免疫和可能影响免疫应答的其他因素（如已存在的抗体，同期使用的疫苗和药物）。如果疫苗保护作用的基本机制是细胞的免疫，则在剂量探索试验中应建立合适的检测方法，以评价疫苗的保护作用。

确定应答者的标准，通常为免疫学指标（如血清阳转）判定受试者为有应答者（血清阳转），计算有应答者的百分比即为应答率，并根据确定的判定标准[抗体和（或）细胞免疫]进行描述。

Ⅱ期临床试验的免疫学数据应记录包括滴度的几何均数（GMT）、中位数、标准差（standard deviation，SD）和免疫前后血清抗体范围的数据。若疫苗判定终点是诱导抗体产生，应对免疫前、后抗体滴度或浓度达到规定（或已知保护性的）抗体水平的情况进行描述；必须使用已验证的检测方法。

Ⅱ期临床试验需根据剂量与免疫反应的关系，根据每个剂量的抗原量来推荐初始免疫的剂量、次数、持续时间及加强免疫的必要性。

（三）Ⅲ期临床试验

1. 概述　Ⅲ期临床试验目的是考察疫苗免疫原性、疫苗效力和安全性数据，为上市提供大规模临床试验数据，最低试验例数应不低于 500 例。Ⅲ期临床试验中应尽可能采取随机、对照、双盲和多中心设计，至少收集一个中心受试者的血清样品，以及所有确定为疫苗免疫失败的人。

2. 保护效力考察应考虑的因素　疫苗效力指的计算可采取以下公式：疫苗效力（%）=（1–相对风险）×100%。

3. 试验设计　Ⅲ期临床试验中，评价疫苗对预防疾病或感染的金标准是前瞻性、随机、双盲、对照的保护性效力试验。

4. 对照选择　Ⅲ期临床试验中，安慰剂对照通常在比较组中使用。

例如，登革热四价减毒活疫苗 TAK-003 在健康美国成年人中接种后 24 个月的免疫原性和安全性的开放标签Ⅲ期试验。主要目的是描述在第二剂接种自然衰老的一批 TAK-003 后 1 个月（第 120 天），对每种登革热血清型的中和抗体反应。次要目的是描述第二次登革热血清后 1 个月和 6 个月（第 270 天）所有登革热血清型的血清转化率，以及 9 个月（第 270 天）每种登革热血清型的中和抗体反应。免疫原性评估通过测定对四种登革热血清型的 50%（MNT50）中和抗体，血清阳性状态被定义为在基线时对至少一种登革热病毒血清型的相互中和效价≥10。TAK-003 的耐受性评估包括注射部位疼痛、注射部位红斑和注射部位肿胀，以及包括发热、头痛、虚弱、不适和肌痛在内的全身不良事件，向所有参与者分发给日记卡，以记录被请求的局部和系统性不良事件。

5. 免疫效力试验的一般考虑

（1）用临床保护判定终点或用与保护作用有关的免疫学指标为判定终点。

（2）保护作用的考虑：①临床试验是以预防疾病作为判定终点。②保护作用与免疫学指标相关联的研究可以群体或个体为基础。血清学分析所用实验室方法需经验证；以群体为基础的与保护作用相关联的特定抗体水平，实际上是Ⅲ期试验疫苗的效力。

6. 保护作用持续时间和加强免疫的必要性 ①随机对照试验可为保护期长短和是否需要加强免疫提供早期指征；②对含新抗原疫苗的长期随访，除考虑抗体应答与临床保护之外，抗体反应的质量和动态也需要进行观察，如抗体滴度、血清阳转率和回忆诱导等动态信息。

7. Ⅲ期临床试验的安全性评价

（1）每次接种后 7 天内发生的不良反应和不良事件的发生率；以及从第一次接种到第二次接种后 1 年严重不良事件的发生率，一定程度上应与将来实际应用情况一致。

（2）包括基因改变的活疫苗对环境影响等。

（3）应彻底调查常见的不良反应，了解所研究产品的特征。

（4）随机研究必须考虑到能发现常见不良反应（1/100～1/10）及罕见不良反应（≤1/10 000）的可能性。

（5）安全性评价对象应包括所有甚至仅（至少）接种过一个剂量疫苗的受试者，且安全性监测应从入选开始。

（6）严重不良事件：涉及严重不良事件的资料须详细记录，包括患者试验编号或身份证号码；研究发生的不良事件类型、发生时间；患者临床特征，包括任何亚临床疾病；同期预防接种和用药及采取的措施和治疗；事件起止、持续时间、结果及研究者对因果关系的评价。

（编委：李　苏）

思 考 题

1. 简述细胞治疗产品的主要特征。
2. 简述免疫细胞治疗产品的安全性监测随访时间。
3. 评价疫苗保护作用采用哪些指标？请举例说明。
4. 疫苗的安全性评估主要包括哪些内容？

参 考 文 献

曹烨, 万邦喜. 2016. 广东省药学会药物临床试验专业委员会安全评价·广东共识(2016). 今日药学, 26(9): 609-615.

曹烨, 万邦喜. 2018. 药物临床试验安全评价·广东共识(2018). 今日药学, 38(6): 361-368.

陈程, 王一楠, 夏云龙. 2021. 全面 QT/QTc 研究、药物浓度 QTc 研究与心脏安全. 中国食品药品监管, (4): 94-99.

陈峰, 夏结来. 2018. 临床试验统计学. 北京: 人民卫生出版社.

陈灏珠, 林果为, 王吉耀, 等. 2017. 实用内科学(上册). 15 版. 北京: 人民卫生出版社.

陈怀红, 修清玉. 2016. 阿尔茨海默病创新药物临床试验中国专家共识. 中华老年病研究电子杂志, 3(1): 1-11.

陈薇, 方赛男, 刘建平, 等. 2017. 国际循证医学证据分级体系的发展与现状. 中国中西医结合杂志, 37(12): 7.

陈艳君, 刘梅, 靳倩, 等. 2018. 食物影响口服药物吸收的研究进展. 中国新药杂志, 27(10): 1137-1143.

崔慧霞, 李海菊, 宋岩珺, 等. 2020. 备案制下新的药物临床试验机构运行分析. 中国药物与临床, 20(22): 3847-3849.

丁明甫, 何成奇, 卫茂玲. 2003. 临床试验与临床试验中心. 中国临床康复, 7(3): 355-358.

董冲亚, 阎小妍, 姚亮, 等. 2018. 规范多中心临床试验势在必行. 中国循证医学杂志, 18(7): 654-656.

段炼, 王林杰, 斯晓燕, 等. 2019. 免疫检查点抑制剂相关内分泌不良反应的临床诊治建议. 中国肺癌杂志, 22(10): 649-652.

高杨勇. 2020. X 公司药物临床试验质量管理优化研究. 长春: 吉林大学.

葛均波, 徐永健, 王辰. 2018. 内科学. 北京: 人民卫生出版社.

广东省药学会. 2020. 药物临床试验 安全评价・广东共识(2020 年版).

郭京川, 李海燕. 2012. 创新药的心脏安全性评价与全面 QT 研究. 中国药学杂志, 47(15): 1185-1188.

国际人用药品注册技术要求协会(ICH). 2000. E10: 临床试验中对照组的选择和相关问题.

国家食品药品监督管理局. 2005. 化学药物制剂人体生物利用度和生物等效性研究技术指导原则.

国家食品药品监督管理局. 2007. 药品注册管理办法.

国家食品药品监督管理局. 2010. 关于印发药物临床试验伦理审查工作指导原则的通知.

国家食品药品监督管理局药品审评中心. 2007. 中药、天然药物临床试验报告的撰写原则.

国家食品药品监督管理总局. 2013. 国家食品药品监督管理总局实施药物临床试验登记与信息公示.

国家食品药品监督管理总局. 2015. 国家食品药品监督管理总局关于化学药生物等效性试验实行备案管理的公告(2015 年第 257 号).

国家食品药品监督管理总局. 2015. 化学药物临床试验报告的结构与内容技术指导原则.

国家食品药品监督管理总局. 2015. 疫苗临床研究报告基本内容书写指南.

国家食品药品监督管理总局. 2015. 中药新药临床研究一般原则.

国家食品药品监督管理总局. 2016. 儿科人群药物临床试验技术指导原则.

国家食品药品监督管理总局. 2017. 细胞治疗产品研究与评价技术指导原则(试行).

国家食品药品监督管理总局. 2017. 药物临床试验的一般考虑指导原则.

国家食品药品监督管理总局药品审评中心. 2018. 新药 I 期临床试验申请技术指南.

国家市场监督管理. 2020. 药品注册管理办法.

国家卫生和计划生育委员会. 2016. 涉及人的生物医学研究伦理审查办法.

国家卫生和计划生育委员会, 国家食品药品监督管理总局. 2015. 干细胞临床研究管理办法(试行).

国家卫生健康委, 国家中医药管理局. 2022. 新型冠状病毒肺炎诊疗方案(试行第九版). 心肺血管病杂志, 41(5):

449-457.
国家卫生健康委办公厅. 2022. 新型抗肿瘤药物临床应用指导原则.
国家心血管病中心. 2023. 中国心血管健康与疾病报告 2022. 北京: 中国协和医科大学出版社.
国家药典委员会. 2020. 中华人民共和国药典. 北京: 中国医药科技出版社.
国家药品监督管理局. 1999. 药品临床试验管理规范.
国家药品监督管理局. 2011. NMPA(2011)药物 I 期临床试验管理指导原则(试行)国食药监注[2011]483 号.
国家药品监督管理局. 2011. 关于印发药物临床试验生物样本分析实验室管理指南(试行)的通知国食药监注[2011]482 号.
国家药品监督管理局. 2012. 健康成年志愿者首次临床试验药物最大推荐起始剂量的估算指导原则.
国家药品监督管理局. 2014. 儿科人群药代动力学研究技术指导原则.
国家药品监督管理局. 2016. 国家药品监督管理局药品审评中心关于以药动学参数为终点评价指标的化学药物仿制药人体生物等效性研究技术指导原则.
国家药品监督管理局. 2016. 临床试验数据管理工作技术指南.
国家药品监督管理局. 2016. 药物临床试验数据管理与统计分析的计划和报告指导原则.
国家药品监督管理局. 2017. 关于调整药品注册受理工作的公告(2017 年第 134 号).
国家药品监督管理局. 2017. 总局关于药物临床试验数据核查有关问题处理意见的公告.
国家药品监督管理局. 2018. 个例药品不良反应收集和报告指导原则.
国家药品监督管理局. 2019. 药物临床试验机构管理规定.
国家药品监督管理局. 2020. 模型引导的药物研发技术指导原则.
国家药品监督管理局. 2020. 化学药品注册分类及申报资料要求.
国家药品监督管理局. 2020. 化学药品注射剂(特殊注射剂)仿制药质量和疗效一致性评价技术要求.
国家药品监督管理局. 2020. 群体药代动力学研究技术指导原则.
国家药品监督管理局. 2020. 药物临床试验必备文件保存指导原则.
国家药品监督管理局. 2020. 药物临床试验质量管理规范.
国家药品监督管理局. 2021. 关于发布《药物警戒质量管理规范》的公告.
国家药品监督管理局. 2021. 免疫细胞治疗产品临床试验技术指导原则(试行).
国家药品监督管理局. 2021. 皮肤外用化学仿制药研究技术指导原则(试行).
国家药品监督管理局. 2021. 肾功能不全患者药代动力学研究技术指导原则.
国家药品监督管理局. 2021. 生物类似药临床药理学研究技术指导原则.
国家药品监督管理局. 2021. 新药研发过程中食物影响研究技术指导原则.
国家药品监督管理局. 2021. 药物临床试验数据管理与统计分析计划指导原则.
国家药品监督管理局. 2021. 治疗性蛋白药物临床药代动力学研究技术指导原则.
国家药品监督管理局. 2022. 创新药人体生物利用度和生物等效性研究技术指导原则.
国家药品监督管理局. 2022. 抗肿瘤治疗的免疫相关不良事件评价技术指导原则.
国家药品监督管理局. 2022. 新冠肺炎疫情期间药物临床试验管理指导原则(试行).
国家药品监督管理局. 2023. 国家药监局关于发布《药物临床试验机构监督检查办法(试行)》的通告(2023 年第 56 号).
国家药品监督管理局审评中心. 2012. 治疗 2 型糖尿病新药的心血管风险评价指导原则.
国家药品监督管理局审评中心. 2023. 成人 2 型糖尿病药物临床研发技术指导原则.
国家药品监督管理局审评中心. 2023. 治疗糖尿病药物及生物制品临床试验指导原则.
国家药品监督管理局食品药品审核查验中心. 2021. 国家药监局核查中心关于发布《药品注册核查工作程序(试行)》等 5 个文件的通告(2021 年第 30 号).
国家药品监督管理局食品药品审核查验中心. 2021. 药品注册核查要点与判定原则(药物临床试验)(试行).
国家药品监督管理局食品药品审核查验中心. 2023. 国家药监局核查中心关于发布《药物临床试验机构监督检查要点及判定原则(试行)》的通告(2023 年第 9 号).

国家药品监督管理局药品审评中心. 2005. 化学药物和生物制品临床试验的生物统计学技术指导原则.
国家药品监督管理局药品审评中心. 2012. 单纯性和复杂性皮肤及软组织感染抗菌药物临床试验指导原则.
国家药品监督管理局药品审评中心. 2012. 肝功能损害患者的药代动力学研究技术指导原则.
国家药品监督管理局药品审评中心. 2012. 抗病毒药物病毒学研究申报资料要求的指导原则.
国家药品监督管理局药品审评中心. 2014. 药物 QT 间期延长潜在作用非临床研究技术指导原则.
国家药品监督管理局药品审评中心. 2014. 药物安全药理学研究技术指导原则.
国家药品监督管理局药品审评中心. 2014. 药物临床试验的一般考虑指导原则.
国家药品监督管理局药品审评中心. 2015. 抗菌药物临床试验技术指导原则.
国家药品监督管理局药品审评中心. 2018. 高变异药物生物等效性研究技术指导原则.
国家药品监督管理局药品审评中心. 2018. 关于调整药物临床试验审评审批程序的公告(2018 年第 50 号).
国家药品监督管理局药品审评中心. 2018. 关于发布《药物临床试验期间安全性数据快速报告的标准和程序》的通知.
国家药品监督管理局药品审评中心. 2018. 关于药品审评中心网站开通临床默示许可相关功能的通知.
国家药品监督管理局药品审评中心. 2018. 药品注册审评一般性技术问题咨询管理管理规范.
国家药品监督管理局药品审评中心. 2020. 单臂试验支持上市的抗肿瘤药进入关键试验前临床方面沟通交流技术指导原则.
国家药品监督管理局药品审评中心. 2020. 单纯性尿路感染抗菌药物临床试验技术指导原则.
国家药品监督管理局药品审评中心. 2020. 儿科用药临床药理学研究技术指导原则.
国家药品监督管理局药品审评中心. 2020. 复杂性尿路感染抗菌药物临床试验技术指导原则
国家药品监督管理局药品审评中心. 2020. 国家药监局药审中心关于发布《化学药品注册受理审查指南(试行)》的通告(2020 年第 10 号).
国家药品监督管理局药品审评中心. 2020. 国家药监局药审中心关于发布《生物制品注册受理审查指南》的通告(2020 年第 11 号).
国家药品监督管理局药品审评中心. 2020. 国家药监局药审中心关于发布《药物临床试验数据监查委员会指导原则(试行)》的通告(2020 年第 27 号).
国家药品监督管理局药品审评中心. 2020. 国家药监局药审中心关于发布《药物研发与技术审评沟通交流管理办法》的通告(2020 年第 48 号).
国家药品监督管理局药品审评中心. 2020. 化学药品改良型新药临床试验技术指导原则.
国家药品监督管理局药品审评中心. 2020. 经口吸入制剂仿制药生物等效性研究指导原则.
国家药品监督管理局药品审评中心. 2020. 抗肺结核药物临床试验技术指导原则.
国家药品监督管理局药品审评中心. 2020. 抗肿瘤创新药上市申请安全性总结资料准备技术指导原则.
国家药品监督管理局药品审评中心. 2020. 控制近视进展药物临床研究技术指导原则.
国家药品监督管理局药品审评中心. 2020. 年龄相关性黄斑变性治疗药物临床研究技术指导原则.
国家药品监督管理局药品审评中心. 2020. 社区获得性细菌性肺炎抗菌药物临床试验技术指导原则
国家药品监督管理局药品审评中心. 2020. 医院获得性肺炎/呼吸机相关肺炎药物临床试验技术指导原则.
国家药品监督管理局药品审评中心. 2020. 窄治疗指数药物生物等效性研究技术指导原则.
国家药品监督管理局药品审评中心. 2020. 真实世界研究支持儿童药物研发与审评的技术指导原则(试行).
国家药品监督管理局药品审评中心. 2021. 创新药临床药理学研究技术指导原则.
国家药品监督管理局药品审评中心. 2021. 儿童用化学药品改良型新药临床试验技术指导原则(试行).
国家药品监督管理局药品审评中心. 2021. 国家药监局药品审评中心关于发布《药品注册核查检验启动工作程序(试行)》的通告(2021 年第 54 号).
国家药品监督管理局药品审评中心. 2021. 国家药监局药审中心关于发布《药审中心技术审评报告公开工作规范(试行)》的通告(2021 年第 19 号).
国家药品监督管理局药品审评中心. 2021. 化学药创新药临床单次和多次给药剂量递增药代动力学研究技术指导原则.

国家药品监督管理局药品审评中心. 2021. 化学药品和治疗用生物制品说明书中儿童用药相关信息撰写的技术指导原则(试行).
国家药品监督管理局药品审评中心. 2021. 急性非静脉曲张性上消化道出血治疗药物临床试验技术指导原则.
国家药品监督管理局药品审评中心. 2021. 抗 HIV 感染药物临床试验技术指导原则.
国家药品监督管理局药品审评中心. 2021. 抗肿瘤药临床试验影像评估程序标准技术指导原则.
国家药品监督管理局药品审评中心. 2021. 抗肿瘤药首次人体试验扩展队列研究技术指导原则(试行).
国家药品监督管理局药品审评中心. 2021. 流行性感冒治疗和预防药物临床试验技术指导原则.
国家药品监督管理局药品审评中心. 2021. 药物临床试验适应性设计指导原则(试行).
国家药品监督管理局药品审评中心. 2021. 药物相互作用研究技术指导原则(试行).
国家药品监督管理局药品审评中心. 2022. 放射性体内诊断药物临床评价技术指导原则.
国家药品监督管理局药品审评中心. 2022. 改良型新药调释制剂临床药代动力学研究技术指导原则.
国家药品监督管理局药品审评中心. 2022. 溃疡性结肠炎治疗药物临床试验技术指导原则.
国家药品监督管理局药品审评中心. 2022. 嵌合抗原受体 T 细胞(CAR-T)治疗产品申报上市临床风险管理计划技术指导原则.
国家药品监督管理局药品审评中心. 2022. 双特异性抗体抗肿瘤药物临床研发技术指导原则.
国家药品监督管理局药品审评中心. 2022. 他达拉非片生物等效性研究技术指导原则.
国家药品监督管理局药品审评中心. 2022. 西妥昔单抗注射液生物类似药临床试验设计指导原则(试行).
国家药品监督管理局药品审评中心. 2022. 新型冠状病毒肺炎抗病毒新药临床试验技术指导原则(试行).
国家药品监督管理局药品审评中心. 2022. 药物临床试验随机分配指导原则(试行).
国家药品监督管理局药品审评中心. 2022. 治疗儿科动脉性肺动脉高压药物临床试验技术指导原则.
国家药品监督管理局药品审评中心. 2024. 罕见病基因治疗产品临床试验技术指导原则(试行).
国家药品监督管理局药品审评中心. 特异性人免疫球蛋白药学研究与评价技术指导原则.
国务院. 2019. 中华人民共和国人类遗传资源管理条例.
国务院办公厅. 2017. 关于深化审评审批制度改革鼓励药品医疗器械创新的实施意见.
胡冰, 李海龙. 2020. 循证医学模式下医学生人文精神培养研究. 青年与社会, (28): 151-152.
贾建平, 陈生弟. 2018. 神经病学. 北京：人民卫生出版社.
焦正, 李新刚, 尚德为, 等. 2021. 模型引导的精准用药：中国专家共识(2021 版). 中国临床药理学与治疗学, 26(11): 1215-1228.
焦正. 2019. 基础群体药动学和药效学分析. 北京：科学出版社
孔繁圃. 2019. 药品审评改革进展情况. 中国食品药品监管, 2(11): 30-39.
李见明, 阳国平. 2020. 生物等效性试验. 北京：人民卫生出版社版.
李丽, 杨进波. 2017. 基于生理的药代动力学模型在创新药临床研发中的应用进展. 中国临床药理学杂志, 33(17): 1728-1732.
李丽, 杨进波. 2019. 药物相互作用临床研究策略及基于生理的药动学模型应用进展. 中国临床药理学与治疗学, 24(10): 1085-1091.
李凌江, 马辛. 2015. 中国抑郁障碍防治指南. 北京：中华医学电子音像出版社.
李凌艳, 赵敏, 孙鹤. 2011. 全面 QT 研究的临床试验设计. 中国新药与临床杂志, 30(9): 716-720.
李禄金, 丁俊杰, 刘东阳, 等. 2020. 基于模型的荟萃分析一般考虑. 中国临床药理学与治疗学, 25(11): 1250-1267.
李宪星, 李禄金, 许羚, 等. 2013. 临床药代动力学中蓄积指数的计算方法及其评价. 中国临床药理学与治疗学, 18(01): 34-38.
李小贤, 赵烨, 林峰, 等. 2021. 电子化患者报告结局在新药临床试验疗效评价中的应用. 药物评价研究, 44(5): 909-916.
李新旭, 周军, 唐智敏, 等. 2022. 从审评角度谈适用 ICH E9(R1)的初步考虑. 中国食品药品监管, (5): 40-47.
李玥, 王汉萍, 郭潇潇, 等. 2019. 免疫检查点抑制剂相关消化系统不良反应的临床诊治建议. 中国肺癌杂志,

22(10): 661- 665.
刘保延，文天才，姚晨，等. 2006. 多中心临床试验中的中央随机系统研究. 中国新药与临床杂志，25(12): 931-934.
刘炳林. 2016. 药物临床试验中有效性指标的分类. 中国新药杂志, 25(10): 1103-1107.
刘炳林，薛斐然. 2019. 临床试验中疗效指标观察与测量相关问题的考虑. 中国新药杂志, 28(24): 2939-2947.
刘东阳，王鲲，马广立，等. 2018. 新药研发中定量药理学研究的价值及其一般考虑. 中国临床药理学与治疗学, 23(9): 961-973.
刘建平. 2016. 生物药剂学与药物动力学. 北京：人民卫生出版社.
刘克辛. 2014. 临床药物代谢动力学. 北京：人民卫生出版社.
刘美，田心. 2018.《药物安全药理学研究技术指导原则》和《药物 QT 间期延长潜在作用非临床研究技术指导原则》与 ICH S7A/S7B 的对比研究及实施建议. 现代药物与临床, 33(10): 2745-2748.
刘维，薛钧升，于之恒，等. 2022.《基于药代动力学方法支持 PD-1/PD-L1 单抗治疗肿瘤患者的替代剂量方案选择指南》解读. 中国临床药理学与治疗学, 27(1): 86-94.
刘雅娟，张文锐，宋燕青，等. 2019. 407 份药品说明书中药物-食物相互作用信息标注情况调查与分析. 中国医院用药评价与分析, 19(11): 1391-1395.
刘泽宇，周叙华，韩孝先，等. 2016. 新药临床试验中桥接试验的统计学相关相似性评价方法和桥接策略. 中国新药杂志, 25(15): 1733-1736.
鲁尧，李会娟，汪海波，等. 2019. 简析在学术型临床研究中研究者加强随访管理的策略. 中华医学科研管理杂志, 32(1): 78-80.
陆林，沈渔邨. 2018. 精神病学. 6 版. 北京：人民卫生出版社.
罗嵇宁，陈一飞，徐瑛. 2021. 关于申办者的药物临床试验质量管理体系建设的探讨. 上海医药, 42(13): 6-9.
罗兰德, 2011. 临床药代动力学与药效动力学. 陈东生，译. 北京：人民卫生出版社.
马广立，许羚，陈锐，等. 2019. 新药研发中群体药动学/药效学研究的一般考虑. 中国临床药理学与治疗学, 24(11): 1201-1220.
马晟，易玲，缪丽燕. 2020. 同位素标记药物物质平衡及生物转化临床研究进展. 中国药学杂志，55(14): 1184-1188.
美国食品药品监督管理局. 2020. Clinical Pharmacogenomics: Premarket Evaluation in Early-Phase Clinical Studies and Recommends for Labeling.
缪丽燕，汪秀琴，徐溢涛，等. 2020. 放射性同位素标记药物物质平衡及生物转化临床研究伦理审查专家共识. 中国药学杂志, 55(19): 1649-1652.
彭朋，元唯安，胡薏慧，等. 2020. 中药新药临床研究中医证候质量控制的思考. 中华中医药杂志，35(6): 2722-2724.
钱其军，田志刚，韩为东，等. 2020. 肿瘤的精准免疫治疗. 上海：上海交通大学出版社.
邱维，郑可，王汉萍，等. 2019. 免疫检查点抑制剂相关肾脏不良反应的临床诊治建议. 中国肺癌杂志，22(10): 645-648.
全国人大常委会. 2019. 中华人民共和国疫苗管理法.
全国人民代表大会. 2019. 中华人民共和国药品管理法.
人用药品技术要求国际协调理事会. 1994. E2A：临床安全性数据的管理：快速报告的定义和标准.
世界卫生组织(WHO). 2022. 世卫组织确定的 2019 冠状病毒病(COVID-19)病例定义.
孙鲁宁，李天萍，周辰，等. 2021. 创新药人体物质平衡与代谢研究同位素示踪技术平台建设的实践与思考. 中国新药杂志, 30(17): 1570-1573.
田少雷，宫岩华. 2000. 我国 GCP 的实施与药品临床研究基地的发展. 中国临床药理学杂志, 16(4): 315-318.
童新元，王洪源，郭秀花. 2006. 医学统计与 CHISS 应用. 北京：人民军医出版社.
汪复，张婴元. 2020. 实用抗感染治疗学. 北京：人民卫生出版社.
王汉萍，郭潇潇，周佳鑫，等. 2019. 免疫检查点抑制剂相关肺炎的临床诊治建议. 中国肺癌杂志，22(10):

621-626.
王璐, 张泽茹, 邵凤. 2021. 14C 标记人体物质平衡研究设计和结果简介. 中国临床药理学杂志, 37(5): 568-571.
王明贵. 2020. 感染性疾病与抗微生物治疗. 上海：复旦大学出版社.
王廷春, 谭波, 吴炜毅, 等. 2020. 药物临床试验监查稽查·广东共识(2020 年版). 今日药学, 30(11): 741-746.
卫生部合理用药专家委员会. 2014. 内分泌与代谢性疾病合理用药指南. 北京: 人民卫生出版社.
魏敏吉, 赵德恒. 2015. 新药早期临床研究的推进思路——从机制验证到概念验证. 中国新药杂志, 24(11): 1269-1274.
汶柯, 王瑾, 柴栋, 等. 2019. 基于风险的 C-QTc 研究策略在药物心脏安全性评价中的应用. 中国新药杂志, 28(19): 2336-2340.
吴大维, 于安琪, 阎昭, 等. 2021. 我国药物临床试验机构安全性报告要求的现状分析. 中国新药杂志, 30(16): 1503-1508.
夏结来, 黄钦. 2020. 临床试验数据管理学. 北京: 人民卫生出版社.
萧惠来. 2017. EMA 用于胃肠道局部并作用于局部的仿制药或改剂型药的治疗等效性研究指导原则介绍. 药物评价研究, 40(8): 1050-1058.
亚洲干眼协会中国分会, 海峡两岸医药卫生交流协会眼科学专业委员会眼表与泪液病学组, 中国医师协会眼科医师分会眼表与干眼学组. 2020. 中国干眼专家共识: 检查和诊断(2020 年). 中华眼科杂志, 56(10): 741-747.
阎小妍, 姚晨. 2018. ICH E9(R1)对临床试验统计学的新要求. 中国新药杂志, 27(11): 1262-1265.
颜艳, 王彤. 2020. 医学统计学, 5 版. 北京: 人民卫生出版社.
杨忠奇, 汤慧敏, 唐雅琴, 等. 2021. 试论真实世界研究与人用经验在中药新药研发中的应用. 中国中药杂志, 46(22): 5987-5991.
杨忠奇, 唐雅琴, 汤慧敏, 等. 2021. 试论中药人用经验资料收集、数据质量与证据形成. 中国中药杂志, 46(7): 1681-1685.
佚名. 2001. 新化学实体(NCE). 国外科技动态, (11): 19.
元唯安. 2020. 中药新药研发关键问题思考——以骨质疏松症为例. 中国新药杂志, 29(16): 1836-1840.
元唯安, 唐健元, 高蕊, 等. 2021. 中药新药临床试验质量控制关键问题的专家共识. 中国中药杂志, 46(7): 1701-1705.
袁洪, 孙宁玲. 2015. 口服抗高血压药物临床试验的有效性评价中国专家共识. 中华高血压杂志, 23(4): 316-325.
张静. 2018. 近 6 年全球心血管药物研发现状分析. 中国药科大学学报, 49(6): 760-765.
张鲁, 崔海燕, 朱明宇. 2021. 药物的心脏毒性及其评价方法的研究进展. 现代药物与临床, 36(11): 2441-2447.
张明妍, 张俊华, 张伯礼, 等. 2021. 中医药临床试验核心指标集研制技术规范. 中华中医药杂志, 36(2): 924-928.
张琼光, 刘珊, 余甜, 等. 2021. 从检查员视角看新修订《药物临床试验质量管理规范》对申办者的要求. 中国临床药理学杂志, 37(24): 3379-3384.
张琼光, 王洪, 申鸽, 等. 2021. 从检查员视角看新修订《药物临床试验质量管理规范》对研究者的要求. 中国临床药理学杂志, 37(23): 3300-3304.
张哲峰, 侯雯. 2020. 解读《药品注册管理办法》. 北京: 中国医药科技出版社.
赵锋, 李建平, 王淑玉, 等. 2008. 高血压人群基线同型半胱氨酸水平对依那普利叶酸片降压及降同型半胱氨酸疗效的分析. 中华医学杂志, 88(42): 5: 2957-2961.
赵戬, 许重远. 2021. 药物和医疗器械临床试验 300 问及案例分析. 北京：人民卫生出版社.
赵靖平. 2015. 精神分裂症防治指南. 北京：中华医学电子音像出版社.
赵靖平, 王刚. 2020. 精神疾病药物临床试验设计与实施. 北京: 人民卫生出版社.
赵明, 杨劲, 魏敏吉. 2015. 置信区间法用于线性药代动力学特征评价. 中国临床药理学杂志, 31(3): 238-240.
赵婷婷, 赵建中, 王海学. 2020. 关于临床试验期间研究者手册的风险监管考虑. 中国临床药理学杂志, 12:

1756-1759.

中共中央办公厅, 国务院办公厅. 2017. 印发《关于深化审评审批制度改革鼓励药品医疗器械创新的意见》.

中国防痨协会. 2019. 耐药结核病化学治疗指南. 中国防痨杂志, 41(10): 1025-1073.

中国高血压防治指南修订委员会. 中国高血压防治指南(2018 年修订版). 中国心血管杂志, 2019, 24(1): 24-56.

中国疾病预防控制中心, 中国疾病预防控制中心慢性非传染性疾病预防控制中心. 2018. 中国慢性疾病及危险因素监测报告. 北京: 人民卫生出版社

中国临床肿瘤学会. 2021. CSCO 免疫检查点抑制剂相关的毒性管理指南.

中国医师协会血液科医师分会, 中国侵袭性真菌感染工作组. 2020. 血液病/恶性肿瘤患者侵袭性真菌病的诊断标准与治疗原则(第六次修订版). 中华内科杂志, 59(10): 754-763.

中华医学会感染病学分会艾滋病丙型肝炎学组, 中国疾病预防控制中心. 2022. 中国艾滋病诊疗指南(2021 年版). 协和医学杂志, 13(02): 203-226.

周文菁, 关灵, 曹烨, 等. 2020. 药物临床试验质量管理·广东共识(2020 年版). 今日药学, 30(12): 826-829.

朱依谆, 殷明. 2016. 药理学. 8 版. 北京: 人民卫生出版社.

CCTS 工作组. 2015. 临床试验统计分析计划及统计分析报告的考虑. 中国卫生统计, 32(3): 4.

CDE. 2011. 治疗精神分裂症药物临床试验的一般考虑.

CDE. 2013. 治疗抑郁症药物临床试验设计中的一般考虑.

CDE. 2013 治疗抑郁症药物临床评价的考虑要点.

CDE. 2014. 鲁拉西酮与利培酮对照治疗精神分裂症的随机、双盲、双模拟、平行对照、多中心临床试验.

CDE. 2016. 药物临床试验的生物统计学指导原则.

CDE. 2018. 急性缺血性脑卒中治疗药物临床试验技术指导原则.

CDE. 2018. 抗精神病药物的临床试验技术指导原则.

CDE. 2018. 抗抑郁药的药物临床试验技术指导原则.

FDA. 2008. 预防和治疗糖尿病药物研究技术指导原则.

J. Alastair Innes. 2021. 戴维森实用内科学手册. 孙晖, 译. 北京: 北京大学医学出版社.

John E N. 2016. 临床肿瘤学. 5 版. 孙燕, 译. 北京: 人民军医出版社.

Abuhelwa A Y, Williams D B, Upton R N, et al. 2017. Food, gastrointestinal pH, and models of oral drug absorption. Eur J Pharm Biopharm, 112: 234-248.

Amino M, Yoshioka K, Opthof T, et al. 2010. Comparative study of nifekalant versus amiodarone for shock-resistant ventricular fibrillation in out-of-hospital cardiopulmonary arrest patients. J Cardiovasc Pharmacol, 55(4): 391-398.

Barroso-Sousa R, et al. 2018. Endocrine dysfunction induced by immune checkpoint inhibitors: Practical recommendations for diagnosis and clinical management. Cancer, 124(6): 1111-1121.

Beumer J H, Beijnen J H, Schellens J H. 2006. Mass balance studies, with a focus on anticancer drugs. Clin Pharmacokinet, 45(1): 33-58.

Bi Y, Liu J, Furmanski B, et al. 2019. Model-informed drug development approach supporting approval of the 4-week (Q4W) dosing schedule for nivolumab (Opdivo) across multiple indications: a regulatory perspective. Ann Oncol, 30(4): 644-651.

Bocci G, Oprea T I, Benet L Z. 2022. State of the art and uses for the biopharmaceutics drug disposition classification system (BDDCS): new additions, revisions, and citation references. AAPS J, 24(2): 37.

Brown D G, Wobst H J. 2021. A decade of FDA-approved drugs (2010-2019): trends and future directions. J Med Chem, 64(5): 2312-2338.

Chen S H, Yuan T M, Zhang J, et al. 2021. Remimazolamtosilate in upper gastrointestinal endoscopy: A multicenter, randomized, non-inferiority, phase Ⅲ trial. J Gastroenterol Hepatol, 36(2): 474-481.

Connell A M, Leslie M, Bergamo N, et al. 2016. TransCelerate's clinical quality management system: from a vision to a Conceptual Framework. Ther innov regul sci, 50(4) 397-413.

Cpmp T T. 2010. Guideline on the clinical evaluation of antifungal agents for the treatment and prophylaxis of

invasive fungal disease.
Deng J, Zhu X, Chen Z, et al. 2017. A review of food-drug interactions on oral drug absorption. Drugs, 77(17): 1833-1855.
EDA. Sintilimab for Locally Advanced or Metastatic Nonsquamous Non-Small Cell Lung Cancer (NSCLC).
EMA. 2013. Guideline on the Investigation of Drug Interactions.
EMA. 2013. Reflection Paper on Risk Based Quality Management in Clinical Trials.
EMA. 2014. Compilation of Individual Product-Specific Guidance on Demonstration of Bioequivalence.
EMA. 2014. Qualification Opinion and Comments on MCP-Mod as An Efficient Statistical Methodology for Model-Based Design and Analysis of Phase-Ⅱ Dose-Finding Studies Under Model Uncertainty.
EMA. 2016. Strategies to Identify and Mitigate Risks for First-in-Human and Early Clinical Trials with Investigational Medicinal Products.
EMA. 2017. Guideline on Clinical Investigation of Medicinal Products for the Treatment of Chronic Heart Failure.
EMA. 2012. Guideline on Clinical Investigation of Medicinal Products in the Treatment of Schizophrenia.
Fan J, de Lannoy I A. 2014. Pharmacokinetics. Biochem Pharmacol, 87(1): 93-120.
FDA. 1995. Content and Format of Investigational New Drug Applications (INDs) for Phase 1 Studies of Drugs, Including Well-Characterized, Therapeutic, Biotechnology-derived Products.
FDA. 2002. Food-Effect Bioavailability and Fed Bioequivalence Studies.
FDA. 2003. INDs for Phase 2 and Phase 3 Studies Chemistry, Manufacturing, and Controls Information.
FDA. 2004. Pharmacokinetics in Pregnancy —Study Design, Data Analysis, and Impact on Dosing and Labeling.
FDA. 2006. Establishment and Operation of Clinical Trial Data Monitoring Committees for Clinical Trial Sponsors.
FDA. 2006. Investigators, and Reviewers Exploratory IND Studies.
FDA. 2010. Guidance for the Use of Bayesian Statistics in Medical Device Clinical Trials.
FDA. 2011. Guidance for Industry Postmarketing Studies and Clinical Trials — Implementation of Section 505(o)(3) of the Federal Food, Drug, and Cosmetic Act.
FDA. 2013. Guidance for Industry: Oversight of Clinical Investigations—A Risk-Based Approach to Monitoring.
FDA. 2014. Guidance for Industry: Bioavailability and Bioequivalence Studies Submitted in NDAs or INDs - General Considerations.
FDA. 2018. Liposome Drug Products: Chemistry, Manufacturing, and Controls; Human Pharmacokinetics and Bioavailability; and Labeling Documentation.
FDA. 2018. Physiologically-Based-Pharmacokinetic-Analyses.
FDA. 2019. Adaptive Design Clinical Trials for Drugs and Biologics.
FDA. 2019. Clinical Trial Design for Newborns.
FDA. 2019. General Clinical Pharmacology Considerations for Pediatric Studies for Drugs and Biological Products.
FDA. 2020. Clinical Drug Interaction Studies - Cytochrome P450 Enzyme and Transporter-Mediated Drug Interactions.
FDA. 2020. Compliance Policy for the Quantity of Bioavailability and Bioequivalence Samples Retained Under 21 CFR 320. 38(c).
FDA. 2021. Bioequivalence Studies With Pharmacokinetic Endpoints for Drugs Submitted Under an ANDA.
FDA. 2021. Draft Guidance on Esomeprazole Magnesium.
FDA. 2022. Assessing the Effects of Food on Drugs in INDs and NDAs – Clinical Pharmacology Considerations.
FDA. 2022. Draft Guidance on Estradiol.
FDA. 2022. Studying Multiple Versions of a Cellular or Gene Therapy Product in an Early-Phase Clinical Trial.
FDA. 2023. Clinical Drug Interaction Studies With Combined Oral Contraceptives.
FDA. 2023. Draft Guidance on Sucralfate.
FDA. 2023. Drug-Drug Interaction Assessment for Therapeutic Proteins.
FDA. 2023. Evaluation of Gastric pH-Dependent Drug Interactions With Acid-Reducing Agents: Study Design, Data

Analysis, and Clinical Implications.
FDA, CBER. 2015. Considerations for the Design of Early-Phase Clinical Trials of Cellular and Gene Therapy Products.
Figtree G A, Broadfoot K, Casadei B, et al. 2021. A Call to Action for New Global Approaches to Cardiovascular Disease Drug Solutions. Circulation. 144(2): 159-169.
FDA. 2013. M3(R2) Nonclinical Safety Studies for the Conduct of Human Clinical Trials and Marketing Authorization for Pharmaceuticals.
FDA. 2015. Clinical Trial Endpoints for the Approval of Cancer Drugs and Biologics.
FDA. 2019. Adaptive Designs for Clinical Trials of Drugs and Biologics Guidance for Industry.
FDA. 2022. Expansion Cohorts: Use in First-In-Human Clinical Trials to Expedite Development of Oncology Drugs and Biologics Guidance for Industry.
FDA. 2022. Multiple Endpoints in Clinical Trials Guidance for Industry.
Garimella T, Tao X, Sims K, et al. 2018. Effects of a fixed-dose co-formulation of daclatasvir, asunaprevir, and beclabuvir on the pharmacokinetics of a cocktail of cytochrome P450 and drug transporter substrates in healthy subjects. Drugs R D, 18(1): 55-65.
He Y F, Liu Y, Yu J H, et al. 2023. Pharmacokinetics, mass balance, and metabolism of [(14)C]TPN171, a novel PDE5 inhibitor, in humans for the treatment of pulmonary arterial hypertension. Acta Pharmacol Sin, 44(1): 221-233.
Hoffmann M, Demaio W, Jordan R A, et al. 2007. Metabolism, excretion, and pharmacokinetics of [14C]tigecycline, a first-in-class glycylcycline antibiotic, after intravenous infusion to healthy male subjects. Drug Metab Dispos, 35(9): 1543-1553.
Hou Y, Hu P, Huang Y, et al. 2018. Population pharmacokinetic/pharmacodynamic model-guided dosing optimization of a novel sedative HR7056 in Chinese healthy subjects. Front Pharmacol. 9: 1316.
Huo Y, Li J, Qin X, et al. 2015. CSPPT Investigators. Efficacy of folic acid therapy in primary prevention of stroke among adults with hypertension in China: the CSPPT randomized clinical trial. JAMA, 313(13): 1325-1335.
ICH. 1994. E4: Dose-Response Information to Support Drug Registration.
ICH. 1995. E3: Structure and Content of Clinical Study Reports.
ICH. 1998. E9: Statistical Principles for Clinical Trials.
ICH. 2005. E14: The Clinical Evaluation of QT/QTc Interval Prolongation and Proarrhythmic Potential for Non-Antiarrhythmic Drugs.
ICH. 2005. S7B: The Non-Clinical Evaluation of the Potential for Delayed Ventricular Repolarization (QT Interval Prolongation) by Human Pharmaceuticals.
ICH. 2009. M3(R2): Guidance on Nonclinical Safety Studies for the Conduct of Human Clinical Trials and Marketing Authorization for Pharmaceuticals.
ICH. 2009. S9 Nonclinical Evaluation For Anticancer Pharmaceuticals.
ICH. 2012. E3: Structure and Content of Clinical Study Reports Q&A.
ICH. 2016. ICH E6(R2): Integrated Addendum to Good Clinical Practice (GCP).
ICH. 2016. Integrated Addendum to ICH E6(R1): Guideline for Good Clinical Practice E6(R2).
ICH. 2016. M4E: The Common Technical Document on Efficacy.
ICH. 2017. E11(R1): Addendum: Clinical Investigation of Medicinal Products in the Pediatric Population.
ICH. 2019. Biopharmaceutics Classification System-based Biowaivers.
ICH. 2019. E9(R1): Addendum on Estimands and Sensitivity Analysis in Clinical Trials to the Guideline on Statistical Principles for Clinical Trials.
ICH. 2021. ICH E8(R1): General Considerations for Clinical Studies.
ICH. 2021. ICH Guideline E8 (R1) on General Considerations for Clinical Studies.
ICH. 2022. Bioanalytical Method Validation and Study Sample Analysis.
ICH. 2023. ICH Q9 Quality Risk Management - Scientific Guideline.

Isabel L, Matthew GD, Katie S, et al. 2023. Safety and immunogenicity of a respiratory syncytial virus prefusion F (RSVPreF3) candidate vaccine in older adults: phase 1/2 randomized clinical trial. Clinical Trial J Infect Dis, 227(6): 761-772.

Joubert, Nicolas et al. 2020. Antibody-drug conjugates: the last decade. Pharmaceuticals (Basel, Switzerland)., 13(9): 245.

Kostewicz E S, Aarons L, Bergstrand M, et al. 2014. PBPK models for the prediction of in vivo performance of oral dosage forms. Eur J Pharm Sci, 57: 300-21.

Kullberg B J, Viscoli C, Pappas P G, et al. 2019. Isavuconazole versus caspofungin in the treatment of candidemia and other invasive candida infections: the ACTIVE trial. Clin Infect Dis, 68(12): 1981-1989.

Lawrence X Y, Bing V L. 2017. FDA 生物等效性标准. 姚立新. 译. 北京: 北京大学医学出版社.

Le Tourneau C, Lee J J, Siu L L. 2009. Dose escalation methods in phase I cancer clinical trials. Journal of the National Cancer Institute, 101(10): 708-720.

Leach M W, Clarke D O, Dudal S, et al. 2021. Strategies and recommendations for using a data-driven and risk-based approach in the selection of first-in-human starting dose: an international consortium for innovation and quality in pharmaceutical development (IQ) assessment. Clinical Pharmacology & Therapeutics, 109(6): 1395-1416.

Lester R M. 2021. Update on ICH E14/S7B Cardiac Safety Regulations: The Expanded Role of Preclinical Assays and the "Double-Negative" Scenario. Clin Pharmacol Drug Dev, 10(9): 964-973.

Maertens J A, Raad I I, Marr K A, et al. 2016. Isavuconazole versus voriconazole for primary treatment of invasive mould disease caused by Aspergillus and other filamentous fungi (SECURE): a phase 3, randomised-controlled, non-inferiority trial. The Lancet, 387(10020): 760-769.

Maruca A, Lupia A, Rocca R, et al. 2020. In Silico Food-Drug Interaction: A Case Study of Eluxadoline and Fatty Meal. Int J Mol Sci, 21(23): 9127.

NCCN. 2020. Clinical Practice Guidelines in Oncology. Management of Imunotherapy-Related Toxicity. Version 1.

NCI. 2017. Common Terminology Criteria for Adverse Events(CTCAE) V5. 0.

Newsome P N, Buchholtz K, Cusi K, et al. 2021. A placebo-controlled trial of subcutaneous semaglutide in nonalcoholic steatohepatitis. N Engl J Med, 384(12): 1113-1124.

Pappas P G. 2014. Antifungal clinical trials and guidelines: what we know and do not know. Cold Spring Harb Perspect Med, 4(11): a019745.

Puzanov I, et al. 2017. Managing toxicities associated with immune checkpoint inhibitors: consensus recommendations from the Society for Immunotherapy of Cancer (SITC) Toxicity Management Working Group. J Immunother Cancer, 5(1): 95.

Raikhelkar J, Uriel N. 2019. Immune checkpoint inhibitor myocarditis. Curr Opin Cardiol, 34(3): 303-306.

Raykova E, Farmahini M, Ivanova S, et al. 2022. A randomized pharmacokinetic/ pharmacodynamic study comparing the bioequivalence of potential biosimilar candidate P044 with reference medicine in healthy volunteers. Expert Opin Biol Ther, 22(2): 235-243.

Reckweg J, Mason N L, Van Leeuwen C, et al. 2021. A phase 1, dose-ranging study to assess safety and psychoactive effects of a vaporized 5-methoxy-N, N-dimethyltryptamine formulation (GH001) in healthy volunteers. Front Pharmacol, 12: 760671.

Rini B I, Garrett M, Poland B, et al. 2013. Axitinib in metastatic renal cell carcinoma: results of a pharmacokinetic and pharmacodynamic analysis. J Clin Pharmacol, 53(5): 491-504.

Sanjay S. Patel A, Peter W, Alice F, Francesco N, et al. 2023. An open-label, Phase 3 trial of TAK-003, a live attenuated dengue tetravalent vaccine, in healthy US adults: immunogenicity and safety when administered during the second half of a 24-month shelf-life. Hum Vaccin Immunother, 19(2): 2254964.

Sheng L, Cao W, Lin P, et al. 2021. Safety, tolerability and pharmacokinetics of single and multiple ascending doses of benfotiamine in healthy subjects. Drug Des Devel Ther, 15: 1101-1110.

Spinner C D, Gottlieb R L, Criner G J, et al. 2020. Effect of remdesivir vs standard care on clinical status at 11 days in patients with moderate COVID-19: a randomized clinical trial. JAMA, 324(11): 1048-1057.

Stebbings R, Findlay L, Edwards C, et al. 2007. "Cytokine storm" in the phase I trial of monoclonal antibody TGN1412: better understanding the causes to improve preclinical testing of immunotherapeutics. Journal of immunology (Baltimore, Md. : 1950), 179(5): 3325-3331.

Strauss D G, Wu W W, Li Z, et al. 2021. Translational models and tools to reduce clinical trials and improve regulatory decision making for QTc and proarrhythmia risk (ICH E14/S7B Updates). Clin Pharmacol Ther, 109(2): 319-333.

Su X, Wang H, Zhao N, et al. 2022. Trends in innovative drug development in China. Nat Rev Drug Discov. Epub ahead of print.

Tan W, Yamazaki S, Johnson T R, et al. 2017. Effects of renal function on crizotinib pharmacokinetics: dose recommendations for patients with ALK-positive non-small cell lung cancer. Clin Drug Investig, 37(4): 363-373.

Valentin J P, Hoffmann P, Ortemann-Renon C, et al. 2022. The challenges of predicting drug-induced QTc prolongation in humans. Toxicol Sci, 187(1): 3-24.

Vargas H M, Rolf M G, Wisialowski T A, et al. 2021. Time for a fully integrated nonclinical-clinical risk assessment to streamline QT prolongation liability determinations: a pharma industry perspective. Clin Pharmacol Ther, 109(2): 310-318.

Vicente J, Zusterzeel R, Johannesen L, et al. 2018. Mechanistic model-informed proarrhythmic risk assessment of drugs: review of the "CiPA" initiative and design of a prospective clinical validation study. Clin Pharmacol Ther, 103(1): 54-66.

Wang K, Yao X, Zhang M, et al. 2021. Comprehensive PBPK model to predict drug interaction potential of mzanubrutinib as a victim or perpetrator. CPT Pharmacometrics Syst Pharmacol, 10(5): 441-454.

Wang Y, Zhu H, Madabushi R, et al. 2019. Model-informed drug development: current US regulatory practice and future considerations. Clin Pharmacol Ther, 105(4): 899-911.

Wang Z, Zhao J, Ma Z, et al. 2020. A phase 2 study of tislelizumab in combination with platinum-based chemotherapy as first-line treatment for advanced lung cancer in Chinese patients. Lung Cancer, 147: 259-268.

Wei A H, Döhner H, Pocock C, et al. 2020. Oral azacitidine maintenance therapy for acute myeloid leukemia in first remission. N Engl J Med, 383(26): 2526-2537.

WHO. 2005. Guidance for Organizations Performing in Vivo Bioequivalence Studies.

WHO. 2016. 50th Report of the WHO Expert Committee on Specifications for Pharmaceutical Preparations - TRS, No. 996.

WHO. 2017. Guidelines on Clinical Evaluation of Vaccines: Regulatory Expectations.

Xie F, Ding X Zhang QY. 2016. An update on the role of intestinal cytochrome P450 enzymes in drug disposition. Acta Pharm Sin B, 6(5): 374-383.

Xu H, Sheng L, Chen W, et al. 2016. Safety, tolerability, pharmacokinetics, and pharmacodynamics of novel glucokinase activator HMS5552: results from a first-in-human single ascending dose study. Drug design, development and therapy, 10: 1619-1626.

Xu H, Zhang J, Chen W, et al. 2019. Pharmacokinetics, safety and tolerability of chiglitazar, a novel peroxisome proliferator-activated receptor (PPAR) pan-agonist, in healthy Chinese volunteers: a phase I study. Clinical Drug Investigation, 39(6): 553-563.

Zamek-Gliszczynski M J, Chu X, Cook J A, et al. 2018. ITC commentary on metformin clinical drug-drug interaction study design that enables an efficacy- and safety-based dose adjustment decision. Clin Pharmacol Ther, 104(5): 781-784.

Zhong L, Li Y, Xiong L. 2021. Small molecules in targeted cancer therapy: advances, challenges, and future perspectives. Signal Transduct Target Ther, 6(1): 201.

附　　录

附录1　国内外常用的药动学/药效学软件

分类	软件名称	开发团队	官方网址	功能
综合平台	Phoenix	Certara，Inc（美国）	https://www.certara.com/software/phoenix-winnonlin/	WinNonlin 模块：非房室分析、药动学/药效学建模、毒代动力学建模，集成了数据处理、数据分析（包括数据统计和生物等效性分析）、表格创建和图形处理工具 NLME 模块：非线性混合效应模型、PopPK/PD 模型构建
	Maspectra	上海博佳医药科技有限公司开发	https://www.maspectra.com/	非房室分析、房室模型、生物等效性分析、PopPK/PD 模型构建
	CPhaMAS	中南大学、长沙旭桐科技有限公司联合研发（中国）	https://www.cphamas.com/	我国首个临床药理建模与统计的云平台。包含四个模块：非房室分析、生物等效性/生物利用度分析、房室模型、PopPK/PD 模型
群体药动学/药效学软件	NONMEM	ICON plc（爱尔兰）	https://www.iconplc.com/solutions/technologies/nonmem	非线性混合效应模型、PopPK/PD 模型构建；求解常微分方程、微分代数方程和延迟微分方程；评估和优化临床试验设计；需代码编写
	Monolix	LIXOFT（法国）	https://lixoft.com/products/monolix/	非线性混合效应模型、PopPK/PD 模型构建；利用可视化编辑器，点击式操作
生理药动学软件	PK-Sim®	Bayer AG（德国）	https://www.open-systems-pharmacology.org/	基于生理学的药代动力学平台，可用于确定首次人体剂量、优化临床研究设计、评价新药制剂、设定未测试人群剂量、进行虚拟生物等效性分析和预测药物相互作用
	GastroPlus	Simulations Plus（美国）	https://www.simulations-plus.com/software/gastroplus/	
	Simcyp™	Certara（英国）	https://www.certara.com/software/simcyp-pbpk/	
	B^2 O simulator	英翰医药（中国）	https://www.b2osim.com/	

附录2　英文缩略词说明

缩略词	英文全称	中文全称
5-HT	5-hydroxytryptamine	5-羟色胺
ABE	average bioequivalence	平均生物等效性
ABSSSI	acute bacterial skin and skin structure infection	急性细菌性皮肤及皮肤结构感染
AC	accumulation coefficient	蓄积系数
aCRF	annotated CRF	注释病例报告表
AD	Alzheimer disease	阿尔茨海默病
ADC	antibody drug conjugate	抗体药物偶联物
ADCC	antibody-dependent cell-mediated cytotoxicity	抗体依赖性细胞介导的细胞毒作用
ADE	antibody-dependent enhancement	抗体依赖增强
ADR	adverse drug reaction	药物不良反应
ADT	androgen deprivation therapy	雄激素去势治疗
AE	adverse event	不良事件
AEFI	adverse event following immunization	免疫接种后的不良事件
AESI	adverse event of special interest	特别关注的不良事件
AF	accumulation factor	蓄积因子
AI	artificial intelligence	人工智能
AIDS	acquired immunodeficiency syndrome	获得性免疫缺陷综合征
ALP	alkaline phosphatase	碱性磷酸酶
ALT	alanine aminotransferase	丙氨酸氨基转移酶
API	active pharmaceutical ingredient	活性成分
AR	attack rate	发病率
ASCVD	atherosclerotic cardiovascular disease	动脉粥样硬化性心血管疾病
AST	aspartate aminotransferase	天冬氨酸氨基转移酶
ATD	anticipated therapeutic dose	预期的治疗剂量
ATD	accelerated titration design	加速滴定设计
AUC	area under curve	曲线下面积
AUEC	area under the effect curve	效应曲线下面积
BCS	biopharmaceutics classification system	生物药剂学分类系统
BCVA	best corrected visual acuity	最佳矫正视力
BE	bioequivalence	生物等效性
BICR	blinded independent central review	盲态独立中心评估
BLA	biologics license application	生物制剂许可申请
BLRM	Bayesian logistic reassessment method	贝叶斯逻辑再评价方法
BMI	body mass index	体重指数
BOIN	Bayesian optimal interval	贝叶斯最优区间
BSV	between-subject variability	个体间变异
CABP	community-acquired bacterial pneumonia	社区性获得性细菌性肺炎
CAR	chimeric antigen receptor	嵌合抗原受体

续表

缩略词	英文全称	中文全称
CAR-T 细胞	chimeric antigen receptor T cell	嵌合抗原受体 T 细胞
CDE	Center for Drug Evaluation	药品审评中心
CFDA	China Food and Drug Administration	原国家食品药品监督管理总局
CFDI	Center for Food and Drug Inspection of NMPA	国家药品监督管理局食品药品审核查验中心
CGI	clinical global impressions scale	临床总体印象量表
CGI-S	clinical global impressions scale-severity	临床总体印象量表-疾病严重程度
CGM	continuous glucose monitoring	连续葡萄糖监测
CHB	chronic hepatitis B	慢性乙型肝炎
CHC	chronic hepatitis C	慢性丙型肝炎
cIAI	complicated intra-abdominal infections	复杂性腹腔感染
CIK 细胞	cytokine-induced killer cell	细胞因子诱导的杀伤细胞
CKD	chronic kidney disease	慢性肾病
CL	clearance	清除率
CMC	chemical manufacturing and control	化学成分生产和控制
CML	chronic myelogenous leukemia	慢性粒细胞白血病
CNV	choroidal neovascularization	脉络膜新生血管病变
COPD	chronic obstructive pulmonary disease	慢性阻塞性肺疾病
COS	core outcome set	核心指标集
COS-TCM	core outcome set of traditional Chinese medicine	中医药临床试验核心指标集
CP	clinical pharmacology	临床药理学
CPBR	clinical pharmacology and biopharmaceutical review（s）	临床药理学和生物药剂学报告
cQMS	clinical quality managemet system	符合临床试验独特需求的质量管理体系
CR	complete response	完全缓解
CRA	clinical research associate	临床监查员
CRF	case report form	病例报告表
CRM	continual reassessment method	连续重评估方法
CRO	contract research organization	合同研究组织
CSR	clinical study report	临床研究报告
cSSTI	complicated skin and soft-tissue infection	复杂性皮肤及软组织感染
CTCAE	common terminology criteria for adverse event	不良事件通用术语标准
CTD	common technical document	通用技术文档
CTLA-4	cytotoxic T lymphocyte-associated antigen 4	细胞毒性 T 淋巴细胞相关抗原 4
CTMS	clinical trial management system	药物临床试验管理系统
CTRI	clinical trial record and interactive information system	临床试验记录与交互信息系统
cUTI	complicated urinary tract infection	复杂性尿路感染
CV	coefficient of variation	变异系数
CVD	cardiovascular disease	心血管疾病
CVOT	cardiovascular outcomes trial	心血管结局试验
CVw%	within-subject coefficient of variation	个体内变异系数
CYP	cytochrome P450 proteins	细胞色素 P450 酶
DBP	diastolic blood pressure	舒张压
DBS	deep brain stimulation	深部脑刺激
DC	dendritic cells	树突状细胞
DCF	data clarification form	数据澄清表
DCR	disease control rate	疾病控制率
DDI	drug-drug interaction	药物相互作用

续表

缩略词	英文全称	中文全称
D-E-R	dose-exposure-response	剂量-暴露-效应
DF	degree of fluctuation	稳态波动系数
DFS	disease free survival	无病生存期
DICOM	digital imaging and communications in medicine	医学数字成像和通信
DLT	dose-limiting toxicity	剂量限制性毒性
DMC	data monitoring committee	数据监查委员会
DMP	data management plan	数据管理计划
DMR	data management report	数据管理报告
DoR	duration of response	应答持续时间
DPM	disease progression model	疾病进展模型
DQF	data query form	数据质疑表
DSM	the diagnostic and statistical manual of mental disorders	精神疾病的诊断和统计手册
DSMB	data and safety monitoring board	数据安全监查委员会
DSUR	development safety update report	研发期间安全性更新报告
DVP	data validation plan	数据核查计划
E	effective dose	有效剂量
EAC	endpoint assessment or adjudication committee	独立的终点判定委员会
EBM	evidence-based medicine	循证医学
EC	executive committee	执行委员会
ECG	electrocardiogram	心电图
eCRF	electronic CRF	电子病例报告表
ECT	electroconvulsive therapy	电休克疗法
EDC	electronic data capture	电子数据采集
EFPIA	European Federation of Pharmaceutical Industries and Associations	欧洲制药工业协会联合会
EGFR	epidermal growth factor receptor	表皮生长因子受体
ELISA	enzyme linked immunosorbent assay	酶联免疫法
EMA	European Medicines Agency	欧洲药品管理局
EWOC	escalation with overdose control	控制药物过量的剂量递增设计
F	bioavailability	生物利用度
Fabs	absolute bioavailability	绝对生物利用度
FBG	fasting blood glucose	空腹血糖
FDA	Food and Drug Administration	食品和药品管理局
FE	food effect	食物影响
FIH	first-in-human	首次人体试验
FIs	fusion inhibitors	膜融合抑制剂
FOCE	first order conditional estimation	一阶条件估算法
FOCE-I	first order conditional estimation with inter- and intra-subject variability interaction	含个体间和个体内变异交互作用的一阶条件估算法
Frel	relative bioavailability	相对生物利用度
GBD	global burden of disease	全球疾病负担
GCP	good clinical practice	药物临床试验质量管理规范
GGT	γ-glutamyl transpeptidase	γ-谷氨酰转肽酶
GLP	good laboratory practice	药物非临床研究质量管理规范
GLP-1 RA	GLP-1 receptor agonist	GLP-1 受体激动剂
GMC	geometric mean concentration	几何平均浓度
GMP	Good Manufacturing Practice of Medical Products	药品生产质量管理规范
GMT	geometric mean titre	几何平均滴度

续表

缩略词	英文全称	中文全称
GnRH	gonadotropin-releasing hormone	促性腺激素释放激素
GOF	goodness of fit	拟合优度
HAART	highly active anti-retroviral therapy	高效抗反转录病毒治疗
HABP	hospital-acquired bacterial pneumonia	医院获得性细菌性肺炎
HAMD-17	Hamilton rating scale for depression-17	汉密尔顿抑郁量表-17 项
HBV	hepatitis B virus	乙型肝炎病毒
HCC	hepatocellular carcinoma	肝细胞癌
HED	human equivalent dose	人体等效剂量
HER-2	human epidermal growth factor receptor 2	人表皮生长因子受体 2
HIV	human immunodeficiency virus	人类免疫缺陷病毒
HNSTD	highest non-severely toxic dose	最高非严重毒性剂量
HPV	human papilloma virus	人乳头瘤病毒
HRQoL	health-related quality of life	健康相关生活质量
HVD	highly variable drug	高变异药物
IBE	individual bioequivalence	个体生物等效性
ICD	international classification of disease	国际疾病分类
ICF	informed consent form	知情同意书
ICH	International Council on Harmonisation of Technical Requirements for Registration of Pharmaceuticals for Human Use	国际人用药品注册技术协调会
ICP	immunological correlate of protection	免疫相关的保护
ICS	inhaled corticosteroid	吸入性糖皮质激素
ICTRP	International Clinical Trials Registry Platform	国际临床试验注册平台
IDMC	independent data monitoring committee	独立数据监查委员会
IFD	invasive fungal disease	侵袭性真菌病
IMP	investigational medicinal product	探索新化合物
IMR	improved modified release formulation	改良型调释制剂
IND	investigational new drug	新药临床研究申请
INSTIs	integrase strand transfer inhibitors	整合酶链转移抑制剂
IOV	inter-occasion variability	场合间变异
IQ	inhibitory quotient	抑制指数
irAE	immune-related adverse event	免疫相关不良事件
IRB/IEC	Institutional Review Board/Independent Ethics Committee	机构审查委员会/独立伦理委员会
iRECIST	immune response evaluation criteria in solid tumors	实体瘤免疫疗效评价标准
ISR	incurred sample reanalysis	试验样品再分析
ITIM	immunoreceptor tyrosine-based inhibitory motif	免疫受体酪氨酸抑制模体
ITT	intention to treat	意向性分析
IWRS	interactive web response system	交互应答系统
JPMA	Japan Pharmaceutical Manufacturers Association	日本制药工业协会
LAG-3	lymphocyte-activation gene 3	淋巴细胞活化基因 3
LC-MS/MS	liquid chromatography-tandem mass spectrometry	液相色谱-串联质谱技术
LH	luteinizing hormone	促黄体生成素
LLOQ	lower limit of quantitation	最低定量下限
LME	linear mixed effect	线性混合效应
LOCF	last observation carried forward	末次访视观测结转法
MABEL	minimal anticipated biological effect level	最低预期生物效应剂量
MAD	multiple ascending dose	多次给药剂量递增
MADRS	Montgomery-Asberg depression rating scale	蒙哥马利-艾斯伯格抑郁量表
MAR	missing at random	随机缺失

续表

缩略词	英文全称	中文全称
MBC	minimum bactericidal concentration	最低杀菌浓度
MBMA	model-based meta-analysis	基于模型的荟萃分析
MCAR	missing completely at random	完全随机缺失
MCP-Mod	multiple comparison procedure-modeling	多组比较程序-建模方法
MECT	modified electron convulsive therapy	改良电休克治疗
MedDRA	Medical Dictionary for Regulatory Activitie	监管活动医学词典
MIC	minimum inhibitory concentration	最低抑菌浓度
MIDD	model informed drug development	模型引导的药物研发
MMRM	mixed-effect model for repeated measures	重复测量混合效应模型法
MNAR	missing not at random	非随机缺失
MR	modified release formulation	调释制剂
MRSD	maximum recommended starting dose	最大推荐起始剂量
MRT	mean residence time	平均滞留时间
MTD	maximum tolerated dose	最大耐受剂量
mTPI	modified toxicity probability interval	改良毒性概率区间
nAMD	neovascular age-related macular degeneration	血管性年龄相关性黄斑变性
NASH	non-alcoholic steatohepatitis	非酒精性脂肪性肝炎
NCA	non-compartmental model	非房室方法
NCE	new chemical entity	新化学实体
NCI	national cancer institute	国立癌症研究所
NDA	new drug application	新药注册申请
NE	norepinephrine	去甲肾上腺素
NIH	National Institutes of Health	美国国家卫生院
NK 细胞	natural killer cell	自然杀伤细胞
NME	new molecular entity	新分子实体
NMPA	National Medical Products Administration	国家药品监督管理局
NNRTI	non-nucleoside reverse transcriptase inhibitor	非核苷类反转录酶抑制剂
NOAEL	no observed adverse effect level	未见明显毒性反应剂量
NPEM	nonparametric expectation maximization	非参数最大期望值法
NPML	nonparametric maximum likelihood	非参数最大似然法
NRTI	nucleotide reverse transcriptase inhibitor	核苷类反转录酶抑制剂
NSQ-NSCLC	nonquamous non-small cell lung cancer	非鳞状非小细胞肺癌
NT-proBNP	N-terminal pro-B-type natriuretic peptide	氨基末端脑钠肽前体
NUC	nucleostide analogues	核苷酸类似物
OC	operations committee	工作委员会
OHRP	Office of Human Research Protection	人体研究受试者保护办公室
OIDP	orally inhaled drug product	经口吸入制剂
ORR	objective response rate	客观缓解率
OS	overall survival	总生存期
PAD	pharmacologically active dose	药理学活性剂量
PAE	post-antibiotic effect	抗生素后效应
PANSS	the positive and negative syndrome scale	阳性与阴性症状量表
PBE	population Bioequivalence	群体生物等效性
PBPK	physiologically based pharmacokinetic	基于生理学的药动学
pCRF	paper CRF	纸质病例报告表
PD	pharmacodynamics	药效学

续表

缩略词	英文全称	中文全称
PD	progressive disease	疾病进展
PD-1	programmed cell death receptor 1	程序性细胞死亡受体 1
PDGF	platelet-derived growth factor	血小板衍生生长因子
PDGFR	platelet-derived growth factor receptor	血小板衍生生长因子受体
PD-L1	programmed cell death ligand 1	程序性细胞死亡配体 1
PFS	progression-free survival	无进展生存期
PGDE	pharmacologically guided dose escalation	药理引导的递增设计
PhRMA	The Pharmaceutical Research and Manufacturers of America	美国药品研究和生产商协会
PI	principal investigator	主要研究者
PIs	protease inhibitors	蛋白酶抑制剂
PK	pharmacokinetics	药动学
PMDA	Pharmaceuticals and Medical Devices Agency	日本药品与医疗器械管理局
PMx	pharmacometrics	定量药理学
PoC	proof of concept	概念验证
PoM	proof of mechanism	机制验证
PopPK	population pharmacokinetics	群体药动学
PopPK/PD	population pharmacokinetic-pharmacodynamic	群体药代动力学/药效动力学
PP	per-protocol	符合方案
PR	partial response	部分缓解
PRO	patient reported outcome	患者报告结局
PROTAC	proteolysis-targeting chimera	蛋白降解靶向嵌合体
PV	pharmacovigilance	药物警戒
QA	quality assurance	质量控制人员
qRT-PCR	quantitative real-time polymerase chain reaction	实时荧光定量聚合酶链式反应
QSP	quantitative systems pharmacology	定量系统药理学
R	reference product	参比制剂
RBM	risk-based monitoring	基于风险的监查
RBQM	risk-based quality management	质量风险管理
RCT	randomized controlled trial	随机对照临床试验
RECIST	response evaluation criteria in solid tumours	实体肿瘤的疗效评价标准
RFS	recurrence free survival	无复发生存期
RMP	risk management plan	风险分析与管理计划
RR	relative risk	相对风险
RSABE	reference-scaled average bioequivalence	参比制剂标度的平均生物等效性方法
rTMS	repeated transcranial magnetic stimulation	重复经颅磁刺激
RUV	residual variability	残差变异
SAD	single ascending dose	单次给药剂量递增
SAE	serious adverse event	严重不良事件
SAP	statistical analysis plan	统计分析计划
SAR	statistical analysis report	统计分析报告
SBP	systolic blood pressure	收缩压
SC	steering committee	指导委员会
SCD	sickle cell disease	镰状细胞病
SCF	stem cell factor	干细胞因子
SCLC	small cell lung cancer	广泛期小细胞肺癌
SD	stable disease	疾病稳定

续表

缩略词	英文全称	中文全称
SD	standard deviation	标准差
SDV	source data verification	原始数据一致性确认
SF	safety factor	安全系数
SIC	subinhibitory concentration	亚抑菌浓度
SMBG	self-monitoring of blood glucose	自我血糖监测
SMC	safety monitoring committee	安全性监测委员会
SMP	site monitoring plan	监查计划
SOP	standard operating procedure	标准操作规程
SQ-NSCLC	squamous-cell non-small cell lung cancer	鳞状非小细胞肺癌
SSSI	skin and skin structure infection	皮肤及皮肤结构感染
Sub-I	sub-investigator	助理研究者
SUSAR	suspected and unexpected serious adverse reaction	可疑且非预期严重不良反应
SVR	sustained virological response	持续病毒学应答
T	test product	受试制剂
$t_{1/2}$	half-life	半衰期
TAA	tumor-associated antigen	肿瘤相关抗原
TAR	time above range	高于目标范围时间
TBil	total bilirubin	总胆红素
TBR	time below range	低于目标范围时间
TCGA	the cancer genome atla	癌症基因组图谱
TCR	T-cell receptor	T 细胞受体
TCR-T 细胞	T cell receptor-gene engineered T cell	T 细胞受体基因工程改造的 T 细胞
TCR-T 细胞	T-cell receptor-engineered T cell	T 细胞受体修饰的 T 细胞
TDDS	transdermal drug delivery system	经皮给药系统
TEAE	treatment emergent adverse event	治疗中出现的不良事件
TIGIT	T cell immunoreceptor with Ig and ITIM domain	T 细胞免疫球蛋白和 ITIM 结构域蛋白
TIL	tumor infiltrating lymphocyte	肿瘤浸润淋巴细胞
TIR	time in range	目标范围时间
TSA	tumor-specific antigen	肿瘤特异抗原
TTP	time to progression	疾病进展时间
UAT	user acceptance testing	用户接受测试
ULOQ	upper limit of quantitation	最高定量上限
UPM	unit probability mass	单位概率质量
UPS	ubiquitin-proteasome system	泛素-蛋白酶体系统
UTI	urinary tract infection	尿路感染
uUTI	uncomplicated urinary tract infection	单纯性尿路感染
VABP	ventilator-associated bacterial pneumonia	呼吸机相关细菌性肺炎
V_d	apparent volume of distribution	表观分布容积
VEGF	vascular endothelial growth factor	血管内皮生长因子
VEGFR	vascular endothelial growth factor receptor	血管内皮生长因子受体
VNS	vagus nerve stimulation	迷走神经刺激
VRT	variance of residence time	平均滞留时间的方差
WHO	World Health Organization	世界卫生组织
WHODrug	World Health Organization Drug Dictionary	世界卫生组织药物词典
WSV	within-subject variability	个体内变异